Krankengymnastik, Band 5

Krankengymnastik

Taschenlehrbuch in zwölf Bänden

Herausgegeben von
H. Cotta, W. Heipertz, A. Hüter-Becker,
G. Rompe

Georg Thieme Verlag Stuttgart · New York

Band 5

Orthopädie

Bearbeitet von
G. Koester, A. tum Suden-Weickmann und
H. Cotta, W. Heipertz,
E. Marquardt, W. Puhl, G. Rompe

2., überarbeitete Auflage

322 Abbildungen in 643 Einzeldarstellungen

1990
Georg Thieme Verlag Stuttgart · New York

CIP-Titelaufnahme der Deutschen Bibliothek

Krankengymnastik : Taschenlehrbuch in 12 Bänden [Fortsetzung des Standardwerkes „Lehrbuch der Krankengymnastik“] / hrsg. von H. Cotta ... – Stuttgart ; New York : Thieme.

NE: Cotta, Horst [Hrsg.]

Bd. 5. Orthopädie / bearb. von G. Koester ... [Zeichn. : Horst Busse]. – 2. Aufl. – 1990
ISBN 3-13-600502-3
NE: Koester, Gisela [Mitverf.]

1. Auflage 1985

Wichtiger Hinweis: Medizin als Wissenschaft ist ständig im Fluß. Forschung und klinische Erfahrung erweitern unsere Kenntnisse, insbesondere was Behandlung und medikamentöse Therapie anbelangt. Soweit in diesem Werk eine Dosierung oder eine Applikation erwähnt wird, darf der Leser zwar darauf vertrauen, daß Autoren, Herausgeber und Verlag größte Mühe darauf verwandt haben, daß diese Angabe genau dem **Wissensstand bei Fertigstellung des Werkes** entspricht. **Dennoch ist jeder Benutzer aufgefordert,** die Beipackzettel der verwendeten Präparate zu prüfen, um in eigener Verantwortung festzustellen, ob die dort gegebene Empfehlung für Dosierungen oder die Beachtung von Kontraindikationen gegenüber der Angabe in diesem Buch abweicht. Das gilt besonders bei selten verwendeten oder neu auf den Markt gebrachten Präparaten und bei denjenigen, die vom Bundesgesundheitsamt (BGA) in ihrer Anwendbarkeit eingeschränkt worden sind. Benutzer außerhalb der Bundesrepublik Deutschland müssen sich nach den Vorschriften der für sie zuständigen Behörde richten.

Zeichnungen: Horst Busse, Heidelberg

Fortführung des Standardwerkes „Lehrbuch der Krankengymnastik“ in 4 Bänden, hrsg. von K. Lindemann, H. Teirich-Leube, W. Heipertz

Printed in Germany
Satz: Setzerei Lihs, Ludwigsburg (Linotype System 4 [Linotronic 300])
Druck: Clausen + Bosse, Leck

ISBN 3-13-600502-3 1 2 3 4 5 6

Übersicht über die weiteren Bände

Band 1	Grundlagen, Techniken
Band 2	Psychologie, Gruppenbehandlung, Berufslehre, Massage
Band 3	Praxis der Physiotherapie
Band 4	Funktionelle Anatomie des Bewegungsapparates, Physiologie, allgemeine Krankheitslehre
Band 6	Traumatologie
Band 7	Chirurgie, Frauenheilkunde
Band 8	Innere Medizin
Band 9	Neurologie
Band 10	Psychiatrie, Querschnittlähmungen
Band 11	Infantile Zerebralparese und Kinderheilkunde
Band 12	Sportmedizin, Arbeitsmedizin, Geriatrie

Anschriften

Cotta, H., Prof. Dr., Direktor der Orthopädischen Klinik und Poliklinik der Universität Heidelberg, Schlierbacher Landstr. 200a, 6900 Heidelberg

Heipertz, W., Prof. Dr., Direktor der Orthopädischen Universitätsklinik und Poliklinik Friedrichsheim, Marienburgstr. 2, 6000 Frankfurt/M. 71

Hüter-Becker, Antje, Leiterin der Krankengymnastikschule der Orthopädischen Universitätsklinik, Schlierbacher Landstr. 200a, 6900 Heidelberg

Koester, Gisela, Krankengymnastische Abteilung der Orthopädischen Universitätsklinik, Schlierbacher Landstr. 200a, 6900 Heidelberg

Marquardt, E., Prof. Dr., Leiter der Abteilung für Dysmelie und technische Orthopädie der Orthopädischen Universitätsklinik, Schlierbacher Landstr. 200a, 6900 Heidelberg

Puhl, W., Prof. Dr., Chefarzt der Orthopädischen Klinik im RKU, Ärztl. Direktor des Rehabilitationskrankenhauses, Oberer Eselsberg 45, 7900 Ulm

Rompe, G., Prof. Dr., Leiter der Abteilung Physiotherapie und Sportorthopädie an der Orthopädischen Universitätsklinik, Schlierbacher Landstr. 200a, 6900 Heidelberg

tum Suden-Weickmann, Anneliese, Giselastraße 7, 8130 Starnberg

Vorwort der Herausgeber zum Gesamtwerk

Das 1959 von K. Lindemann, H. Teirich-Leube und W. Heipertz herausgegebene Lehrbuch der Krankengymnastik wurde als Zusammenfassung des Wissensstoffes der Freiburger und Heidelberger Krankengymnastikschulen konzipiert. In 5 Auflagen waren wiederholt Neubearbeitungen erforderlich, um vor allem erweiterten Indikationen und neuen Techniken in operativen Fächern Rechnung zu tragen.

In den vergangenen 20 Jahren hat sich das Buch zum Standardwerk der Krankengymnastik entwickelt und den Anstoß gegeben zu einer Vereinheitlichung des Lehrstoffangebotes der Krankengymnastikschulen und zur Einrichtung einer Weiterbildungsstätte für Lehrkräfte der Krankengymnastik an der Orthopädischen Klinik und Poliklinik der Universität Heidelberg.

Der rasche Fortschritt in der Medizin einerseits und die Entwicklung kostengünstiger Druckverfahren andererseits gaben nun die Veranlassung zu einer völlig neuen Konzeption. Durch die Gliederung in 12 Bände wird es schneller als bisher möglich sein, die einzelnen Beiträge zu aktualisieren. Dies ist von besonderem Vorteil, da die Diskussion um Lehrinhalte und Lehrziele in der Krankengymnastik durch die zunehmende Zahl von Schulneugründungen stark belebt wurde. Die zu erwartenden Ergebnisse dieser Diskussionen können bei der neuen Konzeption des Lehrbuches schneller berücksichtigt werden als bisher. Der Gedankenaustausch zwischen Herausgebern, Autoren und unterrichtenden Krankengymnasten ist dazu unerläßlich und sei hiermit ausdrücklich angeregt.

Unser gemeinsames Anliegen ist es, eine Gesamtdarstellung der Krankengymnastik vorzulegen, die internationalen Ansprüchen genügt. Die Herausgeber hoffen, daß dieses Werk den auf dem Gebiet der Krankengymnastik Tätigen und allen an der Physiotherapie Interessierten, insbesondere den Schülern der Lehranstalten, solide Informationen bietet, die dieser wertvollen Behandlungsmethode zu immer größerem Nutzen verhelfen mögen.

Frankfurt a. M. und Heidelberg,
im Winter 1981/82

H. Cotta
W. Heipertz
A. Hüter-Becker
G. Rompe

Vorwort

Orthopädie ist die Lehre von der Erkennung, Behandlung und Verhütung der Funktionsstörungen und Erkrankungen der Halte- und Bewegungsorgane, also der Muskeln, Sehnen, Bänder, Gelenke und Knochen an Gliedmaßen und Rumpf.

Dieses Buch enthält davon eine Auswahl der wichtigsten Erkrankungen unter besonderer Berücksichtigung von Befunden, die einer krankengymnastischen Behandlung zugänglich sind.

1985 wurde – den ständigen Fortschritten in Diagnostik und Therapie folgend – nach mehrjähriger Abstimmung unter den Autoren eine völlige Neukonzeption des Orthopädiebandes vorgelegt. Die jetzige 2. Auflage enthält eine Überarbeitung der Erkrankungen von Wirbelsäule und Rumpf, insbesondere bezüglich Haltung und Rückenschule, und im übrigen die erforderlichen Aktualisierungen z. B. hinsichtlich der Therapie rheumatischer Erkrankungen und der Einsatzmöglichkeiten motorbetriebener Bewegungsschienen. Auch wurde der Informationsgehalt der Abbildungen verbessert.

Rezensenten und Mitarbeitern möchte ich für Ihre Kritik und Anregungen an dieser Stelle danken und gleichzeitig die Bitte wiederholen, auch in Zukunft Änderungsvorschläge, die sich aus der praktischen Erprobung in der Schule und am Patienten ergeben, mitzuteilen.

Den Autoren dieses Buches danke ich für die gute Zusammenarbeit und ihr Verständnis für die redaktionelle Bearbeitung. Besonderer Dank gebührt dem Georg Thieme Verlag, nicht nur den zahlreichen stillen Helfern, sondern vor allem auch Herrn Dr. G. Hauff und Herrn A. Menge für die engagierte Unterstützung unseres gemeinsamen Vorhabens.

Heidelberg, im Frühjahr 1990 Gerhard Rompe

Inhaltsverzeichnis

1. Krankengymnastische Einleitung 1
G. Koester

Krankengymnastische Befunderhebung 2

2. Angeborene Systemerkrankungen 9
G. Koester, H. Cotta, W. Puhl

Krankheitsbilder 10

Skelettdysplasien mit überwiegendem Befall der Epiphysen . . . 10
Chondrodystrophia calcarea 10
Skelettdysplasien mit vorwiegendem Betroffensein der Metaphysen 10
Achondroplasie 10
Umbaustörungen mit wechselnder Knochendichte 11
Osteogenesis imperfecta 11
Arthrogrypose 11
Marfan-Syndrom 13
Mukopolysaccharidosen 13
Mukopolysaccharidose IV 13
Blutergelenk 14

3. Erworbene Systemerkrankungen 18
G. Koester, H. Cotta, W. Puhl

Krankheitsbilder 18

Rachitis 18
Renale Rachitis 19
Osteomalazie 20
Osteoporose 20
Morbus Paget 20

4. Mißbildungen 22
G. Koester, H. Cotta, W. Puhl

Krankheitsbilder 22

Vorbemerkungen 22
Mißbildungen durch Mangelbildung 23
Überschußbildungen 25
Polydaktylie 25
Partieller Riesenwuchs 25

5. Tumoren und tumorähnliche Erkrankungen . . . 27

G. Koester, H. Cotta, W. Puhl

Krankheitsbilder 27

Vorbemerkungen 27
Gutartige Tumoren 28
Kartilaginäre Exostose 28
Multiple kartilaginäre Exostosen 28
Chondromatose 29
Ganglion 29
Solitäre Knochenzyste 30
Osteoidosteom 31
Tumorähnliche Läsionen 31
Aneurysmatische Knochenzyste 31
Semimaligne Tumoren 32
Riesenzelltumor 32
Bösartige Tumoren 32
Malignes Synovialom 32
Osteosarkom 32
Chondrosarkom 33
Ewing-Sarkom 34
Knochenmetastasen bösartiger Tumoren 34

6. Aseptische Knochennekrosen 36

G. Koester, H. Cotta, W. Puhl

Krankheitsbilder 36

Vorbemerkungen 36
Morbus Perthes 37
Hüftkopfepiphysenlösung 41
Osteochondrosis dissecans 45
Morbus Schlatter 45
Osteochondrose der Kalkaneusapophyse 46
Osteochondrose am Metatarsalköpfchen 46

7. Alterungsvorgänge am Bewegungsapparat . . . 51

G. Koester, H. Cotta, W. Puhl

Krankheitsbilder 51

Alterung des Binde- und Stützgewebes 51
Arthrose 55

8. Kontrakturen 60

G. Koester, H. Cotta, W. Puhl

Krankheitsbilder 60

Angeborene Kontrakturen 60
Erworbene Kontrakturen 60
Intraartikuläre Funktionsstörungen 61
Periartikuläre Funktionsstörungen 61
Operative Arthrolyse 67

9. Entzündliche Gelenk- und Knochenerkrankungen 68

A. tum Suden-Weickmann, W. Heipertz

Arthritis 68

Unspezifische Arthritis 69
Abakterieller Gelenkerguß, „Reizknie" 69
Symptomatische Arthritis (rheumatoide Arthritis) 70
Bakterieller Gelenkerguß 73
Spezifische Arthritis 74
Gelenktuberkulose 74
Luetische Arthritis und Arthropathie 76
Rheumatische Arthritis 76
Akuter Gelenkrheumatismus 76
Chronische Polyarthritis 77
Still-Krankheit 79
Morbus Reiter 87
Spondylarthritis ankylopoetica 87
Psoriasisarthritis 87
Stoffwechselbedingte Arthritis (Gicht, Pseudogicht, Chondrokalzinose) 88

Osteomyelitis (Ostitis) 89

Unspezifische Osteomyelitis (Ostitis) 90
Akute hämatogene Osteomyelitis (Säuglingsosteomyelitis) . . 90
Akute exogene Osteomyelitis (posttraumatische Osteomyelitis) 91
Sekundär-chronische Osteomyelitis 91
Primär-chronische Osteomyelitis 92
Spezifische Osteomyelitis 94
Morbus Paget 95

10. Erkrankungen der Wirbelsäule . . . 97
A. tum Suden-Weickmann, W. Heipertz

Form und Funktion der Wirbelsäule . . . 97
Haltung des Menschen . . . 105
Fehlbildungen . . . 114
Blockwirbel . . . 115
Übergangswirbel . . . 115
Schiefhals . . . 115
Thoraxdeformitäten . . . 121
Spondylolyse und Spondylolisthese (Wirbelgleiten) . . . 126
Wirbelspaltbildungen . . . 128
Wirbelsäulenveränderungen bei Systemerkrankungen . . . 131
Achondroplasie (Chondrodystrophie) . . . 131
Mukopolysaccharidosen . . . 132
Osteogenesis imperfecta . . . 132
Dysostosis cleidocranialis . . . 132
Arachnodaktylie . . . 133
Marmorknochenkrankheit . . . 133
Aseptische Knochennekrosen der Wirbelsäule . . . 134
Morbus Scheuermann . . . 134
Vertebra plana . . . 134
„Schipper"krankheit . . . 135
Haltungsstörungen . . . 135
Juvenile Kyphosen . . . 137
Skoliose . . . 152
Säuglingsskoliose . . . 172
Degenerative Wirbelsäulenerkrankungen . . . 180
Spondylose und Spondylarthrose . . . 180
Chondrose . . . 182
Wirbelsäulensyndrome . . . 185
Zervikalsyndrom . . . 185
Thorakales Syndrom . . . 193
Lumbalsyndrom . . . 196
Osteoporose . . . 215
Osteomalazie . . . 217
Spondylitis . . . 219
Spezifische Spondylitis . . . 220
Unspezifische Spondylitis . . . 222
Morbus Bechterew . . . 223
Wirbelsäulentumoren . . . 230
Primäre Wirbelsäulentumoren . . . 232
Sekundäre Tumoren . . . 233
Behandlung der Wirbelsäulentumoren . . . 234

11. Obere Gliedmaßen 235
G. Koester, W. Puhl und H. Cotta

Schulter 235

Skalenussyndrom 239
Arthrosis deformans des Schultergelenkes 240
Periarthropathia humeroscapularis (PHS) 240
Habituelle Schulterluxation 242

Ellenbogen 259

Osteochrondrosis dissecans (freier Gelenkkörper) 260
Arthritis 260
Epicondylopathia humeri 260

Hand 263

Ulnariskompressionssyndrom 271
Karpaltunnelsyndrom 271
Arthrose des Handgelenkes und der Handwurzel 271
Tendovaginitis stenosans de Quervain 272
Schnellender Finger 272
Dupuytren-Kontraktur 272

12. Untere Gliedmaßen 285
G. Koester, H. Cotta, W. Puhl

Hüfte 285

Hüftdysplasie/Hüftluxation 290
Koxarthrose 299
Idiopathische Hüftkopfnekrose des Erwachsenen 300
Protrusio acetabuli 300
Coxa valga 301
Coxa vara 301
Periarthrosis coxae 302
Schnellende Hüfte 303

Knie 348

Scheibenmeniskus 352
Chondropathia patellae 353
Kniescheibenverrenkung 354
    Angeborene Patellaluxation 354
    Anlagebedingte, habituelle Patellaluxation 354
    Erworbene Patellaluxation 355
    Rezidivierende Patellaluxation 356
Angeborene Kniegelenkluxation 356

Genu recurvatum 356
Genu varum 357
Genu valgum 359
Crus varum 360
  Crus varum congenitum 360
Kniearthrose 361

Fuß 387

Angeborener Klumpfuß 390
Erworbener Klumpfuß 396
Sichelfuß 396
Angeborener Hackenfuß 396
Erworbener Hacken- und Hackenhohlfuß 397
Ballenhohlfuß 397
Spitzfuß 398
Angeborener Plattfuß 399
Spreizfuß 399
Knick-Senk-Spreiz-Fuß 400
Hallux valgus 401
Hallux rigidus 401
Krallenzehe, Hammerzehe 403
Digitus quintus varus superductus 404
Morton-Neuralgie 404
Dorsaler Fußhöcker 405
Haglund-Exostose 405
Fersensporn 405
Marschfraktur 406
Achillodynie, Paratenonitis achilleae 406
Achillessehnenruptur 406
  Die normalen Entwicklungsphasen des kindlichen Fußes . . . 411

13. Typische orthopädische Eingriffe 430
G. Koester, H. Cotta, G. Rompe

Operative Eingriffe an Sehnen 430
  Sehnendurchtrennung (Tenotomie) 430
  Sehnennaht 431
Operative Eingriffe am Knochen 434
  Knochendurchtrennung (Osteotomie) 434
  Verlängerungsosteotomie 435
Operative Eingriffe an Gelenken 436
  Arthrotomie 436
  Arthrolyse 437
  Arthroskopie 437
  Arthrodese 438
  Arthroplastik 439
Alloplastische Implantate 440

14. Amputationen, Prothetik, Orthetik 445
G. Koester, E. Marquardt

Orthopädische Versorgung 445

Amputationen 445
Frühestmögliche prothetische Versorgung Beinamputierter ... 450
Prothesen der unteren Extremitäten 455
Prothetische Sofort- und Frühversorgung Armamputierter 465
Armprothesen 467
Passive Prothesen 467
Aktive Prothesen 469
Orthesen 473

Literatur 493

Sachverzeichnis 496

1. Krankengymnastische Einleitung

G. Koester

In diesem Buch werden krankengymnastische Behandlungsrichtlinien für die konservative, die prä- und postoperative Orthopädie angeboten. Sie fußen für die Kapitel 9 und 10, „Entzündliche Erkrankungen der Knochen und Gelenke" und „Erkrankungen von Wirbelsäule und Rumpf", auf Erfahrungen an der Orthopädischen Universitätsklinik Frankfurt, für die übrigen Kapitel auf Erfahrungen der Orthopädischen Universitätsklinik Heidelberg.

Es kann kein Anspruch auf Vollständigkeit erhoben werden. Sicherlich gibt es auch fundierte andere Lehrmeinungen und erprobte Behandlungsgänge, mit denen wir nicht vertraut sind. Für entsprechende Hinweise und Anregungen, die in die nächste Auflage Aufnahme finden sollten, sind wir dankbar.

Die Kenntnis der krankengymnastischen Behandlungsmethoden und -techniken wird vorausgesetzt. Sie sind in den Grundlagenbänden dieses Taschenlehrbuches vorgestellt worden. Auf weitere Lehrbücher wird im Anhang verwiesen.

Krankengymnastik in der Orthopädie ist Arbeit an Patienten mit krankhaft veränderten, fehlerhaften Funktionen der Haltungs- und Bewegungsorgane. Die Funktionsstörung ist in der Regel als sichtbare Körperbehinderung erkennbar.

Der Krankengymnast muß sehen und beobachten, erkennen und beurteilen. Wichtigste Grundlage dafür ist die Kenntnis der normalen gesunden Verhältnisse, der topographischen und funktionellen Anatomie. In den Abschnitten über die Befunderhebung bei Krankheiten des Rumpfes und der Gliedmaßen wird deshalb bei der Beschreibung der Befunderhebung auf wichtig erscheinende anatomische Gegebenheiten hingewiesen. Damit ist der Wunsch verbunden, zu eingehender Beschäftigung mit diesem Thema anzuregen. Der Abschnitt „Hand" ist hierbei ausführlicher bedacht worden, da die Handbehandlung besonders diffizil ist.

Auch sonst sind einige Krankheitsbilder ausführlicher beschrieben als andere, weil sie nach unserer Erfahrung in der krankengymnastischen Praxis häufiger vertreten sind. Vieles dabei Ausgeführte ist auf andere Krankheitsbilder übertragbar.

Alle Angaben über zeitliche Folgen von Anwendungen, besonders in der postoperativen Phase, sind keine starren Vorschriften. Sie sollen je nach individuellem Befund abgewandelt werden.

Krankengymnastische Befunderhebung

In Kenntnis des ärztlichen Befundes und der Diagnose erstellt der Krankengymnast seinen aktuellen Befund als Grundlage für die Behandlungsplanung, die Wahl der Behandlungsmaßnahmen und -techniken. Jeder Befund wird individuell erstellt. Er ist abhängig vom Schweregrad einer Erkrankung oder Deformität und vom Allgemeinzustand des Patienten und daher nie übertragbar.

Die krankengymnastische Befunderhebung in der Orthopädie sollte stets beginnen mit:
- Beobachten von Haltung und Bewegung, von Bewegungsabläufen, die die gestörte Körperregion einschließen, unbeeinflußt von Korrekturaufträgen. Falls unentbehrlich, werden Hilfsmittel einbezogen;
- Aufforderung zu spontaner aktiver Korrektur;
- Korrekturaufträgen.

Es folgen:
- Funktionsprüfungen der betroffenen und benachbarten Gelenke in der Reihenfolge:
  - aktiv,
  - passiv,
  - gegen Widerstand.

Dabei erfaßt die Prüfung der aktiven Beweglichkeit und der Bewegung gegen Widerstand die Funktionsfähigkeit der kontraktilen Gewebestrukturen (Muskeln und Sehnen mit ihren Ansätzen). Die Untersuchung der passiven Beweglichkeit beinhaltet sowohl eine Prüfung der kontraktilen Gewebestrukturen (Muskeln und Sehnen bezüglich Dehnbarkeit) als auch der nichtkontraktilen Gewebestrukturen (z. B. Gelenkkapsel und Ligamente). Als Vorlage und zur Vereinfachung kann ein standardisierter Befundbogen dienen.

Die Befunderhebung erfolgt im Rahmen einer „Probebehandlung“ am Tage des Behandlungsbeginns und am Abschluß von Behandlungsserien. Zwischenzeitlich wird sie nach Bedarf wiederholt, denn nur so lassen sich Behandlungsverlauf und Ergebnis dokumentieren.

Die Dokumentation von Befunden erfolgt durch:
- Notierung, z. B. von Muskeltestwerten (Abb. **1**);
- graphische Darstellung, z. B. als Diagramm für die Entwicklung der Gelenkbeweglichkeit in der Zeiteinheit (Abb. **2**).

Muskel- und Funktionstest

Name: .... Geburtstag: .... Station: ....

Diagnose: ....

Krankheitsbeginn: ....

rot	0 = keine Reaktion 1 = sichtbare oder fühlbare Kontraktion 2 = Bewegung unter Abnahme der Schwere
blau	3 = Bewegung gegen die Schwere 4 = Bewegung gegen leichten Widerstand 5 = Bewegung gegen starken Widerstand
	+ = Bewertung nach Zahlen nicht möglich S = Spastik K = Kontraktur

rechts | links

Dat.							Funktion	Muskeln							Dat.
Hals							Flexion	Flexoren							Hals
							Extension	Extensoren							
							Seitneig./Rot.	Sternocleidom.							
Rumpf							Flexion	Rectus abd. ob. Anteil							Rumpf
								Rectus abd. unt. Anteil							
							Rotation u. Seitneigung	Obliquus abd. extern.							
								Obliquus abd. intern.							
							Extension	Erector trun. cerv.							
								Erector trun. dors.							
								Erector trun. lumb.							
							Becken-Elevat.	Quadrat. lumbor.							
Schulterblatt							Elevation	Trapezius descend.							Schulterblatt
								Levator scapulae							
							Adduktion	Trapezius transvers.							
								Rhomboidei							
							Caudalverschiebung	Trapezius ascend.							
							Abduktion	Serratus lateralis							
Name der Krankengymn.							**Bemerkungen:**								Name der Krankengymn.

Seite 1

Abb. **1** Dokumentation von Kraftgraden der Muskulatur.

rechts | links

Dat.							Funktion	Muskeln							Dat.
Schultergelenk							Elevation und Abduktion	Deltoideus pars ventr.							Schultergelenk
								Deltoideus pars med.							
								Deltoideus pars dors.							
								Supraspinam							
								Pectoralis maj u. min.							
								Serratus lateral.							
								Levator scapulae							
								Trapezius descend.							
							Retroversion	Triceps br. cap. long.							
								Teres major							
								Latissimus							
							Innenrotation	Subscapularis							
								Pectoralis maj.							
								Teres maj., Latissim.							
							Außenrotation	Infraspinam							
								Teres minor							
Ellenbogen							Flexion	Biceps br.							Ellenbogen
								Brachialis							
								Brachioradialis							
							Extension	Triceps br.							
							Supination	Biceps br.							
								Supinator							
							Pronation	Pronatoren							
Hand							Flexion und Abduktion	Flex. digitorum							Hand
								Flex. carp. ulnar							
								Flex. carp. radial.							
								Palmaris longus							
							Extension und Abduktion	Extens. digit. comm.							
								Extens. carp. ulnar							
								Extens. carp. radial long. u. brev.							
Name der Krankengymn.							**Bemerkungen:**								Name der Krankengymn.

rechts | links

Dat.							Funktion		Muskeln								Dat.
Daumen							Flexion		Flexor poll. long.								Daumen
									Flexor poll. brev.								
							Extension		Extensor poll. long.								
									Extensor poll. brev.								
							Abduktion		Abduktor poll. long.								
									Abduktor poll. brev.								
							Adduktion		Adduktor poll.								
							Opposition		Opponens poll.								
Finger							Flexion	2. Fi.	Flexor digit. superf.								Finger
								3. Fi.									
								4. Fi.									
								5. Fi.									
								2. Fi.	Flexor digit. prof.								
								3. Fi.									
								4. Fi.									
								5. Fi.									
								2. Fi.	Lumbricales	I							
								3. Fi.		II							
								4. Fi.		III							
								5. Fi.		IV							
							Extension	2. Fi.	Extens. digit. comm.								
								3. Fi.									
								4. Fi.									
								5. Fi.									
							Abduktion	2. Fi.	Interossei dorsales	I							
								3. Fi.		II							
								3. Fi.		III							
								4. Fi.		IV							
								5. Fi.	Abd. digit. V.								
							Adduktion	2. Fi.	Interossei volares	I							
								4. Fi.		II							
								5. Fi.		III							
							Oppos. des	5. Fi.	Opponens digit. V.								
Name der Krankengym.							**Bemerkungen:**										Name der Krankengym.

rechts | links

Dat.							**Funktion**	**Muskeln**							Dat.
Hüfte							Flexion	Iliopsoas							Hüfte
								Rectus femor.							
								Tensor fasciae lat.							
								Sartorius							
							Extension	Glutaeus max.							
							Abduktion	Glutaeus med. u. min.							
							Adduktion	Adductoren							
							Innenrotation	Innenrotatoren							
							Außenrotation	Außenrotatoren							
Knie							Flexion	Semimuskeln							Knie
								Biceps fem.							
							Extension	Quadriceps vast. lat.							
								Quadriceps vast. med.							
								Quadriceps vast. intermed.							
								Rectus femoris							
Fuß							Plantarflex.	Gastrocn. } Triceps surae							Fuß
								Soleus } Triceps surae							
							Dorsalflex.	Tibialis ant.							
							Supination	Triceps surae							
								Tibialis post.							
								Tibialis ant.							
							Pronation	Fibularis long. u. brev.							
Zehen							Flexion	Flexor digit. long.							Zehen
								Flexor digt. brev.							
								Flexor hall. long.							
								Flexor hall. brev.							
								Lumbricales							
							Extension	Extensor digit. long.							
								Extensor digit. brev.							
								Extensor hall. long.							
								Extensor hall. brev.							
							Abduktion	Interossei dors.							
								Abductor hall.							
								Abductor digit. V.							
							Adduktion	Interossei plant.							
								Adductor hall.							
Name der Krankengym.							**Bemerkungen:**								Name der Krankengym.

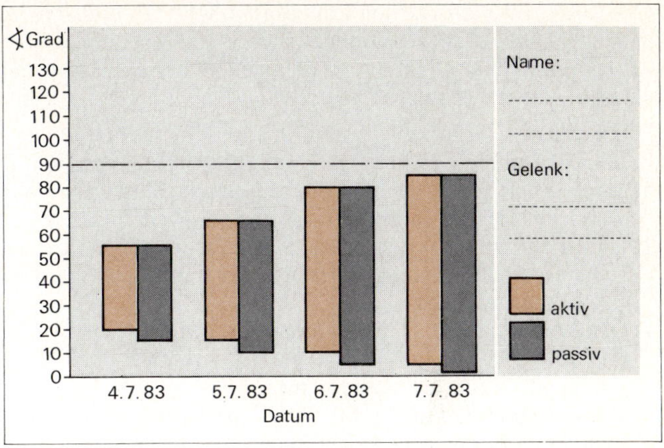

Abb. **2** Entwicklung der Gelenkbeweglichkeit.

Es können auch aufwendigere Mittel eingesetzt werden, z. B.:
- Fotografie.
- Film und Videorecorder. Sie machen den Bewegungsbefund beliebig reproduzierbar und durch wiederholte Anschauung für aktive Korrekturen nutzbar.
- Biofeedback registriert Muskelaktionspotentiale und objektiviert so den tatsächlichen Muskeleinsatz.

Der krankengymnastische Befund wird ergänzt durch zusätzliche Informationen:
- vom Patienten: z. B. Dauer der Erkrankung oder Beschwerden, bisherige krankengymnastische Behandlung, eigene Beurteilung des derzeitigen Zustands, Erwartungen bezüglich der bevorstehenden oder laufenden Behandlung;
- vom Arzt: z. B. besondere Angaben zur Verordnung; allgemeine und lokale Belastbarkeit des Patienten; ärztliche Behandlungsmaßnahmen und -ziele; Operationen, Röntgenbefunde und andere;
- von anderen Berufsgruppen: durch guten Kontakt zu den Kollegen der Krankenpflege, Beschäftigungstherapie und Orthopädietechnik.

Erst der krankengymnastische Befund führt den Behandler zu den Behandlungsgesichtspunkten und -maßnahmen. Aktivität (und Aktivierung!) des Patienten soll in jedem Behandlungsstadium besonderes Anliegen des Krankengymnasten sein. Auffassungsvermögen und Bewegungsgefühl müssen berücksichtigt bzw. geschult werden. Abhängig von Alter und individuellen Lebensgewohnheiten und -umständen ist hier mit erheblichen Variationen zu rechnen. Wiedergewonnene oder verbesserte Funktionen sind stets und baldmöglichst in Gebrauchsbewegungen des Alltags umzusetzen.

Patienten einer Orthopädischen Klinik sind in der überwiegenden Zahl nicht längere Zeit bettlägerig. Sie sind meistens auf den Krankenhausaufenthalt vorbereitet. In ihrem Gepäck sollten sich daher neben den üblichen Dingen folgende Kleidungsstücke befinden:

- 1 Paar bequeme, gutsitzende Straßenschuhe (ggf. orthopädische Schuhe), auch wenn der Patient bei der stationären Aufnahme nicht gehen kann oder darf;
- Oberbekleidung, z. B. Trainingsanzug, auch für den Aufenthalt im Freien;
- genügend Wäsche zum Wechseln;
- Turnhose und -hemd;
- Badehose oder -anzug, Badekappe, evtl. Bademantel;
- alle Hilfsmittel, die z. Z. benutzt werden.

Sobald wie möglich verläßt der Patient zur Behandlung Bett und Krankenzimmer. Selbsthilfetraining und frühzeitige Mobilisierung sind die besten Voraussetzungen für eine rasche Wiedereingliederung in das bisherige soziale Umfeld.

2. Angeborene Systemerkrankungen

G. Koester, H. Cotta und W. Puhl

Krankengymnastische Befunderhebung

Patienten mit Systemerkrankungen leiden an gestörten Funktionen des Haltungs- und Bewegungsapparates, an Fehlformen und Fehlstellungen.

Die Erkrankungen führen aber – je nach Art und Ausprägung der Symptome – zu so unterschiedlichen Befunden, daß Richtlinien für eine besondere Befunderhebung nicht gegeben werden können. Der Befund muß sich am Einzelfall orientieren und folgt den Richtlinien für die einzelnen Körperregionen.

Geprüft werden in der Regel:
- aktive und passive Gelenkbeweglichkeit. Bei passiver Prüfung ist häufig Vorsicht geboten;
- Muskelkraft, -koordination und -ausdauer;
- aktive und passive Korrekturmöglichkeit von Fehlstellungen;
- Haltung;
- Gehfähigkeit;
- Orthesenabhängigkeit;
- Gebrauchsbewegungen und Selbsthilfe;
- Hilfsmittelbenutzung oder -bedarf.

Beschäftigungstherapeutische Befunderhebung und Behandlungsplanung laufen parallel.

Nicht zu vernachlässigen ist die Frage nach den Vorstellungen und Hoffnungen von Patient und Angehörigen bezüglich der Behandlung.

Ziele und Grenzen der Bewegungstherapie sollen vor Aufnahme der Behandlung (ggf. im Behandlungsteam Patient, Arzt, Angehörige, Krankengymnast, Beschäftigungstherapeut und Orthopädiemechaniker) besprochen werden. Überhöhte Erwartungen sollen nicht zerstört, aber korrigiert werden; Verständnis muß auch für die Notwendigkeit der aktiven Mitarbeit von Patient und Angehörigen geweckt werden.

Ein Behandlungserfolg wird sich nur nachweisen lassen, wenn der Befund bei Behandlungsaufnahme umfassend dokumentiert wurde.

Krankheitsbilder

Unter dem Überbegriff der angeborenen Systemerkrankungen des Skeletts werden eine Reihe in ihrem Erscheinungsbild z. T. sehr unterschiedliche Erkrankungen zusammengefaßt. Art und Ausmaß der Veränderungen hängen davon ab, zu welchem Zeitpunkt welcher der Entwicklungsvorgänge am Skelett gestört ist. Angeborene Systemerkrankungen (und Mißbildungen) müssen nicht schon bei der Geburt erkennbar sein; ein Teil wird erst im Laufe des Säuglings- oder Kleinkindalters manifest.

Da die Ursache aller dieser Erkrankungen nicht bekannt ist, gibt es auch keine allgemein verbindliche Systematik.

Skelettdysplasien mit überwiegendem Befall der Epiphysen

Chondrodystrophia calcarea

Synonym: Chondrodystrophia calcificans.

Ursache unbekannt.

Symptome. Knorpelnekrosen und Kalkeinlagerungen in die Epiphysen, die sich bis zur Pubertät zurückbilden können, in der Zwischenzeit aber zur Fehlform der Gelenkenden der Knochen geführt haben. Der Befall einzelner Knochen wird ebenso beobachtet wie multiples Vorkommen.

Therapie. Kontrakturen vermeiden. Eventuell operative Korrektur von Gelenkfehlstellungen, Behandlung der Früharthrose.

Skelettdysplasien mit vorwiegendem Betroffensein der Metaphysen

Achondroplasie

Synonym: Chondrodystrophia fetalis.

Ursache unbekannt. Dominant erbliche (?) Störung der Knorpelbildung.

Symptome. Gehemmtes Längenwachstum bei normalem Dickenwachstum der Röhrenknochen. Diaphysen verbogen und aufgetrieben. Kurzbogige thorakolumbale Kyphose. Kleiner Gesichtsschädel, eingezogene Nasenwurzel, relativ vergrößerter Hirnschädel. Intelligenz nicht beeinträchtigt. Dreizackform der Hand, Körperlänge 100–120 cm (s. Kap. 10, Abb. **35**).

Therapie. Bei Kindern Versuch der Wachstumslenkung (vor allem der Wirbelsäule). Verhütung von Kontrakturen. Therapie der Früharthrose.

Umbaustörungen mit wechselnder Knochendichte

Osteogenesis imperfecta

Synonyme: Osteopsathyrosis, Glasknochenkrankheit.

Ursache unbekannt. Störung der periostalen (nur selten auch der enchondralen) Ossifikation. Durch die Osteoblastenunterfunktion ist die Kompakta der Röhrenknochen dünn, Knochenverbiegungen und Frakturen sind die Folge. Gleichzeitig finden sich Störungen der Odontoblasten (Zahnentwicklung) und Fibroblasten (z. B. blaue Skleren).

Symptome:
- Frühform: Osteogenesis imperfecta congenita Vrolik. Zahlreiche Frakturen bereits vor der Geburt. Lebenserwartung nicht über 2 Jahre.
- Spätform: Osteogenesis imperfecta tarda, Osteopsathyrosis Lobstein. Knochenbrüchigkeit erst beim Kleinkind. Bessert sich nach Eintritt der Pubertät. Verbiegungen der langen Röhrenknochen durch zahlreiche, oft nicht bemerkte Frakturen. Fehlstellungen der Gelenke, Verbiegung der Wirbelsäule, kleiner Gesichtsschädel, blasse Haut, blaue Skleren, Innenohrschwerhörigkeit (Abb. **1**; s. auch Kap. 10).

Therapie. Entlastung und Schutz vor weiteren Frakturen bis zur Pubertät. Konservative Frakturbehandlung möglich, da Knochenheilung beschleunigt. Bei Neigung zu Verbiegungen Auffädelungsosteotomie (Versuch der Wachstumslenkung über Marknagel).

Arthrogrypose

Synonym: Arthrogryposis multiplex congenita.

Ursache unbekannt. Entwicklungsstörung der Skelettmuskulatur (oder deren Innervation) mit angeborenen nichtprogredienten, primär weichteilbedingten Bewegungseinschränkungen, vor allem an den Gliedmaßen.

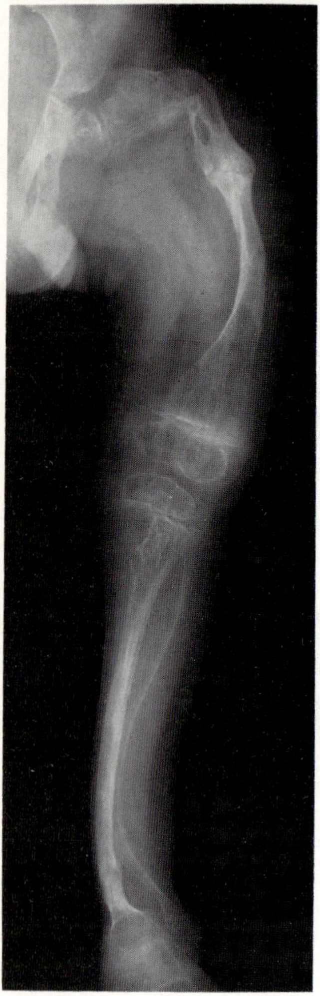

Abb. **1** Osteogenesis imperfecta Typ Lobstein. Durch Verbiegungen des Knochens und Frakturen bestehen eine Coxa vara, Femur varum und Crus valgum (aus H. Cotta: Orthopädie, 4. Aufl. Thieme, Stuttgart 1984).

Symptome. Gliedmaßenkontur unphysiologisch, wie ausgestopft, zylindrisch oder kegelförmig, unter Aufhebung der Hautfältelung bei weitgehender Abschwächung der Muskel- und Gelenkkonturen. Hauteinziehungen („Grübchen“) an Knie- oder Ellenbogengelenk. Keine spontane Besserungstendenz. Oft symmetrischer Befall von Gelenken, die (im Gegensatz zur Kontraktur) nicht nur in einer, sondern in alle Bewegungsrichtungen eingeschränkt sind.

Therapie. Die wenigen erhaltenen (in ihrem Muskelfaseranteil erheblich reduzierten) Muskeln müssen so früh wie möglich trainiert und die Gelenke so weit wie möglich mit aktiven und passiven Bewegungen geübt werden, um der Neigung zu fortschreitender Kapselkontraktur entgegenzuwirken.

Gegebenenfalls Korrekturosteotomien (um die erhaltene Restbeweglichkeit in eine funktionsgünstigere Stellung zu bringen) oder Arthrolyse (unter großzügiger Opferung der Ansätze nichtfunktionierender Muskulatur als Voraussetzung für eine passive Beweglichkeit).

Marfan-Syndrom

Synonyme: Arachnodaktylie, Spinnenfingrigkeit.

Ursache. Erbliche Störung der Bindegewebsentwicklung.

Symptome. Überlänge des Gesamtkörpers bei grazilem Körperbau mit auffallender Überlänge der Finger und Zehen (Spinnen- oder Botticelli-Madonnen-Finger). Schlaffheit des Bindegewebes, Hypotonie der Muskulatur (Überstreckbarkeit der Gelenke bis zu Schlottergelenken, Skoliosen) (s. auch Kap. 10).

Therapie. Allgemeine Muskelkräftigung, Haltungsschulung (Skoliose!). Keine Überforderung. Vorbeugen von Kontrakturen und Schlottergelenken. Behandlung von Deformitäten.

Mukopolysaccharidosen

Mukopolysaccharidose IV

Synonyme: Dysostosis enchondralis epimetaphysarea, Morquio-Brailsford-Erkrankung.

Ursache. Vererbbare Störung des Mukopolysaccharidstoffwechsels.

Symptome. Minderwuchs. Charakteristische Störung der Lendenwirbel. Dysproportionierter Zwergwuchs. Gleichzeitig epiphysäre Wachstumsstörungen und Gelenkdeformierungen (Abb. **2a** u. **b**; s. auch Kap. 10).

Therapie. Kontrakturverhütung. Behandlung der Früharthrose.

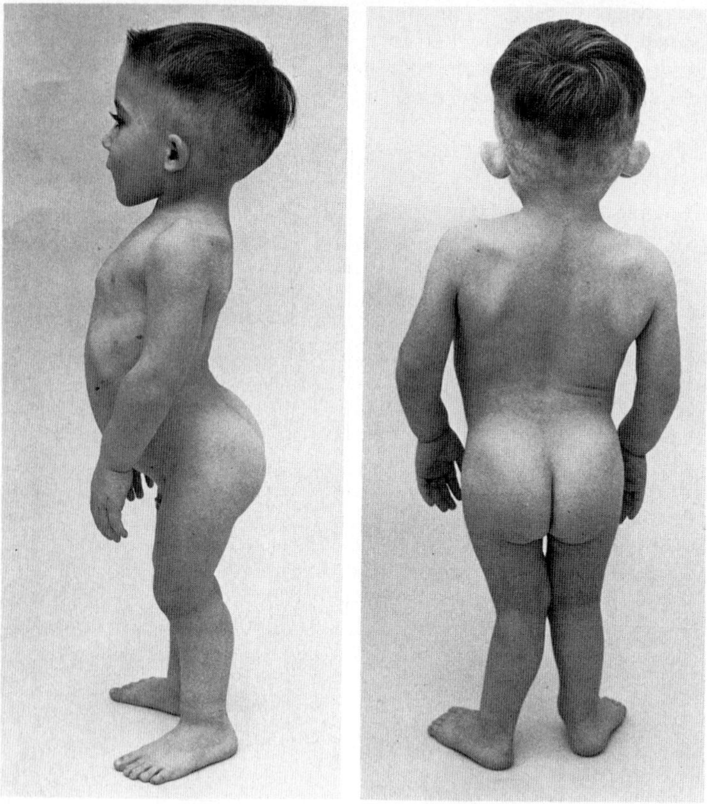

a b

Abb. **2a** u. **b** Polytope Dysostose Typ Morquio-Brailsford. Dysproportionierter Zwergwuchs, Skoliose, Genua valga, kurze Extremitäten, Mißverhältnis zwischen Kopfgröße einerseits, Extremitäten- und Rumpfgröße andererseits (aus H. Cotta: Orthopädie, 4. Aufl. Thieme, Stuttgart 1984).

Blutergelenk

Synonym: Arthropathia haemophilica.

Ursache. Rezessiv geschlechtsgebunden vererbtes Leiden, bei dem das männliche Geschlecht erkrankt, das weibliche lediglich die Erbanlage weitergibt. Bei der häufigeren Hämophilie A ist der Blutgerinnungsfaktor VIII, bei der selteneren Hämophilie B der Faktor IX stark verringert bis fehlend. In Abhängigkeit vom Ausprägungsgrad der

Blutgerinnungsstörung kommt es neben Blutungen in alle Gewebe- und Organbereiche gehäuft zu intraartikulären Blutungen, die durch enzymatische und trophische Schädigung des Knorpels und Vernarbung der Gelenkkapsel bereits im Kindesalter zu hochgradigen Arthrosen führen können.

Symptome. Am häufigsten betroffen sind Knie-, Ellenbogen-, Sprung- und Hüftgelenke. Zunächst schmerzhafte Gelenkschwellungen. Nach wiederholten Blutungen Gelenkkapselverdickungen, dann auch Gelenkkontrakturen, Fehlstellungen, Subluxationen, unter Umständen vollständige Einsteifungen. Zum Zeitpunkt der akuten Blutung ist das Gelenk gespannt, bewegungs- und druckschmerzhaft. Ausgeprägte Blutungen können wegen der folgenden Resorption zu geringen Temperaturerhöhungen und Leukozytose führen. Die spontane Resorption eines intraartikulären Blutergusses benötigt einen Zeitraum von 3–6 Wochen. Intraossäre Blutungen mit Schädigung der Wachstumsfugen können zu erheblichen Gelenkdeformierungen und Achsenfehlstellungen führen.

Therapie. Konsequente Dauersubstitution der fehlenden Blutgerinnungsfaktoren. Kleine Gelenkergüsse erfordern Kompression und Immobilisierung für wenige Tage. Stärkere Gelenkergüsse müssen abpunktiert werden. Rezidivierende Blutungen erfordern die Synovektomie unter hoher Substitution der fehlenden Blutgerinnungsfaktoren. Kontrakturen, Gelenkfehlstellungen und -arthrosen werden nach den üblichen Prinzipien behandelt.

Krankengymnastische Behandlung

Für alle Systemerkrankungen gemeinsam wird es bei der Bewegungstherapie in der Regel darum gehen, die derzeitigen Funktionen zu verbessern oder wenigstens zu erhalten.

Die unterschiedlichen Prognosen der einzelnen Krankheiten und die sich daraus ergebenden Rücksichten machen die Absprache mit dem Arzt unbedingt notwendig.

Da Rumpf und Gliedmaßen gleichzeitig betroffen sind, ist meist ein umfangreiches Übungsprogramm erforderlich, das einer vernünftigen Einteilung bedarf.

Da es sich um lebenslängliche Erkrankungen handelt, ist ein auf die besondere Behinderung des Einzelfalles abgestimmtes selbständig auszuführendes Übungsprogramm zu erarbeiten. Es sollte durch mindestens eine Übungsserie jährlich kontrolliert werden, um das Einschleichen von Übungsfehlern zu vermeiden und Befundänderungen zu registrieren.

Osteogenesis imperfecta

Bei der „Glasknochenkrankheit“ muß die Behandlung besonders schonend sein, um nicht unter der Behandlung weitere Frakturen zu setzen. Andererseits sollen – vor allem nach den eher rasch heilenden Frakturen – die Gelenke ausgiebig mobilisiert werden. Rücksprache mit dem behandelnden Orthopäden wird dringend empfohlen.

Im Vordergrund stehen statische Kontraktionen, aktiv-unterstützte Übungen und freies Bewegen. Kräftigung der (im Rahmen des Grundleidens schwachen) Muskulatur hilft aber auch Frakturen verhüten. In Einzelfällen ist der Gebrauch von Hilfsmitteln (Orthesen) zu üben, müssen Alltagsbewegungen geschult werden.

Arthrogrypose

Bei der Arthrogrypose ist besonderer Wert darauf zu legen, so früh als möglich jeden funktionsfähigen Muskel aufzuspüren, um auch bei starker Entwicklungsstörung des Muskels die Voraussetzungen für eine aktive (oft genug begrenzte) Bewegung zu schaffen. Dies stellt höchste Anforderungen an die Krankengymnastik im Säuglingsalter, denn bereits in den ersten Lebenswochen entscheidet sich (ähnlich wie bei angeborenen Kontrakturen, z. B. Klumpfuß), in welchem Umfang durch sekundäre Kontrakturen die Restfunktion zusätzlich behindert wird.

Blutergelenk

Besondere Probleme bereitet erfahrungsgemäß die krankengymnastische Behandlung des Blutergelenkes.

Muskelkräftigung und Haltungsschulung sind das Ziel einer äußerst gelenkschonenden krankengymnastischen Allgemeinbehandlung zum Ausgleich des krankheitsbedingten Bewegungsmangels.

Da in erster Linie die untere Extremität und hier überwiegend das Kniegelenk betroffen ist, erfolgen an dieser Stelle hierzu einige Richtlinien. Sie sind im Prinzip weitgehend auf die anderen Gelenke übertragbar.

Akute Blutung

- Sofortige Entlastung des Gelenkes in unterstützter, möglichst gestreckter Lagerung. Kompressionsverband. Hochlagerung des Beines im Rollstuhl.

Unter ausreichender Substitution, d. h., wenn die Blutung zum Stehen gebracht ist:

- statische Kontraktionen für den M. quadriceps. Versuch kurzer Eisanwendung (Abtupftechnik), bei Verträglichkeit auch längere Kältebehandlung.
- Beginn vorsichtiger Übungsbehandlung, überwiegend im Sinne der Streckung. Befundabhängige Steigerung.

Chronische Blutung bei bereits chronischer Synovitis

Es entsteht eine zunehmende Beuge-/Streckkontraktur. Die Ursachen liegen in Verklebungen der intra- und periartikulären Gewebe, insbesondere des oberen Rezessus der Gelenkkapsel, und in der schnellen Atrophie des M. quadriceps. Die Bewegungseinschränkung kann so weit fortschreiten, daß nur noch Wackelbewegungen möglich sind.

Eine äußerst einfühlsame, aber dennoch intensive Übungsbehandlung ist notwendig, um weitere Folgen für Gelenkkapsel, Bänder und Muskeln möglichst gering zu halten. (Siehe auch Übungsbehandlung entzündlicher Gelenke, S. 81.)

Mobilisationsbewegungen erfolgen unter leichter Traktion. Vorsicht vor Hebelwirkungen durch unsachgemäße krankengymnastische Griffe und Techniken. Im Laufe abnehmender Belastbarkeit der Beine kommt es auch zur Atrophie des Knochens und damit zu Knochenbrüchigkeit.

Apparative Versorgung in Form einer kurzen Kniehülse zum Schutz des Gelenkes bei Belastung ist ggf. notwendig.

3. Erworbene Systemerkrankungen

G. Koester, H. Cotta und W. Puhl

Krankengymnastische Befunderhebung

Wie bei den angeborenen Systemerkrankungen kommt es auch bei Patienten mit erworbenen Systemerkrankungen zu mehr oder weniger ausgeprägten Funktionsstörungen an Rumpf und Gliedmaßen. Richtlinien für eine besondere Befunderhebung können nicht gegeben werden. Der Befund muß sich am Einzelfall orientieren und folgt den Richtlinien für die einzelnen Körperregionen.

Ein Behandlungserfolg (oder das Ausbleiben einer Verschlimmerung) wird sich nur nachweisen lassen, wenn zuvor der Befund bei Behandlungsbeginn dokumentiert wurde.

Krankheitsbilder

Rachitis

Synonym: Englische Krankheit.

Ursache. Mangel an Vitamin D_3 bedingt eine unzureichende Mineralisation der Knochengrundsubstanz (Osteoid). Der Knochen bleibt weich und minderbelastbar. Dank einer ausreichend vitaminhaltigen Ernährung und der seit Jahren üblichen Prophylaxe spielt die Vitamin-D-Mangel-Rachitis, die früher zu den schwersten Belastungsdeformitäten des Skeletts (Skoliose, Kyphose, Coxa vara, X- und O-Beine) führte, heute kaum noch eine Rolle.

Symptome. Auftreten in der Zeit besonders schnellen Wachstums zwischen 6 Monaten und 3 Jahren.
- Kraniotabes: Die Kopfkalotte bleibt weich und eindrückbar, Fontanellen schließen spät, Expansionsdruck des wachsenden Gehirns führt zur Kopfverformung (Caput quadratum).
- Rosenkranz: Verknöcherungsstörung führt zu kugeligen Auftreibungen der Rippenknorpel.
- Harrison-Furche: glockenförmiger Thorax mit beidseitigen Einziehungen in Zwerchfellhöhe.

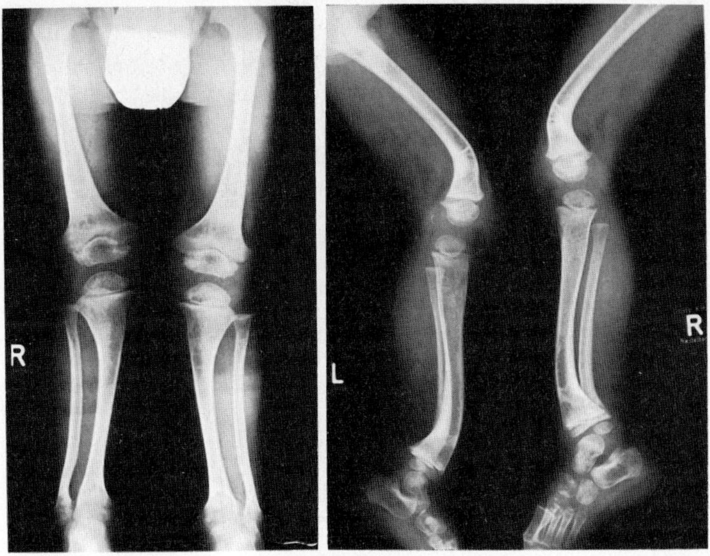

a b

Abb. **1a** u. **b** Ausgeprägte rachitische Deformierungen der unteren Extremität (aus H. Cotta: Orthopädie, 4. Aufl. Thieme, Stuttgart 1984).

- Sitzbuckel: Die gering mineralisierten Wirbelkörper werden durch Körperlast verformt.
- Beindeformierungen: vor allem O-Bein, oft kombiniert mit Drehfehlern (Korkenzieherbein, Abb. **1**).

Therapie. Korrigierende Verbände *vor* Beginn der medikamentösen antirachitischen Therapie sind – nach Absprache mit dem Kinderarzt – sinnvoll, da sich der vor der Therapie weiche Knochen korrigieren läßt.

Nach Beginn antirachitischer Therapie mit Vitamin D_3 werden Achsenabweichungen der unteren Extremität erst nach Beendigung des floriden Stadiums operativ korrigiert (s. Korrekturosteotomien). Spontane Ausgradung ist möglich.

Renale Rachitis

Ursache. Allgemeine Verknöcherungsstörungen auf dem Boden einer angeborenen oder erworbenen Nierenfunktionsstörung.

Symptome s. Rachitis.

Therapie. Versuch mit hochdosierter Vitamin-D_3-Applikation.

Osteomalazie

„Rachitis des Erwachsenen". Bei regelrechtem Knochenabbau ist die Mineralisation des neugebildeten Osteoids gestört, die Tragfähigkeit des Knochens sinkt langsam.

Ursache. Vitamin-D_3-Mangel. Bei Mangelernährung und fehlender Sonneneinstrahlung (UV-Licht), Malabsorption, Dünndarmerkrankungen, Gastrektomie, Hunger, Störungen im Vitamin-D-Stoffwechsel oder Vitamin-D-Resistenz von Skelett, Niere oder Dünndarm.

Symptome. Langsam fortschreitende, belastungsabhängige Skelettdeformierungen.

Therapie. Normalisierung der Ernährung, Vitamin-D-Zufuhr.

Osteoporose

Ursache. Altersbedingter Leistungsabfall im Hartgewebe, vor allem der Wirbelsäule. Wie viele andere biologische Funktionen geht auch der Knochenanbau im Alter zurück, so daß eine negative Bilanz mit einem Verlust an Knochengewebe resultiert.

Treten die osteoporotischen Veränderungen jedoch im früheren Lebensalter auf (präsenile Osteoporose), wird die Knochenatrophie stärker, als es der Alters-/Geschlechtsnorm entspricht. Kalziummangel einerseits und Störungen der Eiweißsynthese (z. B. Kortison) führen zu einer Osteoporose. In der Mehrzahl der Fälle präseniler Osteoporose ist die Ursache noch unbekannt.

Symptome. Belastbarkeitsminderung des Knochens führt zunächst an den Wirbeln zu Belastungsdeformitäten.

Therapie. Dosierte Belastung ist die beste Anregung zum Knochenanbau und verhütet eine fortschreitende Inaktivitätsatrophie.

Medikamentös: Kalzium, Natriumfluorid, Kalzitonin.

Morbus Paget

Synonyme: Ostitis deformans, Osteodystrophia deformans.

Ursache. Verlangsamt ablaufender Knochenumbau, vor allem bei Männern ab dem 40. Lebensjahr. Zunahme der Knochendicke bei gleichzeitiger Verringerung der Belastungsfähigkeit.

Symptome. Deformierung der Röhrenknochen. Auftreibung der Knochen (Hut paßt nicht mehr). Schließlich Spontanfrakturen, Hör- und Sehstörungen, Hirndrucksymptome. Langsame Progredienz, spontaner Stillstand möglich. Sarkomatöse Entartung in 30%.

Therapie. Belastungsverringerung, Frakturverhütung. Medikamentös: Kalzitonin, Diphosphonate. Frakturen werden in üblicher Weise behandelt.

Krankengymnastische Behandlung

Wie bei der Befunderhebung gilt auch bei der krankengymnastischen Behandlung das bei den angeborenen Systemerkrankungen Beschriebene (S. 15).

Rachitis

Bei der Rachitis ist zu bedenken, daß die Muskulatur hypoton ist, aber während der Ausheilung der Stoffwechselstörung auf eine methodische Übungsbehandlung gut reagiert.

Osteoporose und Osteomalazie

Bei Osteoporose und Osteomalazie wird das Übungsprogramm nicht selten durch Schmerzen vor allem im Bereich der Wirbelsäule (Spontanverformungen der Wirbelkörper) begrenzt. Da aber die Belastung des Knochens der wichtigste Faktor für die Verbesserung der (im Prinzip unbekannten) Stoffwechselstörung ist, muß (gegebenenfalls 6mal täglich) mit einem langsam zu steigernden Belastungsprogramm begonnen werden. Gerade der alte Osteoporosepatient muß motiviert werden, sich nur zur Mittagsruhe und nachts hinzulegen. Bereits eingetretene Deformierungen sind zu berücksichtigen.

4. Mißbildungen

G. Koester, H. Cotta und W. Puhl

Krankengymnastische Befunderhebung

Wie bei den angeborenen Systemerkrankungen muß sich die Befunderhebung am Einzelfall orientieren. Dabei wird zu unterscheiden sein, ob die Fehlbildung geringfügig, auf einen Gliedmaßenabschnitt beschränkt und die Kompensation leicht zu erreichen ist oder ob der Haltungs- und Bewegungsapparat in der Gesamtheit so stark betroffen ist, daß für den Patienten volle Selbständigkeit nicht zu erreichen sein wird, daß er von Heil- und Hilfsmitteln und der Hilfe anderer Personen abhängig bleiben wird.

Grundlagen der Befunderhebung sind:

- Beim Säugling und Kleinkind der ausführliche passive und aktive Funktionstest von Extremitäten und Rumpf, oft erschwert durch Fehlbildungen von Gelenken und Muskeln. Beobachtung der körperlich-geistigen Entwicklung im Vergleich zu gesunden Kindern.
- Beim heranwachsenden Kind und Jugendlichen steht die Frage nach der Selbständigkeit im täglichen Leben (Schule, Freizeit, Berufsausbildung) und den Möglichkeiten von Ersatzfunktionen, mit und ohne Hilfsmittel, im Vordergrund.
  Einzelne Funktionsprüfungen erfolgen vor operativen Eingriffen oder apparativen Versorgungen.

Krankheitsbilder

Vorbemerkungen

Mißbildungen sind angeborene, endogen oder exogen entstandene Fehlbildungen, die erblich sein können, jedoch nicht vererbbar sein müssen. Art und Ausmaß der Mißbildung unterliegen großen Schwankungen. Endogen und exogen verursachte Mißbildungen können ein gleiches Erscheinungsbild zeigen. Die Ausprägung angeborener Mißbildungen ist vom Zeitpunkt der schädigenden Einwirkung, der Dauer und der Stärke der Schädigung abhängig. Die Art der schädigenden Einwirkung kann das Bild der Mißbildung mitprägen.

Je früher eine Schädigung während der Embryonalzeit einwirkt, um so ausgeprägter wird die Mißbildung sein. So werden Schädigungen zum Zeitpunkt der Entwicklung der Extremitätenknospe zu Extremitätendefekten, Schädigungen zum Zeitpunkt der Ausdifferenzierung von Händen und Füßen nur noch zu Mißbildungen in diesem peripheren Bereich führen.

Ursachen:

Endogene Faktoren:
- Genmutationen,
- chromosonale Aberration.

Exogene Faktoren:
- Sauerstoffmangel,
- Infektionen der Mutter während der Schwangerschaft, insbesondere durch Viren (Röteln, Masern, Windpocken),
- Medikamente und andere chemische Substanzen (z. B. Dysmeliesyndrom durch Thalidomid),
- Blutgruppeninkompatibilität.

Nicht alle angeborenen Störungen sind bereits bei der Geburt erkennbar. Auch wenn sie erst später in Erscheinung treten, wie z. B. die angeborene Hüftgelenksverrenkung, ist ihre Anlage doch unbestritten angeboren.

Bei den Mißbildungen der Haltungs- und Bewegungsorgane unterscheiden wir zwischen Mangelbildung und Überschußbildung.

Mißbildungen durch Mangelbildung

Ursache s. Vorbemerkungen.

Symptome:
- *Amelie.* Die ganze Gliedmaße fehlt (Abb. **1a**, rechter Arm).
- *Peromelie.* „Angeborene Amputation" (Abb. **1a**, linker Arm, linkes Bein).
- *Phokomelie.* Robbengliedrigkeit. Es fehlen die langen Röhrenknochen. Hand und Fuß (bzw. Teile von ihnen) sitzen unmittelbar an Schulter oder Becken (Abb. **1d**).
- *Ektromelie.* Größte Gruppe der Gliedmaßenmißbildungen. Kombinationen von Unterentwicklungen und vollständigem Fehlen verschiedener Röhrenknochen an einer Gliedmaße (Abb. **2**).
- *Spalthand – Spaltfuß.* Rückbildung der Binnenstrahlen (Phalangen II, III und IV, einschließlich der zugehörigen Mittelhand- oder Fußknochen, Abb. **1b**).
- *Syndaktylie.* Zwei oder mehrere Finger bzw. Zehen sind häutig (kutane Syndaktylie) oder knöchern (ossäre Syndaktylie) miteinander

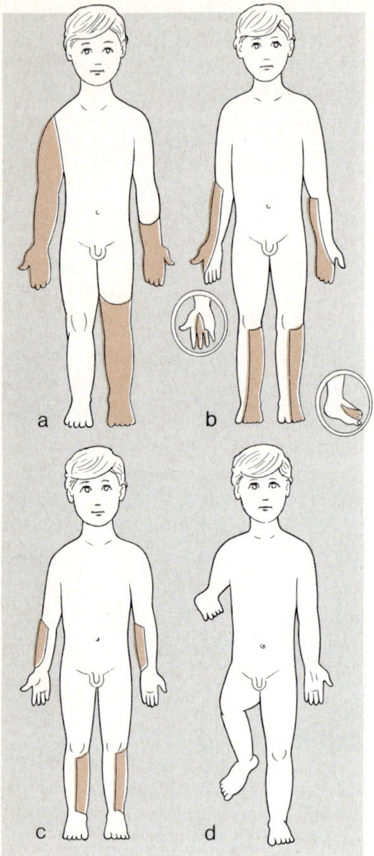

Abb. **1 a–d** Schema nach Blakelslee: endständige Fehlbildungen. **a** Quer: komplettes Fehlen (der Extremität) distal der Ebene des Verlustes. **b** Seitlich: komplettes Fehlen seitlicher (längsgerichteter) prä- oder postaxialer Anteile (der Extremität) Schaltstückfehlbildungen. **c** Seitlich: Fehlen eines prä- oder postaxialen Segments bei unversehrter distaler proximaler Extremität. **d** Phokomelie: Fehlen eines zentralen Anteils mit Verkürzung der Extremität.

verbunden. Sind alle Finger in ganzer Länge miteinander verbunden, spricht man von Löffelhand und bei lockerer, hautiger Verbindung von Schwimmhautbildung.

– *Klumphand.* Bei Ektromelie, vor allem in Verbindung mit Radiusaplasie (Abb. **2**); bei angeborenen Kontrakturen.

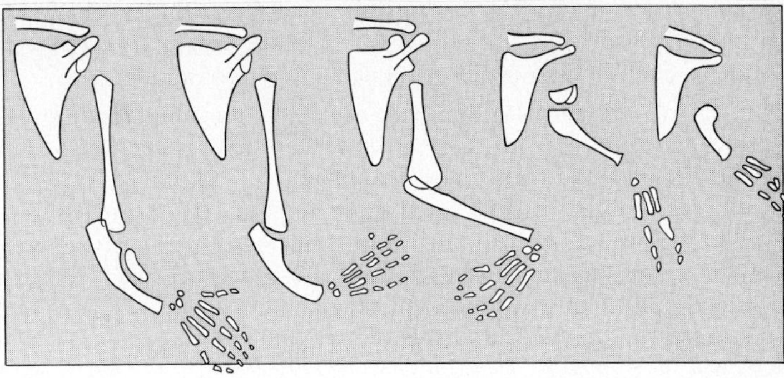

Abb. **2a–e** Teratologische Reihe der radialen Ektromelie = Dysmelie an der oberen Extremität (nach Willert u. Henkel).

Überschußbildungen

Polydaktylie

Überzahl von Fingern (von der nur röntgenologisch erkennbaren beginnenden Verdoppelung einer Skelettanlage über die Gabelung der Fingerspitzen bis zur Verdoppelung einzelner oder mehrerer Finger sind alle Übergänge möglich).

Partieller Riesenwuchs

- Echter Riesenwuchs: vergrößerter, normal proportionierter Gliedmaßenabschnitt.
- Falscher Riesenwuchs: Diskrepanz zwischen Weichteilmantel und Skelettgröße.

Krankengymnastische Behandlung

Umfangreiche Aufgaben ergeben sich insbesondere bei schwer geschädigten Kindern, beginnend beim Säugling mit Förderung von Tasten und Greifen bei Fehlbildungen der oberen Extremität. Übergang zu aktivem Funktionstraining sowie Training von Ersatzfunktionen, z. B. der Füße zum Handersatz.

Kontrakturen müssen gebessert oder am Fortschreiten gehindert werden, unterstützt durch korrigierende Schienenlagerung. Haltungs- und Gehschulung wird eingeleitet.

Es handelt sich um eine den ganzen Körper umfassende Behandlung, die dem Alter entsprechend gesteigert wird. Wesentlich ist das Einbeziehen der Eltern, sie werden in Teilen der Therapie angelernt.

Ein ebenso spezielles Gebiet ist in der Regel die Vorbereitung und Nachbehandlung bei funktionsverbessernden oder neue Funktionen schaffenden orthopädischen Operationen.

Da es sich bei den schwer geschädigten Kindern nie um Routineversorgungen handelt, weder auf dem konservativen noch dem operativen Gebiet, ist die Kommunikation mit dem Arzt unerläßlich. Ebenso notwendig ist der gute Kontakt zur orthopädischen Werkstatt. Erst das Zusammenwirken von Orthopädietechnik und Krankengymnastik ermöglicht die optimale Versorgung des Kindes.

5. Tumoren und tumorähnliche Erkrankungen

G. KOESTER, H. COTTA und W. PUHL*

Krankengymnastische Befunderhebung

Vor Behandlungsaufnahme ist – in Abwesenheit des Patienten – ein ausführliches Gespräch mit dem behandelnden Arzt erforderlich. In diesem sollten Art, Ausmaß und Ausdehnung des Tumors besprochen werden.

Ist der Tumor nicht eindeutig gutartig, so ist eine umfassende Information über die Lebenserwartung und Metastasierung und über die derzeitige und in naher Zukunft zu erwartende Belastungsfähigkeit im Bereich des Tumors und seiner Metastasen erforderlich.

Drei Behandlungswege sind zu unterscheiden:
- operativ (Ausräumung weit im Gesunden, Amputation),
- medikamentös (Beeinflussung des Zellstoffwechsels, wobei vor allem die sich schnell vermehrenden Tumorzellen durch Zytostatika geschädigt werden),
- Röntgentiefenbestrahlung.

Zwischen Tumorauswirkungen und Behandlungsfolgen (Gewebeverhärtung, Schwellung, Lymphabflußstauung, Narben) ist oft nicht leicht zu unterscheiden.

Auffällige Befundänderungen sind Veranlassung für eine rasche Wiedervorstellung beim behandelnden Arzt.

Krankheitsbilder

Vorbemerkungen

Knochentumoren können von allen am Aufbau des Knochens beteiligten Zellformen ausgehen. Zur Klassifizierung hat es sich bewährt, die Tumoren nach dem jeweiligen Stammgewebe einzuordnen bzw. zu benennen.

---

* Unter Mitarbeit von Prof. Dr. A. BRAUN, Bad Rappenau

Je nachdem, ob ein Tumor Knochengewebe zerstört oder aufbaut, resultiert im Röntgenbild ein osteolytischer oder osteoblastischer Vorgang. Eine prognostische Aussage kann daraus allein aber nicht abgeleitet werden.

Eine Klassifizierung in gutartige und bösartige Tumoren ist sinnvoll, sie ist aber nicht immer möglich. Deshalb unterscheidet man außerdem „tumor-like lesions“ und „semimaligne Tumoren“. Der Begriff semimaligne bedeutet, daß bei einem gutartigen Tumor die Gefahr der malignen Entartung besteht. Tumoren, die lokal aggressiv infiltrierend wachsen, ohne Metastasen zu setzen, werden als tumorähnliche Läsionen bezeichnet.

Im folgenden werden nur beispielhaft einige der häufigsten Tumoren dargestellt.

Der Erfolg der Tumorbehandlung hängt nicht nur von der möglichst frühzeitigen Erfassung, sondern vor allem von einer möglichst genauen pathologisch-histologischen Diagnose ab. Deshalb sind Probeexzision und histologische Untersuchung unerläßliche Voraussetzungen für die Entscheidung über das Ausmaß der operativen Behandlung, den Einsatz von Zytostatika und Röntgenstrahlen.

Gutartige Tumoren

Kartilaginäre Exostose

Synonym: Osteochondrom.

Ursache. Von Knorpel- und Knochenzellen ausgehender Tumor.

Symptome. Neben der Wachstumszone in die Weichteile herauswachsende, dünn gestielt oder breitbasig aufsitzende Vorwölbung mit Knochenstruktur. Durch Beeinflussung der benachbarten Wachstumsfuge kann es zu Fehlwachstum und Gelenkdeformierungen kommen. Diagnose meist erst während des stärksten Längenwachstums in der Pubertät. In manchen Fällen drückt der langsam wachsende Tumor auf Gefäße oder Nerven (Abb. **1**).

Therapie. Gute Prognose. Operative Entfernung störender Exostosen. Bei Größenzunahme nach Wachstumsabschluß ist an die seltene maligne Entartung zu denken.

Multiple kartilaginäre Exostosen

Ursache. Dominant vererbte Knorpeltumoren, die durch Verknöcherung zu Exostosen werden.

Symptome. Entstehen neben der Wachstumsfuge und „wandern“ mit dem Längenwachstum des betroffenen Knochens zur Diaphyse hin.

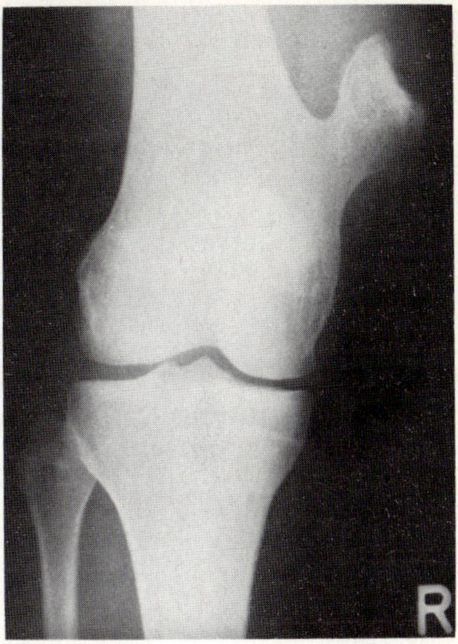

Abb. **1** Osteochondrom.

Störung der Wachstumsfuge führt zu Achsenfehlern und Gelenkverformungen. Verplumpung der Metaphyse (Abb. **2**).

Therapie. Prognose gut, maligne Entartung selten, störende Exostosen werden abgetragen, funktionseinschränkende Achsenabweichungen korrigiert.

Chondromatose

Ursache. Von der Gelenkkapsel ausgehende metaplastische Umwandlung in Knorpelgewebe. An der Gelenkkapsel entwickeln sich gestielte Chondrome, die durch Abtrennung zu freien Gelenkkörpern werden können.

Symptome. Uncharakteristische Gelenkschmerzen, Schwellungen, Bewegungseinschränkung. Röntgenologisch zeigen sich einzelne große oder zahlreiche kleine freie Körper (Abb. **3**).

Therapie. Entfernung der freien Körper.

Ganglion

Synonym: Überbein.

Ursachen. Zystische, tumorähnliche Neubildung, die vom Bindege-

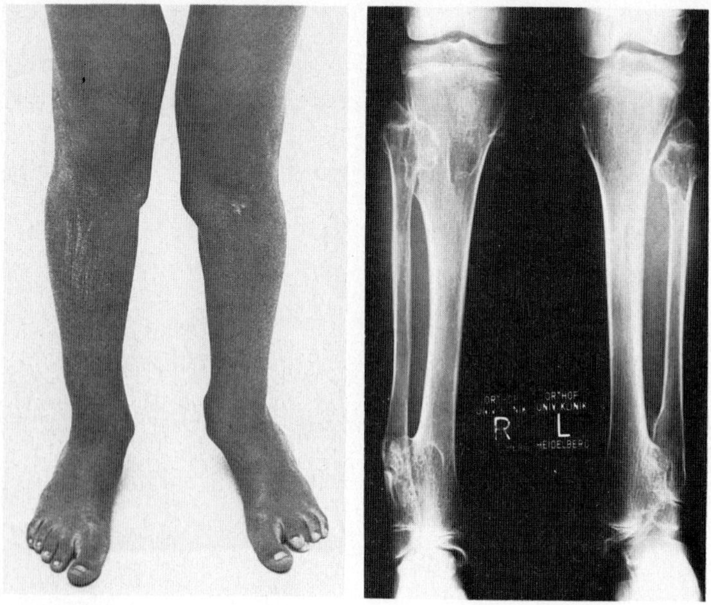

a b

Abb. **2a** u. **b** Fast symmetrisch angelegte multiple kartilaginäre Exostosen haben zum Fehlwachstum im Bereich des Unterschenkels mit Fehlstellung des oberen Sprunggelenkes geführt. Im Bereich von Schienbeinkopf und Innenknöchel wölben die Exostosen die Haut vor.

webe ausgeht. Ausgekleidet von einer gelenkkapselähnlichen Wand, enthält sie eine gallertartige klare gelbe Flüssigkeit.

Symptome. Vorkommen an Gelenken, Sehnen, Sehnenscheiden; vor allem an Handgelenk, Fußrücken, Knie und Zehen. Die prallen, glattwandigen Gebilde, über denen die Haut gut verschieblich ist, haben Erbs- bis Apfelgröße. Erhöhte Belastung kann zu stärkerer Anschwellung führen.

Therapie. Ausschälung im Gesunden.

Solitäre Knochenzyste

Ursache. Nichttumoröse Differenzierungsstörung.

Symptome. Einkammerige Zystenbildung zwischen dem 6. und 15. Lebensjahr, metaphysär gelegen, überschreitet die Epiphysenfuge nicht. Röntgenologischer Zufallsbefund bzw. Diagnose anläßlich einer pathologischen Fraktur.

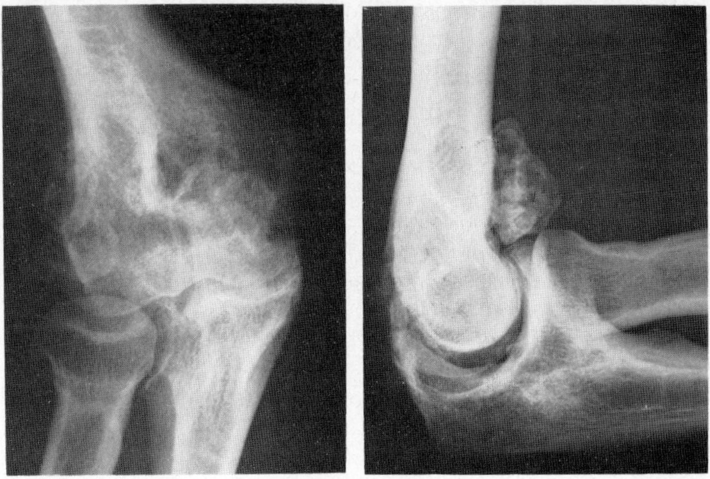

Abb. **3a** u. **b** Chondromatose des Ellenbogengelenkes. Verkalkte freie Körper sind in beiden Strahlengängen erkennbar. Die Chondromatose hat frühzeitig zu Arthrose, Höhenminderung des Gelenkspaltes und osteophytären Anbauten der Gelenkränder geführt.

Therapie. Operative Ausräumung, Auffüllung mit (autologer) Spongiosa. Bis zum vollständigen Durchbau ist die Belastbarkeit eingeschränkt.

Osteoidosteom

Ursache. Heute allgemein als Tumor anerkannt. Früher wurde ursächlich ein Trauma oder eine Entzündung angenommen.

Symptome. Bohrender Schmerz, vor allem nachts, der auf Aspirin gut anspricht. Röntgenologisch ovale Aufhellung im Knochen mit mächtigem Sklerosierungssaum.

Therapie. Operative Ausräumung.

Tumorähnliche Läsionen

Aneurysmatische Knochenzyste

Ursache. Venenthrombosen oder arteriovenöse Fisteln führen zu Druckatrophie und zystischen Umwandlungen des betroffenen Knochenareals.

Symptome. Bevorzugt befallen sind lange Röhrenknochen und Wirbel im 2. Lebensjahrzehnt. Rezidive möglich.

Therapie. Operative Ausräumung, Defektauffüllung mit Spongiosa.

Semimaligne Tumoren

Riesenzelltumor

Synonym: Osteoklastom.

Ursache: Tumor von nicht eindeutig geklärtem Stammgewebe. Relativ häufige (10%) maligne Entartung. Je nach Ausmaß der malignen Entartung wird in Grade I–III eingeteilt. Durch Blutaustritt bräunlich gefärbt, aus weichem, leicht verletzbarem Gewebe.

Symptome. Gelenknahe uncharakteristische Schmerzen und Schwellung.

Therapie. Operative Entfernung.

Bösartige Tumoren

Malignes Synovialom

Synonym: Synoviasarkom.

Ursache. Von der Synovialis ausgehender Tumor.

Symptome. Gelenknahe Schwellungen, bevorzugt an Knie-, Hand- und Fußgelenk.

Therapie. Resektion, Amputation, eventuell in Verbindung mit Chemo- oder Strahlentherapie.

Osteosarkom

Synonyme: osteogenes Sarkom, Osteochondrosarkom, Osteofibrosarkom.

Ursache. Bösartiger Tumor, der vom Knochengewebe ausgeht.

Symptome. Vorwiegend bei Kindern und Jugendlichen, bevorzugt in der Metaphyse von Röhrenknochen anzutreffen. Nächtliche Schmerzen. Röntgenologisch ausgeprägte periostale Reaktion (Abb. **4**). Primäre Metastasierung in die Lunge.

Therapie. Nach initialer Chemotherapie operative Behandlung durch Resektion oder Amputation. Lungenmetastasen können gelegentlich erfolgreich reseziert werden.

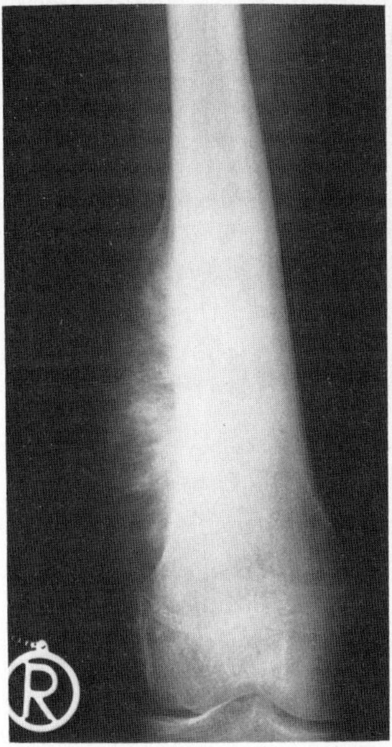

Abb. 4

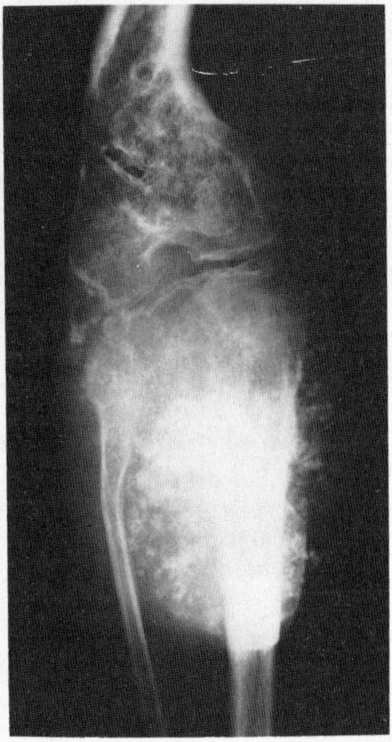

Abb. 5

Abb. 4 Osteosarkom. Distales Femur eines 14jährigen Mädchens. Typische Spiculaebildung bei diffuser Sklerosierung des Knochens.

Abb. 5 Chondrosarkom proximaler Unterschenkel (Destruktion des distalen Femurs posttraumatisch) (Abb. 1–5 aus H. Cotta, Orthopädie, 4. Aufl. Thieme, Stuttgart 1984).

Chondrosarkom

Ursache. Bösartiger Tumor, der vom Knorpelgewebe ausgeht.

Symptome. Tritt vor allem jenseits des 4. Lebensjahrzehnts auf. Röntgenologisch sind Kalkherde im Tumor nachweisbar (Abb. 5). Späte Metastasierung.

Therapie. Wegen der späten Metastasierung radikale operative Therapie aussichtsreich.

Ewing-Sarkom

Synonym: undifferenziertes Retikulosarkom.

Ursache. Tumor, der von unausgereiften Retikulumzellen des Knochenmarks ausgeht.

Symptome. 1. und 2. Lebensjahrzehnt, lange Röhrenknochen der unteren Gliedmaßen und Jungen werden bevorzugt befallen, Schmerz, Schwellung, Fieber (Verwechslung mit Osteomyelitis!).

Therapie. Neben der Chemotherapie sind radiologische und chirurgische Therapie angezeigt.

Knochenmetastasen bösartiger Tumoren

Synonyme: sekundäre maligne Knochentumoren.

Ursache. Auf dem Blutweg werden Zellen des Primärtumors in den Knochen verschleppt und dort abgesiedelt. Überwiegend handelt es sich um Karzinommetastasen, die röntgenologisch als osteoblastische, osteolytische oder gemischt osteoblastisch-osteolytische Form imponieren. Bei Menschen über 50 Jahren sind Knochenmetastasen häufiger als primäre Knochentumoren.

Symptome:
- osteoblastische Metastasen: Prostata-, Mamma-, Blasenkarzinom;
- osteolytische Metastasen: Bronchial-, Schilddrüsen-, Mammakarzinom, Hypernephrom.

Die Symptomatologie wird von der allgemeinen Erkrankung des Primärtumors bestimmt. Metastasen finden sich vorwiegend in spongiösen Knochenabschnitten. Bei der osteolytischen Form sind Spontanfrakturen häufig.

Therapie. Der operativen Therapie sind enge Grenzen gesetzt, da multiple Metastasen kaum entfernt werden können. Solitäre Metastasen werden nach Möglichkeit radikal entfernt. Drohender Stabilitätsverlust erfordert Verbundosteosynthese, Endoprothese oder orthetische Versorgung.

Krankengymnastische Behandlung

Die Behandlung bösartiger Tumoren kann zu Defekten am Bewegungsapparat führen, die mit Endoprothesen, Orthesen oder Prothesen überbrückt werden. Aufgabe der Krankengymnastik ist die Verhütung von Sekundärkontrakturen (durch Narbenschrumpfung), die Schulung der Restbeweglichkeit und das Üben im Gebrauch von Orthesen und Prothesen sowie Selbsthilfetraining. Gerade bei diesem

Grundleiden erfordert jede auffällige Befundänderung unverzügliche Rücksprache mit dem Arzt.

Auch bei gutartigen Tumoren ist die Abstimmung mit dem behandelnden Arzt erforderlich, denn die Befundvielfalt beinhaltet sehr starke Unterschiede in der Knochenstabilität.

6. Aseptische Knochennekrosen

G. Koester, H. Cotta und W. Puhl

Krankengymnastische Befunderhebung

Aseptische Knochennekrosen sind eine typische Erkrankung der Gelenke bei Kindern und Jugendlichen. Im Frühstadium ist der Schmerz der wichtigste Hinweis. Nur die Röntgenaufnahme kann eine frühe Osteochondrose aufdecken.

Im weiteren Verlauf der Erkrankung kommt es zu einer Bewegungseinschränkung des betroffenen Gelenkes durch Inkongruenz (Perthes-Krankheit, Osteochondrosis dissecans) oder Achsenfehler (Hüftepiphysenlösung). Diese sind als Präarthrose zu bewerten und neigen zu Kontrakturen.

Vor allem im ersten Jahr nach Erkrankungsbeginn ist die Belastbarkeit erheblich beeinträchtigt. Bei Behandlungsübernahme im Kindes- und Jugendalter ist deshalb eine eingehende Information über die Belastungsfähigkeit erforderlich.

Krankheitsbilder

Vorbemerkungen

Es handelt sich um eine Gruppe gleichartiger Erkrankungen, die während des Wachstums auftreten (oder kurz danach: Mondbeinnekrose, Osteochondrosis dissecans), bei Knaben häufiger als bei Mädchen angetroffen werden und an Epi-, Meta- und Apophysen der langen Röhrenknochen bzw. an den enchondral verknöchernden Fuß- und Handwurzelknochen ablaufen (Abb. **1**; s. auch Kap. 10).

Es handelt sich um ischämische, aseptische Knorpel-Knochen-Nekrosen (griech. nekros = Tod) unbekannter Ursache. Die Nekrose bedingt zunächst verminderte Tragfähigkeit des betroffenen Knochenbezirkes mit der Gefahr der Deformierung unter Belastung. In der anschließenden Reparationsphase wächst Gefäßbindegewebe vom gesunden Mark oder Periost in die Nekrosezone ein, baut das abgestorbene Gewebe ab und neues Knochengewebe auf. Im Idealfall kann so bei jungen Menschen eine vollständige Heilung erreicht werden. Dies unterscheidet die aseptischen Knochennekrosen des Wachstumsalters von denen des Erwachsenen (beim Erwachsenen sind neben der idiopathischen Hüftkopfnekrose – s. Kap. 12 – vor allem Nekrosen infolge posttraumatischer Durchtrennung der Gefäßversorgung zu erwarten, als gefürchtete Komplikation bei Brüchen des Schenkelhalses, Sprungbeins, Handkahnbeins). Aseptische Knochennekrosen verlaufen im Frühstadium symptomlos und mit zunächst uncharakteristischen Beschwerden. Daran denken ist wichtig. Eine Röntgenaufnahme zeigt dann zunächst eine Strukturverdichtung des nekrotischen Bezirkes und im weiteren Verlauf Strukturunregelmäßigkeiten auch als Zeichen eines nebeneinander verlaufenden Abbaus und Anbaus. Der Gelenkknorpel ist nicht betroffen, sofern es nicht unter Belastung zu Verformungen kommt.

Grundsätzlich sind deshalb zur Therapie Entlastung und durchblutungsfördernde Maßnahmen (bis hin zu Anbohrungen des Nekrosebezirkes und zu Osteotomien, um das Einsprossen von Gefäßbindegewebe zu erleichtern) angezeigt.

Morbus Perthes

Aseptische Nekrose des Hüftkopfes. Häufigste aseptische Knochennekrose überhaupt. Erkrankungsalter 3–9 Jahre. Knaben im Verhältnis 4:1 häufiger betroffen. Beidseitige Erkrankung in etwa ⅕ der Fälle. Krankheitsdauer 2–4 Jahre.

Symptome. *Im Frühstadium:* rasches Ermüden, belastungsabhängige Beschwerden, gegebenenfalls leichtes Hinken. Behinderung der Hüftabduktion und -rotation. Schmerzprojektion in Oberschenkel und Kniegelenk.

Spätere Befunde: anhaltender Schmerz, Schonhinken, Schonungsatrophie der Gesäß- und Oberschenkelmuskulatur, Adduktionskontraktur des Hüftgelenkes, zunehmende Deformierung des Hüftkopfes mit realer Beinverkürzung (Abb. **2**).

Therapie. Unbehandelt können sich schwerste Kontrakturen und hochgradige Gelenkdeformierungen entwickeln, die als präarthrotische Deformität zur Früharthrose führen.

Konservativ: konsequente Entlastung bis zur röntgenologischen Normalisierung der Knochenstruktur des Hüftkopfes durch Bettruhe, Extension in Mittelstellung oder Abduktion und Innenrotation, um den Hüftkopf gut in die Pfanne zu zentrieren. Entlastender Apparat (Thomas-Schiene).

zu Abb. **1** ▶

Nr.	Lokalisation	Eigenname nach Beschreiber
1	Wirbelkörper	Calvé
2	Wirbelrandleisten und -deckplatten	Scheuermann
3	Synchrondrosis ischiopubica	van Neck
4	Klavikula, sternales Ende	Friedrich
5	Caput humeri	Hass
6	Capitulum humeri	Panner
7	Trochlea humeri	Hegemann
8	Caput radii	Hegemann
9	distale Radiusepiphyse	De Cuveland
10	Os naviculare manus	Preiser
11	Os lunatum	Kienböck
12	Metakarpalköpfchen	Dietrich
13	Basis der Mittel- und Endphalangen	Thiemann
14	Femurkopf und -hals	Calvé-Legg-Perthes
15	proximaler Schenkelhals und proximale Wachstumsfuge des Femurs	
16	Patella	Sinding-Larsen-Johannson
17	Tibiakopf	Blount
18	Tibiakopfapophyse	Osgood-Schlatter
19	Kalkaneusapophyse	Haglund
20	Talus	Vogel
21	Os naviculare pedis	Köhler (I)
22	Köpfchen der Metatarsalia II–IV	Freiberg-Köhler (II)
23	Basis Großzehengrundphalanx	Thiemann

Operativ: Förderung der Hüftkopfdurchblutung durch Knochenspanbolzung, Bohrung oder Dreilamellennagelung. Zur Anregung der Hüftkopfdurchblutung und gleichzeitigen Entlastung des Hüftgelenkes intertrochantäre Varisierungsosteotomie.

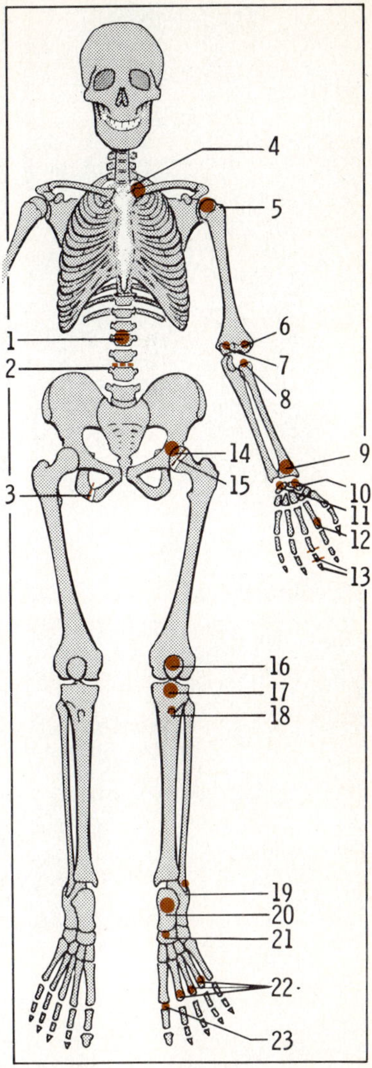

Abb. **1** Lokalisation aseptischer Knochennekrosen (aus H. Cotta: Orthopädie, 4. Aufl. Thieme, Stuttgart 1984).

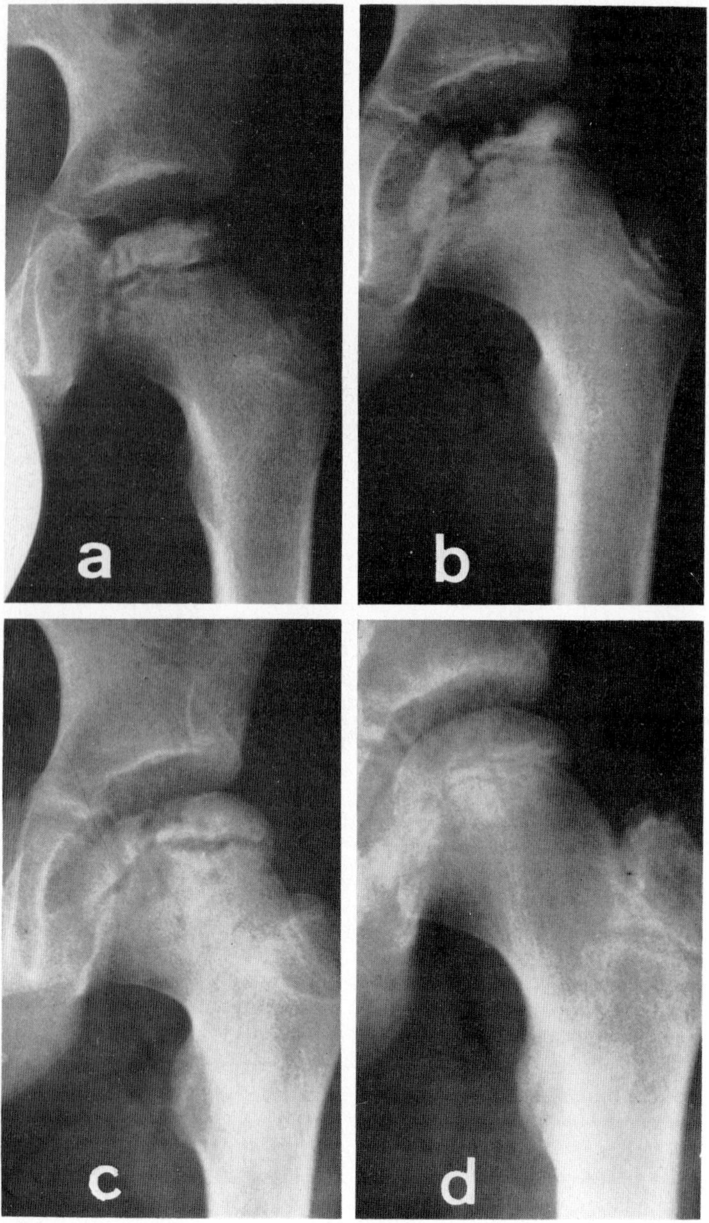
a
b
c
d

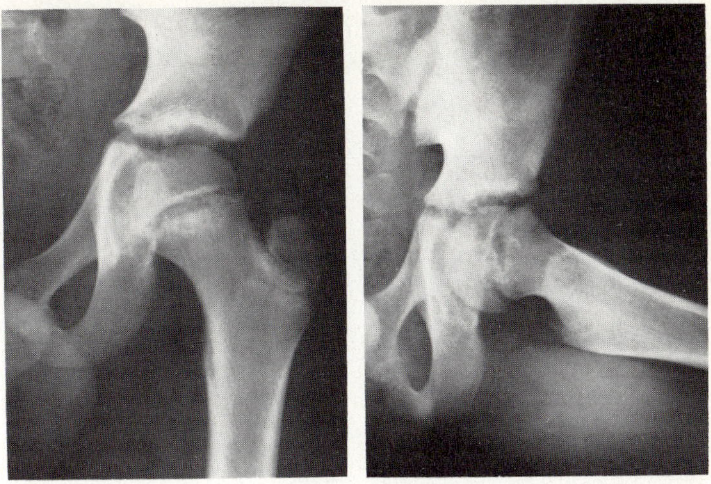

a b

Abb. **3a** Im a.-p. Strahlengang nur angedeutete Varusstellung der Hüftkopfkappe. **b** Im Strahlengang nach Lauenstein deutliche Dislokation zwischen Schenkelhals und Hüftkopfkappe mit typischen Strukturveränderungen des proximalen Schenkelhalses.

Hüftkopfepiphysenlösung

Synonyme: Epiphyseolysis capitis femoris, Coxa vara epiphysarea, Coxa vara adolescentium.

Ursache. Aseptische Knochennekrose der proximalen Femurepi- und Metaphyse. Auftreten in der Präpubertät, bei Knaben zwischen dem 12. und 16., bei Mädchen zwischen dem 10. und 14. Lebensjahr. Knaben im Verhältnis 3:1 häufiger betroffen. Beidseitiger Befall in 80%. Vollständiges Abgleiten der Hüftkopfkappe in etwa 10–15%.

◀ Abb. **2a–d** Morbus Perthes, Röntgenstadien.
a Beginnendes Stadium II (Abflachung und Verdichtung des Hüftkopfkerns). **b** Stadium III (scholliger Zerfall des sklerosierten Hüftkopfkerns, 20 Monate nach **a**). **c** Spätes Stadium IV (reparative Vorgänge haben noch nicht zur vollständigen Normalisierung der Knochenfeinstruktur des Hüftkopfes geführt, 8 Monate nach **b**). **d** Ausheilungszustand (Hüftkopf abgeflacht, knöcherne Feinzeichnung normalisiert, Schenkelhals verplumpt, 36 Monate nach **c**). Krankheitsverlauf bei konservativer Behandlung insgesamt 5 Jahre.

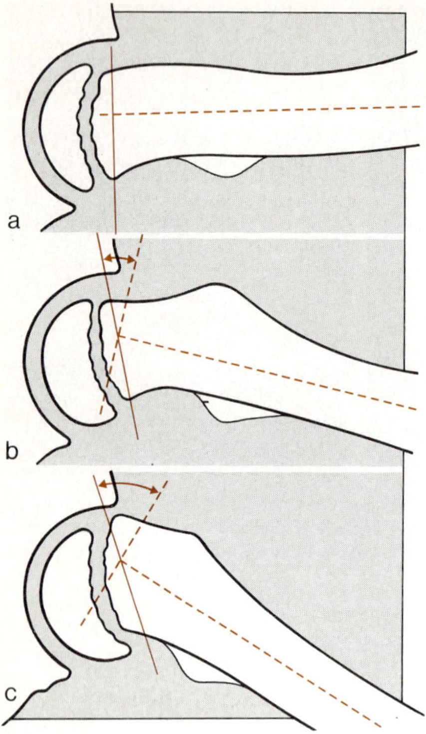

Abb. **4** Röntgenschema der Hüfte nach Lauenstein.
a Normalbefund, **b** Dislokation 25 Grad, **c** Dislokation 50 Grad mit stärkerer Verformung des Schenkelhalses.

Betrifft vorwiegend Jugendliche, deren äußeres Erscheinungsbild im Sinne einer Dystrophia adiposogenitalis oder eines eunuchoiden Hochwuchses auffällig ist und auf endokrine Störungen hinweist.

Durch verminderte mechanische Belastbarkeit der proximalen Femurwachstumsfuge kommt es zur Verschiebung zwischen Hüftkopfkappe und Schenkelhals. In 98% der Fälle erfolgt die Verschiebung der Kopfkalotte nach hinten unten.

Symptome. Zwei typische Verlaufsformen: langsam schleichende Verschiebung zwischen Hüftkopfkappe und Schenkelhals oder akuter Hüftkopfabrutsch.

a

b

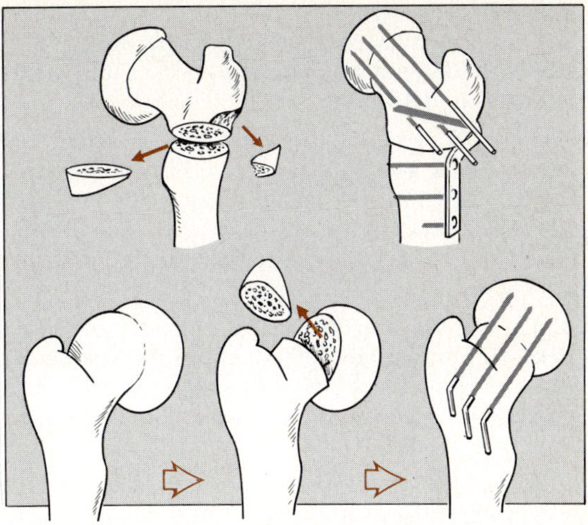

Abb. **5** Operative Stellungskorrektur bei Hüftkopf-Epiphysen-Lösung. **a** Intertrochantäre zweidimensionale Osteotomie nach Imhäuser. **b** Sukapitale Osteotomie (aus P. Pitzen, H. Rössler: Kurzgefaßtes Lehrbuch der Orthopädie, 14. Aufl. Urban & Schwarzenberg, München 1980).

Epiphyseolysis capitis femoris lenta: Langsames Abgleiten über Wochen oder Monate führt zum raschen Ermüden beider Beine. Mit zunehmender Verschiebung zwischen Hüftkopfkappe und Schenkelhals sind Innenrotation und Abduktion der Hüfte eingeschränkt, das Bein liegt in Außenrotation. Bei Prüfung der Hüftbeugung wird der Oberschenkel in zunehmende Außenrotation gezwungen (Drehmann-Zeichen). Bei doppelseitiger Erkrankung überkreuzen sich bei rechtwinklig gebeugtem Kniegelenk die Unterschenkel, wenn die Oberschenkel adduziert werden (Scherensymptom). Durch das Höhertreten des Schenkelhalses kommt es zu einer Insuffizienz der Hüftabduktoren.

Epiphyseolysis capitis femoris acuta: Kann sowohl aus einem Lenta-Verlauf entstehen als auch ohne auffallende Anamnese plötzlich auftreten. Akuter Abrutsch der Hüftkopfkappe – eventuell bei unbedeutendem „Unfall" – führt zu starkem Hüftschmerz, Belastungsinsuffizienz des Beines, Zusammenbrechen des Patienten, also zu einem klinischen Befund wie bei einem Schenkelhalsbruch. Da der Hüftkopf gegenüber dem Schenkelhals in der Mehrzahl der Fälle nach hinten unten verlagert wird, ist der Röntgenbefund auf der üblichen Beckenübersichtsaufnahme nahezu unauffällig. Erst die Aufnahme in einer zweiten Ebene (nach Lauenstein) deckt die charakteristischen Veränderungen auf (Abb. **3** u. **4**).

Therapie. *Epiphyseolysis capitis femoris lenta:* bis zu einem Dislokationswinkel von 30 Grad Fixation des Oberschenkelkopfes gegen den Schenkelhals mit Dreilamellennagel. Prophylaktische Nagelung der Gegenseite. Hüftbelastbarkeit nach Wundheilung gegeben. Nagelentfernung nach Wachstumsabschluß. Es verbleibt eine leichte Präarthrose.

Bei Dislokation über 30 Grad liegt eine korrekturbedürftige präarthrotische Deformität vor, die durch intertrochantäre Korrekturosteotomie nach Imhäuser (Abb. **5a**) oder – in schwersten Fällen – durch intrazervikale Korrekturosteotomie nach Wiberg (Abb. **5b**) ausgeglichen werden muß.

Epiphyseolysis capitis femoris acuta: geschlossene oder offene Reposition. Nach erfolgter Reposition Fixation durch Kirschner-Drähte oder Dreilamellennagel. Bei guter Reposition Teilbelastung ab der 4., volle Belastung ab der 12. Woche möglich. Risiko der Hüftkopfnekrose (wie beim medialen Schenkelhalsbruch).

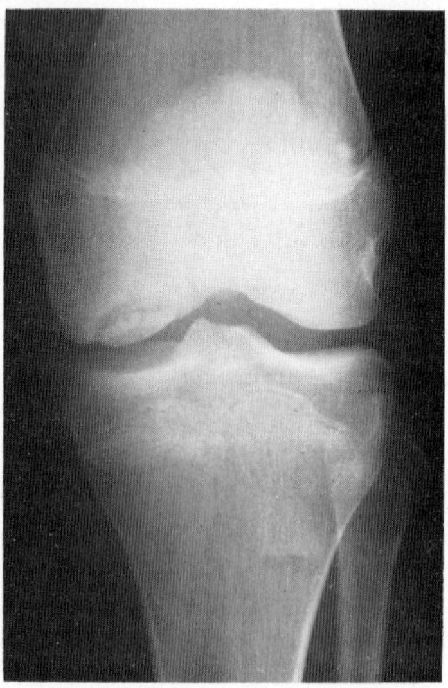

Abb. **6** Osteochondrosis dissecans, medialer Femurkondylus.

Osteochondrosis dissecans

Synonym: Mausbettkrankheit.

Ursache. Subchondrale, schalenförmige Nekrosezone im konvexen Teil einer Gelenkfläche. Reaktive Sklerosierung zum gesunden Knochenkern bis zur völligen Demarkierung eines Knorpel-Knochen-Stükkes, das im angestammten Bereich liegen bleibt oder in den Gelenkraum abgestoßen werden kann, wo es als freier Körper Einklemmungserscheinungen verursacht (freie Körper, Gelenkmaus).

Bevorzugung von Kniegelenk, Ellenbogengelenk, Hüft- und Sprunggelenk.

Symptome: Vor der Abstoßung einer Gelenkmaus geringe belastungsabhängige Gelenkschmerzen, gelegentlich Erguß. Typischer Röntgenbefund (Abb. **6**). Nach Ausbildung eines freien Gelenkkörpers plötzlich einschießender Schmerz und Gelenksperre, die der Betroffene durch lockeres Ausschütteln des Gelenkes unter Umständen wieder lösen kann. Die Gelenkflächenschädigung kann eine Früharthrose bedingen.

Therapie. Im Frühstadium und während des Wachstumsalters sind unter Entlastung Spontanheilungen möglich.

Bei fortschreitender Sklerosierung oder älteren Patienten Spanbolzung oder Spongiosaplastik mit dem Ziel, durch Unterbrechung der Skleroseplatte eine Revaskularisierung der nekrotischen Bezirke zu ermöglichen. Freie Dissekate können durch streichholzdicke Kortikalisspäne oder Schrauben refixiert werden (am Hüftgelenk kann der Herd eventuell durch Umstellungsosteotomie aus der Hauptbelastungszone herausgebracht werden). Ein nicht implantierbares, freies Dissekat wird ersatzlos entfernt.

Morbus Schlatter

Synonyme: Morbus Osgood-Schlatter, Osteochondrose der Schienbeinkopfapophyse.

Ursache. Aseptische Nekrose der Schienbeinkopfapophyse, wobei dem Zug des Lig. patellae eine gewisse Bedeutung zuzukommen scheint. Betroffen sind vor allem männliche Jugendliche zwischen 12 und 15 Jahren.

Symptome. Schmerzen im Bereich der Schienbeinrauhigkeit, vor allem bei Quadrizepsbeanspruchung (Fußballspielen!) (Abb. **7a** u. **b**).

Therapie. Drastische Belastungsreduktion, notfalls in der Kniegipshülse.

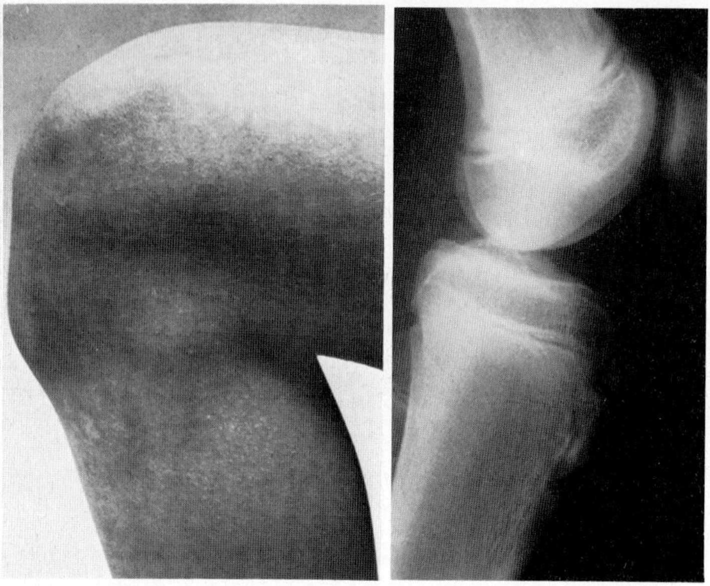

a b

Abb. **7a** u. **b** Morbus Schlatter. **a** Schwellung im Bereich der Tuberositas tibiae. **b** Röntgenbild. Fragmentierung der Apophyse der Tuberositas tibiae.

Osteochondrose der Kalkaneusapophyse

Symptome. Schmerzen im Bereich des Achillessehnenansatzes und der Auftrittsfläche der Ferse.

Therapie. Absatzerhöhung, Belastungsreduzierung. Bei stärkeren Beschwerden Ruhigstellung im Unterschenkelgehgipsverband mit mittlerer Spitzfußstellung für 4–6 Wochen.

Osteochondrose am Metatarsalköpfchen

Synonyme: Morbus Köhler II, Köhler-Freiberg-Erkrankung.

Ursache. Aseptische Erkrankung des 2., seltener 3. und 4. Mittelfußköpfchens, vor allem beim Spreizfuß. Bevorzugung des weiblichen Geschlechts.

Symptome. Belastungsabhängige Vorfußbeschwerden, die exakt in die betroffenen Mittelfußköpfchen lokalisiert werden. Typischer Röntgenbefund (Abb. **8**).

Therapie. Entlastung im Gipsverband mit Quergewölbeabstützung. Wenn die Beschwerden den Krankheitsverlauf überdauern, Behandlung wie bei Hammerzehe.

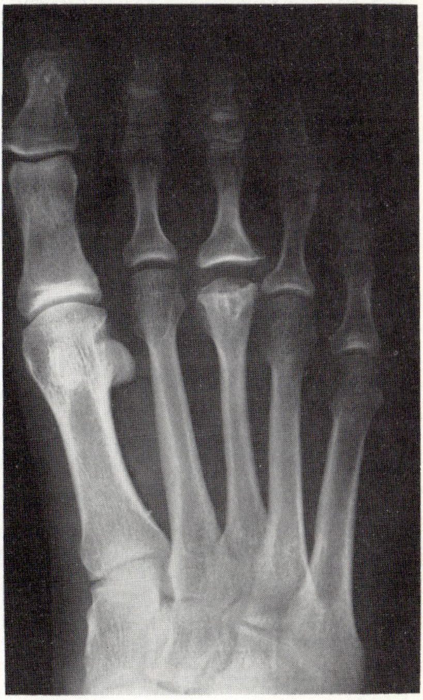

Abb. **8** Morbus Köhler II. Betroffen ist der 3. Strahl. Das Metatarsalköpfchen ist abgeflacht und verbreitert. Durch osteophytäre Anbauten auch Verbreiterung der Basis der Grundphalanx III (Abb. **1–4** und **6–8** aus H. Cotta: Orthopädie, 4. Aufl. Thieme, Stuttgart 1984).

Krankengymnastische Behandlung

Vorbemerkungen

Bei der Mehrzahl der aseptischen Knochennekrosen besteht die Behandlung in drastischer Belastungsverringerung, die durch orthopädisch-technische Maßnahmen unterstützt werden kann (z. B. stützende Einlage bei Erkrankung der Mittelfußköpfchen oder Pufferabsatz bei Erkrankung der Fersenbeinapophyse).

Eine krankengymnastische Behandlung erfordern die Erkrankungen der Apophysen sowie der Fußknochen im allgemeinen nicht.

Dagegen führen die Erkrankungen des Hüftgelenkes fast immer zu eingreifenden Behandlungsmaßnahmen und nicht selten zur präarthrotischen Deformität, weshalb auf diese Erkrankungen näher einzugehen ist.

Morbus Perthes

Konservative Behandlung

Während der Ruhigstellung im Bett:

- Verhinderung der Inaktivitätsatrophie der Muskulatur durch aktive und Widerstandsübungen für alle Fußmuskeln und die Muskeln des gesunden Beines, ohne Übergreifen auf das erkrankte Hüftgelenk.
- Aktive Übungen für das Knie der erkrankten Seite an der Bettkante oder in Bauchlage, ohne Hüftbeteiligung.
- Statische Kontraktionen für alle Oberschenkel- und Hüftmuskeln der erkrankten Seite.

Die Behandlung wird auf das Notwendigste beschränkt. Die Ruhigstellung des Gelenkes steht im Vordergrund.

Versorgung mit entlastendem Apparat (Thomas-Schiene): Gehschulung und Gewöhnung an den Apparat.

Gehtechnik: Bedingung ist die ausreichende Schuherhöhung auf der gesunden Seite. Das kranke Bein soll im Stand mit Schiene etwa 1 cm kürzer sein als das gesunde.

Das Bein wird mit der Schiene durch Heben der betroffenen Beckenseite über Lateralflexion der Lendenwirbelsäule (Bauchmuskeln, M. quadratus lumborum und M. latissimus) vorgesetzt.

Treppengehen auf und ab erfolgt im Nachstellschritt. Beim Hinsetzen wird die Kniesperre des Apparates gelöst.

Beginn der Gehschulung mit zwei Unterarmstützen. Kinder gehen nach einiger Zeit meist ohne Hilfsmittel.

Postoperative Behandlung

Siehe Varisierungsosteotomie (Kap. 12).

Hüftkopfepiphysenlösung

Postoperative Behandlung

Akute Form

Reposition der Hüftkopfkappe mit Kirschner-Drahtfixation.

Lagerung: Keeler-Schiene.

Nach 1 Tag: aktive Übungen für beide Füße und gesundes Bein.

Nach 1 Woche: aktiv-unterstützte Beuge- und Streckbewegungen für das operierte Hüftgelenk. Statische Kontraktionen für alle Beinmuskeln. Gehen ohne Belastung.

Nach 2 Wochen: zusätzlich Bewegungstherapie im Wasser.

Nach 3 Wochen: Gehbeginn mit 5 kg Belastung, evtl. Entlassung.

Nach 6 Wochen: Röntgenkontrolle, Steigerung der Belastung auf 30 kg.

Nach 10 Wochen: abhängig vom Röntgenbefund volle Belastung.

Drohender Abrutsch der Hüftkopfkappe oder Abrutsch bis 30 Grad
Schenkelhalsnagelung:

Lagerung: Keeler-Schiene und Laschenextension mit 1–2 kg.

Nach 2 Tagen: Übungsbeginn mit aktiv-unterstützten Bewegungen. Die Nagelung ist übungsstabil.

Nach 7 Tagen: Gehbeginn. Volle Belastung ist möglich, evtl. zunächst Stockunterstützung.

Nach 14 Tagen: Entlassung.

Abrutsch der Hüftkopfkappe über 30 Grad
Osteotomie zur Stellungskorrektur (Imhäuser oder Wiberg).

Lagerung: Keeler-Schiene und Laschenextension mit 1–2 kg.

Nach 1 Tag: aktive Übungen für beide Füße und gesundes Bein.

Nach 1 Woche: Übungsbeginn aktiv-unterstützt. Laschenextension nur noch nachts.

Nach 6 Wochen: abhängig vom Röntgenbefund Gehbeginn mit 5 kg Belastung.

Nach 8 Wochen: zunehmende Belastung bis zu 30 kg, Entlassung.

Nach 12 Wochen: Röntgenkontrolle. Volle Belastung.

Osteochondrosis dissecans

Postoperative Behandlung

Die krankengymnastische Behandlung richtet sich nach Ausdehnung des Befundes und Art des Eingriffs und muß je nach befallenem Gelenk modifiziert werden.

Spongiosaumkehrplastik am Kniegelenk
Lagerung: Oberschenkelliegegips.

Nach 4 Tagen: Gehen ohne Belastung.

Nach 2 Wochen: Gipswechsel und Entlassung.

Nach 6 Wochen: Gipsentfernung. Beginn der Mobilisierungs- und Aktivierungsbehandlung des Kniegelenkes. Kräftigung aller Oberschenkel- und Hüftmuskeln. Abhängig vom Röntgenbefund Gehbeginn mit 30 kg Belastung.

Die Behandlung kann nach kurzer Einleitungsphase ambulant weitergeführt werden.

Nach 12 Wochen: nach Röntgenkontrolle volle Belastung.

7. Alterungsvorgänge am Bewegungsapparat

G. Koester, H. Cotta und W. Puhl

Krankengymnastische Befunderhebung

Die aktiven und passiven Techniken der krankengymnastischen Befunderhebung erlauben die verschiedenen Gewebestrukturen des Haltungs- und Bewegungsapparates differenziert zu prüfen. Der Krankengymnast lernt mit der Zeit altersabhängige Unterschiede erkennen.

Dabei wird auch deutlich, ob der alternde Mensch lebenslang seinen Bewegungsapparat im Sinne sportlicher Betätigung trainiert, durch schwere, vielleicht einseitige Belastung abgenutzt oder durch Mangel an Einsatz vernachlässigt hat.

Die Kenntnis der physiologischen Alterungsprozesse und der individuelle Befund ermöglichen dem Krankengymnasten eine richtige Beurteilung und Behandlungsplanung.

Krankheitsbilder

Alterung des Binde- und Stützgewebes

Das Binde- und Stützgewebe unterliegt mit zunehmendem Lebensalter charakteristischen Veränderungen, deren Kenntnis für das Verständnis eines großen Teiles orthopädischer Erkrankungen von grundlegender Bedeutung ist.

Das Binde- und Stützgewebe zeigt seiner jeweiligen Aufgabe entsprechend eine weitgehende Differenzierung, die es in die Lage versetzt, spezifischen Belastungen gerecht werden zu können. Solche spezialisierten Gewebesysteme sehen wir in dem unterschiedlichen makroskopischen und mikroskopischen Erscheinungsbild von Sehne, Zwischenwirbelscheibe, Gelenkknorpel, Knochen und Muskulatur.

An diesen Bauelementen des Haltungs- und Bewegungsapparates kommt es mit zunehmendem Lebensalter gehäuft zu charakteristischen *Verschleißerscheinungen,* die zu Krankheitsbildern wie spontaner Sehnenruptur, Bandscheibenschaden, Arthrosis deformans, Osteoporose sowie qualitativen und quantitativen Muskelminderungen führen können. Bei der Betrachtung der *Mikromorphologie* und *Biochemie* der Gewebe wird deutlich, daß grundsätzliche Übereinstimmungen bestehen. Die Gewebe sind aus *Zellen, Kollagen* und *ungeformter Interzellularsubstanz* aufgebaut; beim Knochen kommen kristalline Strukturen (Phosphat-Apatit-Kristalle) hinzu.

Beim Knorpel, der Bandscheibe und bei der Sehne besteht die Interzellularsubstanz zu einem wesentlichen Anteil aus hochsulfatierten *Polysaccharid-Protein-Komplexen,* die das räumliche Netzwerk von Kollagenfibrillen und Fibrillenbündeln verkitten und durch ihr hohes Wasserbindungsvermögen zu einem wesentlichen Anteil das *mechanische Verhalten des Gewebes* bestimmen. Dies gilt in ganz besonderem Maße für die vorwiegend auf Druck belastete Bandscheibe und den Gelenkknorpel. Neben Gemeinsamkeiten der Morphologie und Biochemie sind Übereinstimmungen im Modus der Nährsubstratzufuhr vorhanden. Sowohl der Gelenkknorpel als auch die Zwischenwirbelscheibe werden beim Erwachsenen durch Diffusion ernährt. Die Sehnen, Bänder und Faszien weisen zwar eine direkte Blutversorgung auf, die Kapillardichte der Gewebe ist jedoch gering, so daß auch hier erhebliche Strecken durch Diffusion überwunden werden müssen. Im geringeren Ausmaß gilt dies auch für den Knochen.

Eine *optimale mechanische Leistung* kann von den Geweben nur dann erbracht werden, wenn die in ihnen befindlichen Zellen kontinuierlich, bei parallel laufendem Abbau der für das Gewebe typischen Substanzen, erhebliche Syntheseleistungen erbringen. Die *Syntheseleistung* des Gewebeverbandes kann durch Minderung der Zellzahl oder aber durch Minderung des Nährstoffangebotes eingeschränkt werden.

Einschränkungen der Nährsubstratversorgung sind bei langen Diffusionswegen leicht möglich. Sie führen über eine Verminderung der Syntheserate zu Änderungen des Gewebeaufbaues zunächst im molekularen Bereich. Hieraus folgen Veränderungen des mechanischen Verhaltens des betroffenen Gewebes, darüber hinaus auch Behinderungen der Diffusion durch Verdichtung der Diffusionsstrecke.

Insbesondere zum Verständnis vieler Erkrankungen der geriatrischen Orthopädie ist damit die Frage aufgeworfen, welche wesentlichen altersabhängigen Veränderungen der genannten Bindegewebssysteme bekannt sind und welche Folgen sich aus ihnen für den Haltungs- und Bewegungsapparat ergeben können.

Sehnen, Bänder und *Faszien* zeigen mit zunehmendem Alter eine Verminderung der Zellzahl pro Volumeneinheit, einen Mukopolysaccharid- und einen Wasserverlust. Darüber hinaus ist eine Verminderung der elastischen Fasern feststellbar. Die mechanischen Eigenschaften des Gewebes ändern sich insofern, als Dehnungswiderstand und Zugfestigkeit des Gewebes zunehmen, während die Dehnbarkeit mit dem Alter eine Verminderung erfährt.

Die altersabhängig eintretende Wasserverarmung und zunehmende Verfestigung des Gewebes bedeuten für den Haltungs- und Bewegungsapparat, daß auf die Sehnen einwirkende Impulse zunehmend ungedämpfter das zugaufnehmende Material des Kollagens treffen.

Mikrotraumatisierungen sind in der Lage, von physiologisch ablaufenden Alterungsveränderungen zu pathologischen Prozessen überzuleiten. Die Verminderung des Wassergehaltes um ca. 10–15% behindert die Nährsubstratdiffusion. Dies und die Minderung der Zellzahl mit dem Alter bedingen eine Minderung des Gesamtstoffwechsels, aus der Einlagerungen von Stoffwechselschlacken folgen. Letztlich kann es so im Sehnengewebe zu Nekrosen, Kalksalzeinlagerungen, aber auch Ossifikationen kommen.

Die so entstehenden *Tendinosen* sind oft außerordentlich schmerzhaft. Kalkeinlagerungen im Sehnengewebe können röntgenologisch oft nachgewiesen werden. Entsprechend veränderte Sehnenanteile können schon bei geringer Gewalteinwirkung eine Kontinuitätstrennung erleiden, die wir als spontane Sehnenruptur bezeichnen.

Im Prinzip gleichartige Veränderungen werden an *Zwischenwirbelscheiben* beobachtet, deren Verbundbauweise aus Kollagen und Polysaccharid-Protein-Komplexen mit hohem Wasserbindungsvermögen die charakteristische Prallelastizität dieses Bindegewebsverbandes bedingt und so die Basis für eine ungestörte Wirbelsäulenfunktion darstellt. Während noch beim Neugeborenen direkte Blutgefäßversorgungen der Bandscheibe vorliegen, ist die Zwischenwirbelscheibe im weiteren Lebenslauf infolge der Obliteration der Blutgefäße auf die Ernährung durch Diffusion angewiesen.

Mit steigendem Lebensalter kommt es zu einer Minderung der Gesamtpolysaccharid-Protein-Komplexe bei Verschiebung in deren Verteilungsmuster. Dem altersabhängigen Verlust der Polysaccharid-Protein-Komplexe geht ein Wasserverlust bis zu 20% parallel. Hieraus folgt eine erhebliche Verminderung des Spannungsdruckes der Zwischenwirbelscheibe. Die biochemische Umprägung des Gewebes zieht eine Änderung der Mikromorphologie nach sich. Der differenzierte Aufbau der Zwischenwirbelscheibe geht verloren, und es kommt zur Ausbildung von Rissen und Sequestrierungen.

Die altersabhängige Minderung des Spannungsdruckes der Zwischenwirbelscheibe und die Zerrüttung des Gewebeverbandes ziehen eine Vielzahl vertebraler und vertebragener Leiden nach sich.

Entsprechend dem Bandscheibengewebe kommt es auch am *Gelenkknorpel* altersabhängig zu einer Minderung der Zellzahl pro Volumeneinheit, zu einem Verlust an Polysaccharid-Protein-Komplexen und zu einer Verschiebung des Verteilungsmusters.

Der mit dem Protein-Polysaccharid-Verlust verminderte Wassergehalt des Gewebes führt zu einer Verdichtung der Diffusionsstrecke und so zu einer Behinderung der Nährsubstratzufuhr. Aus diesen Veränderungen folgt, daß es mit ansteigendem Lebensalter zu einer Abnahme der Permeabilität und zu einer Verminderung der Elastizität kommt.

Die Kompensationsfähigkeit des Knorpelgewebes wird gegenüber Noxen jeder Art eingeschränkt, so daß jede weitere Minderung der Gelenkernährung durch Traumatisierung, Ruhigstellung oder Gefäßerkrankungen ausreichen kann, um über die Knorpeldystrophie einen arthrotischen Prozeß einzuleiten. Andererseits wird das Verhältnis zwischen Belastung und Belastbarkeit des Gewebes ungünstig beeinflußt.

Auch beim *Knochengewebe* kommt es mit zunehmendem Alter zu *regressiven Veränderungen*. Mangelnde funktionelle Beanspruchung und Ernährungsstörungen führen zu einer negativen Bilanz im Knochenumbau.

Die Trabekelstruktur wird verändert. Vor allem die Quertrabekel werden rarefiziert, und der Radius der Einzeltrabekel nimmt ab. Zusätzlich wird auch die Kortikalisdicke vermindert bis hin zu den Veränderungen bei der schweren senilen Osteoporose, bei der das Knochensystem den täglichen Belastungen nicht mehr gewachsen ist und frakturähnliche Zustandsbilder aufweist.

Die *Muskulatur* als größtes Organsystem ist den altersbedingten Veränderungen besonders stark ausgesetzt. Durch mangelnde Beanspruchung, aber auch durch gefäßbedingte Prozesse verliert die Muskulatur die Fähigkeit, sich durch Kapillareröffnung, Kapillardilatation und Kapillardruckerhöhung an die jeweiligen Erfordernisse anzupassen. So entstehen in den minderversorgten Muskelabschnitten Stoffwechselschlackenanreicherungen, die zu Kernzerfall und hyaliner Entartung führen.

Im Endzustand wird spezifisches Muskelgewebe in Bindegewebe umgewandelt (Myogelose). Die Prädilektionsstellen der Muskelhärten beweisen den Zusammenhang mit der Mangeldurchblutung; so ergibt der klinische Befund ein häufiges Vorkommen in den Muskelansatzstellen und im Zentrum größerer Muskelbäuche.

Die Veränderungen der Muskulatur stehen zusätzlich auch in Wechselbeziehung zum jeweiligen Gelenkzustand. Gelenkaffektionen führen zu Tonusänderungen mit Durchblutungsstörungen der Muskulatur, und die Störungen der „kinetischen Kette“ bleiben somit immer wechselseitig, d. h., die Degeneration eines Teiles wird immer Veränderungen aller Bausteine des Stütz- und Bewegungsapparates nach sich ziehen.

Arthrose

Verschleißerscheinungen der Gelenkflächen bezeichnet man als Arthrose oder *Arthrosis deformans.* Im Ablauf arthrotischer Prozesse kann es sekundär zu Entzündungen der Gelenkkapsel mit *Weichteilschwellung, Ergußbildung* im Gelenk und *Schmerz* kommen. Die sekundär entzündlichen Vorgänge an der Gelenkkapsel bei gleichzeitigem Vorliegen einer Arthrose führen dazu, daß das Krankheitsbild oftmals (fälschlich) als *Arthritis deformans* bezeichnet wird.

Ursache. Für die Entstehung einer Arthrose werden eine Vielzahl von Faktoren angeschuldigt. Sie lassen sich auf wenige grundsätzliche Mechanismen zurückführen, deren Kenntnis für das Verständnis der im Gelenk ablaufenden pathologischen Vorgänge, aber auch für Überlegungen zur konservativen und operativen Arthrosetherapie Voraussetzung ist.

Das wesentliche Kriterium eines gesunden Gelenkes, das freie Gleiten der artikulierenden Flächen, geht mit der Entwicklung einer Arthrose verloren. Die ungestörte Gelenkfunktion ist abhängig von den mechanischen Eigenschaften des Gelenkknorpels, seiner Oberflächenstruktur und der Funktion der Gelenkkapsel. Die mechanischen Eigenschaften des Knorpels können altersbedingt, aber auch durch Störungen des intermediären Stoffwechsels und im Rahmen einer Gelenkdystrophie ungünstig verändert werden. Die Gelenkkapsel als nutritive Basis des Gelenkes zeigt altersabhängig Veränderungen, die zu einer Einschränkung des Nährstoffangebotes an den Gelenkknorpel führen können.

Zur *mechanischen Zerstörung der Gelenkknorpeloberfläche* kommt es, wenn ein Mißverhältnis zwischen Belastung und Belastbarkeit der Gelenkfläche vorliegt. Es kann sich hier um überhöhte Belastungen handeln, die auf eine gesunde Gelenkfläche einwirken, um physiologische Belastungen, die eine in ihrer mechanischen Belastbarkeit herabgesetzte Gelenkfläche treffen, oder um physiologische Belastungen, die bei nicht optimalen Schmierverhältnissen pathogenetisch wirksam werden.

Überhöhte Belastungen können bei angeborenen und erworbenen Gelenkfehlstellungen und als Folge von in Fehlstellung verheilten Gelenkfrakturen (präarthrotische Deformität) sowie bei allen echten Traumatisierungen oder bei plötzlichem Auftreten einer Inkongruenz, z. B. durch Meniskuszerreißung, entstehen.

Physiologische Belastungen können den Gelenkknorpel zerstören, wenn seine *mechanische Belastbarkeit* herabgesetzt ist. Diese Situation ist gegeben, wenn der Gelenkknorpel durch Immobilisierung vorgeschädigt ist oder wenn er im Rahmen physiologischer Alterungsvorgänge oder aber bei Störung des intermediären Stoffwechsels seine mechanischen Eigenschaften geändert hat.

Physiologische Belastungen können außerdem zu mechanischen Gelenkdestruktionen führen, wenn der *Schmiermechanismus* des Gelenkes unzureichend ist. Diese Situation kann bei Arthritiden jeglicher Art und in den Gelenken alter Menschen vorliegen, wenn der Polymerisationsgrad der Hyaluronsäure, die wesentlich die Schmierfähigkeit der Gelenkflüssigkeit bestimmt, vermindert ist. Eine qualitative und quantitative Minderung der Hyaluronat-Protein-Komplexe muß bei allen Erkrankungen der Gelenkkapsel angenommen werden.

Den genannten Situationen ist das *Mißverhältnis zwischen Belastung und Belastbarkeit der Gelenkflächen* gemeinsam. Bei der Bewegung des Gelenkes wird die Knorpeloberfläche eingerissen, und es entsteht eine primäre Verletzung.

Neben primär mechanischen sind auch *primär enzymatische Destruktionen* an den Gelenkflächen möglich. Posttraumatische Reizzustände sowie Arthritiden jeder Art führen zu einem vermehrten Enzymangebot in der Gelenkflüssigkeit. Granulozyten werden vermehrt im Gelenkpunktat gefunden. Enzymaktivitäten aus Granulozyten, Blutserum (Hämarthrose) und Synoviozyten sind in der Lage, den Gelenkknorpel zu zerstören. Es entspricht der allgemeinen klinischen Erfahrung, daß es nach Arthritiden zu hochgradigen, das ganze Gelenk betreffenden Gelenkflächenveränderungen im Sinne der Arthrose kommen kann. Gleiches gilt für wiederholte Blutungen in das Gelenk. In den sogenannten Fällen wirken Enzymsysteme vom Gelenkraum her auf die Knorpeloberfläche ein und destruieren sie.

Ein weiterer Weg der enzymatischen Schädigung ist dann gegeben, wenn Knorpelzellen absterben und ihre zunächst zellgebundenen Enzymsysteme die umgebende Knorpelmatrix abbauen. In diesen Fällen werden *knorpelzelleigene Enzymsysteme pathogenetisch* wirksam. Zum gesteigerten Absterben von Chondrozyten kommt es überwiegend durch Einschränkung der Nährsubstratzufuhr. Hierzu können alle Erkrankungen der Gelenkkapsel, insbesondere auch generalisierte Gefäßerkrankungen führen. Darüber hinaus wird jedoch die Ernährungssituation des Gelenkes bei der Gelenkimmobilisierung ungünstig beeinflußt, indem bei der Ruhigstellung die Durchblutung der Gelenkkapsel eingeschränkt ist und dem Gelenkknorpel die für seine Ernährung bzw. für den intrakartilaginären Nährsubstratfluß notwendige Wechseldruckbelastung und die Bewegungen des Gelenkes zur Durchmischung der Synovia als Transportmedium fehlen.

Ist es primär zur mechanischen oder enzymatischen Eröffnung der Gelenkflächen gekommen, so wird der weitere pathogenetische Weg in steter *Wechselbeziehung* von *mechanischen* und *enzymatischen Faktoren* beeinflußt. Mit der Eröffnung der Gelenkfläche sind optimale

Bedingungen für das Gegeneinandergleiten der Gelenkflächen nicht mehr gegeben, woraus ein weiterer Knorpelabrieb resultiert (Präarthrose). Im Bereich primärer Knorpelverletzungen beginnt der eigentliche arthrotische Prozeß, dessen Morphologie durch Absterben von Chondrozyten und die Entwicklung von Clustern (Knorpelzellhaufen) gekennzeichnet ist. Die bei der Knorpelzerstörung freiwerdenden Enzyme und Abbauprodukte induzieren Reizzustände in der Gelenkkapsel, die ihrerseits die Ernährung des gesamten Gelenkes mindern können. Darüber hinaus kommt es zu vermehrtem Auftreten von Enzymaktivitäten in der Gelenkkapsel und bei Freiwerden derselben zur weiteren enzymatischen Knorpeldestruktion. Die Entzündung der Gelenkkapsel bedingt Schmerz, lokale Entzündungszeichen und schmerzhafte Bewegungseinschränkungen, später auch Kontrakturentstehung.

Mit dem Fortschreiten der Zerstörung der knorpeligen Gelenkfläche kommt es durch überhöhte mechanische Belastung des subchondralen Knochens zu Anpassungsvorgängen, später zu Destruktionen mit oft hochgradigen Gelenkverformungen und Fehlstellungen. Der Prozeß der Knorpelzerstörung findet also sein Ende im Anschliff des subchondralen Knochens, der arthrotische Prozeß kann darüber hinaus bis zu grotesken Deformierungen der knöchernen Gelenkkörper weiterlaufen.

Symptome. Arthrosen treten gehäuft beim älteren und alten Menschen, hier vorwiegend im Bereich der unteren Extremität (Hüftgelenk, Kniegelenk) auf. Sie sind aber auch bei Jugendlichen und Kindern möglich (z. B. posttraumatische Arthrose, Arthrose bei Hämophilie in der Folge von Gelenkblutungen, Koxarthrose nach Hüftkopfnekrose bei Epiphysiolysis capitis femoris usw.).

Zu Beginn besteht unter Umständen nur Knorpelreiben im Gelenk, später zusätzlich Bewegungsschmerzen und charakteristischerweise morgendlicher *Einlaufschmerz* (kontinuierlich abnehmender Schmerz), andererseits *Belastungsschmerz* (kontinuierlich zunehmender Schmerz) in der Abhängigkeit von Dauer und Ausmaß der Gelenkbelastung. Muskuläre und kapsuläre sowie arthrogene *Kontrakturen* (s. Kap. 8) können entstehen. Durch Einbrüche oder Umformung der Gelenkflächen können Fehlstellungen (z. B. Genu valgum oder Genu varum) auftreten. Gelenkkapselveränderungen können bei der Arthrose lange Zeit fehlen, wobei dann zumeist die Beschwerden gering sind oder überhaupt nicht geklagt werden (latente Arthrose), sie können jedoch auch ausgeprägt sein (Gelenkkapselverdickung, -überwärmung, Druckschmerz, Bewegungsschmerz, intraartikuläre Ergußbildung) und so das klinische Beschwerdebild der Arthrose bestimmen (aktivierte Arthrose). Im Ablauf des arthrotischen Prozesses ist die Entwicklung zur hochgradigen Einsteifung in Fehlstellung aber durch

Abschliff des Knorpels, Einbruch der Gelenkflächen und Kapselbandüberdehnung auch die zum instabilen oder gar Schlottergelenk möglich.

Der Verlust des Gelenkknorpels bedingt *Höhenminderung des Gelenkspaltes.* Die aus dem Knorpelverlust resultierende überhöhte mechanische Belastung führt zur Sklerosierung des subchondralen Knochens, im weiteren Verlauf auch zur Ausbildung von Zysten in den Gelenkkörpern, bei deren Einbruch hochgradige Gelenkflächeninkongruenzen und Gelenksperren auftreten können. Knöcherne Anbauten an den Gelenkflächenrändern (Osteophyten) treten auf. Durch Umbauten der knöchernen Gelenkflächen und Gelenkflächeneinbrüche kann es zu hochgradigen Gelenkverformungen und Fehlstellungen kommen (Abb. **1**).

Therapie. *Konservativ:*

- *Allgemeine Maßnahmen:* Ausschaltung der Faktoren, die den arthrotischen Prozeß unterhalten oder verschlimmern könnten. Entlastung z. B. an der unteren Gliedmaße um ⅓ durch Gebrauch eines Gehstocks. Verringerung von Übergewicht. Behandlung von Erkrankungen, die die Arthroseentwicklung begünstigen (Diabetes mellitus, Varikose). Vermeidung von Kälte- und Nässeexposition. Gelenkruhigstellung ist allenfalls kurzzeitig erlaubt, an der unteren Gliedmaße unter Umständen in Form intermittierender Laschenextension unter Zuggewicht von 1–4 kg.

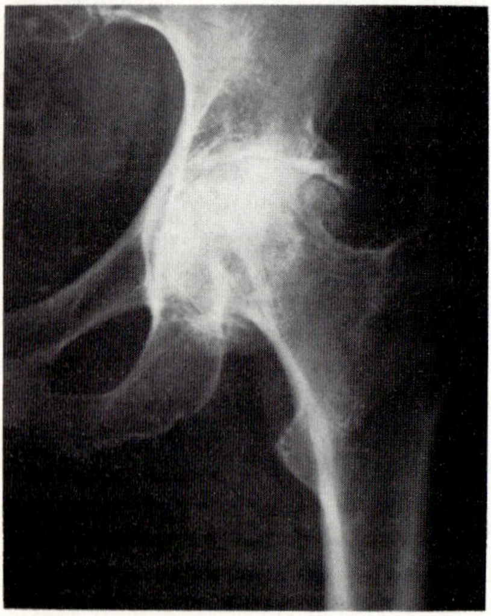

Abb. **1** Typische Arthrose mit Gelenkspaltverschmälerung und osteophylären Anbauten der Gelenkränder sowie Verdichtungen und Aufhellungen der Knochenstruktur.

- *Medikamentöse Therapie:* Behandlung schmerzhaft entzündlicher Veränderungen der Gelenkkapsel mit Antiphlogistika mit analgetischer Komponente bis hin zu Kortikosteroiden, die auch intraartikulär gegeben werden können. Nebenwirkungen und Kontraindikationen müssen beachtet werden. Der arthrotische Prozeß am Gelenkknorpel selbst wird durch Medikamente angegangen, die den bei der Arthrose entkoppelten Knorpelstoffwechsel beeinflussen (Antiarthrotika).
  Weitere Möglichkeiten einer medikamentösen Behandlung liegen in der Verringerung schmerzhafter Verspannungen durch Myotonolytika und Psychopharmaka.
- *Orthopädische Hilfsmittel:* Orthesen, orthopädische Schuhe und Einlagen zur Gelenkentlastung und Ausschaltung schmerzhafter Bewegungen.
- *Physikalische Therapie:* Wärme (Kälte bei der aktivierten Arthrose), Elektrotherapie, Ultraschallbehandlung, Massage und Krankgengymnastik mit dem Ziel, verspannte Muskulatur zu lokkern, die Durchblutung allgemein zu fördern, die muskuläre Gelenkführung und das Gelenkspiel zu verbessern.

Operative Behandlung:
Der jeweiligen Situation entsprechend kommen Korrekturosteotomien, Synovektomien mit und ohne Gelenktoilette („Säubern“ und Glätten des Gelenkes), partieller oder totaler Gelenkersatz, Gelenkresektion und Arthrodese zur Anwendung.

Krankengymnastische Behandlung

Die gesamte Breite krankengymnastischer Behandlungsmöglichkeiten ist ausführlich beim Krankheitsbild Koxarthrose dargestellt, auf die verwiesen wird (Kap. 12).

Mit dem alten Patienten soll vorzugsweise in entlastenden Ausgangsstellungen geübt werden.

Die verschiedenen Gewebe werden beim Üben nicht überfordert. Die Dosierung der Bewegungstherapie richtet sich streng nach den Angaben des behandelnden Arztes und dem Vermögen des Patienten.

Im Bedarfsfall werden Hilfsmittel empfohlen und trainiert. Aufbauende Gymnastik in der Gruppe wird angeregt.

Neben lokalen Anwendungen, bezogen auf die aktuellen Beschwerden, orientiert sich die Übungsbehandlung vor allem an den notwendigen Alltagsbewegungen.

8. Kontrakturen

G. Koester, H. Cotta und W. Puhl

Krankengymnastische Befunderhebung

Kontrakturen sind aktiv und passiv nicht ausgleichbare Einschränkungen der Beweglichkeit eines Gelenkes. Sie lassen sich mit dem Winkelmesser leicht erfassen. Auf die Darstellung einschlägiger Untersuchungen für jedes Gliedmaßengelenk in Kapitel 12 wird verwiesen.

Krankheitsbilder

Kontrakturen, d. h. Bewegungseinschränkungen eines Gelenkes (in einer oder mehreren Richtungen) können angeboren oder erworben sein.

Angeborene Kontrakturen

Bei den angeborenen Kontrakturen sind oft mehrere Gelenke, meist symmetrisch, betroffen. Oft liegt familiäre Belastung vor (z. B. Klumpfuß). Die Anlage, nicht aber das Ausmaß der Kontraktur sind angeboren. Besonders stark behindern Seriensteifen (an mehreren hintereinanderliegenden Gelenken). Multiple Bewegungsbehinderungen treten häufig familiär auf, ohne daß der Vererbungsmodus bekannt wäre.

Erworbene Kontrakturen

Abgesehen von Systemerkrankungen (chronische Polyarthritis, Sklerodermie), der Sudeck-Dystrophie (die nahezu immer eine ganze Gliedmaße erfaßt) und von schwereren Mehrfachverletzungen ist in der Regel nur ein Gelenk betroffen. Durch Trauma, entzündliche oder destruierende Prozesse kommt es ja nach Ausmaß der Schädigung der intra- bzw. periartikulären Gewebe zu Funktionsstörungen.

Intraartikuläre Funktionsstörungen

- *Verödung des Gelenkspaltes* (Lötsteife): Ankylose, Synostose, Gelenkaplasie. Erworben nach Arthritiden, Dystrophie, Gelenkknorpelzerstörungen. Angeboren bei Bildungsfehlern der Gelenke.
- *Einengung des Gelenkspiels* (Sperrsteife): freie Beweglichkeit bis zu einem Bewegungsanschlag. Erworbene Abbrüche von der Gelenkfläche, durch freie Körper; bei Verkantung der Gelenkflächen (Blockierung vom Typ der klemmenden Schublade). Angeboren bei Gelenkdysplasien.
- *Erschwerung der Gelenkbeweglichkeit* durch Störung der Gleitfähigkeit des Knorpels oder der Gelenkflüssigkeit. Bei Chondropathien und Arthrosen. Als „Teilregenerat" wird der Wiedergewinn der Beweglichkeit in einem zerstörten oder ankylosierten Gelenk bezeichnet.

Periartikuläre Funktionsstörungen

Weichteilbedingte Kontraktur.

- *Kapsulogen, ligamentär:* primäre Schrumpfung von Kapsel- und Bandapparat. Erworben z. B. als Schulterteilsteife unterschiedlicher Ursache oder als Strecksteife des Fingers nach Immobilisierung in funktionsungünstiger Stellung.
- *Myogen:* angeboren bei Aplasie, Hypoplasie und sonstigen Entwicklungsstörungen sowie bei Myopathien. Erworben durch narbige Verwachsungen (nach Muskelverletzungen), durch Verbackung und Verlötung des Zwischengewebes der Muskulatur mit Faszien und Periost (bei Zirkulationsstörungen, Infektion), durch Nichtgebrauch in anhaltender Zwangsstellung (Immobilisierung im Gipsverband mit Annäherung von Muskelursprung und -ansatz).
- *Neurogen:* Neurogene Kontrakturen sind Folge dynamischer Imbalanz.
  - *Spastische Kontrakturen:* erhöhter Muskeltonus bei gesteigerter Erregung des alpha- und gammamotorischen Systems. Der muskuläre Dehnungswiderstand kann bei bei höherem Kraftaufwand durchbrochen werden (Taschenmesser-Klappphänomen). Bei angeborenen (Myelodysplasie, Spina bifida) und erworbenen Querschnittlähmungen; bei angeborenen (infantile Zerebralparese) und erworbenen (Hemiparese) spastischen Lähmungen.
  - *Paralytische Kontraktur:* Bei erheblicher schlaffer Lähmung resultiert eine Imbalanz durch das Funktionsübergewicht nicht oder nicht vollständig gelähmter Muskeln bzw. fortschreitende Schädigung der gelähmten Muskulatur. Angeboren bei Geburtslähmung (Erb-Lähmung, Klumpke-Lähmung); erworben bei traumatischen, entzündlichen und degenerativen Nervenschäden.

- *Fibrogen:* Abgesehen von der Fibrosierung (narbigen Schrumpfung), die bei praktisch allen periartikulären Kontrakturen eine Rolle spielt, ist hier vor allem die Dupuytren-Erkrankung zu nennen.
- *Dermatogen:* Neben der Sklerodermie spielen vor allem Narbenkontrakturen (nach Verbrennungen und Verbrühungen) eine Rolle.
- *Ossär:* knöcherne Bewegungseinschränkung außerhalb des Gelenkes in seltenen Fällen durch Achsenfehler, Exostosen.
- *Heterotope Ossifikationen:* angeboren (Myositis ossificans congenita) oder erworben (paraartikuläre Ossifikationen).
- *Dystrophische Kontrakturen:* posttraumatisch (Sudeck-Dystrophie) oder aus unbekannter Ursache (Algodystrophie, Reflexdystrophie) unter dem Bild einer vegetativen Entgleisung ablaufend.
- *Psychogene oder hysterische Kontraktur:* anfangs in Narkose auflösbar.

Krankengymnastische Behandlung

Konservativ

Nach Möglichkeit wird eine Grunderkrankung zuerst behandelt. Nie sollen Gelenke länger als absolut notwendig ruhiggestellt werden. Nicht ruhiggestellte Gelenke sind täglich durchzubewegen. Bei längerer Bettruhe ist auf eine regelrechte Lagerung der Extremitäten zu achten, um die Entstehung von Kontrakturen zu verhindern. Bei gelähmten Extremitäten sind mehrfach täglich Umlagerungen vorzunehmen. Schlaffgelähmte und atonische Muskulatur darf nicht in Dehnung, sondern muß in Entspannung gelagert werden, da durch Dehnung weitere Muskelschädigungen entstehen, die den Erfolg weiterer physikalischer Therapie einschränken.

Außerordentlich wichtig ist die Prophylaxe. Dabei ist an folgende Kontrakturen zu denken, die häufig sind:

Spitzfuß durch Druck der Bettdecke, *Beugekontraktur im Kniegelenk* durch Dauerunterlagen für das Kniegelenk. *Beugekontrakturen der Hüfte* durch Dauerunterlagen des Kniegelenkes, weiche Matratzen mit Absinken des Gesäßes, hochgestelltes Kopfteil des Bettes und dauernder Hochlagerung des Beines. *Adduktionskontrakturen der Schultern* durch langdauernde Verbände in Adduktionsstellung (Desault!), schmerzbedingte Schonhaltung der Schulter in Adduktionsstellung oder Lähmung der abduktorischen Schultermuskulatur.

Besteht der Zwang zu langzeitiger Gelenkimmobilisation und ist damit die Entstehung einer Kontraktur zu befürchten, so wird das Gelenk in bestmöglicher Gebrauchsstellung fixiert bzw. gelagert. Sie entspricht meist der Arthrodesenstellung des betroffenen Gelenkes.

Das Durchbewegen nicht ruhiggestellter Gelenke geschieht nach Möglichkeit durch aktive Bewegung. Bei ängstlich verspannten und alten Menschen sind geführte Bewegungen und bei Lähmungen passive Bewegungen durch den Krankengymnasten notwendig.

Liegen Kontrakturen vor, so bestehen folgende Möglichkeiten der physikalischen und krankengymnastischen Therapie:
- vorbereitende Maßnahmen,
- aktive Bewegungstherapie,
- passive Bewegungstherapie,
- aktiv-passive Bewegungstherapie.

Vorbereitende Maßnahmen

Gesichtspunkte
- Durchblutungsförderung,
- Entspannung,
- Schmerzlinderung,
- Entstauung.

Maßnahmen
- Aktive Übung steht im Vordergrund, geeignete Technik aus PNF: „rhythmische Stabilisation“, gelenknah mit kurzem Hebelarm. Zur Schmerzlinderung auch „Halten – Entspannen“.

Die Nachbargelenke sind stets in die Behandlung einzubeziehen, insbesondere diejenigen, die durch zweigelenkige Muskeln besonders mitbetroffen sind. Das gilt vor allem für die untere Extremität.
- Eisanwendung (reaktive Hyperämie und Schmerzlinderung);
- Wärmeanwendung in feuchter Form bei Kälteunverträglichkeit;
- Elektrotherapie;
- Massage, Vibrationen;
- Stauungen werden neben der aktiven Muskelarbeit durch Hoch- und Umlagerungen verringert.

Aktive Bewegungstherapie

Gesichtspunkte
- Bewegungserweiterung,
- Muskelkräftigung.

Maßnahmen
- Geeignete PNF-Techniken,
- Vojta-Therapie;
- jede Art aktiver Übungen zur Muskelkräftigung, statisch und dynamisch, ohne und mit Gerät.
  Wichtig ist die Auswahl effektiver Übungen zum Selbsttraining.

Passive Bewegungstherapie

Gesichtspunkte
- Bewegungserweiterung.

Maßnahmen
- Mobilisierende Griffe der manuellen Therapie, nur nach eingehender Befunderhebung und bei Indikation (Kapsel-Band-Schrumpfung).
- Quengelbehandlung mit Schiene oder Gipsverband (Abb. **1a** u. **b**). Sie hat in Ausnahmefällen noch immer ihren Platz in der Kontrakturbehandlung, erfolgt aber lediglich bei Muskelverkürzung. Das Gelenkspiel muß frei sein (Abb. **2**).

Aktiv-passive Bewegungstherapie

Gesichtspunkte
- Bewegungserweiterung,
- Muskelentspannung und -dehnung,
- Muskelkräftigung.

Maßnahmen
- „Krankengymnastische Kontrakturbehandlung", eine aktiv-passive Maßnahme, bei der die passive Phase kurz und rücksichtsvoll ist.
  Beispiel:
  Kniestreckkontraktur, einzelne Phasen der Übung:
  - Spannen des M. quadriceps gegen stärkeren Widerstand durch den Behandler, Spannung 7 s halten.
  - Aufforderung zu vollständiger Entspannung.
  - Aktives Ziehen in die Kniebeugung.

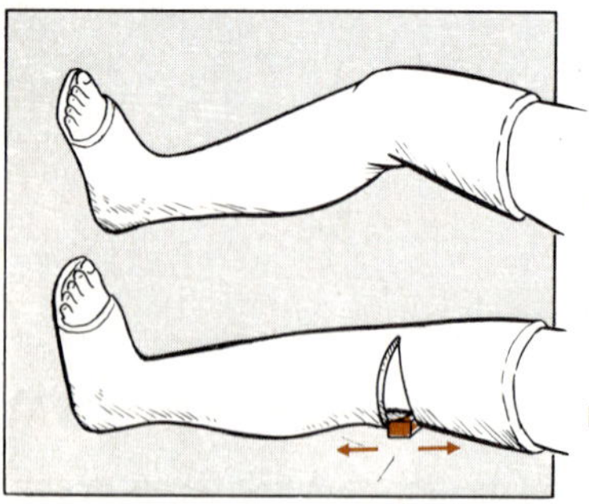
a
b

Abb. **1a** u. **b** Umstellgips. Gut gepolsterter Gipsverband, der an der Beugungsseite bis auf eine dorsale Brücke zirkulär eingesägt wird. Durch Einklemmen immer größerer Holzklötzchen zwischen die Schnittränder wird die Beugeseite gedehnt und die Fehlstellung schrittweise korrigiert („Etappenredressement") (aus P. Pitzen, H. Rössler: Kurzgefaßtes Lehrbuch der Orthopädie, 14. Aufl. Urban & Schwarzenberg, München 1980).

- Halten gegen Widerstand am Ende der Beugung.
- Der Krankengymnast greift um und dehnt (passive Phase) bis an die Schmerzgrenze nach.
- Aus dieser „Endstellung" erneutes Spannen des M. quadriceps und Wiederholung.

Die Übung ist günstig unter Eisanwendung auszuführen. Es werden ausreichende Pausen eingelegt. Die Schmerzgrenze wird nicht überschritten.

Die Übung kann in einachsigen Bewegungen erfolgen oder der PNF-Technik (Anspannen–Entspannen) folgen.

- Spezifische Übungen zur Muskeldehnung, nur bei nachgewiesener Muskelverkürzung. Wieder ist der krankengymnastische Befund unerläßlich, ebenso die genaue Kenntnis des Muskelverlaufs.
- Aktiv-passiver Dauerzug: Er ist eine begleitende Maßnahme bei sehr hartnäckigen Kontrakturen zur Dehnung verkürzter Muskeln, kontraindiziert bei Entzündung und Gelenkerguß sowie bei eingeschränktem Gelenkspiel. „Passiv-aktiv" bedeutet:
  - Der Zug hat eine passive und eine aktive Komponente, passiv in die Richtung der Dehnung, aktiv in die Gegenrichtung.
  - Der Zug ist in eine aktive Behandlung eingegliedert. Beispiel: Vorbereitung durch kurze Kontrakturbehandlung mit Eisanwendung oder Bewegungsübungen im Wasser, es folgen der Dauerzug und anschließend muskelkräftigende Übungen.

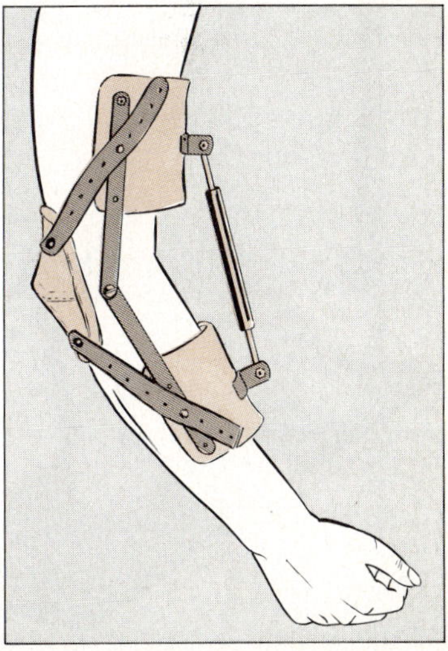

Abb. **2** Prinzip einer Quengelschiene, dargestellt am Ellenbogengelenk.

Beispiel:
Lagerung für den Dauerzug zur Behandlung einer Kniestreckkontraktur (Abb. **3**). Es wird die Endstellung der behinderten Richtung eingenommen, Lasche und Zugseil werden senkrecht zur Längsachse des Röhrenknochens, der als Hebel wirkt, angebracht. Das Gewicht ist nur so groß zu wählen, daß es auf Dauer und unter Entspannung des zu dehnenden Muskels gut ertragen wird. Die Behandlungsdauer beginnt mit 5 Minuten und wird auf 20–30 Minuten gesteigert. Der Patient wird nicht allein gelassen.

Die Kontrakturbehandlung darf nie so dosiert werden, daß Reizerscheinungen am Gelenk auftreten. Andernfalls wird die Behandlung ausgesetzt oder umgestellt.

Zur Kontrolle über den Verlauf der Behandlung wird der Bewegungsausschlag in regelmäßigen Abständen, die sich nach dem Fortschritt richten, mit dem Winkelmesser erfaßt und in graphischer Darstellung als Kurve oder Diagramm dokumentiert (s. Abb. **2,** S. 7).

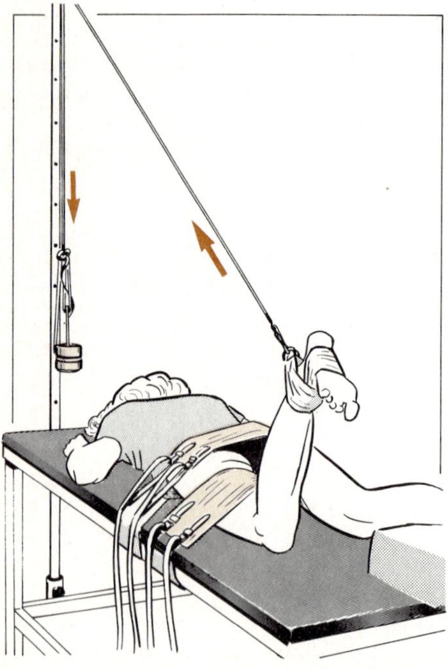

Abb. **3** Lagerung für den Dauerzug zur Behandlung einer Kniestreckkontraktur.

Gelenkmobilisation in Narkose

Sie wird dann eingesetzt, wenn die Übungsbehandlung trotz konsequenter Durchführung und Ausschöpfung aller Möglichkeiten über längere Zeit zu keinem ausreichenden Ergebnis geführt hat.

Sie hat keinen Eigenzweck. Sie dient dazu, die Stagnation der Übungsbehandlung zu brechen und bessere Voraussetzungen für ihre Fortsetzung zu schaffen. Sie gibt aber ebenso Auskunft über die Aussichtslosigkeit einer konservativen Weiterbehandlung.

Es ist wünschenswert, daß der Krankengymnast der Mobilisation beiwohnt, um das Ergebnis unmittelbar zu erfahren. Noch in der Narkose erfolgt die Lagerung in der erreichten Endstellung der gelösten Bewegungsrichtung unter Zuhilfenahme von Lagerungskissen, Schienen oder Extensionszügen. Gegebenenfalls Anlegen eines zirkulären Gipsverbandes, der zur Schale geschnitten wird – besonders geeignet nach Kniegelenkmobilisationen –, um die erreichte Beugestellung in den ersten Tagen nicht wieder zu verlieren.

Unter Analgetika und Antiphlogistika beginnt nach dem Aufwachen die rücksichtsvolle aktiv-unterstützte Bewegung des Gelenkes.

Am Tag nach der Mobilisation wird die Übungsbehandlung intensiv fortgesetzt, auch mit passivem Bewegen, Umlagern und Eisapplikationen. Die aktiven Übungen werden zu Bewegungen gegen Widerstand gesteigert. Mehrmalige Behandlungen täglich sind angezeigt. Sie werden auch an Sonn- und Feiertagen nicht ausgesetzt.

Drei Tage nach der Mobilisation zusätzlich Bewegungstherapie im Wasser.

Operative Arthrolyse

Führen konservative Behandlungsverfahren nicht zum Ziel, so muß die operative Therapie einsetzen.

Hautplastiken, Faszien- und Sehnenverlängerungen sowie Sehnen- und Kapseldurchtrennungen, aber auch Muskel- und Sehnenverpflanzungen kommen zur Anwendung.

Schwerste Kontrakturen können auch hierdurch in vielen Fällen nicht ausreichend behandelt werden. Korrigierende Osteotomien, evtl. unter gleichzeitiger Verkürzungsosteotomie, sind erforderlich. Nur so kann oftmals eine achsengerechte Stellung mit Belastungs- und Gebrauchsfähigkeit der betroffenen Extremität erreicht werden.

Die Nachbehandlung richtet sich nach dem Vorgehen bei der Operation und wird vom Operateur in Einzelheiten angegeben.

9. Entzündliche Gelenk- und Knochenerkrankungen

A. tum Suden-Weickmann und W. Heipertz

Arthritis

Der Gelenkentzündung liegen vielfältige ätiopathogenetische Faktoren zugrunde; es kann sich um einen arthrotischen Reizzustand, eine Gelenkinfektion, um Rheumatismus u. a. Krankheiten handeln. Neben entzündlichen Veränderungen der Gelenkkapsel findet sich häufig ein Gelenkerguß.

Man unterscheidet den serösen Erguß (Hydrops) vom serofibrinösen, vom eitrigen und vom blutigen Erguß; dieser wird als Hämarthros bezeichnet und ist meist durch Trauma, sonst durch Hämophilie und seltener durch Tumoren verursacht.

Auch der Hydrops kann Folge einer Traumatisierung sein; häufig ist er Ausdruck eines Reizzustandes bei arthrotischen Gelenkveränderungen. Aber auch rheumatische, bakterielle und Stoffwechselerkrankungen sowie gelenknahe Entzündungen und Tumoren führen zu einem serösen Erguß.

Der serofibrinöse Erguß ist typisch für die chronische Polyarthritis; er wird durch ausgeprägte intra- und parartikuläre Entzündungen unterhalten. Eine bakterielle Infektion, die exogen durch Verletzung u. a., endogen auch von einem Entzündungsherd auf dem Blutweg erfolgen kann, führt zum eitrigen Erguß.

Zur Diagnostik, aber auch zur Vermeidung von Überdehnungen des Kapsel-Band-Apparates und von enzymatischen Schädigungen des Gelenkknorpels bei anhaltenden Ergüssen, werden Punktionen vorgenommen.

Rheumatismus in der ursprünglichen Definition – rheumatisches Fieber und chronische Polyarthritis (mit symmetrischem Befall mehrerer Gelenke) – gehören zu den wichtigsten entzündlichen Gelenkerkrankungen; mono- und oligoarthritischen Verlauf (mit asymmetrischem Gelenkbefall) weist die juvenile chronische Arthritis auf, die früher als Still-Krankheit bezeichnet wurde.

Die Reiter-Krankheit ist Folge einer Infektion und allergischer Reaktionen; die Entzündung mehrerer Gelenke ist mit Blasen- und Harnröhrenentzündung, Entzündungen der Körperoberfläche (Konjunktivitis, Gingivitis), aber auch an Periost und Sehnenansätzen verbunden.

Die Ätiologie der Arthritis psoriatica ist unklar: meist tritt die Hauterkrankung (Psoriasis) vor Beginn der Gelenkentzündung auf. Die bei Infektionen symptomatisch auftretenden Gelenkentzündungen werden als „Rheumatoide“ bezeichnet; sie haben jetzt durch den Tourismus größere Bedeutung erlangt (Yersinia-Monarthritis u. a.).

Die Infektion eines Gelenkes (bakterielle Arthritis) kann hämatogen oder auf dem Lymphweg, vor allem aber auch exogen verursacht sein. Hier kommen neben offenen Verletzungen Operationen und Injektionen in Betracht. Auch von benachbarten Knochenabschnitten kann eine Infektion in das Gelenk hineingetragen werden. Eine meist hämatogene spezifische Entzündung ist die Gelenktuberkulose.

Unspezifische Arthritis

Abakterieller Gelenkerguß, „Reizknie“

Ursache. Die Ursachen eines nichtinfektiösen Gelenkergusses sind vielfältig; sie reichen vom serösen Erguß infolge Überbeanspruchung eines arthrotischen Gelenkes („aktivierte Arthrose“) bis zum blutigen Erguß beim Gelenktrauma. Die aktivierte Arthrose ist ein Reizzustand auf dem Boden einer Arthrose, die – vor allem in der internationalen Literatur – auch als Osteoarthritis bezeichnet wird, weil der Gelenkverschleiß mit knöchernen Veränderungen einhergeht. Es handelt sich um einen Reizzustand mit nichtinfektiöser Kapselschwellung und Gelenkerguß. Der traumatisch verursachte Erguß ist ebenfalls abakteriell; bei frischen Verletzungen mit Kapseleinrissen ist der Erguß blutig. Nach Traumen, Operationen und überstandenen Infektionen können behandlungsbedürftige Reizzustände verbleiben. Es kann auch ein allergisches Geschehen vorliegen, bei dem rezidivierende Ergüsse im Zusammenhang mit einer Allgemeininfektion auftreten („Hüftschnupfen“ bei katarrhalischem Infekt); hiervon sind vor allem Patienten jüngeren und mittleren Alters betroffen. Bei Frauen sind auch zeitliche Zusammenhänge kurzdauernder Gelenkgüsse mit dem Menstruationszyklus beschrieben worden.

Gelenkentzündungen im Verlauf von bakteriellen Erkrankungen und Virusinfektionskrankheiten hat man als „Rheumatoide“ bezeichnet (Typhusrheumatoid); heute wird bei nachgewiesenem Krankheitserreger die entsprechende Bezeichnung angewandt (z. B. Yersinia-Monarthritis).

Die „rheumatoide“ Synovitis entsteht aufgrund einer allergisch-hyperergischen Reaktion dadurch, daß eine spezifische Antigen-Antikörper-Reaktion eine unspezifische Reaktion der Gelenkkapsel auslöst.

Symptome. Die Gelenkkapsel weist entzündliche Infiltrate, jedoch

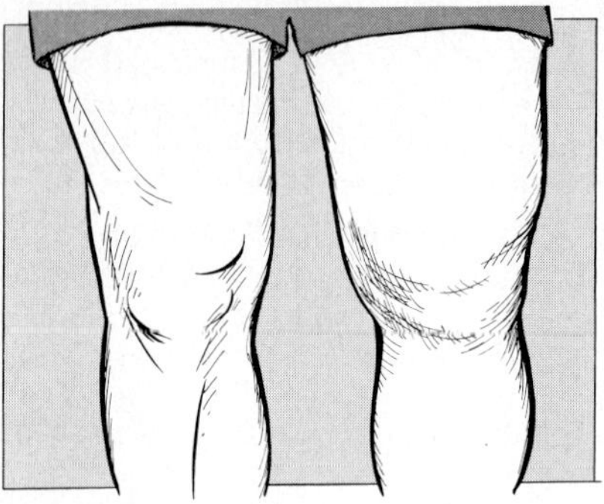

Abb. **1** Sog. Reizknie links (abakterieller Kniegelenkerguß).

keine Rheumaknötchen auf. Polyartikulärer Befall, Gelenkschwellung durch Erguß oder Kapselschwellung, auch weitere Zeichen der Entzündung mit entsprechenden Allgemeinsymptomen sind möglich (Fieber, Kopfschmerz, Mattigkeit). Dieser Zustand hält einige Wochen an. Das Röntgenbild ist zunächst unauffällig, zeigt später diffuse Kalksalzminderung. Die Therapie ist medikamentös und antiphlogistisch bei vorübergehender Ruhigstellung in Funktionsstellung.

Rezidivierende abakterielle Ergüsse – auch als „Reizknie" bezeichnet (Abb. **1**) – können über die vorübergehenden Beschwerden und Funktionseinschränkungen hinaus zu Dauerfolgen durch Überdehnung des Kapsel-Band-Apparates bis zur Entwicklung eines Schlottergelenkes führen; durch Kompression der Gelenkkapselkapillaren kann es zu örtlichen Durchblutungsstörungen kommen. Es stellen sich enzymatisch bedingte Destruktionen des Gelenkknorpels ein, die mit einer Verminderung der Schmierfähigkeit der Gelenkflüssigkeit einen präarthrotischen Zustand schaffen.

Therapie. Die Therapie der abakteriellen Gelenkentzündung muß die Grundkrankheit berücksichtigen; ein Erguß wird zwecks differentialdiagnostischer Klärung und zur Vermeidung von Kapselüberdehnung sowie Knorpelschädigung punktiert. Bei intra- und periartikulären Entzündungen und bei chronischer Polyarthritis findet man einen serofibrinösen Erguß. Ein blutiger Erguß weist auf Verletzung des Kapsel-Band-Apparates oder auf einen Binnenschaden hin. Wiederholtes Auftreten blutiger Ergüsse ohne entsprechende Gewalteinwirkung wird bei Hämophilie (Bluterkrankheit) beobachtet.

Symptomatische Arthritis (rheumatoide Arthritis)

Allergisch-hyperergische Reaktionen, aber auch toxische Schäden können zu reaktiven Gelenkentzündungen führen; dies ist bei vielen infektiösen Erkrankungen durch Bakterien, Protozoen, Mykoplasmen, Viren, Parasiten der Fall. Spezifische Antigen-Antikörper-Reaktionen lösen dabei eine unspezifische Gelenkentzündung aus, die entzündliche Infiltrate, aber keine Rheumaknötchen aufweist. Auch sind die Erreger der Infektionskrankheit im befallenen Gelenk nicht nachweisbar. Die reaktive Arthritis kann während oder nach allen Infektionskrankheiten auftreten, häufig ist es in Zusammenhang mit Streptokokkeninfektionen, Yersiniainfektionen, Ruhr, Typhus, Tuberkulose, Röteln, Mumps und Windpocken sowie in Verbindung mit Hepatitis epidemica der Fall.

Vor allem an den stark belasteten Gelenken (Hüft- und Kniegelenk) treten heftige Schmerzen und entzündliche Veränderungen mit Kapselschwellung und Erguß auf; sie gehen mit allgemeinen Symptomen wie Fieber, Kopfschmerz, Mattigkeit und Tachykardie sowie Erhöhung der Blutkörperchensenkungsgeschwindigkeit einher.

Die Behandlung besteht zunächst in Ruhigstellung und Antiphlogistika, erforderlichenfalls Kortisonstoß; nach Abklingen der akuten Beschwerden stehen physiotherapeutische Maßnahmen im Vordergrund.

Krankengymnastische Behandlung

Abakterieller Gelenkerguß, „Reizknie"

Die Behandlung des Reizknies erfolgt meist nach Beginn der medikamentösen Behandlung, die als Voraussetzung für die Krankengymnastik eine gewisse Beruhigung des Reizzustandes schaffen hilft. Wenn die Symptomatik jedoch infolge der Grunderkrankung rezidivierend auftritt, kann es erforderlich sein, auch bei akuten Symptomen krankengymnastisch zu behandeln.

Befund

Die Inspektion läßt eine Rötung und Verdickung im Gelenkbereich, bei längerem Bestehen eine entsprechende Atrophie des M. quadriceps erkennen.

Das Gelenk weist eine Funktionseinschränkung auf: Streckbehinderung und schmerzhaft eingeschränkte Beugefähigkeit. Bei längerer Dauer besteht eine Instabilität des Gelenkes durch Insuffizienz des Kapsel-Band-Apparates.

An meßbaren Werten werden notiert:
- Oberschenkelumfang 10 und 15 cm oberhalb des kranialen Patellarandes (der Bezugspunkt lateraler Gelenkspalt ist am Reizknie nicht sicher tastbar und entfällt somit);

- Patellaumfang oberer Rand – mittlerer Bereich – unterer Rand;
- Bewegungsausschläge nach der Neutral-0-Methode.

Alle Werte werden im Vergleich zur gesunden Seite erhoben.

Gesichtspunkte

- Schaffung eines reizlosen bzw. reizarmen Kniegelenkes;
- Kräftigung der gelenkumgebenden Muskulatur;
- Schulung von Stabilität und koordinierten Bewegungsabläufen der funktionellen Einheit Bein unter zunehmender Belastung.

Maßnahmen

- Aktive Fußbewegungen gegen Widerstand mit Betonung der Plantarflexion zum Einsatz der Muskelpumpe des Unterschenkels;
- statische Arbeit der Oberschenkelmuskulatur (Abb. **2**);
- Quadrizepstraining über ventrale Muskelketten;
- hubfreies Bewegen des Kniegelenkes in Seitlage, isoliert und als komplexes Flexions-/Extensionsmuster;
- aktiv unterstütztes Bewegen in Rücken- und Bauchlage;
- PNF – Bein-Pattern mit Kniekomponente, Technik „langsame Umkehr" und „wiederholte Kontraktion";
- Belastungsübungen in Stand und Gang;
- Eisanwendung.

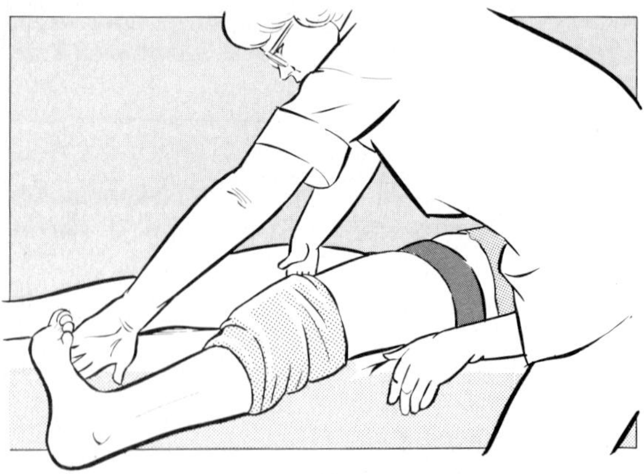

Abb. **2** Statische Arbeit der Oberschenkelmuskulatur unter Einbeziehung der Supinatoren.

Die Übungsformen werden sowohl statisch als auch dynamisch mit einem Eiswickel, der das Gelenk großflächig umschließt, durchgeführt. Nach anfänglichem Reaktionstest (dreimal kurzzeitig während der ersten Behandlung) kann der Wickel über den größten Teil der Behandlung (15–20 Minuten) mit mehrmaligem Wechsel angelegt bleiben.

Obwohl die Einwirkung eines Eiswickels am intensivsten ist, muß bei Kälteempfindlichkeit des Patienten entschieden werden, ob Abtupfen oder Abreiben mit einem Eisball (evtl. durch Mull geschützt) verträglicher ist. Auch mit diesen Anwendungsformen muß das Kniegelenk rundum gekühlt werden, d. h. auch im Kniekehlenbereich.

Eine langfristige Eisapplikation ohne Aktivität empfiehlt sich nicht. Beobachtungen ergaben, daß es zu negativen Reaktionen, d. h. zu erneuten Reizzuständen kommen kann.

Die Belastung ist nur allmählich und gut dosiert zu steigern. Umfangmessungen vor und nach jeder Behandlung objektivieren das Behandlungsergebnis.

Die schonende Belastung beginnt mit dem Sohlenkontakt. Der Patient steht mit Halt an der Sprossenwand und hat unter der Fußsohle des zu behandelnden Beines ein Stoff- oder Papiertuch. Dieses „wischt" er mit kurzen Bewegungen aus Knie- und Hüftgelenk über den Boden. Er schult auf diese Weise gleichzeitig die Dynamik des Kniegelenkes und die Koordination zwischen Flexoren und Extensoren. Zur Steigerung der Belastung soll der Patient seine Sohle mit oder ohne Schuh „fest in den Boden drücken". Die Stabilität des Beines durch die Kokontraktion aller Beinmuskeln wird somit geschult.

Bakterieller Gelenkerguß

Ursache. Der infektiöse Gelenkerguß – bakterielle Arthritis, eitrige Arthritis – entwickelt sich bei Eindringen von Krankheitserregern in die Gelenkhöhle auf dem Blutweg (hämatogen) oder aus der Umgebung fortgeleitet (exogen). Verursacher sind vor allem Staphylokokken, Streptokokken, Pneumokokken, Kolibakterien und Gonokokken.

Eine *direkte* Keimbesiedlung ist nicht nur durch Eröffnung des Gelenkes bei Verletzung und Operation, sondern auch durch Punktion und Injektion in das Gelenk möglich. Als Ursache für *hämatogene* Infektion kommen Nabelschnurinfektion, Otitis media, Angina, eitrige Bronchitis, Gallenblasenempyem, bakterielle Erkrankungen des Urogenitaltraktes usw. in Betracht. Das Gelenkempyem kann auch durch Fortleitung nach Einbruch gelenknaher Entzündungsprozesse bei Osteomyelitis, Kochentuberkulose und periartikulärem Abszeß verursacht werden. Die meist monoartikuläre gonorrhoische Arthritis setzt schleichend ein und kann zum Empyem führen, wobei die venerische Infektion oft lange Zeit zurückliegt.

Symptome. Die betroffenen Gelenke sind geschwollen, gerötet und überwärmt. Wegen starker Schmerzhaftigkeit wird Schonhaltung eingenommen, die Gelenkfunktion ist deutlich eingeschränkt. Das Allgemeinbefinden des Patienten kann stark beeinträchtigt sein; es finden sich erhöhte Körpertemperatur, hohe Blutkörperchensenkungsgeschwindigkeit, Leukozytose, Linksverschiebung im Blutbild.

Die bakterielle Arthritis führt zu Knorpelzerstörungen und zu Destruktionen der knöchernen Gelenkkörper. Daraus können Fehlstellungen und Kontrakturen, auch Versteifungen (fibröse oder knöcherne *Ankylose*) resultieren.

Die *Röntgenaufnahmen* zeigen Kalksalzminderung, evtl. umschriebene Osteolysen, unscharfe Konturen und Usuren der Gelenkflächen. Differentialdiagnostische Abgrenzung ist gegenüber Gelenkrheumatismus, Tuberkulose und Tumoren erforderlich.

Therapie. Die Therapie des bakteriellen Gelenkergusses besteht in Ruhigstellung, antibiotischen Medikamenten, Punktionen, Spülungen. Zu einem möglichst frühen Zeitpunkt wird mit Umlagerungen und physiotherapeutischen Maßnahmen begonnen.

Spezifische Arthritis

Unter den spezifischen Arthritiden ist die tuberkulöse Gelenkentzündung vorrangig; sie entsteht hämatogen durch Streuung der Erreger von einem Primärherd aus. Die größte Bedeutung haben Hüftgelenk- und Kniegelenkentzündungen (Coxitis und Gonitis tuberculosa); es sind aber auch andere Gelenke – etwa im Bereich der Hand- und Fußwurzel – betroffen.

Die zu den spezifischen Gelenkentzündungen gehörende *Arthritis luica* tritt in den späteren Stadien der Syphilis auf und bevorzugt Sternoklavikulargelenk, Kniegelenk und Wirbelgelenke.

Gelenktuberkulose

Ursache. Bei der tuberkulösen Gelenkentzündung wird die primär synoviale Form von der primär ossären Form unterschieden. Bei der primär synovialen Gelenktuberkulose entwickelt sich der Herd intraartikulär durch Verschleppung von Tuberkelbazillen auf dem Blutweg. Bei der primär ossären Form entsteht die spezifische Arthritis von einem gelenknahen Knochenherd aus; dem Durchbruch geht häufig ein symptomatischer Gelenkerguß infolge Mitreaktion der Gelenk-

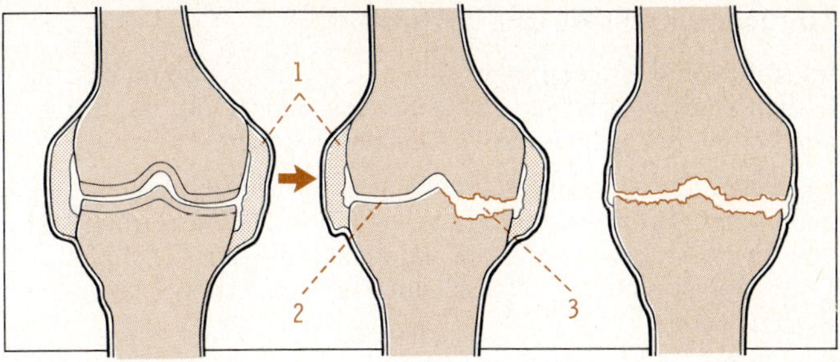

Abb. **3a–c** Gelenktuberkulose. **a** Entzündung der Synovialis (1). **b** Entzündung der Synovialis (1), Knorpelzerstörung (2) und Knochenzerstörung (3). **c** Destruktion des Gelenkes, fibröse Ankylose.

kapsel voraus. Im Verlauf führt die Arthritis tuberculosa zu hochgradigen Zerstörungen von Gelenkknorpel und Knochen.

Symptome. Die Gelenktuberkulose tritt überwiegend beim Kind und beim jüngeren Erwachsenen auf; sie äußert sich zunächst in leichten Belastungs- und nächtlichen Schmerzen. Später zeigen sich Funktionsstörungen (Hinken, schmerzhafte Bewegungseinschränkung) und durch Schonung bedingte Muskelatrophie. Die Laborwerte weisen auf die chronische Entzündung hin, Tbc-Tests sind positiv. Die Diagnose wird durch Nachweis von Tuberkelbazillen im Gelenkpunktat, durch Tierversuch oder durch Probeexzision gesichert. Bei primär ossärer Gelenktuberkulose finden sich röntgenologisch Kalksalzminderung, gelenknahe osteolytische Herde, Verschmälerung des Gelenkspaltes, Fehlstellungen und Destruktionen des Gelenkes (Abb. **3**).

Therapie. Die Behandlung der tuberkulösen Arthritis erfolgt medikamentös und operativ unter Ruhigstellung und Schonung bis zum Abklingen der spezifischen Entzündung (Gipsverband, Apparat). Neben tuberkulostatischen Medikamenten werden roborierende Maßnahmen (u. a. Klimawechsel) verordnet. Der Jahre in Anspruch nehmende Heilverlauf kann durch operatives Vorgehen mit Ausräumung des Herdes wesentlich beschleunigt werden; bei der primär synovialen Tuberkulose hat sich die Synovektomie bewährt. Je nach Ausdehnung und Verlauf der Gelenktuberkulose ist die Resektion des Gelenkes mit Versteifungsoperation, in geeigneten Fällen auch die endoprothetische Versorgung angezeigt.

Luetische Arthritis und Arthropathie

Im frühen und im Sekundärstadium der Syphilis kommt es zu unspezifischen (polyarthritisähnlichen) Reizzuständen, die mit Rückbildung der Syphilis auf antiluische Therapie ansprechen.

Die Gelenklues des Spätstadiums geht mit Kapselschwellung und Erguß einher und weist im Exsudat eine positive Wassermann-Reaktion auf. Es entwickeln sich Syphilisknötchen, die den Gelenkknorpel zerstören und sich röntgenologisch am Knochen-Knorpel-Übergang nachweisen lassen.

Die Arthropathie bei Tabes dorsalis geht mit schweren Knochendestruktionen einher, die auffälligerweise ohne Verursachung von Schmerzen zu Verunstaltungen des Gelenkes führen.

Rheumatische Arthritis

Synonym: Gelenkrheumatismus.

Die rheumatische Arthritis wird eingeteilt in 1. akuten Gelenkrheumatismus, 2. chronische Polyarthritis und 3. juvenile chronische Polyarthritis (Still-Krankheit). Hinzu kommen die Reiter-Krankheit und die Psoriasisarthritis. Mit Ausnahme der Arthritis psoriatica, deren Ätiologie unklar ist, besteht bei der rheumatischen Arthritis ein Zusammenhang mit Infektionen. Es wirken mehrere Faktoren, insbesondere biologische Reaktionen i. S. einer Autoaggression bzw. allergische Reaktionen mit.

Akuter Gelenkrheumatismus

Synonyme: Polyarthritis rheumatica acuta, rheumatisches Fieber.

Ursache. Das rheumatische Fieber gilt als Folgeerkrankung einer Infektion mit hämolysierenden Streptokokken; es tritt einige Wochen nach der Vorerkrankung (Angina, Scharlach, Erysipel u. a.) auf, deren Verlauf unauffällig, aber auch schwer gewesen sein kann, und geht mit entzündlichen Reaktionen an Herz und Blutgefäßen, an Lunge und Skelettmuskulatur sowie an der Haut einher.

Symptome. Es kommt zu Fieberanstieg bis 40 °C und mehr, zu ausgeprägtem Krankheitsgefühl mit Schwitzen und unterschiedlicher Schmerzhaftigkeit der Gelenke, mit Schwellung, Rötung und Überwärmung bei oft kurzfristig wechselnder Lokalisation. Vor allem Kinder und Jugendliche sind betroffen.

Differentialdiagnostisch sind infektiöse und rheumatoide Gelenkentzündungen sowie eine gelenknahe Osteomyelitis abzugrenzen. Der

Röntgenbefund ist bei einem akuten Gelenkrheumatismus unauffällig bzw. uncharakteristisch.

Therapie. Die Therapie der Polyarthritis rheumatica acuta ist konservativ; im Vordergrund stehen hochdosierte Penizillingaben mit anschließender Antibiotika-Dauerprophylaxe zur Vermeidung einer Reinfektion sowie Herdsuche und Herdsanierung (z. B. Tonsillektomie bei rezidivierender Tonsilitis). Im übrigen kommen entzündungshemmende Medikamente und Kortisonpräparate zur Anwendung; die Schmerzen sprechen gut auf Salizylpräparate an. Ruhigstellung der betroffenen Gliedmaßen bzw. Bettruhe ist bis zum Abklingen der akuten Symptome erforderlich, dann Physiotherapie.

Chronische Polyarthritis

Synonyme: Chronischer entzündlicher Gelenkrheumatismus, progressiv-chronische Polyarthritis.

Ursache. Die chronische Polyarthritis wird auf das Zusammenwirken mehrerer Faktoren, insbesondere auf biologische Reaktionen i. S. der Autoaggression und allergische Reaktionen zurückgeführt. Konstitutionelle Faktoren und Störungen des Nervensystems können Mitursachen sein, auch Klimaeinflüsse, körperliche und psychische Streßsituationen. Hämolytische Streptokokken, Staphylokokken, Mikroplasmen und Viren sind verantwortlich zu machen.

Symptome. Die chronische Polyarthritis tritt bevorzugt im mittleren Lebensalter und überwiegend bei Frauen auf. Typisch ist der symmetrische Befall zunächst der kleinen Gelenke (Finger-, Mittel- und Grundgelenke, Zehengrundgelenke). Vorausgegangen ist oft eine Neigung zum Schwitzen, geistige und motorische rasche Ermüdbarkeit, Appetitlosigkeit, Gewichtsabnahme und morgendliche Steifigkeit sowie Spannungsgefühl in umschriebenen Gelenkbezirken, Blaßwerden einzelner Finger und Akrozyanose.

Der pathologische Gelenkprozeß beginnt mit einer Synovitis (Entzündung der Gelenkinnenhaut); sie besteht in ödematöser Aufquellung mit vermehrter Durchlässigkeit der Gefäßwände, vermehrter Blutfülle und Ansammlung weißer Blutkörperchen. Diese wandern in die Gelenkflüssigkeit, Fibrinogen wird ausgeschwitzt und lagert sich auf die Synovialis auf oder schwimmt in der Synovia. Zellschichten werden dicker, es bilden sich Zotten. Histologisch lassen sich herdförmige Infiltrate von Granulozyten nachweisen. Aus den pathologischen Zellen werden Entzündungsenzyme frei, es bildet sich Pannus in den Gelenktaschen, der sich auf den Knorpel vorschiebt und in ihn sowie schließlich bis in den Markraum des Knochens eindringt. Diese Vorgänge können zu völliger Zerstörung der Gelenkstrukturen führen und sind verantwortlich für das klinische Bild mit Fehlstellungen und Gelenkinstabilitäten, schließlich fibröser oder gar knöcherner Ankylose. Die Folgen werden durch Entzündungen im Sehnengleitgewebe (Tenosynovitis) verstärkt.

In der exsudativen Verlaufsform sind proliferative und schließlich destruktive Verläufe zu beobachten.

Am Beginn der Erkrankung, die alle großen und kleinen Gelenke befallen kann (selten aber die Fingerendgelenke), stehen weiche Schwellungen mit verstrichener Umrißzeichnung (z. B. spindelförmige Kontur der Fingermittelgelenke) und Zystenbildungen (Baker-Zyste in der Kniekehle!). Im weiteren Krankheitsverlauf treten entzündliche Schübe mit Verstärkung der Allgemeinbeschwerden und der Gelenkschwellungen (Überwärmung, Schmerzen, Einsteifung) auf. Der Gelenkbefall schreitet von distal nach proximal fort.

Differentialdiagnostisch sind von der chronischen Polyarthritis rheumatoide und infektiöse Arthritiden, Gicht und Psoriasis sowie Polyarthrose und Tumoren abzugrenzen.

Bei der chronischen Polyarthritis kommt es zu exsudativ-entzündlichen Prozessen an der Gelenkkapsel sowie an Sehnenscheiden und Schleimhäuten, seltener an Perikard und Pleura; im Herzmuskel, im Knochen und in der Haut können Nekrosen auftreten. Es entwickelt sich eine proliferative Entzündung der Synovialis mit Fibrinexsudation und Gewebenekrosen; an den Umschlagfalten entsteht Granulationsgewebe (Pannus), der sich über den Gelenkknorpel zieht, ihn zerstört und zu randständigen Knochendestruktionen führt. Während des chronischen Verlaufs entstehen Gelenkkontrakturen; es kann zu fibröser Einsteifung oder zur Ankylose kommen. Im Bereich der Sehnenscheiden führt der weitere Verlauf zu Destruktionen des Sehnengewebes und zu Sehnenrupturen.

Einteilung. Die chronische Polyarthritis wird in 4 Stadien eingeteilt:

Während das *Stadium I* der chronischen Polyarthritis entzündliche Verdickung der Gelenkkapsel sowie Gelenkerguß ohne Bewegungseinschränkung und ohne Deformierungen aufweist, geht das *Stadium II* mit Bewegungseinschränkung, Muskelatrophie, Sehnenscheidenentzündungen, auch Rheumaknoten einher. Das *Stadium III* ist gekennzeichnet durch erhebliche Gebrauchsbehinderung der betroffenen Gliedmaßen, Gelenkdeformierungen, Muskelatrophie, Bewegungseinschränkungen (Abb. **4**). Die Röntgenaufnahmen, die frühzeitige Osteoporose sowie Gelenkspaltverschmälerung und randständige Erosionen im Zweitstadium zeigen, lassen im dritten Stadium neben Erosionen und Usuren Knochendestruktionen und Fehlstellungen bis zur Subluxation erkennen. Das *Stadium IV* ist durch schmerzhafte Teilversteifungen und knöcherne Ankylosen, hochgradige Achsenabweichungen und Gebrauchseinschränkung der Gliedmaßen bis zur Ge-

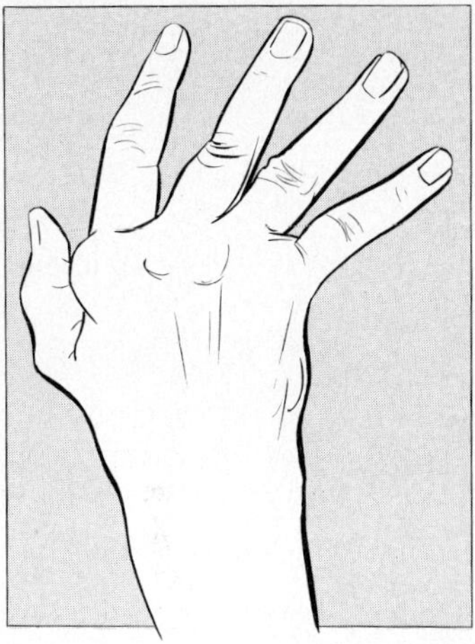

Abb. **4** Handdeformierung bei chronischer Polyarthritis. Ulnardeviation und Gelenkfehlstellungen der langen Finger, entzündliche Schwellung vor allem der Grundgelenke.

brauchsunfähigkeit (Pflegebedürfnis!) gekennzeichnet. Der Röntgenbefund zeigt neben Kalksalzarmut der Knochen stärkste Deformierungen der Gelenke, Achsenabweichungen, Aufhebung des Gelenkspalts (Abb. **5**).

Therapie. Die Therapie der chronischen Polyarthritis muß deren Lokalisation und Stadium berücksichtigen; neben antirheumatischen Medikamenten werden bei schubweisem Verlauf Kortisonpräparate (auch intraartikulär) verabfolgt. Physiotherapie ist von großer Bedeutung für die Funktionserhaltung und -schulung. Versorgung mit Lagerungsschienen und Hilfsmitteln erfolgt nach Erfordernis. Unter den operativen Maßnahmen hat sich die Frühsynovektomie bewährt. Zur Schmerzlinderung und Funktionsverbesserung stark betroffener Gelenke kommen Spätsynovektomien, Gelenkersatz und Arthrodesen sowie Resektionen in Betracht (Abb. **6**).

In einem Drittel der Fälle ist die Halswirbelsäule mit Schmerzen, die in den Hinterkopf ausstrahlen, und Funktionseinschränkungen beteiligt. Von besonderer Bedeutung sind die rheumatischen Veränderungen im Bereich der oberen Halswirbelsäule, die zu operativen Vorgehen zwingen können (s. Kap. 10).

Still-Krankheit

Synonym: juvenile chronische Polyarthritis.

Ursache: Die Ätiologie der juvenilen chronischen Polyarthritis ist unklar; sie zeigt zwei Verlaufsformen, von denen die eine der chroni-

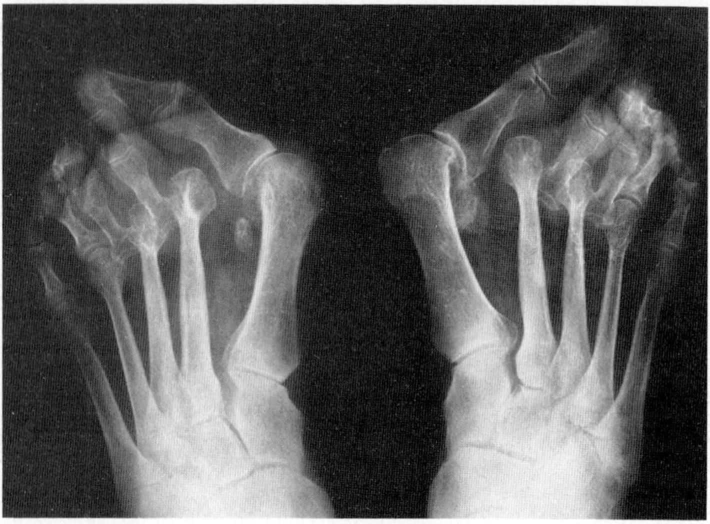

Abb. **5** Röntgenaufnahme beider Füße (56jährige Patientin) mit fortgeschrittenen rheumatischen Veränderungen in den Zehengrundgelenken

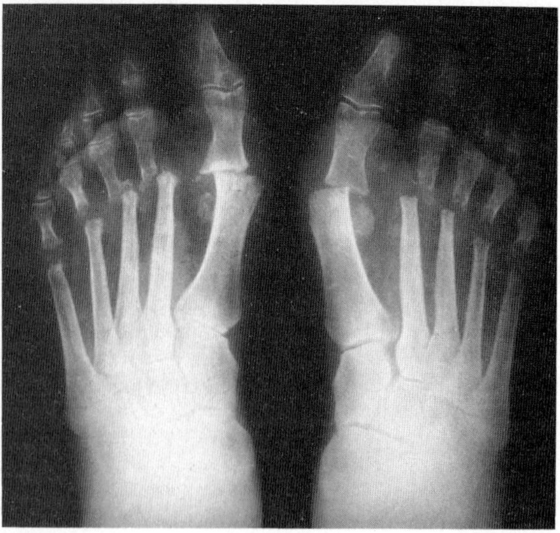

Abb. **6** Röntgenaufnahmen derselben Patientin nach Resektion der Mittelfußköpfchen

schen Polyarthritis des Erwachsenen gleicht und eine gute Prognose hat. Die zweite Verlaufsform – das „Still-Syndrom" – stellt eine chronische Polyarthritis mit subakuten und akuten Schüben unter gleichzeitigem Auftreten von Lymphknoten-, Milz- und Leberschwellungen, Myokarditis und Perikarditis sowie einem Hauterythem dar, sie hat eine Mortalität von 20%.

Symptome. Die Still-Krankheit beginnt fieberhaft mit Schwellung mehrerer Gelenke, darunter auch der Halswirbelsäule, der Kiefergelenke sowie der Fingerendgelenke und Iliosakralfugen; oft steht eine Koxitis im Vordergrund. Es werden sekundäre Wachstumsstörungen beobachtet. Das Krankheitsbild kann von Beschwerden und Komplikationen seitens der inneren Organe beherrscht werden.

Therapie. Die Behandlung der juvenilen chronischen Polyarthritis erfolgt medikamentös mit entzündungshemmenden Medikamenten, vor allem Salizylpräparaten und Kortison. An überwiegend betroffenen Gelenken kommt die Synovektomie in Betracht. Mit krankengymnastischen Maßnahmen und durch entsprechende Lagerung erfolgt Kontrakturprophylaxe und ggf. Korrektur von sekundären Störungen.

Krankengymnastische Behandlung

Chronische Polyarthritis

Die Versorgung von Rheumapatienten in der Orthopädie ist abhängig von Stadium, Symptomatik und Zielsetzung. Sie besteht aus konservativen und operativen Maßnahmen, bei denen die Krankengymnastik stets eine herausragende Bedeutung hat. Daher muß der Krankengymnast exakte Kenntnisse haben über das Krankheitsbild, den Verlauf und die Prognose sowie über die Pathomechanik.

Grundzüge für die konservative Behandlung des Erwachsenen und des Kindes sowie die Behandlung nach Synovektomie werden nachfolgend aufgezeichnet.

Die Behandlung des akuten Gelenkrheumatismus wird im Band 8, Innere Medizin, beschrieben.

Befund

(Die Tageszeit ist zu notieren, da der Patient zu den verschiedenen Tageszeiten einen unterschiedlichen Befund aufweisen kann – Morgensteifigkeit!)

Der Befund wird nach vorgegebenem Plan (S. 83f) erhoben, und es werden zusätzliche Merkmale erfaßt:

Inspektion

Befallsmuster (große Gelenke, kleine Gelenke, Kiefergelenke, Halswirbelsäule);

typische Fehlstellungen an den Gelenken:

- Fingergelenke:
  - Grundgelenke in Ulnarduktion,
  - Knopflochdeformität (Mittelgelenk in Flexion, Endgelenk in Extension),
  - Schwanenhalsdeformität (Hyperextension im Mittelgelenk, Flexion im Endgelenk),
  - Schusterdaumen (90 Grad Flexion im Grundgelenk, 90 Grad Hyperextension im Endgelenk).
- Handgelenk:
  - Radialduktion,
  - Bajonettstellung (Subluxation des Karpus nach volar).
  - Als „Handskoliose" bezeichnet man die Kombination von Radialduktion im Handgelenk und Ulnarduktion der Finger.
- Fuß- und Zehengelenke: Hallux valgus, Krallen- und Hammerzehen, starke Spreizfüße.
- Kniegelenk: Flexionsstellung, X-Bein-Stellung.

Palpation

Auf Schwellung und Überwärmung der Gelenke ist besonders zu achten, um eventuelle akute Phasen zu erfassen.

Funktionsprüfung

Hierbei wird neben den üblichen Tests der Gelenke auf Mobilität, der Muskulatur auf Kontraktions-, Dehnfähigkeit und Kraft die sog. funktionelle Kapazität (Donhauser-Gruber) des Patienten geprüft.

- Oberer Körperabschnitt: obere Extremitäten, Schultergürtel, HWS und BWS werden auf Tätigkeiten zum Körper hin – Flexion (Ernährung, Körperpflege) – und vom Körper weg – Extension (Stützen) – geprüft, um das Arbeitsfeld des Patienten zu erfassen.
- Unterer Körperabschnitt: untere Extremitäten, Becken, LWS werden ebenso getestet auf Bewegungen zum Körper hin – Flexion (Ankleiden) – und vom Körper weg – Extension (Stehen, Gehen).

Es wird festgestellt, inwieweit der Patient allein, mit fremder Hilfe oder mit Hilfsmitteln sein Dasein bewältigen kann. Dieser Befund setzt sich aus subjektiven Angaben des Patienten und objektiven Ermittlungen zusammen.

Polyarthritis-Patienten leiden oft viele Jahre an ihrer Erkrankung und sind von häufigen oder dauernden Schmerzen geplagt. Ihre Einstellung der Krankheit gegenüber ist ein wesentlicher Faktor in der Befunderhebung dieser Langzeitpatienten und muß mehr noch als bei anderen Kranken in der Behandlung berücksichtigt werden.

Gesichtspunkte zur Therapieplanung

Unabhängig vom Stadium gilt als Leitmotiv zur Behandlung: „Einem Rheumakranken hilft man am meisten, indem man ihm nicht hilft". Das bedeutet, daß der Patient solange wie möglich seine Selbständigkeit durch Eigenaktivität erhalten soll.

Die Erhaltung dieser Selbständigkeit wird unterstützt durch:
- Schmerzlinderung,
- Besserung oder Erhaltung der Funktionen befallener Gelenke,
- Gelenkschutzmaßnahmen,
- Schaffung von Kompensationen zu Bewegungsdefiziten,
- Schulung von Alltags- und Gebrauchsbewegungen,
- Erleichterung dieser Funktionen durch Einsatz von Hilfsmitteln,
- psychische Führung.

Maßnahmen

1. *Lagerung.* Die Gelenke sind in Ruhe unter funktionellen Gesichtspunkten für die betroffene Extremität zu lagern, z. B. keine Knierolle zur Entlastung, da diese Hüft- und Kniebeugekontrakturen Vorschub leisten würde. Bei bereits bestehenden Kontrakturen sind stets die benachbarten Gelenke zu beachten und diese durch geeignetes Lagerungsmaterial (Keile, doppelte Matratzen usw.) in eine für sie funktionell günstige Position zu bringen.
2. *Warme und kalte Anwendungen.* Vorbereitende Maßnahmen im Ruhestadium zur Durchblutungsförderung sind warme Bäder, Moor- und Schlammpackungen. Vorsicht vor zu starkem Reiz, gute Beobachtung erforderlich. Bei Akutzuständen sind Eisanwendungen (Wickel, Abreibung, Kompresse) einzusetzen.
3. *Gelenkbehandlung.* Ein Muß ist das tägliche Bewegen jedes befallenen Gelenkes: passiv/aktiv unter leichter Traktion, im größtmöglichen Bewegungsausmaß. Der Schmerz ist keine Kontraindikation, sondern gehört zu diesem Krankheitsbild. Es zeigt sich, daß dieser während des Bewegens und danach abnimmt – offenbar durch eine verbesserte Stoffwechsellage im Gelenk – und der Patient diese Maßnahme toleriert.
   Zur Technik: weiche Griffe, gelenknahe Griffe, keine Provokation von Fehlstellungen. Noch korrigierbare Fehlstellungen in Nullstellung bringen und bewegen.
4. *Bewegungsschulung.* Das Stadium der Erkrankung des Gelenkes bestimmt das Vorgehen (Seyfried).

Stadium I: Es wird im vollen Bewegungsausmaß geübt, als Widerstand wird die Hälfte der Maximalkraft eingesetzt.
Stadium II: Freies Üben gegen die Eigenschwere. Bei Entlastung des Gelenkes (hubfreies Bewegen, Schlingenaufhängung) ist Widerstand wie im Stadium I möglich.
Stadium III und IV: Übung in Entlastung, statische Muskelspannungen.

5. *Schulung für Alltag und Beruf.* Komplexe Bewegungsabläufe der Extremitäten, Wechsel der Körperlage, Gehen, Treppensteigen, Einsatz von Hilfsmitteln.
6. *Bewegungsbad.* Die Durchführung großer Bewegungsabläufe im warmen Wasser ist für den Patienten leichter, weniger schmerzhaft und somit stimulierend.
7. Ein *Haus-Übungsprogramm* ist Pflicht für jeden Rheumakranken. Es muß einfach gestaltet, d. h. durchführbar sein sowie jedes Gelenk berücksichtigen.
   Es ist zu beobachten, daß gerade schwerstbehinderte Patienten mit großem Energieaufwand oft eine erstaunliche Selbständigkeit zeigen, die es zu fördern und bewahren gilt.
8. *Gelenkschutz.* Diese Gesichtspunkte dazu sind bereits bei den Punkten 4 bis 7, d. h. bei allen Bewegungsformen zu berücksichtigen, werden aber aus Gründen der Priorität gesondert aufgeführt.
   Zu unterscheiden sind die muskelgeführten Gelenke (z. B. Hüftgelenk) und die bandgeführten Gelenke (z. B. Hand-Finger-Gelenke). Der beste Gelenkschutz ist eine gut funktionierende, also auch koordiniert arbeitende Muskulatur, sog. innerer Gelenkschutz. Bei Mangel sind Hilfsmittel einzusetzen; für die unteren Extremitäten in erster Linie Stockstützen, die individuell konstruiert sein müssen (Länge, Handgriffe).
   Bandgeführte Gelenke sollten rechtzeitig mit Orthesen versorgt werden, sog. äußerer Gelenkschutz. Der Krankengymnast muß die Progredienz der Erkrankung im Auge haben und sich ein sog. Risikodenken angewöhnen. Das bedeutet, durch rechtzeitige, prophylaktische Maßnahmen Deformierungen zu verhindern.
   Allgemeine Gesichtspunkte des Gelenkschutzes sind:
   – Belastungen reduzieren – Eigen- und Fremdgewichte,
   – Hebelgesetze beachten,
   – dynamisches „Muskeltraining“ (soweit möglich),
   – Koordinationsschulung,
   – körpernah arbeiten,
   – beidhändig arbeiten.

Juvenile chronische Arthritis

Kinder, die an Rheumatismus erkranken, sollten zur Behandlung in eine Spezialklinik kommen, um dort von ärztlicher Seite medikamentös eingestellt zu werden und die Krankengymnastik konsequent und mit allen Maßnahmen durchführen zu können. Die Kinder und Jugendlichen bedürfen aber einer Dauerbehandlung, oft lebenslang, die dann am Wohnort bzw. ambulant durchgeführt werden muß.

Der wachsende Organismus verlangt für die Behandlung besondere Gesichtspunkte.

Maßnahmen und Techniken sind – auf das Kind abgestimmt – analog denen der Erwachsenenbehandlung einzusetzen. Sie sind des weiteren abhängig von der Verlaufsform der einzelnen Subgruppe. Man unterteilt heute in 5 Subgruppen (Tab. **1**).

Tabelle **1** Verlaufsformen der juvenilen chronischen Arthritis (aus Gruber, A: Die Behandlung der chronischen Arthritis beim Erwachsenen und beim Kind. Pflaum, München 1988).

Polyartikulärer Gelenkbefall	– systemisch, seronegativ (viszerale Form = Still-Syndrom)
	– nichtsystemisch, seronegativ (überwiegende Erkrankungsform)
	– nichtsystemisch, seropositiv (adulte Form, entsprechend dem chronischen Gelenkschema des Erwachsenen)
Mon-/oligoartikulärer Gelenkbefall	– Erkrankungsalter: vor dem 5. Lebensjahr (hochgradige Gefährdung durch rheumatische Iridozyklitis)
	– Erkrankungsalter: Schulalter (häufig Iliosakralbeteiligung, Iridozyklitis, HLA-B27 positiv)

Allgemeine *Gefahren* beim kindlichen Rheumapatienten sind:
- Atrophien, Nekrosen, Ankylosen, Osteoporose;
- Minderwuchs;
- Wachstumshemmung oder Wachstumsreiz an einzelnen Gelenken;
- Fehlwachstum;
- Funktionseinschränkungen auf Dauer.

Behandlungsziele sind daher:
- Gelenkfunktionen erhalten/verbessern,
- Gelenkachsen erhalten/verbessern,
- das gestörte Muskelgleichgewicht wieder herstellen,
- physiologische Bewegungsabläufe ermöglichen.

Gelenkschutzmaßnahmen sind zu beachten. Der Einsatz von Orthesen, Schienen, Hilfsmitteln ist bei Kindern rechtzeitig wahrzunehmen.

Früh- und Spätsynovektomie

Befund

Die Befundaufnahme erfolgt entsprechend dem Schema, bezogen auf das operierte Gelenk und die Extremität, zu deren funktioneller Einheit es gehört. Vollständigkeit ist zu Beginn der Behandlung wegen des Verbandes nicht möglich.

Gesichtspunkte

- Nutzung der durch die Operation geschaffenen verbesserten Situation des Gelenkes,
- bei Frühsynovektomie die völlige Wiederherstellung und Gebrauchsfähigkeit des Gelenkes, bei Spätsynovektomie die Erhaltung der vorgegebenen Funktion.

Maßnahmen

Die Krankengymnastik beginnt am 1. postoperativen Tag.

Mit Schienen werden die Extremitäten gelagert und das operierte Gelenk in mehrstündigem Rhythmus umgelagert. Das größtmögliche Bewegungsausmaß kann nur erreicht werden, wenn die postoperative Übungsbehandlung sofort unter Wahrnehmung aller Freiheitsgrade durchgeführt wird. Bei starker Schmerzhaftigkeit ist die Gabe analgetischer Medikamente vor Behandlungsbeginn angebracht. Eisanwendung kann Linderung verschaffen und empfiehlt sich, sobald es der Wundverband zuläßt.

Die Bewegungen werden in den ersten Tagen assistiv durchgeführt. Die Tonisierung der Muskulatur wird über statische Muskelarbeit erreicht. Diese kann direkt oder indirekt über die Muskelketten geübt werden. Sobald als möglich werden die Übungen mit Widerstand versehen. Es folgt Schulung komplexer Bewegungsabläufe im Hinblick auf Koordination und Einsatz zu Gebrauchsbewegungen.

Die krankengymnastische Behandlung nach Synovektomie ist bei allem Bemühen um Bewegungsvergrößerung auf die Hauptfunktion des Gelenkes auszurichten, so z. B. beim Kniegelenk auf Streckung, bei den Fingergelenken auf Beugung (Greiffunktion).

Das Übungsprogramm ergibt sich aus Befund und Maßnahmen und ist auf das jeweilige Gelenk und dessen funktionelle Einheit auszurichten.

Morbus Reiter

Ursache. Der Morbus Reiter tritt überwiegend bei Männern im 3. und 4. Lebensjahrzehnt auf und wird auf infektiöse Noxen und allergische Reaktionen zurückgeführt.

Symptome. Das Reiter-Syndrom ist gekennzeichnet durch die Verbindung einer Polyarthritis mit Harnröhrenentzündung und Augenbindehautentzündung. Zwischen einer vorausgegangenen Urogenitalinfektion und dem Auftreten des Reiter-Syndroms kann unterschiedlich lange Zeit (von Tagen bis zu Monaten) vergehen.

Die Laboruntersuchungen weisen auf einen entzündlichen Prozeß hin (Erhöhung der Blutkörperchensenkungsgeschwindigkeit, Leukozytose). Auch im Gelenkpunktat findet sich eine Leukozytose. Der Röntgenbefund ist unauffällig, bei längerer Dauer der Erkrankung finden sich Arthrosezeichen.

Therapie. Die Behandlung des Morbus Reiter besteht in vorübergehender Entlastung der betroffenen Extremität unter Umlagerungen und Übungsbehandlung (Verzicht auf Immobilisierung!) sowie in Verordnung antiphlogistischer und antibiotischer Medikamente unter Berücksichtigung auch der übrigen Symptome. Eine Ausheilung kann innerhalb weniger Wochen erfolgen, es werden jedoch auch Verläufe über Monate hin und Rezidive beobachtet.

Spondylarthritis ankylopoetica

Synonyme: Morbus Bechterew, Morbus Strümpell-Marie-Bechterew.

Die Spondylarthritis ankylopoetica stellt eine rheumatische Erkrankung der Wirbelsäule dar; sie wird deshalb in Kapitel 10, Erkrankungen der Wirbelsäule, besprochen. Während der Typ Bechterew auf die Wirbelsäule beschränkt bleibt, sind beim Typ Strümpell-Pierre-Marie auch die großen Gelenke, vor allem die Hüftgelenke, mitbetroffen. Gegen die zunehmende Gelenkversteifung und Fehlstellung sind krankengymnastische Übungen, zur Behandlung der Ankylosen auch operative Maßnahmen (Endoprothetik) angezeigt.

Psoriasisarthritis

Ursache. Die Psoriasisarthritis tritt familiär gehäuft auf; sie wird auf Stoffwechselstörungen, allergische und immunpathologische Prozesse zurückgeführt. Nicht immer finden sich bereits bei Beginn der Gelenkentzündung psoriatische Hautveränderungen. Das Bild ähnelt der chronischen Polyarthritis und der Arthritis urica sowie der Polyarthrose – je nach akutem oder subakutem Beginn.

Symptome. Typisch für die Psoriasisarthritis ist der Befall von Finger- und Zehengelenken mit Gelenkerguß und Kapselschwellung sowie mit gerötetem und überwärmtem Hautbezirk. Die Erkrankung führt oft zu erheblichen Schmerzen und Funktionseinschränkungen; sie zeigt einen schubweisen Verlauf. Häufig sind Sakroiliakalgelenke, Intervertebralgelenke und paravertebrale Bänder bei asymmetrischem Befall mitbetroffen; es kommt zu Periostitis und Peritendinitis. Röntgenologisch zeigen sich Knochendestruktionen und Proliferationen.

Therapie. Die Therapie der Psoriasisarthritis besteht in der Behandlung des Grundleidens und entspricht darüber hinaus der Therapie rheumatischer Gelenkentzündungen.

Stoffwechselbedingte Arthritis (Gicht, Pseudogicht, Chondrokalzinose)

Unter den Gelenkentzündungen, die auf Stoffwechselstörungen beruhen, steht die Gicht *(Arthritis urica)* im Vordergrund. Sie tritt im mittleren Lebensalter auf. Nicht immer sind die Laborwerte im Hinblick auf Harnsäurevermehrung eindeutig.

Es handelt sich um eine allgemeine Stoffwechselerkrankung, bei der bevorzugt im Knorpelgewebe Urate abgelagert werden. Im Bereich der betroffenen Gelenke – häufig zunächst Großzehengrundgelenke, aber auch Sprung-, Ellenbogen- und Kniegelenke – kommt es zu Schmerzhaftigkeit, Schwellung und Rötung sowie Einschränkung der Beweglichkeit. Differentialdiagnostisch ist wichtig, daß an den Händen bei der Gicht vor allem die distalen Fingergelenke betroffen sind, während es bei der Polyarthritis rheumatica überwiegend die Grundgelenke sind.

Die Arthritis urica führt im chronischen Verlauf zu Osteolysen. Röntgenologisch zeigen sich Gelenkspaltverschmälerung, Usuren, Kalksalzminderung.

Die *Pyrophosphatgicht* – auch Pseudogicht genannt – entspricht im klinischen Bild weitgehend der Arthritis urica; auch sie ist polyarthritisch, bevorzugt sind die Kniegelenke betroffen. In den Gelenkknorpel lagern sich Pyrophosphatkristalle ab.

Die *Chondrokalzinose* führt zu röntgenologisch erkennbaren Verkalkungen des Knorpels.

Die krankengymnastische Behandlung bei der stoffwechselbedingten Arthritis entspricht der bei rheumatischer Arthritis.

Osteomyelitis (Ostitis)

Als Osteomyelitis oder Ostitis wird die Infektionskrankheit des Knochens bezeichnet. Von den *spezifischen* Knocheninfektionen (Tbc, Typhus, Lues) werden die häufigeren *unspezifischen* abgegrenzt; sie lassen sich in *akute* und *chronische* Formen einteilen (Abb. **7**). Die hämatogene und auch die exogene akute Osteomyelitis können einen chronischen Verlauf nehmen (sekundär-chronische Osteomyelitis).

Eine besondere Form stellt der Morbus Paget dar; er zählt zu den Knochenumbaustörungen, weist jedoch entzündliche Veränderungen auf. Deshalb wird die Krankheit in diesem Kapitel besprochen.

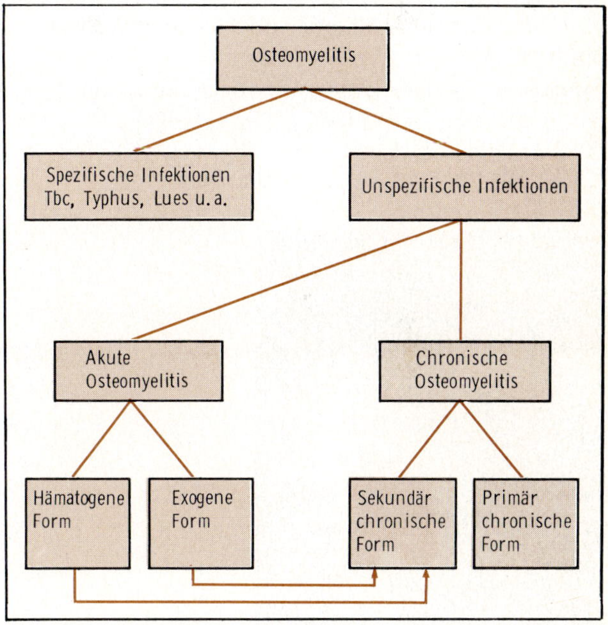

Abb. **7** Einteilung der Osteomyelitis.

Unspezifische Osteomyelitis (Ostitis)

Akute hämatogene Osteomyelitis (Säuglingsosteomyelitis)

Ursache. Bei ungenügender immunbiologischer Abwehrlage des Neugeborenen können sich, sobald die von der Mutter übertragenen Antikörper schwinden, auf dem Blutweg verschleppte Infektionserreger im Knochen ansiedeln. Ausgangspunkt kann u. a. eine Nabelschnurinfektion, Pyodermie oder Otitis sein. Bevorzugt betroffen sind die Metaphysen langer Röhrenknochen. Durch Übergreifen der Infektion auf das Periost kommt es zum subperiostalen Abszeß, der über Ernährungsstörungen des Knochens Nekrosen verursacht. Durch Bildung von Granulationsgewebe und durch Demarkierung entstehen Sequester und teilweise größere Knochendefekte; die Osteolyse kann benachbarte Gelenke, insbesondere das Hüftgelenk, miterfassen (Abb. **8**).

Symptome. Die Allgemeinerscheinungen sind beim Säugling gering; erst nach dem 2. Lebensjahr geht die Osteomyelitis mit deutlichem Fieber, reduziertem Allgemeinzustand, Schwellung und örtlicher Überwärmung als Zeichen einer ernsten Infektion einher.

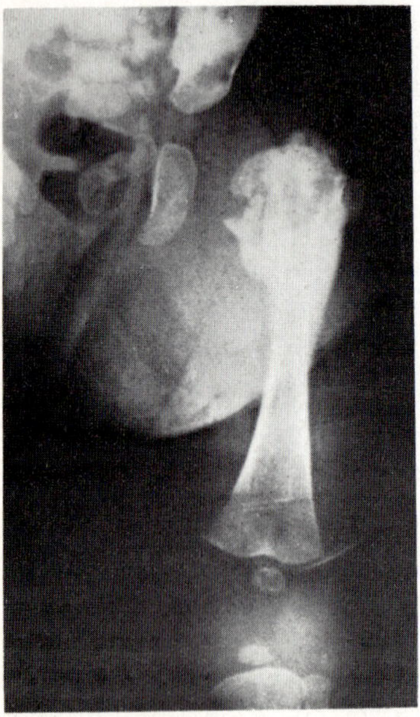

Abb. **8** Röntgenaufnahme des linken Hüftgelenkes und Oberschenkels bei Säuglingskoxitis (aus H. Cotta: Orthopädie, 4. Aufl. Thieme, Stuttgart 1984).

Beim Erwachsenen ist die akute hämatogene Osteomyelitis selten; sie führt weniger zu subperiostalen Abszessen und Sequestern als vielmehr zu extraperiostalen Abszessen mit Fistelbildung; deshalb geht sie leicht in die sekundär-chronische Form über.

Therapie. Die Therapie der akuten hämatogenen Osteomyelitis des Kindes besteht in Ruhigstellung der betroffenen Gliedmaßen und in antibiotischer Behandlung, zunächst mit einem Breitbandantibiotikum bzw. mit einer Kombination; sie wird nach Erregernachweis mit einem gezielt angesetzten Antibiotikum fortgesetzt. Dazu kommen Maßnahmen zur Hebung des Allgemeinzustandes und der Abwehrkraft. Beim Säugling kann es zur Revitalisierung nekrotischer Knochenbezirke kommen, und auch beim Kind ist der Verlauf unter konsequenter Behandlung verhältnismäßig günstig – operatives Vorgehen kann in der Regel vermieden werden. Bei Abszedierungen werden Punktionen einer Drainage vorgezogen, um Superinfektionen zu vermeiden.

Beim Erwachsenen ist operatives Vorgehen, wie Ausräumung einer unspezifischen Spondylitis (s. Kap. 10), angezeigt; sie beschleunigt den Heilverlauf.

Akute exogene Osteomyelitis (posttraumatische Osteomyelitis)

Ursache. Die akute exogene Form der Osteomyelitis wird durch äußeren Kontakt des Knochens mit Erregern – überwiegend durch Verletzungen – hervorgerufen. Offene Verletzungen mit Knochenbeteiligung („komplizierte Frakturen"), Periostverletzungen und subperiostale Hämatome sowie ausnahmsweise reine Weichteilverletzungen können zu einer exogenen Osteomyelitis führen – letztere durch Penetration von Erregern. Relativ häufig sind Implantate in Zusammenhang mit operativer Knochenbruchbehandlung die Ursache einer exogenen Osteomyelitis.

Therapie. Der Verlauf der posttraumatischen bzw. postoperativen Osteomyelitis ist von Art, Menge und Virulenz der eingedrungenen Erreger abhängig sowie von den allgemeinen und den örtlichen Durchblutungsverhältnissen. Durch hochdosierte Antibiotikagaben, Ruhigstellung und operatives Vorgehen, erforderlichenfalls Entfernung des eingebrachten Osteosynthesematerials, wird einem Übergang von der akuten in die sekundär-chronische Osteomyelitis entgegengewirkt.

Sekundär-chronische Osteomyelitis

Ursache. Die sekundär-chronische Osteomyelitis entwickelt sich aus der akuten endogenen oder exogenen Knochenentzündung und weist entsprechende Befunde auf. Örtlich sind zunehmende Schwellung und

Schmerzen sowie Fistelsekretion festzustellen, bei den Laboruntersuchungen steigende Blutkörperchensenkungsgeschwindigkeit und zunehmende Veränderungen des Blutbildes. Auch die allgemeinen Krankheitszeichen nehmen zu. Als Komplikation bei ausgesprochen chronischem Verlauf droht Amyloidose, die die Funktion innerer Organe beeinträchtigt.

Symptome. Um die Knocheneinschmelzung herum bildet sich ein sklerotischer Saum, der den Herd gegen den gesunden Knochen abgrenzt; häufig sind Sequesterbildungen (Abb. **9**). Fistelfüllungen und Röntgenkontrastaufnahmen sowie Schichtaufnahmen lassen den Prozeß abgrenzen und ggf. eine Verbindung zum Gelenk nachweisen.

Therapie. Die Therapie der sekundär-chronischen Osteomyelitis erfordert operatives Vorgehen unter antibiotischer Medikation. Der erkrankte Knochenbezirk wird großzügig entfernt unter Bildung einer Knochenmulde (Abb. **10**); in diese kann ein gut durchbluteter Muskellappen eingelegt werden, der die Ausheilung fördert; die Einbringung von antibiotikahaltigem Material in Kugelketten und – bei größeren Defekten – die Auffüllung mit Knochenspongiosa haben sich bewährt (Abb. **11**). Je nach Vorgehen kann auch eine Spül-Saug-Drainage zur Anwendung kommen (Abb. **12**).

Primär-chronische Osteomyelitis

Ursache. Primär-chronische Formen der Osteomyelitis treten auf, wenn eine gute immunbiologische Abwehrlage des Körpers die Ausbreitung der Knocheninfektion nicht zuläßt. Dadurch entstehen abgekapselte knöcherne Entzündungen, die als Brodie-Abszeß und als Osteomyelitis sclerosans bezeichnet werden.

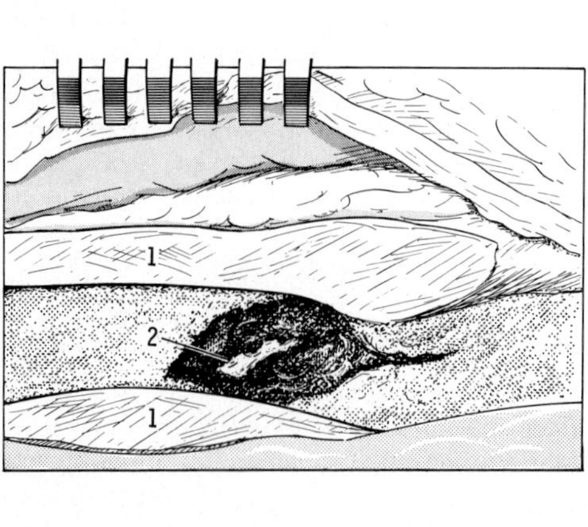

Abb. **9** Eröffnete Schienbeinosteomyelitis. 1 sklerotisch verdickte Knochenrinde, 2 Eiterhöhle mit Knochensequester.

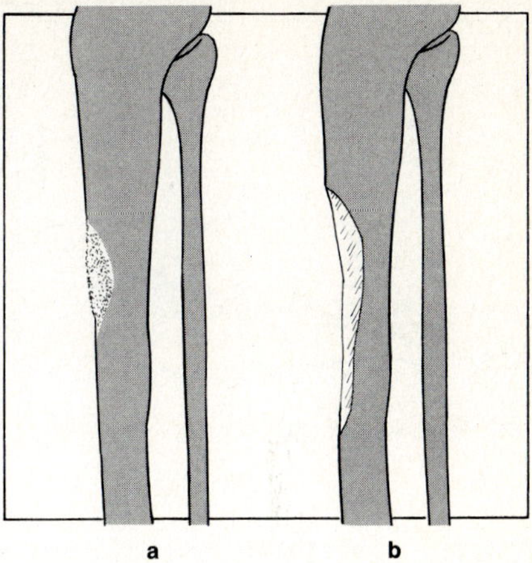

Abb. **10a** Osteomyelitis des Schienbeins. **b** Zustand nach Entfernung des osteomyelitischen Herdes.

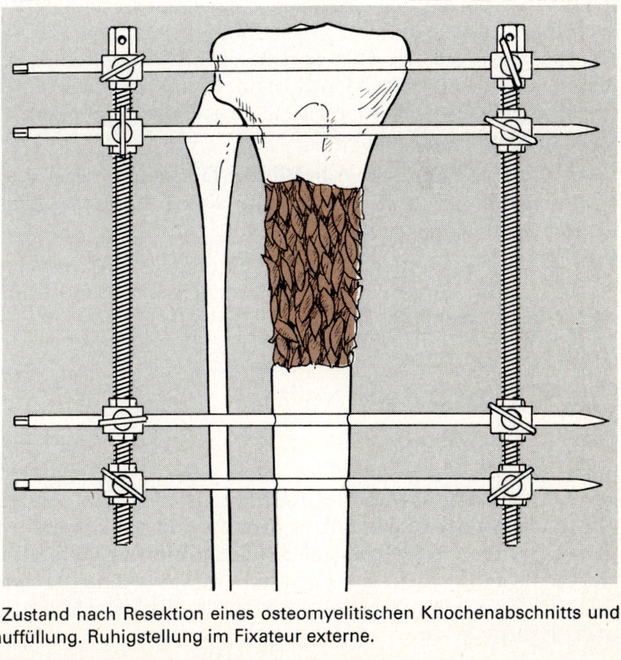

Abb. **11** Zustand nach Resektion eines osteomyelitischen Knochenabschnitts und Knochenauffüllung. Ruhigstellung im Fixateur externe.

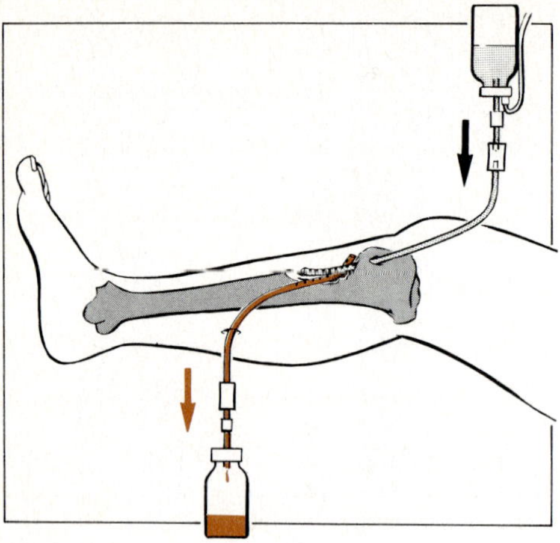

Abb. **12** Spül-Saug-Drainage der gemuldeten Knochenhöhle.

Symptome. Der *Brodie-Abszeß* findet sich bevorzugt bei Kindern und Jugendlichen im metaphysären Bereich langer Röhrenknochen. Die Erkrankung beginnt schleichend; die Patienten klagen über (vor allem nächtliche) Schmerzen und geben Klopfschmerz über der rundlichen Knochenpartie an. Die Röntgenuntersuchung ergibt einen rundlichen Aufhellungsbezirk mit sklerotischem Rand, der differentialdiagnostisch gegen Knochenzysten, Enchondrome und beginnende Osteosarkome abgegrenzt werden muß.

Die *Osteomyelitis sclerosans* befällt die Diaphysen langer Röhrenknochen und kann bis in den Markraum reichen. Differentialdiagnostisch kommt das Osteoidosteom in Betracht.

Therapie. Beide Formen der primär-chronischen Osteomyelitis bedürfen operativen Vorgehens mit Entfernung des Herdes, wie oben beschrieben (s. auch Abb. **10–12**).

Spezifische Osteomyelitis

Ursache. Die spezifische Osteomyelitis wird durch bestimmte Erreger hervorgerufen (Tuberkelbazillen, Luesspirochäten, Typhusbakterien); im Vordergrund steht die tuberkulöse Osteomyelitis. Sie gehört als Organtuberkulose zu den Spätformen der Tuberkulose und entwickelt sich in der Regel hämatogen, also auf dem Blutweg, durch Ansiedlung von Keimen aus einem Lungenherd. Die Ansiedlung der Tuberkelbazillen im Knochen geschieht bevorzugt in der Spongiosa und im Bereich der Epiphysen.

Symptome. Die äußeren Entzündungserscheinungen der Tbc-Osteomyelitis sind zunächst undeutlich; die Röntgenuntersuchung zeigt eine Aufhellung im Bereich des Herdes und eine Kalkatrophie des betroffenen Skelettabschnitts. Die granulierende oder verkäsende Ostitis kann mit Sequesterbildung und Fisteln, aber auch mit periostalen Ossifikationen einhergehen. Die häufigsten Lokalisationen sind Wirbelsäule (Spondylitis-Tbc, s. Kap. 10) und die großen Gelenke. Eine besondere Form im Bereich der Finger stellt die Spina ventosa dar.

Leicht erhöhte Temperatur und starke Beschleunigung der Blutkörperchensenkungsgeschwindigkeit sind typisch für diese spezifische chronische Osteomyelitis.

Therapie. Die Therapie der spezifischen Osteomyelitis besteht im floriden Stadium in Ruhigstellung, gezielter antibiotischer und – bei Tuberkulose – tuberkulostatischer Medikation, in roborierenden Maßnahmen (Klimawechsel) sowie in operativer Ausräumung der Knochenherde.

Morbus Paget

Synonyme: Ostitis deformans, Osteodystrophia deformans.

Ursache. Die Ostitis deformans zeigt sich an einem oder mehreren Knochen. Ihre Ätiologie ist unklar, und sie zählt eher zu den Umbaustörungen des Knochens als zu den Entzündungen.

Symptome. Die Krankheitssymptome sind uncharakteristisch und ähneln „Rheuma“beschwerden; manchmal fehlen subjektive Beschwerden ganz.

Im ersten Stadium findet man Hyperämie und histologisch einen Abbau von Knochenbälkchen mit fibröser Umwandlung des Knochenmarks, begleitet von knöchernem Anbau (Mosaikstruktur). Der Knochen verliert an mechanischer Belastbarkeit. Im zweiten Stadium besteht ein Gleichgewicht von Osteoblasten- und Osteoklastentätigkeit, im dritten kommt es zu zunehmender Sklerose des Knochens, zu fibröser Umwandlung des Fettmarkes und zu Osteolysen mit zystenartigen Hohlräumen – vorwiegend im Bereich der Wirbelsäule und der Schienbeine (Säbelscheidentibia; Abb. **13**).

Therapie. Die Therapie des Morbus Paget ist überwiegend symptomatisch; sie schließt Maßnahmen zur Vorbeugung von Frakturen (erforderlichenfalls Apparateversorgung) sowie Osteotomien bei starken Verkrümmungen ein (s. auch Kap. 3).

Krankengymnastische Behandlung

Osteomyelitis

Die Krankengymnastik ist als Begleittherapie oder als sog. Nachbehandlung nach abgelaufenem Prozeß einzusetzen.

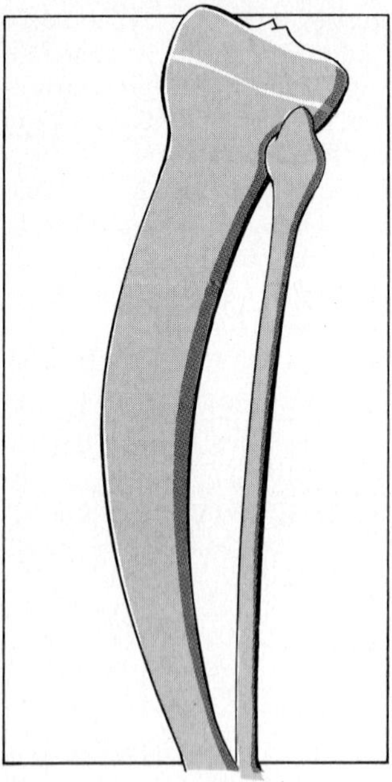

Abb. **13** Säbelscheidentibia bei Morbus Paget.

Das Stadium der Erkrankung, die befallenen Regionen und die Symptomatik bestimmen die Maßnahmen. Die Übungsbehandlung wird aktiv-assistiv durchgeführt, schonend und unter genauester Beobachtung der Reaktionen des Patienten. Sie hat zum Ziel, die durch lange Ruhigstellung atrophierte Muskulatur zu trainieren, eingeschränkte Gelenkfunktionen zu verbessern und ein bestmögliches funktionelles Ergebnis zu erreichen.

Maßnahmen

- Schonende Mobilisationen über Teilaufhängung im Schlingengerät.
- Entspannungstechniken in für das Gelenk hubfreier Ausgangsstellung. Die Griffe sind gelenknah zu setzen bzw. Prozesse im Röhrenknochen durch geeignete Grifftechnik aus möglichen Belastungen herauszunehmen.
- Muskelschulung erfolgt über Muskelketten, wobei fern vom Prozeß begonnen wird.

10. Erkrankungen der Wirbelsäule

A. TUM SUDEN-WEICKMANN und W. HEIPERTZ

Form und Funktion der Wirbelsäule

Die Wirbelsäule wird durch Zusammenschluß mehrerer Gewebe zum Achsenorgan; sie ist wesentlicher Bestandteil des Bewegungssystems. Neben den Funktionen der Statik, der Dynamik und der Propriorezeption erfüllt die Wirbelsäule Schutzfunktionen für das Rückenmark. Sie dient zugleich als psychisches Ausdrucksmittel. Störungen einer dieser Funktionen beeinträchtigen auch die anderen.

Die Eigengestalt der Wirbelsäule läßt sich mit einer gebogenen Feder vergleichen; sie verläuft – von hinten betrachtet – lotrecht und bei seitlicher Betrachtung in einer S-förmigen Schwingung (Abb. **1**). Die

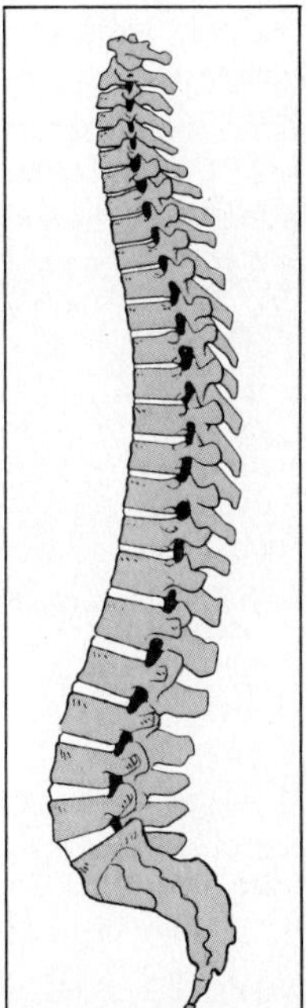

Abb. **1** Eigengestalt der Wirbelsäule bei seitlicher Betrachtung.

Verbindung von starren Elementen, den Knochen, und mobilen elastischen Elementen, den Bandscheiben, erlaubt Beweglichkeit in allen Ebenen bei hoher Festigkeit. Der Aufbau der Wirbelsäule über dem Kreuzbein bewirkt ihre Einbeziehung in die Becken- und Beinstatik. Die Gliedmaßenbewegungen übertragen sich auf die Wirbelsäule, die ihrerseits in die Fortbewegung des Körpers einbezogen ist. Dabei wird die Wirbelsäule durch das Gewicht von Rumpf, Schultergürtel und oberen Gliedmaßen sowie durch den mit großer Beweglichkeit frei balancierten Kopf belastet.

Die Zwischenwirbelscheiben bilden gemeinsam mit den kleinen Wirbelgelenken und den Bandverbindungen das von Junghanns so bezeichnete „Bewegungssegment" (Abb. **2**).

Ligamente verbinden als passive Halteelemente die einzelnen Wirbelsäulenbauteile (Abb. **3** u. **4**). Aktives Element ist die Rückenmuskulatur; sie wird in eine oberflächliche Gruppe, die entwicklungsgeschichtlich von den oberen Extremitäten stammt, und in eine tiefe, aus autochthoner Muskulatur bestehende Gruppe unterteilt (Abb. **5**). Diese wird vom M. erector trunci gebildet; er zieht als langer Strang vom Becken zu den Wirbelquerfortsätzen und zu den Rippen und verbindet mit kurzen Strängen die einzelnen Wirbelkörper. Bei der aufrechten Haltung wirkt die Bauchmuskulatur synergistisch mit; antagonistisch wirkt sie bei der Rumpfbeugung.

Die Grundform der Wirbel – Wirbelkörper, Wirbelbogen, Gelenkfortsatz, Querfortsatz, Dornfortsatz – ist im Hals-, Brust- und Lendenabschnitt abgewandelt; die Wirbelkörper nehmen von kranial nach kaudal an Größe zu (Abb. **6**). Das Rückenmark und seine begleitenden

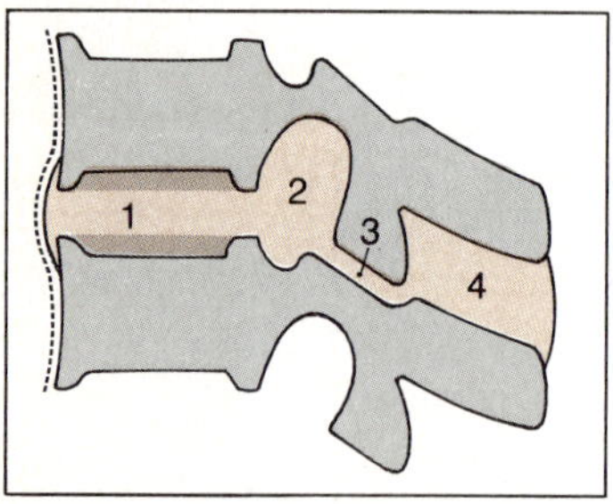

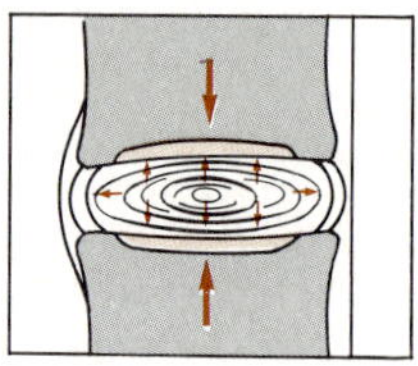

Abb. **3**

Abb. **2** Bewegungssegment nach Junghanns (zwischen zwei schematisch dargestellten Wirbelkörpern mit Bogen und Dornfortsatz): 1 = Zwischenwirbelscheibe, 2 = Wirbellöcher, 3 = kleine Wirbelgelenke, 4 = interspinales Band.

Abb. **3** Schematische Darstellung des Halbgelenkes Bandscheibe mit Verlauf des vorderen und hinteren Längsbandes (nach Ruckelshausen).

Gewebe verlaufen in dem durch die Wirbelbögen geschlossenen Wirbelkanal. Die Nervenwurzeln verlassen mit ihren Begleitgebilden das Rückenmark durch die Foramina intervertebralia. So bestehen enge räumliche Beziehungen zwischen der Wirbelsäule, dem Nervensystem und den Gefäßen. Die Zwischenwirbelscheiben als passiv beweglicher Teil des Achsenorgans bestehen aus dem Gallertkern (Nucleus pulposus) und den ihn umgebenden Fasern (Anulus fibrosus).

Die *Halswirbelsäule* ist der beweglichste Wirbelsäulenabschnitt. Die Gelenkfortsätze der Halswirbel sind frontal und in 45 Grad Neigung nach vorn gegenüber der Horizontalen angelegt; das läßt besonders ergiebige Flexion, Extension und Seitneigung zu. Im oberen Abschnitt

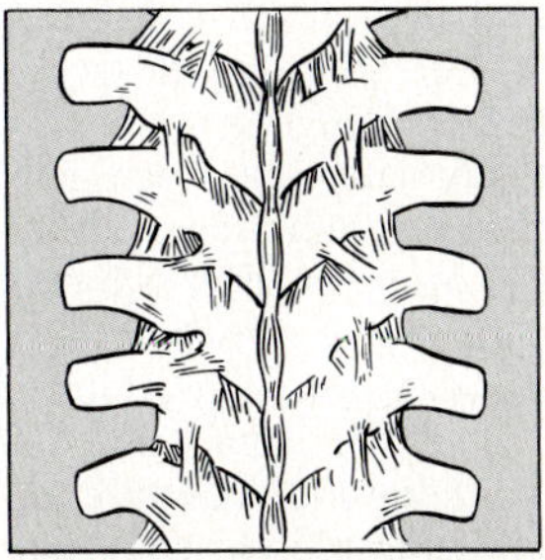

Abb. **4** Verlauf der Ligamente an Bögen, Dornfortsätzen und Querfortsätzen (nach Ruckelshausen).

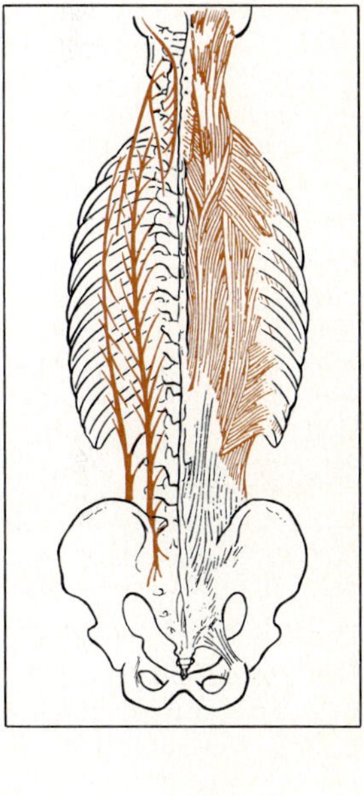

Abb. **5** Verlauf der tiefen Rückenmuskulatur (nach Ruckelshausen).

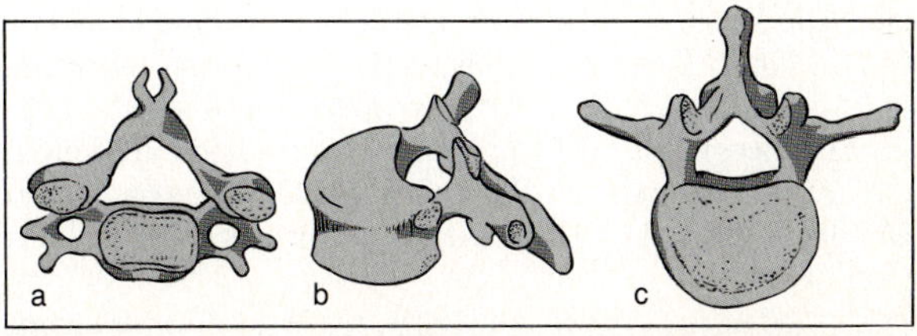

Abb. **6a–c** Grundformen **a** eines Hals-, **b** eines Brust-, **c** eines Lendenwirbelkörpers.

– zwischen Okziput, Atlas (C1) und Axis (C2) – ist die Anatomie stark abgewandelt. Hier finden sich keine Bandscheiben; die beiden Wirbelkörper sind völlig umgebildet, die Wirbelgelenke mit zusätzlichem vorderen und hinteren Densgelenk bilden funktionell ein Kugelgelenk. Die Kapseln sind hier Träger von Rezeptoren der Stell- und Haltereflexe; durch Reizung kann es nicht nur zu örtlichen Schmerzen, sondern auch zu neuromuskulären Fehlsteuerungen mit Auswirkungen auf die gesamte Wirbelsäule und die unteren Extremitäten kommen.

Bei der Anteflexion wird die Nickbewegung in den Kopfgelenken, durch die sich das Kinn dem Kehlkopf nähert, vom Beugen der gesamten Halswirbelsäule, das zur Annäherung des Kinns an das Brustbein führt, unterschieden. Bei der Nickbewegung rutschen die Kondylen des Okziputs in den Gelenkflächen des Atlas nach hinten, die Entfernung Okziput – hinterer Atlasbogen vergrößert sich, der Klivus-Dens-Winkel wird kleiner, der Abstand zwischen dem hinteren Atlasbogen und dem Dornfortsatz C2 vergrößert sich. Bei der Beugung der gesamten Halswirbelsäule entfaltet sich ihre Dornfortsatzreihe, doch zeigt der Atlas ein besonderes Verhalten: Er gleitet gegenüber den Kondylen nach dorsal, der hintere Atlasbogen steigt an und nähert sich dem Okziput (Abb. **7**). Die Retroflexion findet vor allem zwischen Atlas und Axis, weniger zwischen Okziput und Atlas statt; auch hierbei nähert sich der hintere Atlasbogen dem Okziput. Die Rotation in den Kopfgelenken erfolgt hauptsächlich zwischen Atlas und Axis und darüber hinaus mit einer leicht federnden Bewegung zwischen Okziput und Atlas. An der übrigen Halswirbelsäule kommt es dabei zu einer begleitenden Seitneigung. Bei der Seitneigung wiederum (mit größter Beweglichkeit bei C3/4) ist eine Gleitrotation zu beobachten (Abb. **8**).

Die größte Ante- und Retroflexion, für die die Gelenkstellung der Halswirbelsäule die Voraussetzung schafft, liegt im Segment C5/6; hier kann es zu einer leichten Stufenbildung im Bereich der Wirbelkörpervorderkanten kommen (Röntgenaufnahme), die nicht pathologisch ist.

Die Beweglichkeit der *Brustwirbelsäule* ist durch die Verbindung mit dem Brustkorb eingeschränkt; die Gelenkflächen der kleinen Wirbelgelenke verlaufen hier in der Frontalebene relativ steil und würden eine bessere Beweglichkeit in allen Ebenen zulassen – allerdings ist auch die Höhe der Bandscheiben gering. Bei der Vorbeugung kommt es zur Vergrößerung der Distanz zwischen den Dornfortsätzen des 7. Hals- und des 12. Brustwirbelkörpers von 4–6 cm. Die Bewegungen im Einzelsegment erfolgen durch Rotation und Gleiten in der Sagittalebene, wobei unter der Seitneigung eine Rotation eintritt. Im unteren Brustabschnitt ab Th7 ist die Rotation des Rumpfes am ergiebigsten (freie Rippen).

Die *Lendenwirbelsäule* läßt ergiebige Ante- und Retroflexion zu. Die seitliche Neigung ist mit begleitender Rotation verbunden, reine Seit-

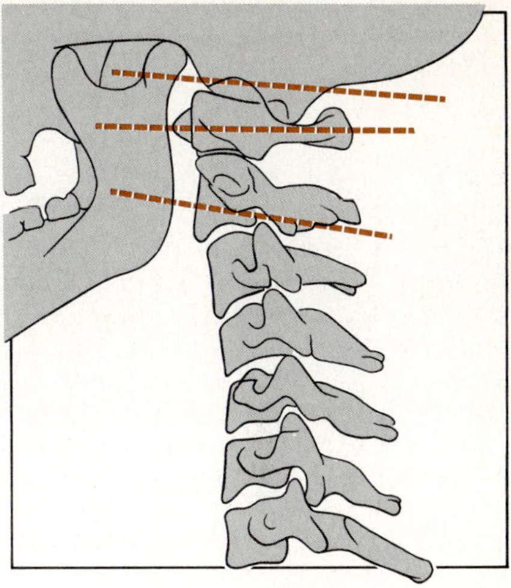

Abb. **7** Anteflexionsstellung Atlas gegen Axis. Atlas- und Axisebene bilden einen nach dorsal offenen Winkel (nach Ruckelshausen).

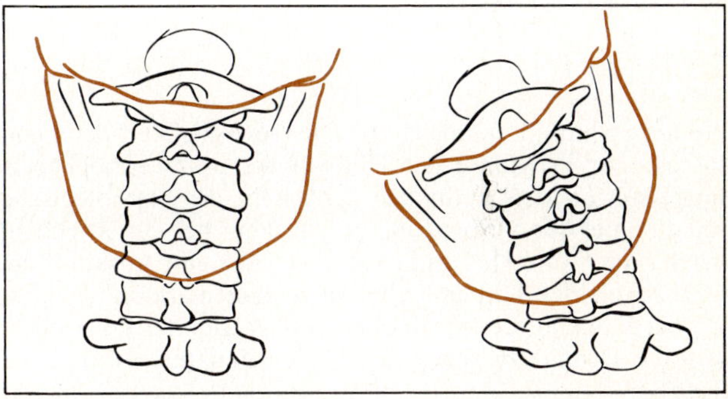

Abb. **8** Seitneigungsverhalten der Halswirbelsäule. Atlasverschiebung nach links, Okziput-Atlas-Rotation nach rechts, C2–Th4 Rotation nach links bei Linksseitneigung (nach Ruckelshausen).

neigung ist am BWS-LWS-Übergang möglich. Am LWS-Kreuzbein-Übergang nimmt der 5. Lendenwirbelkörper eine Sonderstellung ein; er überträgt das Gewicht der oberen Körperhälfte auf den Beckenring, und da seine Grundplatte in aufrechter Haltung bei normaler Lordose nach ventral geneigt ist, wird die Last in mehrere Komponenten zerlegt; – einen Teil fangen die unteren Gelenkfortsätze, einen weiteren

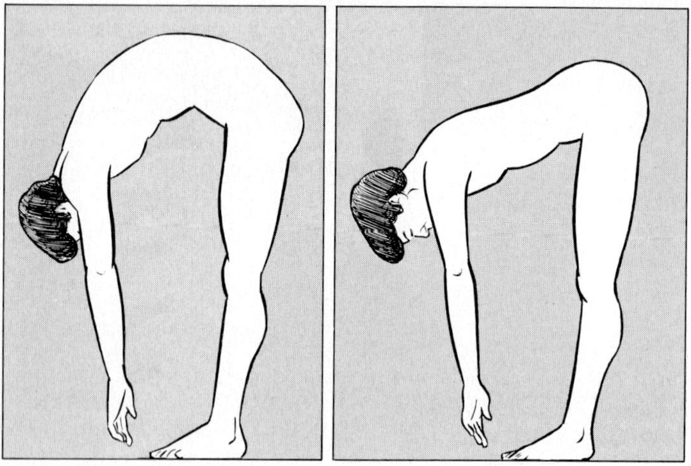

a b

Abb. **9a** u. **b** Die Rumpfbeuge zeigt bei **a** gute Flexion der Wirbelsäule; **b** stärkere Beugung im Hüftgelenk kann über Funktionsstörung der Wirbelsäule – hier fixierte Streckhaltung – hinwegtäuschen.

die Ligamenta iliolumbalia ab. Die Beweglichkeit der Lendenwirbelsäule unter Einschluß der Hüftgelenke sollte ermöglichen, daß die Fingerspitzen den Fußboden erreichen, die physiologische Lordose soll sich bei der Vorbeugung ausgleichen, bei der Rückbeugung aber verstärken (Abb. **9**). Das Schober-Zeichen gibt Auskunft über die Beweglichkeit der Lendenwirbelsäule; man markiert eine Strecke von 10 cm, deren untere Marke über S1 liegt. Bei der Vorbeuge vergrößert sich die Distanz zwischen den beiden Punkten normalerweise bis zu 5 cm.

Fehlfunktionen der Wirbelsäule bedeuten Krankheit. Der klinische Befund ist vielgestaltig und verlangt umfangreiche Untersuchungen sowie richtige Deutung der Befunde. Neben geradem Aufbau und physiologischer Krümmung der Wirbelsäule ist auf die Ausbildung eines harmonischen Bogens bei Seitneigung, Vor- und Rückwärtsbeugung zu achten (Abb. **10**).

Neben den Beziehungen von Wirbelsäule und zentralem Nervensystem ist bei segmentalen Funktionsstörungen auch das vegetative Nervensystem von Bedeutung. Die neurologische Untersuchung erfolgt vor allem an den Erfolgsorganen, den Extremitäten. Die radikulären Dermatome erlauben segmentale Zuordnung (Abb. **11**). Empfindlich-

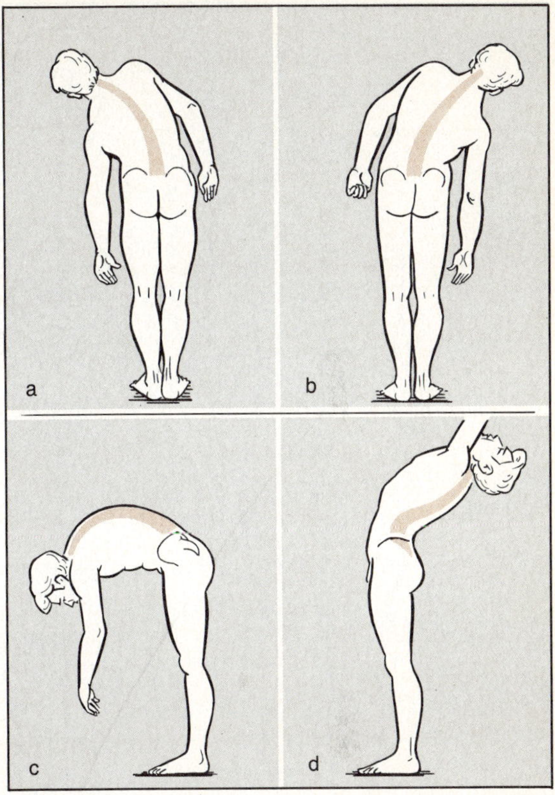

Abb. **10 a** u. **b** Seitneigung (Ausbildung eines harmonischen Bogens). **c** Anteflexion (Abflachung der Lendenlordose, vermehrte BWS-Kyphose). **d** Retroflexion (Abflachung der BWS-Kyphose, vermehrte Lendenlordose).

keit auf Berührung, Schmerz und Temperatur werden geprüft; charakteristisch sind Schmerzen, die bei Nervendehnung auftreten: Hüftbeugung bei gestrecktem Kniegelenk bewirkt Schmerzen im Verlauf des N. ischiadicus (Lasègue-Zeichen).

Die Beurteilung der Willkürinnervation erfolgt anhand entsprechender Untersuchungsbögen. Bei der Reflexprüfung orientiert man sich an Seitendifferenzen: Abschwächung oder Fehlen eines Reflexes ist Ausdruck eines gestörten Reflexbogens. Die wichtigsten Eigenreflexe sind folgenden Segmenten zugeordnet: Bizepsreflex C5/C6, Trizepsreflex C6/C7, Patellarsehnenreflex L2–L4, Achillessehnenreflex L5–S1.

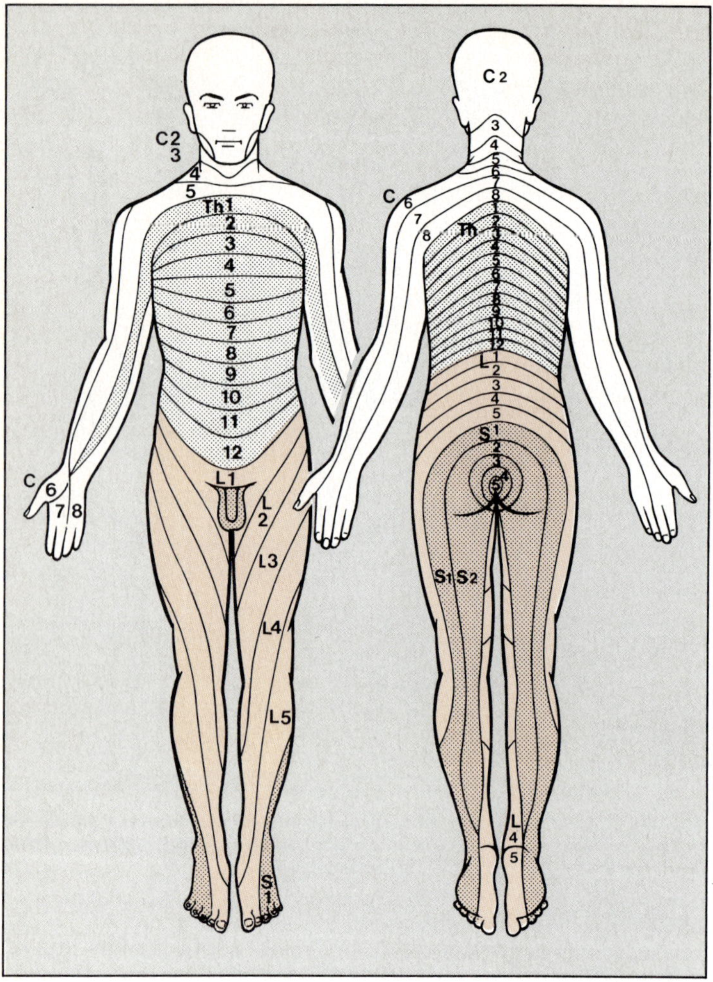

Abb. **11** Segmentale Dermatome (aus H. Cotta: Orthopädie, 4. Aufl. Thieme, Stuttgart 1984).

Grundsätzlich haben in der Diagnostik von Funktionsstörungen der Wirbelsäule die symmetrischen funktionellen Untersuchungsmethoden und exakt definierte Testmethoden den Vorrang, wobei Zahlen jedoch nur Hilfsmittel zur Urteilsfindung und nicht das Urteil selbst sind. Neben klinischen und Bewegungsuntersuchungen stehen Unter-

Tabelle **1** Klinische Befunde bei Hypermobilität und bei Blockierung

	Hypermobilität (segmentale Beweglichkeitsvermehrung)	Blockierung (segmentale Beweglichkeitsverminderung)
1. Schmerz	lokal ausstrahlend: – Projektionsschmerz – pseudoradikulär – vegetativ	lokal ausstrahlend – Projektionsschmerz – pseudoradikulär – vegetativ
2. Muskulatur	verspannt	verspannt
3. Unterhautzellgewebe	verquollen	verquollen
4. Schmerzpalpation	positiv	positiv
5. Summationsbewegung	gesteigert	eingeschränkt (?)
6. Segmentalbewegung	*vermehrt*	*eingeschränkt*

suchungen der Gestalt und ihrer Veränderungen sowie die Schmerzprovokation durch Bewegung.

Die Differentialdiagnose erfordert sorgfältige Befunderhebung und kritische Bewertung; dies sei beispielhaft an der Gegenüberstellung der klinischen Befunde bei Hypermobilität und Hypomobilität gezeigt, die sich nur bezüglich Punkt 5 und 6 unterscheiden (Tab. **1**).

Haltung des Menschen

Die aufrechte Haltung wird durch Anspannung der Rumpfmuskulatur, die der Schwerkraft entgegenwirkt, erzielt; nur den Menschen ist dauernd aufrechter Gang möglich. Von Geburt an erfährt der Verlauf der Wirbelsäule eine „artspezifische“ Weiterentwicklung: Unter Sitzversuchen verstärkt sich im 1. Lebensjahr die großbogige Kyphose der Brust- und Lendenwirbelsäule, und es bildet sich noch in den ersten Lebensjahren die Halslordose aus. Bis zur Entwicklung der physiologischen Lendenlordose geht und steht das Kind zunächst noch mit leicht gebeugten Hüft- und Kniegelenken. Schließlich sind die drei physiologischen Krümmungen – Halslordose, Brustkyphose und Lendenlordose – ausgebildet (Abb. **12**).

Festlegung des Befundes und Beurteilung der Haltung sind schwierig, weil eine im Augenblick gegebene Haltungsform immer nur einen Ausschnitt aus dem Geschehen – Kampf zwischen Schwerkraft und Eigenkräften des Körpers – darstellt. Einflüsse der Ermüdung, aber auch geistig-seelische Momente spielen mit, wie sie im Begriff der „Haltung“ zum Ausdruck kommen; der Begriff umfaßt im Sprachgebrauch mehr als nur das äußere Erscheinungsbild des Menschen, das sich auch stimmungsmäßig ändert. Im übrigen ist Haltung neben

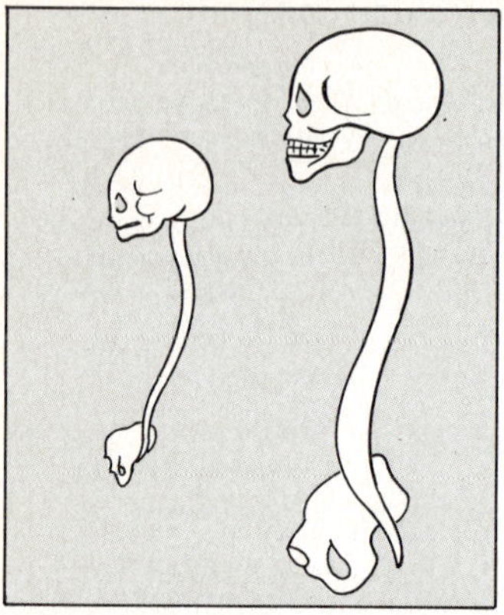

Abb. **12a** u. **b** Entwicklung der physiologischen Wirbelsäulenkrümmungen beim Menschen. **a** Wirbelsäule des Säuglings mit durchgehender Kyphose und beginnender Halslordose. **b** Wirbelsäule des Erwachsenen mit Halslordose, Brustkyphose und Lendenlordose.

der aktuellen (und ggf. psychisch beeinflußten) Leistungsfähigkeit der Muskulatur auch durch konstitutionelle Faktoren gekennzeichnet. Je nach Muskeltätigkeit unterscheidet Debrunner in der Normalstellung:

- Habituelle Haltung: Ruhetonus, mittlere Brustkyphose und Lendenlordose; das Lot vom Scheitel der Brustkyphose berührt das Kreuzbein.
- Ruhehaltung: Ermüdung der Muskulatur, erniedrigter Muskeltonus, verminderte Aufmerksamkeit führen zu verstärkter Brustkyphose und Lendenlordose; das Lot vom Scheitel der Brustkyphose fällt hinter das Kreuzbein (schlaffe Haltung).
- Aufgerichtete Haltung (nach Aufforderung, sich groß zu machen): aktiv gestreckte Wirbelsäule und verringerte Beckenneigung; das Lot vom Scheitel der Brustkyphose fällt auf oder etwas vor das Kreuzbein.
- „Skoliotische" Haltung: seitliche Abweichung der Dornfortsatzreihe infolge Beckenschiefstand oder Schmerz – jedoch nicht zu verwechseln mit der Skoliose, die sich durch Fixation der Seitkrümmung auszeichnet!

Auch die Atmung nimmt Einfluß auf die Körperhaltung, der Bauchatmung kommt dabei gegenüber der Brustatmung die größere Bedeutung zu. Die Atmung bestimmt das Haltungsbild mit, sowohl durch Förderung der Entwicklung des Brustkorbes und Kräftigung der Bauchmuskulatur als auch in Momentsituationen (Abb. **13**). Der Ausatmung entspricht die schlaffe Haltung mit zusammengesunkenem Körper, der Einatmung die aufrechte Haltung mit Hebung des Brustkorbes.

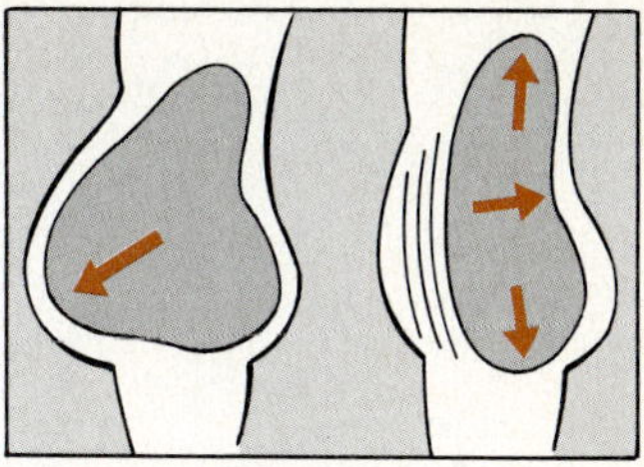

Abb. **13** „Hängeleib" mit Hohlkreuz. Aufrichtung der Wirbelsäule durch Anspannung der Bauchmuskulatur, auch mittels Druck auf die „Bauchblase".

Haltung ist gehaltene Bewegung; der Bandapparat setzt einer bei Erschlaffung eintretenden kyphotischen Wirbelsäulenkrümmung Grenzen. Die Einnahme einer Ruhehaltung mit stärkerer Kyphosierung der Wirbelsäule ist normal; erst ihre längere oder ständige Beibehaltung ist krankhaft. Es resultieren je nach den äußeren oder inneren Bedingungen verschiedene Haltungsbilder bei einzelnen Individuen. Ob runde oder flache Rückenformen immer krankhafte Bedeutung haben, ist nicht eindeutig zu entscheiden, doch hat die Wirbelsäule eine charakteristische Eigenform, und wesentliche Abweichungen haben Krankheitswert, zumal sie häufig mit Beschwerden einhergehen.

Die Normalhaltung baut auf einem geraden Beckenstand und auf Schultergleichstand auf; das ist vor allem von der Stellung des Beckens und Kreuzbeins in der frontalen Ebene, von ungestörten Gelenkverbindungen zwischen Gliedmaßen und Rumpf, von gesundem Nervensystem, von der Rumpfform und auch von der Beschaffenheit der inneren Organe abhängig. Der normgerechte Verlauf der sagittalen Wirbelsäulenschwingungen ist für eine „gute Haltung" typisch; als „schlechte Haltung" wird der Rundrücken vom hohlrunden Rücken und vom Flachrücken abgegrenzt (Abb. **14**). Der Krankheitswert korrigierbarer Haltungsabweichungen ist unterschiedlich und beispielsweise bei unsicherer Haltung bzw. Haltungsschwäche infolge Leistungsmangels bei sonst erhaltener Funktionstüchtigkeit gering.

Brügger (1977) hat die Körperfehlhaltung als „krankmachenden Faktor" herausgestellt und verschiedene Beschwerdebilder als „Funktionskrankheiten des Bewegungsapparates" gedeutet. Besondere Beachtung verdient die sternosymphysale Belastungshaltung, eine krumme Haltung, die im täglichen Leben zivilisierter Länder vorherrschend ist (Abb. **15a**). Dagegen zeichnet sich die Entlastungshaltung im Sitzen ebenso wie die aufrechte Haltung im Stehen durch eine harmonische Lordose aus; das Becken ist gekippt, der Thorax aufgerichtet, der Schultergürtel ruht auf dem Thorax (Abb. **15b**). Dadurch werden beste räumliche Bedingungen für die Arbeit der inneren Organe geschaffen, axiale – und damit schonende – Belastungen der

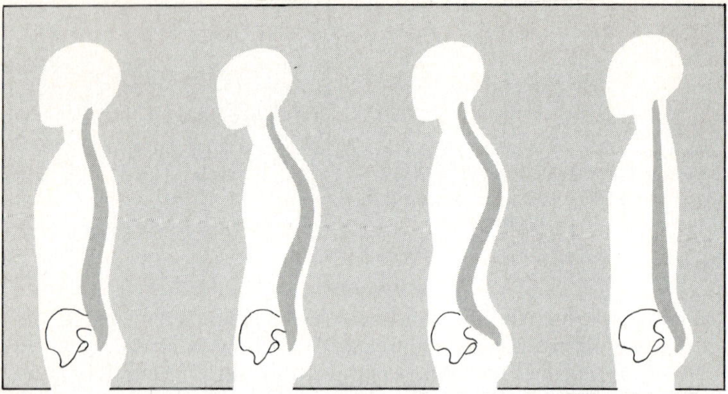

Abb. **14** Darstellung der aufrechten Haltung (**a**) und der Haltungsfehler: **b** Rundrükken, **c** hohlrunder Rücken, **d** Flachrücken.

Wirbelsäule erreicht, physiologische Stellung des Schultergürtels und Übertragung des Gewichts von Schultergürtel und Arm als Voraussetzung für entlastete Schultergürtelgelenke und Nackenmuskulatur sowie optimale Muskelfunktion bei der Armhebung (Abb. **16**). Eine isolierte und mechanische Betrachtung der Wirbelsäule und ihrer Funktionen vernachlässigt die größeren Zusammenhänge.

Krankengymnastische Befunderhebung

Die Befunderhebung bei einer Schädigung der Wirbelsäule beinhaltet immer die Wahrnehmung des ganzen Menschen in seiner Haltung und Bewegung. Es ist somit ein *Haltungs-* und *funktioneller Status* aufzunehmen, der sich vorrangig aus der Betrachtung des Menschen ergibt.

Voraussetzung für die Betrachtung des Patienten im Stand ist ausreichende Größe des Untersuchungsplatzes. Die Beurteilung der Gesamthaltung und Körperbewegung verlangt Abstand zwischen dem Beobachter und dem Patienten. Gleichmäßiger Lichteinfall ist erforderlich, um Schattengebung zu vermeiden, die eine Asymmetrie vortäuschen könnte. Ein einfaches Hilfsmittel zum Einnehmen der Grundposition ist eine Bodenplatte mit aufgemalten Fußsohlen, auf die sich der Patient mit Fersenabschluß stellt.

Es ist zu berücksichtigen, daß der Prozeß der Befundaufnahme zu Beginn zeitaufwendig ist und der Patient längere Zeit ruhig stehen muß. Da Haltung gleichgesetzt werden muß mit gehaltener Bewegung,

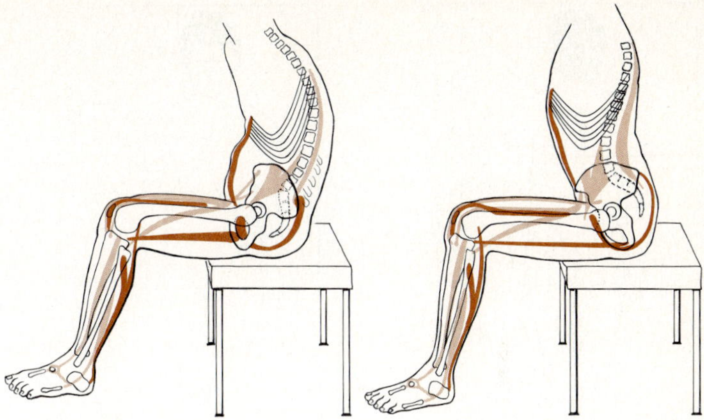

a b

Abb. **15a** u. **b** Den Stamm aufrichtende Muskeln (hellbraun), die sternosymphysale Belastungshaltung herbeiführende Muskeln (dunkelbraun). **a** Sternosymphysale Belastung, **b** aufrechte Körperhaltung (nach Brügger).

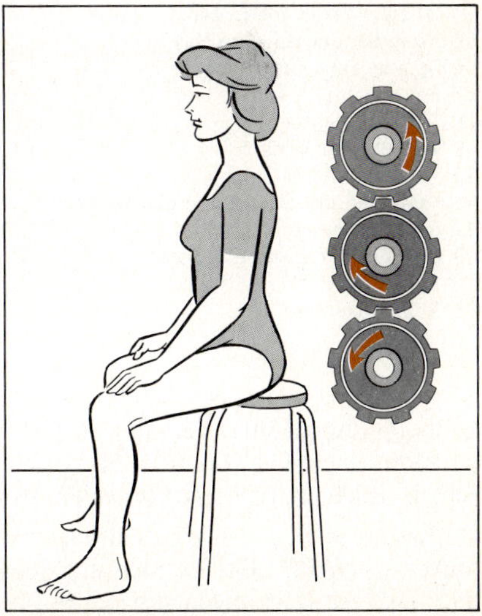

Abb. **16** Ähnlich wie drei ineinandergreifende Zahnräder sind Beckenkippung, Thoraxhebung und die Inklination im Halswirbelsäule-Kopfgelenk-Bereich funktionell miteinander gekoppelt. Die aktive Aufrichtung der Wirbelsäule gegen die Schwerkraft erfolgt somit mit den beckenkippenden, thoraxhebenden und Halswirbelsäule und Kopf inklinierenden Muskelsystemen (funktionelle Muskelketten) (nach Brügger).

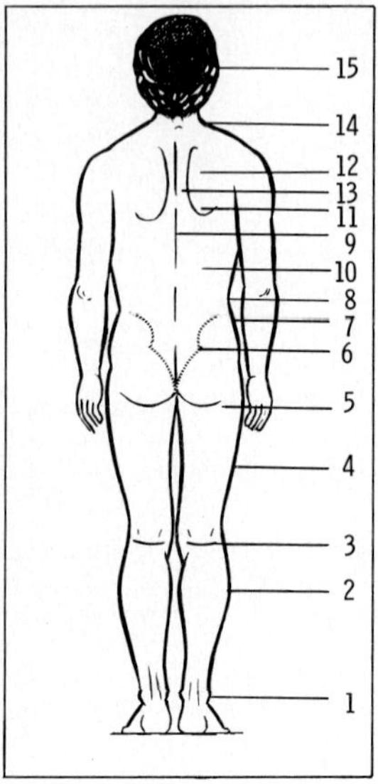

a

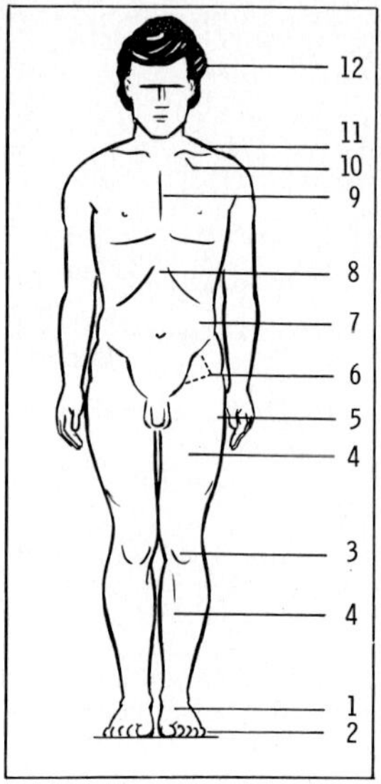

b

Abb. **17a** Haltungsstatus von dorsal.
1 Fersenstellung
2 Unterschenkelverlauf (evtl. Umfang)
3 Höhe der Kniekehlenfalten
4 Oberschenkelverlauf (evtl. Umfang)
5 Höhe der queren Gesäßfalten
6 Spinae iliacae posteriores superiores
7 Beckenkämme – Höhe und Verlauf
8 Taillendreiecke
9 Wirbelsäulenverlauf
10 Thoraxform
11 Höhe der unteren Schulterblattwinkel
12 Skapulastellung
13 Skapula-Wirbelsäulen-Abstand
14 Schulterhöhen
15 Kopfeinstellung

Abb. **17b** Haltungsstatus von ventral.
1 Füße – Quer- und Längsgewölbe
2 Stand der Großzehen
3 Stand der Patella
4 evtl. Unterschenkel-, Oberschenkelverlauf
5 Stand der großen Trochanteren
6 Spinae iliacae anteriores superiores
7 Beckenkämme – Höhe und Verlauf
8 Thoraxunterrand, epigastrischer Winkel, Thoraxform
9 Sternumverlauf
10 Klavikulaverlauf
11 Schulterhöhen
12 Kopfeinstellung

bedeutet das, daß der Patient sich evtl. verkrampft; zusätzlich kann es zu Blutdruckabfall kommen. Es ist daher ratsam, den Patienten zwischenzeitlich ein paar Schritte gehen zu lassen.

Zu Beginn wird die Gesamthaltung des Patienten beobachtet (straff – locker – schlaff). Bei Betrachtung seiner Körperebenen sind bereits auffällige Abweichungen von der Norm zu erfassen:

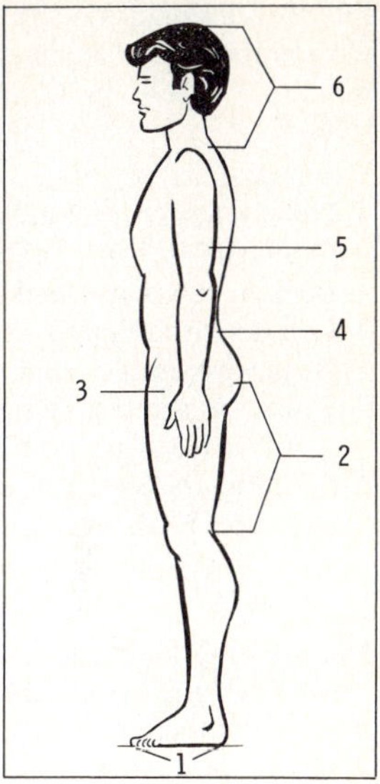

c

Abb. **17c** Haltungsstatus von lateral.
1 Fußbelastung
2 Stellung Knie-Hüft-Gelenk
3 Beckenstellung
4 Lendenwirbelsäule
5 Brustwirbelsäule
6 Halswirbelsäule (Kopf)
7 Lageeinstellung: Beine – Rumpf – Kopf

Frontalebene:
- Beinbelastung,
- Beckenverschiebung,
- Seitabweichungen der Wirbelsäule.

Sagittalebene:
- Beinbelastung,
- Beckenstellung,
- Wirbelsäulenschwingungen.

Transversalebene:
- Stellung von Becken- und Schultergürtel übereinander.

Angeschlossen wird der Haltungsstatus im einzelnen. Die Technik dieser Erhebung setzt eine gute Beobachtungsgabe voraus. Es werden alle optisch markanten Körperpartien im Seitenvergleich systematisch überprüft. Da die unteren Extremitäten die Basis der Haltung darstellen, wird hier mit der Betrachtung begonnen und nach folgender Vorlage vorgegangen:

Haltungsstatus

Voraussetzung:
Patient unbekleidet bis auf kurze Unterhose, ebener Boden, guter Lichteinfall, Füße auf gleicher Höhe, Ruhehaltung.

Betrachtung:
Allgemeiner Eindruck – Körperbau, Typus, Haltungsbild, Unterschied zwischen Ruhe- und aufrechter Haltung nach Aufforderung (Abb. **17a–c**).

Die Betrachtung wird vervollständigt durch Analyse der Stellung der Körperabschnitte zueinander; sie beginnt ebenfalls kaudal im Stand mit der Fragestellung, wie die Hebel in den Gelenken zueinander stehen:

- Rückfuß zu Vorfuß,
- Unterschenkel zu Fußlängsachse,
- Oberschenkel zu Unterschenkel,
- Becken zu Oberschenkel,
- Lendenwirbelsäule zu Becken,
- Brustwirbelsäule zu Lendenwirbelsäule,
- Halswirbelsäule zu Brustwirbelsäule,
- Kopf zu Halswirbelsäule,
- Stellung des Schultergürtels zum bzw. auf dem Thorax mit entsprechendem Hang der Arme.

  Diese Beurteilung wird von lateral und ventral, ggf. von dorsal vorgenommen.

Die Haltungsbeurteilung ist ein zeitlich aufwendiger Vorgang, doch ist diese Schulung in der Krankengymnastik notwendig, um das Auge auf diese Einzelheiten einzustellen. Durch häufiges Üben wird der Ablauf beschleunigt. Auch hilft diese systematische Schulung, auf anderen Gebieten Befunderhebungen rationeller durchführen zu können.

Funktionell ist die Wirbelsäulenbeweglichkeit in den drei Dimensionen zu prüfen: Flexion/Extension, Lateralflexion in den Abschnitten Hals-, Brust- und Lendenwirbelsäule, Rotation in der Hals- und Brustwirbelsäule.

Lateralabweichungen und Rotationsfehlstellungen werden bei flektierter Wirbelsäule festgestellt, indem man vor oder hinter dem Patienten steht. Während dieser sich aus der Rumpfbeuge (Hüftgelenk- und Wirbelsäulenflexion) langsam aufrichtet, kann in tangentialer Betrachtung jeder Wirbelsäulenabschnitt gesondert geprüft werden. Dadurch sind auch geringgradige, aber evtl. folgenschwere Abweichungen rechtzeitig zu erkennen. Aus lateraler Sicht zeigen sich in Rumpfbeuge bereits versteifte Segmente, wenn die Wirbelsäule keinen gleichmäßig verlaufenden Bogen bildet.

Das Gangbild bzw. die Fortbewegung des Patienten gehören bei Wirbelsäulenschäden ebenso in die Befunderhebung wie die Orientierung über spezielle Tätigkeiten, z. B. Bücken, Heben, Tragen oder Wechsel der Körperlage.

Zur Ergänzung oder Objektivierung der Befunde können ggf. meßbare Werte ermittelt werden:

1. Atemmaße in Ruhe, bei Aus- und Einatmung (Thoraxumfang in Höhe der Achselhöhle, der Sternumspitze und 5 cm kaudal davon).

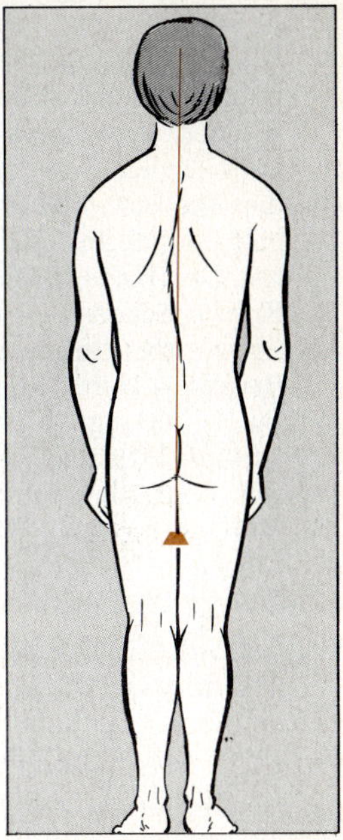

Abb. **18** Haltungsstatus. Anlegen des Lotes dorsal.

2. Vitalkapazität.
3. Abweichungen der Körperlängsachse bzw. von Körperabschnitten von einem am Hinterhaupt angelegten Lot (Abb. **18**).
4. Finger-Boden-Abstand bei Flexion der Wirbelsäule (Hüftflexion mit eingeschlossen).
5. Finger-Boden-Abstand bei Lateralflexion.
6. Körpergröße in Sitz und Stand.
7. Schober-Zeichen:
   Markierung des 5. Lendenwirbeldornfortsatzes und 10 cm davon nach kranial. Bei normaler Beweglichkeit wird diese Entfernung in Flexion ca. 5 cm länger.
8. Ott-Zeichen:
   Markierung des 7. Halswirbeldornfortsatzes und 30 cm davon nach kaudal. Bei normaler Beweglichkeit wird diese Entfernung in Flexion ca. 8 cm länger.
9. Entfernung von Kinn und Fossa jugularis bei Flexion/Extension der Halswirbelsäule in Zentimetern. Hierfür gibt es keine Normwerte.

10. Ergänzend sind Messungen nach dem funktionellen Status von Klein-Vogelbach vorzunehmen. Es werden die Verhältnisse der Längen, Tiefen, Breiten und Gewichte des Körpers miteinander verglichen. Mißverhältnisse sind oft die Ursache für Fehler im individuellen Bewegungsverhalten. Man geht dabei von folgenden hypothetischen Normen (Kollmann) aus: Die Gesamtkörperlänge halbiert sich am Trochanterpunkt in Ober- und Unterlänge.
    Die Oberlänge wird unterteilt in die Körperabschnitte:
    Kopf = Scheitel – Incisura jugularis = ⅖,
    Brustkorb = Incisura jugularis – Nabel = ⅖,
    Becken = Nabel – Symphyse = ⅕.
    Die Unterlänge = Trochanterpunkt – Fußsohle halbiert sich nochmals am lateralen Kniegelenkspalt.
    Bei Beurteilung der Breite wird der größte frontotransversale Durchmesser zu dem der Trochanteren 1:1 gesetzt. Bei der Messung der Tiefendurchmesser entspricht die Fußlänge annähernd dem größten sagittotransversalen Durchmesser des Thorax.

Falls erforderlich, werden die proximalen und distalen Extremitätengelenke funktionell überprüft. Sofern sich ein Haltungsbild auf Fußdeformitäten oder Lähmungen an den unteren Extremitäten aufbaut, ist hierfür selbstverständlich ein detaillierter Befund zu erheben.

Die Aufforderung zu aufrechter Haltung gibt Aufschluß über den Kräftezustand der aufrichtenden Muskulatur. Die Kraft einzelner Muskelgruppen bei bettlägerigen Patienten wird durch Test aus entsprechenden Ausgangslagen festgestellt und wird mit schwach – mittel – stark bewertet. Bei Lähmungsbildern, z. B. einer Lähmungsskoliose, wird ein Muskelstatus mit der Bewertung 0–5 erhoben.

Da sich bei der Beurteilung von Haltung und Bewegung Sicht- und funktioneller Befund überschneiden bzw. ergänzen, schließt sich der Tastbefund im allgemeinen entgegen dem sonstigen Vorgehen an. Er orientiert über den Tonus der Muskulatur sowie über Verspannungen, Muskelhärten und Kontrakturen.

Die gewonnenen Einzeldaten gilt es zusammenzufügen und zu interpretieren, um darauf die Behandlungsgesichtspunkte und -ziele zu erstellen.

Fehlbildungen

Die komplizierte Entwicklung des Achsenorgans führt häufig zu Wirbelsäulenfehlbildungen; sie werden bevorzugt an den Übergängen vom Kopf zur Halswirbelsäule und von der Lendenwirbelsäule zum Kreuzbein gefunden. Die vielgestaltigen Varianten und Anomalien erfordern eine Auswahl der Beschreibung. Man unterscheidet Formvarianten von numerischen Varianten.

Blockwirbel

Angeborene Blockbildungen betreffen die Wirbelkörper allein oder auch die dazugehörigen Wirbelbogenanteile; sie müssen von den erworbenen Blockwirbeln, die meist entzündlich hervorgerufen und besser als Synostose zu bezeichnen sind, abgegrenzt werden. *Assimilationsstörungen* mit kaudaler oder kranialer Verschiebung haben meistens keinen Krankheitswert. *Entwicklungsstörungen* reichen von harmlosen Abweichungen der Wirbelkörperform bis zu schweren Mißbildungen, die mit neurologischen Ausfällen verbunden sein können.

Übergangswirbel

Eine Verschiebung des Übergangs im Atlas-Axis-Bereich wird als *Atlas-Assimilation* bezeichnet; sie stellt eine Angliederung des Atlas an den Schädel dar. Die Atlas-Assimilation kann mit Bewegungseinschränkungen und neurologischen Symptomen verbunden, aber auch symptomlos sein.

Am Übergang von der Hals- zur Brustwirbelsäule ist die *„Halsrippe"* eine häufige Fehlbildung. Halsrippen sind als verbreiterter Gelenkfortsatz, als „stumme Rippe" oder als vollständige Rippe mit gelenkiger Verbindung zum Brustbein ausgebildet. Überschneidungen mit dem Vorderrand des M. scalenus können heftige Beschwerden verursachen und erfordern dann operatives Vorgehen. Ähnlich ist es beim *Skalenussyndrom;* hierbei werden Nerven und Gefäße durch Veränderungen am Ansatz und durch Verspannungen der Skalenusmuskulatur eingeengt.

Die *dorsolumbalen* und *lumbosakralen Übergangswirbel* sind doppelseitig oder einseitig ausgebildet; überwiegend sind sie ohne Krankheitswert, können aber auf eine Anlageschwäche hinweisen. Ein Krankheitspotential stellen sie dann dar, wenn sie von Entwicklungsstörungen begleitet werden. Lumbosakrale Übergangswirbel sind gelegentlich mit örtlichen Beschwerden und mit Nervenwurzelreizungen verbunden. Normalerweise ist der 25. Wirbel der 1. Kreuzbeinwirbel; bei der Lumbalisation ist er jedoch als 6. Lendenwirbel ausgebildet. Umgekehrt ist bei der Sakralisation der 5. Lendenwirbel völlig oder teilweise in das Kreuzbein einbezogen.

Schiefhals

Die häufigste Form ist der *muskuläre Schiefhals.* Er wird durch einseitige Verkürzung des M. sternocleidomastoideus hervorgerufen

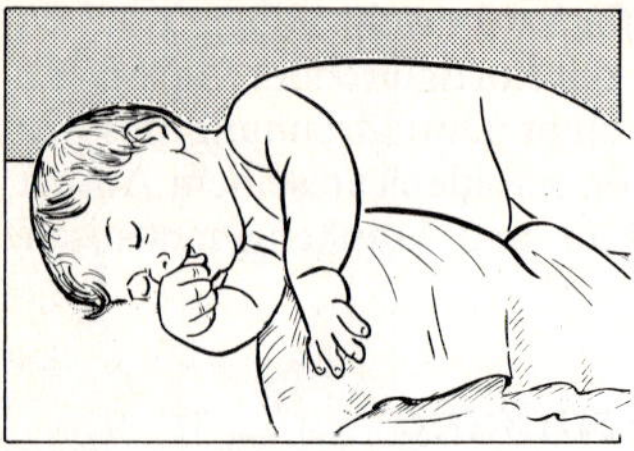

Abb. **20** Korrekturlagerung auf der gesunden Seite.

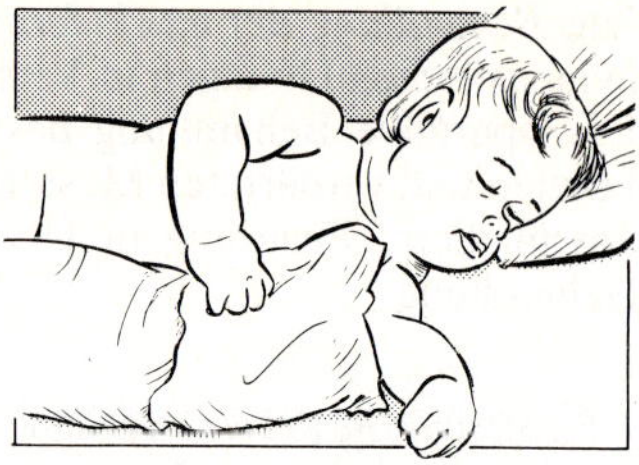

Abb. **21** Korrekturlagerung auf der kranken Seite.

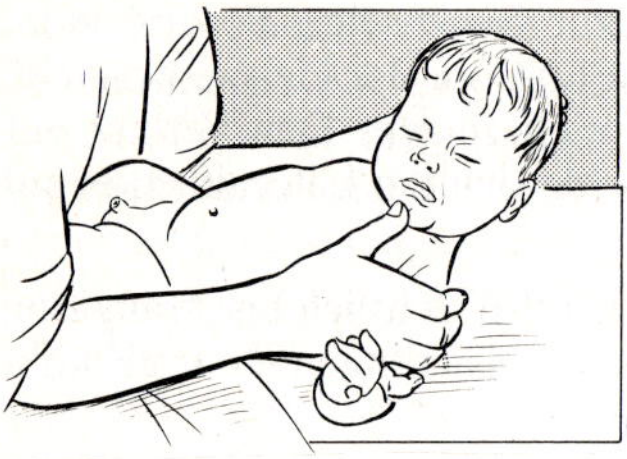

Abb. **22** Dehnung des M. sternocleidomastoideus.

möglich. Der Kopf des Kindes wird dabei zwischen Sandsäcke in Mittelstellung oder Überkorrektur gebettet. In Rückenlage wird der Hinterkopf zusätzlich in einen Schaumgummiring gelegt. In Seitlage sind Korrekturen durch zusätzliche Hoch- und Tieflagerung des Kopfes gegen den Rumpf unter Einbeziehung der Rotation durchzuführen:

- Kind liegt auf der gesunden Seite, eine Rolle unterlagert Schultergürtel und Thorax, so daß das Köpfchen in Lateralflexion aufliegt (Abb. **20**).
- Kind liegt auf der geschädigten Seite, der Hinterkopf wird keilförmig unterlagert, so daß der Kopf in Lateralflexion und Rotation korrigiert wird (Abb. **21**).

Bei hartnäckiger Fehlstellung ist eine korrekte Lagerung nur in Gipsliegeschale unter Einbeziehung von Schultergürtel und Thorax möglich.

Bei allen Lagerungen ist das Kind sorgfältig – auch von seinen Bezugspersonen – zu beobachten. Sollte es sich aus der Lagerung durch reflektorische Gegenspannung herausarbeiten wollen, ist eine andere Form zu versuchen.

Bei einer knotenartigen Verdickung des M. sternocleidomastoideus kann durch Vibrationen mit ein oder zwei Fingerkuppen die Spannung etwas gelöst werden. Es folgen vorsichtige Dehnungen des Muskels

erfordern eine Auswahl der Beschreibung. Man unterscheidet Formvarianten von numerischen Varianten.

Blockwirbel

Angeborene Blockbildungen betreffen die Wirbelkörper allein oder auch die dazugehörigen Wirbelbogenanteile; sie müssen von den erworbenen Blockwirbeln, die meist entzündlich hervorgerufen und besser als Synostose zu bezeichnen sind, abgegrenzt werden. *Assimilationsstörungen* mit kaudaler oder kranialer Verschiebung haben meistens keinen Krankheitswert. *Entwicklungsstörungen* reichen von harmlosen Abweichungen der Wirbelkörperform bis zu schweren Mißbildungen, die mit neurologischen Ausfällen verbunden sein können.

Übergangswirbel

Eine Verschiebung des Übergangs im Atlas-Axis-Bereich wird als *Atlas-Assimilation* bezeichnet; sie stellt eine Angliederung des Atlas an den Schädel dar. Die Atlas-Assimilation kann mit Bewegungseinschränkungen und neurologischen Symptomen verbunden, aber auch symptomlos sein.

Am Übergang von der Hals- zur Brustwirbelsäule ist die *„Halsrippe"* eine häufige Fehlbildung. Halsrippen sind als verbreiterter Gelenkfortsatz, als „stumme Rippe" oder als vollständige Rippe mit gelenkiger Verbindung zum Brustbein ausgebildet. Überschneidungen mit dem Vorderrand des M. scalenus können heftige Beschwerden verursachen und erfordern dann operatives Vorgehen. Ähnlich ist es beim *Skalenussyndrom;* hierbei werden Nerven und Gefäße durch Veränderungen am Ansatz und durch Verspannungen der Skalenusmuskulatur eingeengt.

Die *dorsolumbalen* und *lumbosakralen Übergangswirbel* sind doppelseitig oder einseitig ausgebildet; überwiegend sind sie ohne Krankheitswert, können aber auf eine Anlageschwäche hinweisen. Ein Krankheitspotential stellen sie dann dar, wenn sie von Entwicklungsstörungen begleitet werden. Lumbosakrale Übergangswirbel sind gelegentlich mit örtlichen Beschwerden und mit Nervenwurzelreizungen verbunden. Normalerweise ist der 25. Wirbel der 1. Kreuzbeinwirbel; bei der Lumbalisation ist er jedoch als 6. Lendenwirbel ausgebildet. Umgekehrt ist bei der Sakralisation der 5. Lendenwirbel völlig oder teilweise in das Kreuzbein einbezogen.

Schiefhals

Die häufigste Form ist der *muskuläre Schiefhals.* Er wird durch einseitige Verkürzung des M. sternocleidomastoideus hervorgerufen

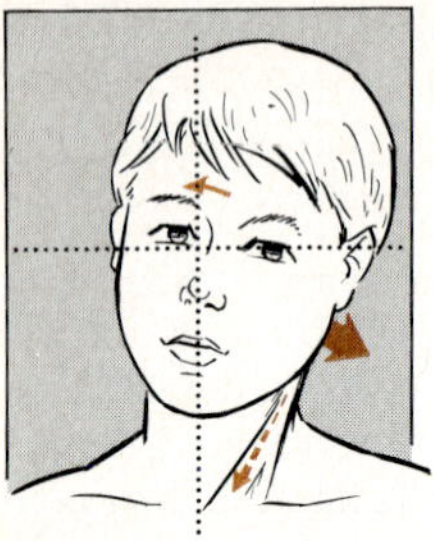

Abb. **19** Muskulärer Schiefhals. Verkürzung des linksseitigen M. sternocleidomastoideus führt zur Kopfdrehung nach rechts und Kopfneigung nach links.

(Abb. **19**). Hierfür werden anlagebedingte Faktoren, aber auch Durchblutungsstörungen (Geburtstrauma?) verantwortlich gemacht. Das Muskelrelief mit strangartiger Verhärtung und Verkürzung des Kopfnickermuskels, die Kopfneigung zur kontrakten Seite und die Kopfdrehung zur Gegenseite ergeben das klinische Bild des muskulären Schiefhalses. Bei ausgeprägten Formen (aber auch beim ossären Schiefhals) liegt zusätzlich eine Asymmetrie des Schädels vor; sie wird auch als Gesichtsskoliose bezeichnet.

Der *knöcherne Schiefhals* wird durch asymmetrische echte Mißbildungen hervorgerufen. Wenn mehrere Wirbelkörper miteinander verschmelzen (Klippel-Feil-Syndrom), resultiert eine knöcherne fixierte Fehlform der Halswirbelsäule mit Auswirkungen auf die gesamte Statik. Das klinische Bild des *Klippel-Feil-Syndroms* weist außer Schiefhals bzw. Kurzhals auch eine Deformität mit Hochstand des Schulterblattes auf und kann dadurch der Sprengel-Deformität ähneln. Bei der *Sprengel-Deformität* handelt es sich um einen angeborenen Schulterblatthochstand, der mit Wirbelsäulenfehlbildungen und Rippenanomalien verbunden ist.

Der *spastische Schiefhals* (Torticollis spasticus) beruht auf infantiler Zerebralparese mit asymmetrischen Muskelkontrakturen.

Ein Schiefhals kann durch übergeordnete Störungen bedingt sein, deren Abgrenzung vor allem wegen der therapeutischen Konsequenzen wichtig ist. Bei der *otogenen* und bei der *okulären* Form des Schiefhalses sind ohrenärztliche bzw. augenärztliche Maßnahmen erforderlich.

Der sog. rheumatische bzw. *reflektorische Schiefhals* entsteht meist plötzlich durch eine ungesteuerte Kopfbewegung und wird auf Störungen an Wirbelbogengelenken zurückgeführt. Er ist durch konservative Maßnahmen rasch beeinflußbar (s. unter Zervikalsyndrom).

Die Röntgenuntersuchung spielt bei der Diagnostik eine wichtige Rolle, vor allem sind knöcherne Mißbildungen wegen ihrer therapeutischen Konsequenzen nachzuweisen bzw. auszuschließen.

Die *Behandlung des muskulären Schiefhalses* besteht neben krankengymnastischen Übungen in Versorgung mit korrigierender Gipsschale. Die operative Behandlung besteht in einer Durchtrennung des verkürzten und verhärteten M. sternocleidomastoideus an seinem Ansatz; anschließend Fixierung in Überkorrektur und krankengymnastische Behandlung.

Krankengymnastische Behandlung

Befund

Die Seitneigung des Kopfes ist das auffälligste Merkmal. Der Kopf ist lateralflektiert zur gleichen und rotiert zur Gegenseite. Besonders im Säuglingsalter findet sich eine verstärkte Lordose der Halswirbelsäule. Schädel und Gesicht können Asymmetrien zeigen. Der Verlauf der gesamten Wirbelsäule ist zu überprüfen, da sich die Lateralflexion auf die Brustwirbelsäule fortsetzen kann.

Das Relief des M. sternocleidomastoideus tritt deutlich bis strangartig hervor und ist ebenso zu tasten, bei kleinen Säuglingen mehr als knotenartige Verhärtung.

Funktionell werden die Bewegungen von Kopf und Halswirbelsäule passiv geprüft, um die allgemeine Bewegungsfreiheit und die Dehnfähigkeit des verkürzten Muskels zu testen. Die Bewegungsausschläge in die Gegenrichtung sind dabei eingeschränkt bis aufgehoben.

Mit der aktiven Prüfung – vom Alter des Kindes abhängig – wird die Fähigkeit zur Korrektur und das Gefühl für Haltung und Bewegung festgestellt.

Gesichtspunkte

- Dehnung der kontrakten Muskulatur (des kontrakten M. sternocleidomastoideus);
- Korrektur der Fehlstellung;
- Schulung der Beweglichkeit des Kopfes und der Halswirbelsäule in allen Freiheitsgraden;
- Schulung eines neuen Haltungs- und Bewegungsmusters mit dem Ziel einer symmetrischen Kopf- und Körperhaltung;
- Elternanleitung.

Maßnahmen

Konservative Behandlung (Säuglinge)

Die Lagerung ist bei diesen Kindern integrierter Bestandteil der Behandlung, ist aber nur beim jungen Säugling während der Schlafenszeit

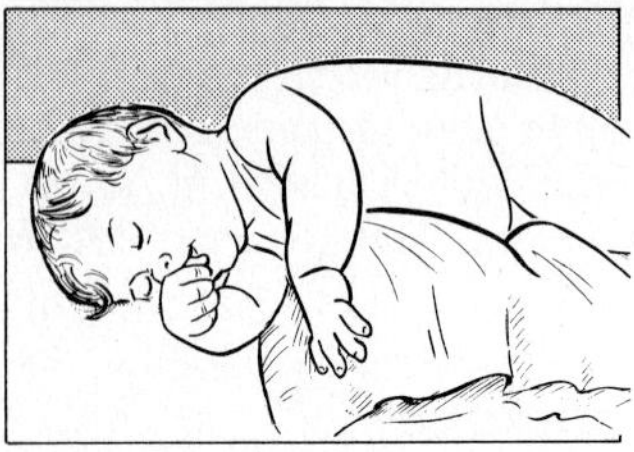

Abb. **20** Korrekturlagerung auf der gesunden Seite.

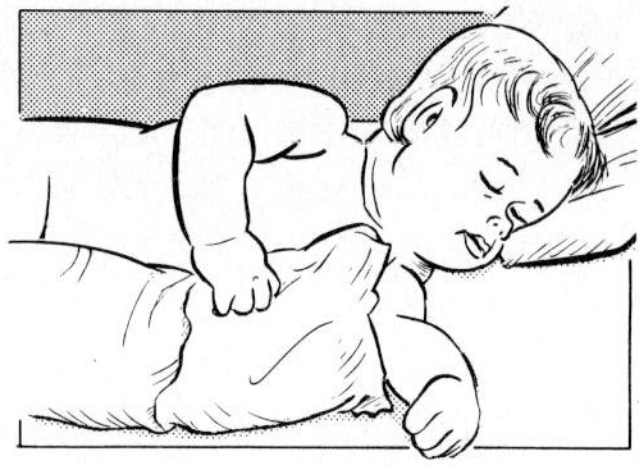

Abb. **21** Korrekturlagerung auf der kranken Seite.

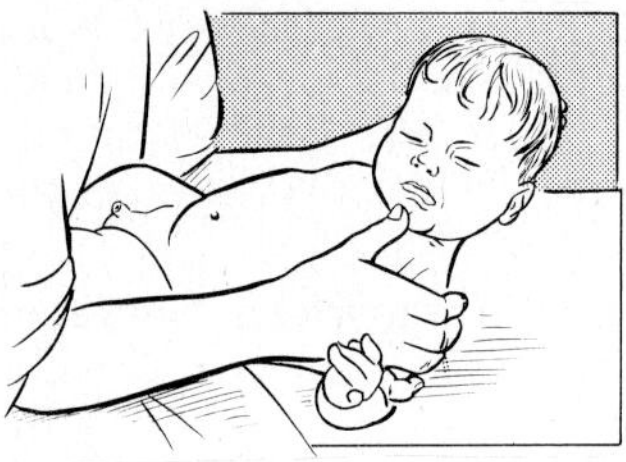

Abb. **22** Dehnung des M. sternocleidomastoideus.

möglich. Der Kopf des Kindes wird dabei zwischen Sandsäcke in Mittelstellung oder Überkorrektur gebettet. In Rückenlage wird der Hinterkopf zusätzlich in einen Schaumgummiring gelegt. In Seitlage sind Korrekturen durch zusätzliche Hoch- und Tieflagerung des Kopfes gegen den Rumpf unter Einbeziehung der Rotation durchzuführen:

- Kind liegt auf der gesunden Seite, eine Rolle unterlagert Schultergürtel und Thorax, so daß das Köpfchen in Lateralflexion aufliegt (Abb. **20**).
- Kind liegt auf der geschädigten Seite, der Hinterkopf wird keilförmig unterlagert, so daß der Kopf in Lateralflexion und Rotation korrigiert wird (Abb. **21**).

Bei hartnäckiger Fehlstellung ist eine korrekte Lagerung nur in Gipsliegeschale unter Einbeziehung von Schultergürtel und Thorax möglich.

Bei allen Lagerungen ist das Kind sorgfältig – auch von seinen Bezugspersonen – zu beobachten. Sollte es sich aus der Lagerung durch reflektorische Gegenspannung herausarbeiten wollen, ist eine andere Form zu versuchen.

Bei einer knotenartigen Verdickung des M. sternocleidomastoideus kann durch Vibrationen mit ein oder zwei Fingerkuppen die Spannung etwas gelöst werden. Es folgen vorsichtige Dehnungen des Muskels unter Fixation der Schulter. Der Kopf des Kindes wird zuerst nach lateral zur Gegenseite und dann in Rotation bewegt. Angestrebt wird die Verbindung dieser Komponenten mit Flexion der Halswirbelsäule (Abb. **22**).

Arm- und Rumpfbewegungen aus der Säuglingsgymnastik nach Neumann-Neurode, ein symmetrisches Üben entsprechend der Entwicklungsförderung und Erlernen des Körperschemas werden zwischen die Korrekturübungen eingebaut. Das Kind lernt durch geführtes Bestreichen und Befühlen seines Körpers und hierbei besonders seines Gesichtes seinen Körper kennen (Körperschema). Asymmetrien dabei sind ebenfalls zu beobachten und zu korrigieren.

Durch optische und akustische Reize werden die Kopfbewegungen gefördert. Die Korrekturbewegungen und -haltungen werden in Gesamtbewegungsmuster eingebaut.

Postoperative Behandlung

Im Prinzip verläuft die Behandlung des überwiegend nicht mehr im Säuglingsalter befindlichen Kindes ähnlich. Da jedoch die Kopfhaltung bereits operativ korrigiert wurde, ist deren Erhaltung und Stabilisierung Ziel der krankengymnastischen Behandlung.

Nach postoperativer Gipsbehandlung in Überkorrektur muß dem Kind ein neues Haltungs- und Bewegungsmuster vermittelt werden. Kopf- und Halswirbelsäulenbewegungen werden ebenso geübt wie die Symmetrie für Kopf- und Körperhaltung. Das kann durch Schulung über Halte- und Stellreflexe u.a. auf Schaukelbrett, Ball und Rolle erreicht werden.

Bewußte Haltung und Bewegung ist vor dem Spiegel vorzunehmen, abwechslungsreich zu variieren durch Handgeräte wie Stab, Ball und Kopfteller. Da das ältere Kind häufig über Jahre die Augen schiefgestellt hat, ist auch sein Blick bzw. das Gefühl für das horizontale Sehen mit der neuen Kopfhaltung wieder in Einklang zu bringen.

Übungsbeispiele

Säugling

1. Kopfbewegungen mit Hilfe einer zweiten Person, Kind im Rückenlage, Helfer fixiert den Schultergürtel:
   Krankengymnast umfaßt vom Kopfende mit beiden Händen den Kopf des Kindes von den Seiten her (Ohren dürfen nicht gedrückt werden). Unter vorsichtiger Traktion wird der Kopf passiv in Korrektur und Überkorrekturstellung bewegt; Dehnen der kontrakten Muskulatur.
2. Reflexumdrehen nach Vojta durch entsprechende Reizsetzung.

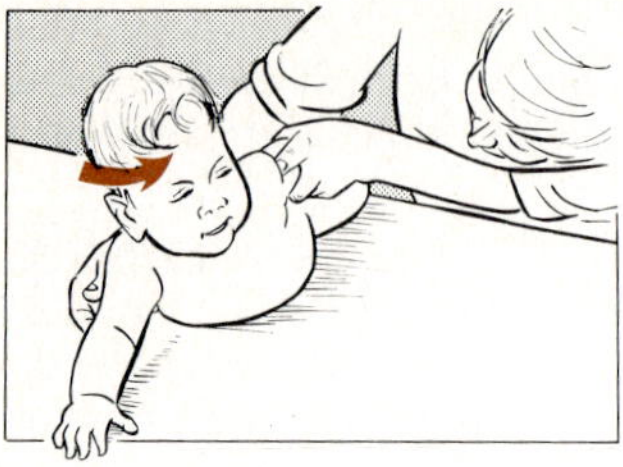

Abb. **23** Drehen mit aktiver Korrektur.

3. Drehen aus Bauchlage mit aktiver Korrektur der Rotation (Abb. **23**):
   Kind in Bauchlage, der Arm der geschädigten Seite wird in Extension und Außenrotation gebracht. Das führt zu weiterlaufender Bewegung in Schultergürtel und Wirbelsäule im Sinne der Rotation, das Kind hebt dadurch den Kopf an, dreht ihn und korrigiert aktiv.
4. Aktive Korrektur aus Bauchschwebehalte:
   Das Kind wird mit Unterstützung an Unterschenkeln und Thorax in die Bauchschwebehalte gebracht. Durch Drehung in Seitlage kommt es zur reflektorischen Anspannung der korrigierenden Muskulatur mit entsprechender Bewegung des Kopfes. Manuelle Reize am M. erector trunci der entsprechenden Seite und optische Reize unterstützen dies.

Die Eltern werden angeleitet, zu Hause Bedingungen zu schaffen, die eine ständige Korrektur der Fehlstellung ermöglichen:
- durch Stellung des Bettchens,
- beim Füttern,
- beim An- und Auskleiden (handling),
- durch am Bett angebrachtes Spielzeug.

Älteres Kind

1. Einstellen der Symmetrie:
   Hockersitz vor dem Spiegel, unter Augenkontrolle wird der Kopf in Nullstellung gebracht und muß nun gegen den manuellen Druck des Krankengymnasten gehalten werden.
2. Aktive Übung gegen Widerstand zur Überkorrektur (Kopf-Pattern mit veränderter Rotationskomponente):
   Rückenlage, Krankengymnast umfaßt mit einer Hand den Hinterkopf, die andere Hand liegt am Kinn zur Führung. Aus der Fehlstellung wird der Kopf aktiv gegen Führungswiderstand in Flexion, Lateralflexion zur gesunden und Rotation zur geschädigten Seite gezogen. Die Schwere des Kopfes wirkt dabei als Widerstand.

3. Rollen im Sitz auf dem Therapieball vor dem Spiegel:
   Grätschsitz mit den Füßen am Boden, bei kleineren Kindern sitzt der Krankengymnast mit auf dem Ball und/oder hält das Kind am Becken. Er rollt den Ball in verschiedene Richtungen und löst dadurch korrigierte Kopfhaltungen entsprechend den Stellreaktionen aus. Über die Augenkontrolle können diese dem Kind zusätzlich bewußt gemacht werden. Die Korrekturhaltung ist dabei zu betonen.

Thoraxdeformitäten

Deformierungen des Brustkorbs sind angeboren; sie können mit Entwicklungsstörungen an der Wirbelsäule (z. B. angeborene Blockwirbel) und dadurch bedingten Skoliosen oder mit angeborenen Muskeldefekten verbunden sein. Die häufigsten Formen sind Trichterbrust (auch „Schusterbrust“ genannt) und Kielbrust („Hühnerbrust“). Der „Glockenthorax“ (Abb. **24**) entsteht durch Aufbiegung der Rippenbögen.

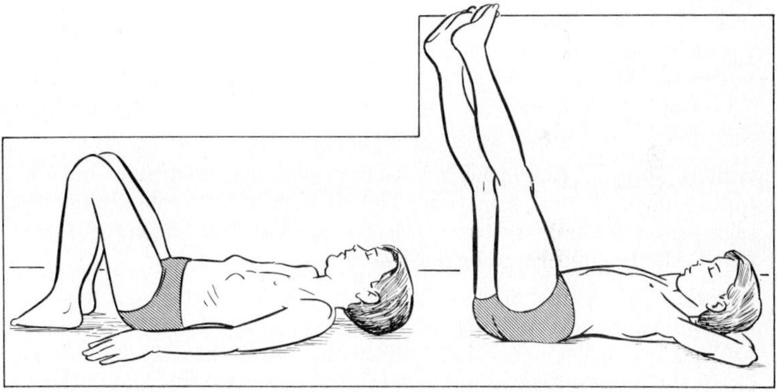

Abb. **24** „Glockenthorax“ durch Aufbiegung der Rippenbögen.

Bei der *Trichterbrust* (Abb. **25**) handelt es sich um eine überwiegend endogene Hemmungsmißbildung; schlechte Haltung (früher beim Schusterberuf) kann die Deformität bei endogenen Voraussetzungen, insbesondere bei pathologischer Weichheit der vorderen knorpelig-knöchernen Brustkorbanteile, verstärken.

Das äußere Bild ist durch eine trichterförmige bzw. muldenförmige Einziehung der vorderen Brustkorbwand im kaudalen oder mittleren Abschnitt des Brustbeins und der angrenzenden Rippenpartien gekennzeichnet. Der kaudale Brustbeinanteil zeigt eine nach ventral ge-

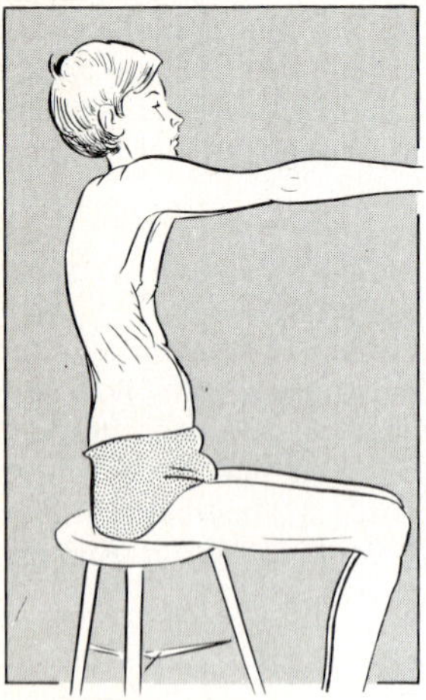

Abb. **25** Trichterbrust.

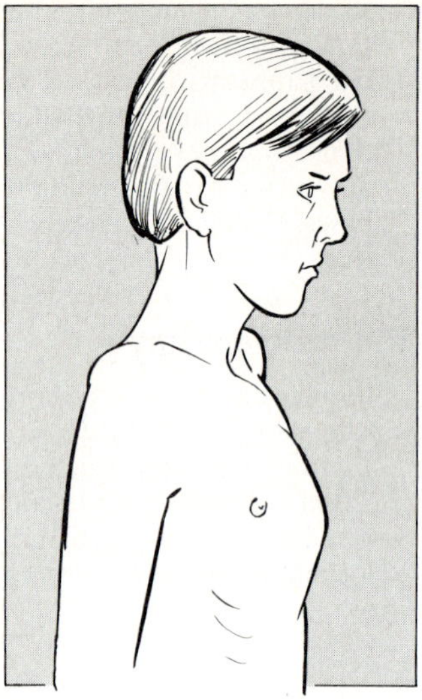

Abb. **26** Kielbrust.

richtete konvexe Biegung. Der Trichter kann asymmetrisch, muldenförmig, flach oder tief sein; seine Tiefe bedingt eine Verminderung des sagittalen Durchmessers des Brustkorbes und (bei starker Ausprägung) eine Beeinträchtigung der Thoraxorgane.

Mit der Trichterbrust sind Aufbaustörungen der Wirbelsäule verbunden, wie vermehrte Kyphose, Skoliose und Flachrücken, der im Sitzen als Kyphose erscheinen kann. Die Lumballordose ist aufgehoben, die Körperhaltung ist schlaff mit nach vorn hängenden Schultern und vorgewölbtem Leib.

Die Therapie der Trichterbrust ist überwiegend konservativ. Neben gezielter krankengymnastischer Behandlung kommt im Kleinkindalter ein Versuch mit Bauchlagerung sowie – später – mit Bandagen in Betracht.

Die Indikation zu operativer Behandlung hängt davon ab, ob wesentliche Einschränkungen der Herz-Kreislauf-Funktion vorliegen. Es müssen auch psychische Faktoren berücksichtigt werden; die Deformität wird vor allem bei jungen Mädchen gern überbewertet. Die Operation besteht in einer Spaltung des Sternums und in Keilosteotomien der Rippen am Rande des Trichters mit dessen Korrektur durch Anhebung sowie in abschließender Fixation.

Die *Kielbrust* (Abb. **26**) wird durch Rachitis verursacht; sie wird auch bei angeborenen Entwicklungsstörungen des Skeletts gefunden. Daneben werden enge Raumverhältnisse im Uterus für diese Deformität verantwortlich gemacht.

Bei der rachitischen Kielbrust ist die Vortreibung des Brustbeins häufig mit einer Aufbiegung der Rippen im Bereich der Thoraxapertur verbunden (Glockenthorax). Die oberhalb der aufgeworfenen Rippenbögen entstehenden Einziehungen werden als „Harrison-Furche" bezeichnet. Die Knorpel-Knochen-Grenzen an den Rippen sind im floriden Rachitisstadium sichtbar und tastbar („rachitischer Rosenkranz").

Bei einer rachitischen Thoraxdeformität ist die Behandlung des Grundleidens *vordringlich,* und die Prognose ist im frühen Kindesalter gut. Neben antirachitischer Behandlung sind krankengymnastische Maßnahmen bei Kielbrust und bei Glockenthorax angezeigt. Zusätzlich werden bei noch formbarem Thorax Gipsbett (zur nächtlichen Lagerung) und mit Pelotte versehene Orthesen angewendet.

Krankengymnastische Behandlung

Trichterbrust

Befund

Dieser beinhaltet:
- Haltungsstatus,
- Erfassen der Atemform und Atemkapazität,
- Prüfung der Mobilität des Thorax,
- Erfragen der Belastbarkeit/Kondition.

Es sind hypotone Bauchmuskeln und evtl. Verspannungen in den Interkostalräumen fühlbar. Atemfunktion und Vitalkapazität können eingeschränkt sein. Die Atemform ist „paradox" in der Weise, daß sich bei Einatmung das Sternum noch weiter einzieht und nur die Flanken weiten. Bei starker Einschränkung der Thoraxbewegungen tritt „Bauchatmung" auf. Der Allgemeinzustand des meist leptosomen Patienten kann durch zusätzliche Kreislaufbelastung erheblich reduziert sein. Der Patient berichtet gelegentlich von Atemnot, Herzstechen und Beklemmungsgefühl.

Gesichtspunkte

Bei konservativer Behandlung und präoperativ:
- Thoraxmobilisation,

- Änderung der Atemtechnik mit Erweiterung des intrathorakalen Raumes,
- Übungen zum Abhusten von Sekret,
- Haltungsschulung,
- Korrektur des Sitzens mit Aufrichtung der Wirbelsäule,
- Belastungsübungen.

Postoperativ:
Erhaltung der Korrektur durch Berücksichtigung aller obengenannten Gesichtspunkte in langsamer Steigerung.

Maßnahmen

Eine konservative Übungsbehandlung muß häufig, die prä- und postoperative zweimal täglich durchgeführt werden.

Zu Beginn der Behandlung wird die Rippenbeweglichkeit geschult. Es werden Dehnübungen für den Thorax mit Bewegungsschulung der Wirbelsäule durchgeführt. Die Bauchmuskulatur wird trainiert, um als Aktivator für die Rippenbewegungen wirksam zu werden. Einbezogen werden Übungen aus der Haltungsschulung in verschiedenen Ausgangsstellungen, wenn erforderlich auch Pektoralisdehnübungen.

Zwischen diese Übungen werden Atemübungen geschaltet. Eine Korrekturatmung muß erlernt, beherrscht und automatisiert werden. Sie ist vom physiologischen Standpunkt aus unnormal, dient aber hier dazu, die Thoraxform in günstigem Sinne zu beeinflussen. Es werden weiterhin Hecheln und stimmhaftes Ausatmen zur Sekretlösung geübt.

Die Behandlung muß sich, um Erfolg zu haben, über lange Zeit erstrecken und im frühkindlichen Alter beginnen.

Übungsbeispiele

1. Korrekturatmung in Rückenlage:
   Der Patient atmet gegen manuellen ventrolateral am Thorax liegenden Widerstand ein, um die Rippen zu heben und zu spreizen. Er versucht zusätzlich, durch Pressen das Sternum zu heben. Die Ausatmung erfolgt unter Beibehaltung dieser Korrektur. Pfeifendes Abblasen erweist sich als günstig.
2. Bauchmuskelübung mit Korrektur (Abb. **27**):
   Rückenlage, alle vier Extremitäten werden aus der Diagonallage über dem Bauch mit Flexion der Knie- und Ellenbogengelenke zusammengeführt, das Sternum dabei herausgepreßt. Die Übung kann evtl. mit der Korrekturatmung (1) verbunden werden.
3. Bilaterales Arm-Pattern in Rückenlage, statische Ausführung:
   Beide Arme liegen in Flexion, Abduktion, Außenrotation. Der Patient versucht die Arme in die Gegenbewegung zu ziehen, der

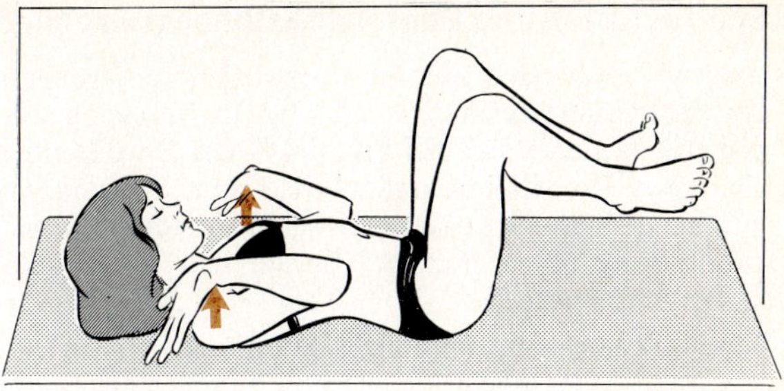

Abb. **27** Bauchmuskelübung mit Korrektur.

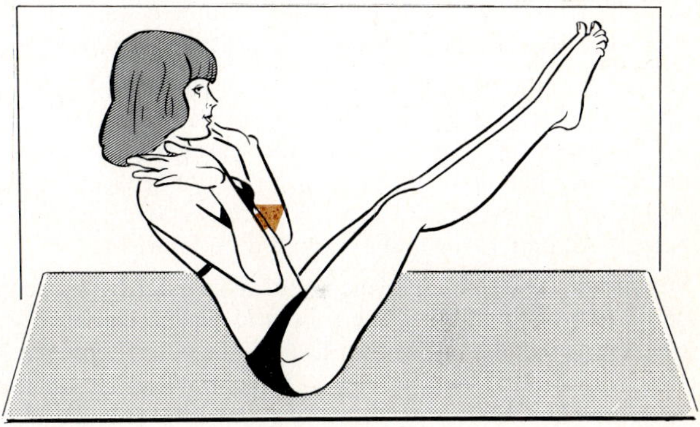

Abb. **28** Rumpfmuskelübung mit Korrektur.

Krankengymnast gibt so viel Widerstand, daß keine Bewegung entsteht, sondern über die Mm. pectorales die Rippen und das Sternum gehoben werden (Tausch von Punctum fixum und Punctum mobile).

4. Rumpfmuskelübung mit Korrektur (Abb. **28**):
   Rückenlage, angestellte Beine, Aufrichten zum Schaukelsitz, dabei einatmen und Sternum heben.
5. Rumpfmuskelspannung mit Korrektur an der Sprossenwand:
   Hang mit Rücken zur Sprossenwand, Hände fassen breit (Dehnstellung der Mm. pectorales), Knie werden an den Bauch gezogen, zusätzlich Spannung ähnlich dem Klimmzug.

Spondylolyse und Spondylolisthese (Wirbelgleiten)

Ursache. Es handelt sich um überwiegend anlagebedingte Wirbelbogenspaltbildungen. Eine *Spondylolyse* im Bereich der unteren Lendenwirbelsäule findet sich bei bis zu 4% der Bevölkerung, ohne daß sie klinisch in Erscheinung treten. Als Ursache kommen auch Traumatisierungen, beispielsweise durch häufig wiederholte maximale Hyperlordosierung (Turmspringen, Turnen und Gymnastik als Leistungssport), in Betracht.

Bei dieser meist angeborenen Spaltbildung im Bereich der Bogenwurzeln kann es zu einem Gleitprozeß kommen, wobei sich der Wirbelkörper mit den Bogenwurzeln und seinen oberen Gelenkfortsätzen gegenüber dem unteren Wirbelkörper nach vorn verlagert: *Spondylolisthesis* = Wirbelgleiten. Als Pseudospondylolisthesis wird ein Gleitprozeß bezeichnet, dem nicht die Unterbrechung der Wirbelbögen zugrunde liegt, sondern eine fortgeschrittene Osteochondrose.

Es hängt weitgehend von den umgebenden Weichteilen und insbesondere von der Muskelverfassung ab, ob und wie stark der Gleitprozeß bei Spondylolyse einsetzt bzw. fortschreitet. Der Gleitvorgang tritt häufig zwischen dem 12. Lebensjahr und dem Wachstumsabschluß auf und betrifft überwiegend den 5. Lendenwirbel gegenüber dem Kreuzbein, sonst den 4. gegenüber dem 5. Lendenwirbel.

Symptome. Die Spondylolyse verursacht in der Regel keine Beschwerden und wird häufig als Nebenbefund diagnostiziert. Die Spondylolisthese führt zu Schmerzen im Kreuz mit Ausstrahlungen in das Gesäß und in die Beine, häufig erst in höherem Lebensalter bei Entstehen einer muskulären Insuffizienz. Die Patienten klagen über Müdigkeit bei längerem Aufsein und über ein Gefühl der Steifigkeit.

Klinisch erweckt der Gleitprozeß den Eindruck einer verstärkten Lendenlordose. Über einem vorspringenden druckempfindlichen Dornfortsatz ist eine mäßige Einsenkung bzw. Stufe tastbar. Die lumbodorsale Rinne ist wegen des nach vorn gerichteten Gleitprozesses vertieft. Starke Verschiebungen können neurologische Ausfälle verursachen; auf dem Röntgenbild läßt sich eine Stützkonsole am kaudalen Wirbelkörper oder am Kreuzbein erkennen.

Therapie. Die konservative Behandlung besteht vor allem in krankengymnastischen – muskelkräftigenden – Übungen; neben geeigneten Sportarten (Schwimmen) kommt Mieder- oder Korsettversorgung in Betracht. Das operative Vorgehen besteht in knöcherner Stabilisierung (Spondylodese) des betroffenen Abschnitts; bei neurologischen Symptomen infolge von Nervenwurzelreizung wird die Wirbelsäulenversteifungsoperation mit einer Bandscheibenausräumung verbunden. Die postoperative krankengymnastische Behandlung ist bei der Spondylodese (S. 171 u. 205) besprochen.

Krankengymnastische Behandlung

Befund

Bei der Befunderhebung fallen als typische Zeichen auf:
- verstärkte Flexionsstellung des Beckens,
- scheinbar verstärkte Lordose,
- Knick oder Stufenbildung in der lordotischen Krümmung,
- vorgewölbter Bauch.

Der Tonus der Rückenstrecker ist oft beträchtlich erhöht, der M. erector trunci tritt im Lendenbereich strangartig hervor, die Bauchmuskulatur ist schlaff. Bei der Bewegungsprüfung zeigt die Lendenwirbelsäule bei Flexion keinen kontinuierlichen Bogen, möglicherweise durch kontrakte Rückenstrecker keinerlei Kyphosierung. Bei der Extension ergibt sich ebenfalls keine gleichmäßige Biegung, sondern ein oft schmerzempfindliches Abknicken im Bereich der Lendenwirbelsäule.

Gesichtspunkte

- Muskelpflege,
- Korrektur der Beckenstellung,
- Aufbau gesicherter Haltung und Rumpfbewegung,
- Hilfen für Alltags- und Gebrauchsbewegungen.

Maßnahmen

- Muskelpflege – Lockerung der verspannten Muskulatur und verbesserte Durchblutung – erfolgt über manuelle und Unterwassermassage.
- Korrektur der Beckenstellung durch Übungsfolgen aus den Becken-Kreuz-Bewegungen mit Betonung der Beckenextension.
- PNF-Becken-Pattern sind ebenfalls mit dieser Betonung auszuführen. Als stabilisierende Maßnahmen werden diese Übungen intensiv mit der Technik „rhythmische Stabilisation" durchgeführt. Die Bauchmuskulatur mit allen Anteilen muß trainiert werden, sowohl im isotonischen als auch im isometrischen Sinne.
- Lordosierende Maßnahmen sind unter allen Umständen zu vermeiden. Die Wahrnehmung für die Einhaltung der Beckenstellung wird als Vorbereitung für den Vierfüßlerstand geschult, indem auch in dieser Ausgangsstellung mit „rhythmischer Stabilisation" gearbeitet wird.
- In der Senkrechten muß dem Patienten die korrigierte Beckenstellung über Stabilisationsübungen vor dem Spiegel bewußt gemacht

werden. Hinweise und Hilfen sind besonders für das Bücken und Tragen von Gewichten zu geben, wobei der Patient die Einhaltung einer in Streckung stabilisierten Wirbelsäule erlernen muß. Über Übungsfolgen z. B. aus der Stemmführung nach Brunkow ist dieses Ziel zu erreichen.

Als Sport ist Rückenschwimmen geeignet, die Tendenz zur Lordose ist hierbei geringer als beim Brustschwimmen. Die Kraulbewegungen der Beine sind gleichzeitig ein günstiges Bauchmuskeltraining.

Übungsbeispiele

1. Schulung der schrägen Bauchmuskulatur und Korrektur der Bekkenstellung:
   Seitlage, PNF-Becken-Pattern Extension-Abduktion-Innenrotation.
   Technik „wiederholte Kontraktion".
2. Stabilisation des Beckens (Abb. **29**):
   Seitlage, PNF-Becken-Pattern, Becken in Mittelstellung, Technik „rhythmische Stabilisation".
3. Bauchmuskelübung mit Gegenspannung der dorsalen Rumpfmuskulatur (Abb. **30**):
   Rückenlage. Die Extremitäten liegen in den Körperdiagonalen, rechter Arm und linkes Bein werden vor dem Körper mit Knie und Ellenbogen zusammengezogen, während die anderen Extremitäten fest am Boden gespannt liegen bleiben.
4. Stabilisation des Rumpfes (Abb. **31**):
   Vierfüßlerstand, Kopf in Verlängerung der Wirbelsäule, Becken in Mittelstellung, manuelle Reizsetzung des Therapeuten am Becken und Thorax/Schultergürtel in Richtung Flexion/Extension, Lateralflexion und Rotation ergibt isometrische Arbeit der entsprechenden Rumpfmuskulatur.
5. Stemmführung nach Brunkow:
   Fersensitz, Füße geschlossen, Oberschenkel über Beckenbreite abduziert, Fußrücken drücken gegen den Boden, Arme stemmen in Innenrotation mit den Handwurzeln nach unten/vorn. Mit dieser Spannung der gesamten Rumpfmuskulatur Wechsel zwischen Fersensitz und Kniestand.

Wirbelspaltbildungen

Wirbelspaltbildungen sind Entwicklungsstörungen der Chorda dorsalis und von sehr unterschiedlicher Bedeutung. Es kommt zu frontalen und sagittalen Wirbelkörperspalten sowie zu Keil- und Halbwirbeln mit entsprechenden Abknickungen bzw. Verkrümmungen der Wirbelsäule.

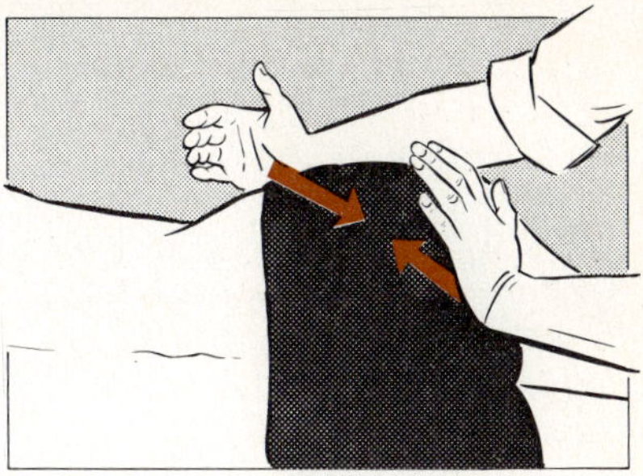

Abb. **29** PNF, Becken-Pattern, Technik „rhythmische Stabilisation.

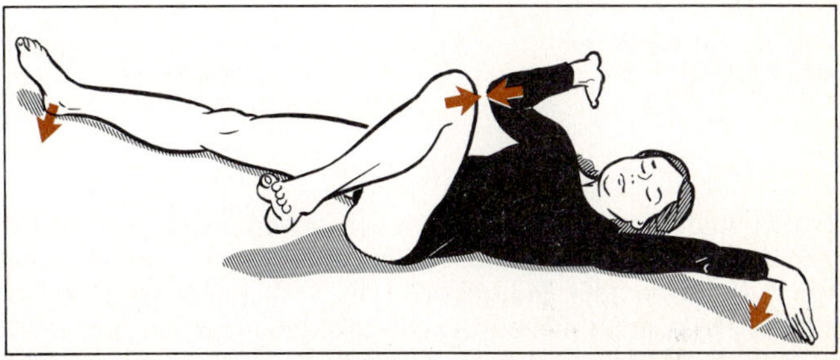

Abb. **30** Bauchmuskelübung mit Gegenspannung der dorsalen Rumpfmuskulatur.

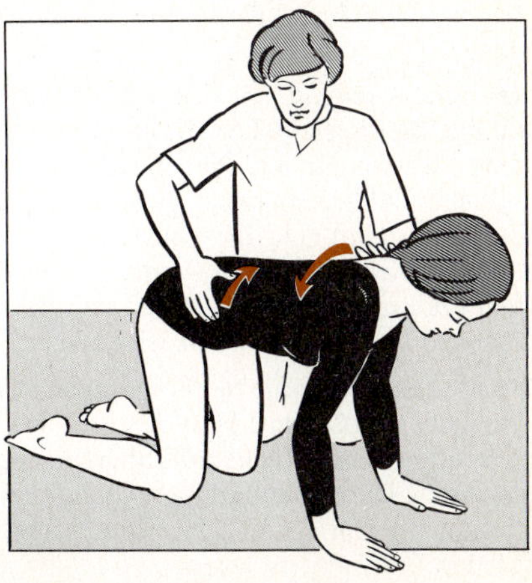

Abb. **31** Stabilisation im Vierfüßlerstand.

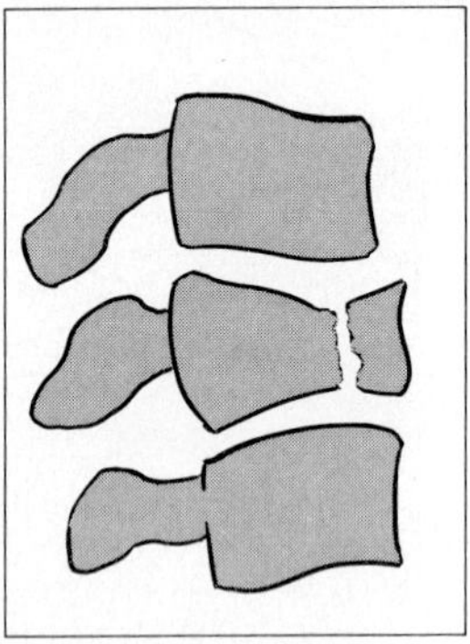

Abb. 32 Frontale Wirbelkörperspalte.

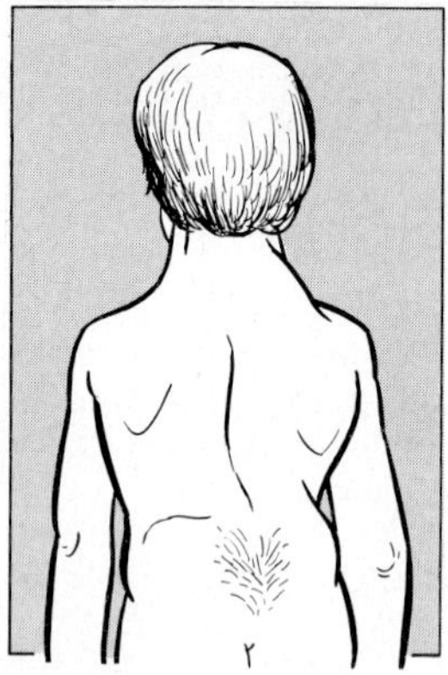

Abb. 33 Behaarung über Spina bifida bei Skoliose.

Durch Spaltbildungen im Bereich der beiden oberen Halswirbel können Beschwerden verursacht werden, sei es durch einen offenen hinteren Atlasbogen oder dadurch, daß die Verbindung des Dens mit dem Epistropheus unterblieben ist. Die Spaltbildungen im oberen Halsabschnitt und akzessorische Apophysen an Gelenken und Dornfortsätzen werden nicht selten als Frakturen oder Frakturfolgen fehlgedeutet.

Frontale Wirbelkörperspalten (Abb. **32**) müssen differentialdiagnostisch von anderen Prozessen abgegrenzt werden. Behandlungsbedürftigkeit liegt dann vor, wenn sie die Statik der Wirbelsäule beeinträchtigen.

Dorsale Spaltbildungen sind im unteren Lendenabschnitt verhältnismäßig häufig; sie gehen oft mit abnormer Behaarung über der betroffenen Region einher. Manchmal sind sie Teil einer ausgeprägten Fehlbildung (Abb. **33**), meist handelt es sich um bedeutungslose Nebenbefunde; dann sind die gelegentlich geklagten Kreuzschmerzen eher durch gleichzeitige Lage- und Formveränderungen von Wirbelgelenken erklärt und weniger durch den unterbliebenen Bogenschluß. Dieser wird als *Spina bifida* bezeichnet.

Ausgedehnte dorsale Spaltbildungen können mit Mißbildung des Rükkenmarks und seiner Häute verbunden sein; sie werden als *Meningozele* oder – bei Rückenmarkbeteiligung – als *Myelomeningozele* bezeichnet. Diese Mißbildungen gehen mit Lähmungen der unteren Extremitäten sowie von Blase und Mastdarm einher; ihre Behandlung wird in Band 10 beschrieben.

Wirbelsäulenveränderungen bei Systemerkrankungen

Systemerkrankungen des Skeletts sind entweder angeboren oder entwickeln sich auf angeborener Grundlage im Laufe des Wachstums; sie führen an der Wirbelsäule zu typischen Veränderungen. Dabei lassen sich je nach Lokalisation und je nachdem, wie das Wachstum von der Störung betroffen ist, unterschiedliche Merkmale feststellen. Von wesentlicher Bedeutung sind Achondroplasie (Chondrodystrophie) und Mukopolysaccharidosen sowie Osteogenesis imperfecta und Dysostosis cleidocranialis.

Achondroplasie (Chondrodystrophie)

Bei der Achondroplasie – früher Chondrodystrophie genannt – liegt eine Störung des Knorpelwachstums in den Wachstumsfugen vor; die enchondrale Ossifikation ist beeinträchtigt. Dies führt zu einem verminderten Längenwachstum, vor allem der Gliedmaßen, mit dem typischen Bild des dysproportionierten Zwergwuchses (Abb. **34**). Die perichondrale Ossifikation und damit das Dickenwachstum der Knochen und die Entwicklung der bindegewebigen Knochen verläuft ungestört.

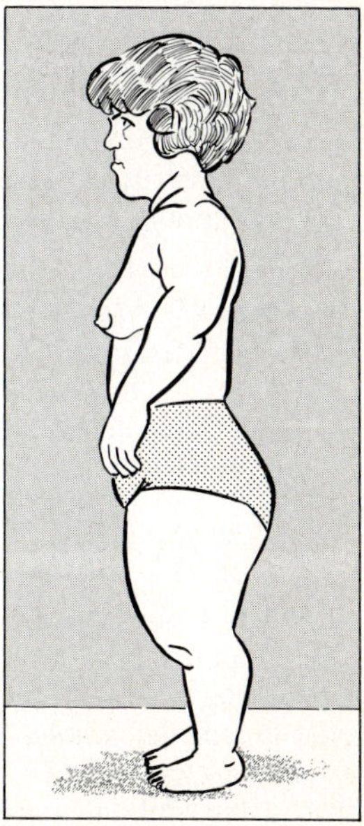

Abb. **34** Achondroplasie.

Die Wirbelkörper sind klein und niedriger geformt und weisen kurze Bogenwurzeln auf. Die dadurch bedingten relativ engen Verhältnisse im Rückenmarkskanal (spinale Stenose), zusätzlich Skoliosen sowie verstärkte Kyphosen am Übergang vom Brust- zum Lendenabschnitt können Nervenwurzelirritationen mit hartnäckigen Beschwerden (rezidivierendes Lumbalsyndrom) verursachen (s. auch Kap. 2).

Mukopolysaccharidosen

Die erbliche Störung des Mukopolysaccharidstoffwechsels geht mit auffälligen Skelettveränderungen einher. Man unterscheidet mehrere Typen dieser Erkrankung; von ihnen sind im Hinblick auf Wirbelsäulenveränderungen die Dysostosis multiplex (Morbus Pfaundler-Hurler) und die Dysostosis enchondralis epimetaphysarea (Morbus Morquio-Brailsfort) von besonderer Bedeutung. Beide Erkrankungen gehen mit Kleinwuchs einher und weisen dysproportioniertes Wachstum, Wirbelsäulenverkrümmungen, Becken- und Brustkorbdeformierungen auf (s. auch Kap. 2).

Osteogenesis imperfecta

Die Osteogenesis imperfecta wird als *Glasknochenkrankheit* bezeichnet. Infolge mangelhafter diaphysärer/apophysärer Knochenbildung entstehen lange, dünne Knochen, die leicht brechen. Die Frühform der Osteogenesis imperfecta (mit rezessivem Erbgang) führt schon im Mutterleib zu multiplen Frakturen und häufig zur Totgeburt. Die Spätform (mit dominantem Erbgang) zeigt sich beim Kleinkind mit Knochenbrüchigkeit; nach Abschluß der Pubertät verringert sich die Neigung zu pathologischen Frakturen.

Wirbelkörperbrüche führen zu Fisch- und Flachwirbelform mit Ausprägung einer Kyphoskoliose (s. auch Kap. 2).

Die Behandlung besteht in korrekter Frakturbehandlung und ggf. in Korrekturosteotomien mit begleitenden krankengymnastischen Maßnahmen; erforderlichenfalls wird zusätzlich Apparateversorgung durchgeführt.

Dysostosis cleidocranialis

Die Dysostosis cleidocranialis ist eine durch Keimfehler bedingte Verknöcherungsstörung der bindegewebig angelegten Knochen. Das ist im Bereich der Schulterblätter besonders auffällig; Teildefekte oder Fehlen der Schlüsselbeine führen zu abnormer Beweglichkeit des Schultergürtels. Die Defekte können mit Wirbelmißbildungen (Skoliose, Spina bifida) und mit Thoraxdeformitäten (Trichterbrust) verbunden sein. Es finden sich Kleinwuchs und sog. Kurzhals mit Bewegungseinschränkungen der Halswirbelsäule; es werden Lähmungen und Intelligenzdefekte beobachtet.

Arachnodaktylie

Zu den erblichen Mesenchymstörungen gehört auch die Arachnodaktylie; sie wird als *Marfan-Syndrom* bezeichnet. Auffälliges Merkmal ist die „Spinnenfingrigkeit". Man findet Überlänge von Fingern und Zehen, Hypotonie der Muskulatur und Bandlockerung der Gelenke – mit auffälliger Überstreckbarkeit bis zum Schlottergelenk –, ferner Wirbelsäulenverkrümmungen und Brustkorbverformungen. Die Veränderungen an den Wirbelkörpern ähneln den Deckplattenstörungen bei juveniler Kyphose (s. auch Kap. 2).

Marmorknochenkrankheit

Die Marmorknochenkrankheit (Morbus Albers-Schoenberg) beruht auf verminderter Osteoklastentätigkeit und führt zu Kalkverdichtungen im Bereich des Skeletts einschließlich der Wirbelsäule (Abb. **35**). Es kann zur Spontanfraktur mit schlechter Heilungstendenz kommen.

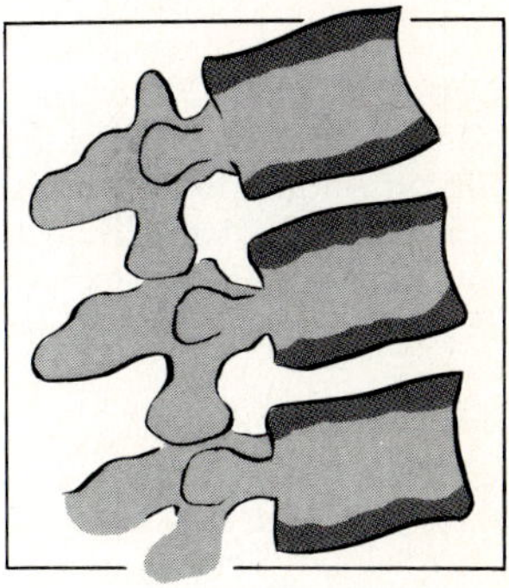

Abb. **35** Marmorknochenkrankheit der Wirbelsäule.

Krankengymnastische Behandlung

Die krankengymnastische Behandlung der Wirbelsäulenveränderungen bei Systemerkrankungen orientiert sich an der jeweiligen Grunderkrankung und deren Symptomatik. Je nachdem, ob die Behandlung mehr schonenden oder fordernden Charakter haben muß, werden entsprechende Techniken eingesetzt.

Da diese Patienten vom Kindesalter an im allgemeinen zu einer Langzeitbehandlung verurteilt sind, verlangen die Behandlungen viel Einfühlungsvermögen und Motivationsfähigkeit vom Krankengymnasten. Nur durch Freude auf die und an der Behandlung können diese oft sehr verängstigten Kinder auch einen Gewinn haben. Behandlungen im Übungsbad haben sich auch unter diesen Aspekten bewährt.

Aseptische Knochennekrosen der Wirbelsäule

Morbus Scheuermann

Die Adoleszentenkyphose wurde von Scheuermann erstmals beschrieben und auf aseptische Nekrosen an den Wirbelkörpern zurückgeführt. Sie ist die häufigste Erkrankung der jugendlichen Wirbelsäule, weist jedoch nur zu einem Teil klinische Symptomatik auf. Die Pathogenese des Morbus Scheuermann ist noch nicht völlig geklärt, die Ursachen scheinen vielfältig. Neben innersekretorischen Störungen wird auch eine primäre Muskelinsuffizienz verantwortlich gemacht.

Die Beschreibung des Krankheitsbildes, der Diagnostik und der Therapie erfolgt unter den Haltungsstörungen (Juvenile Kyphosen, S. 137).

Vertebra plana

Neben der juvenilen Kyphose (Morbus Scheuermann) zählt auch die Vertebra plana (Plattwirbel) zu den juvenilen Osteochondrosen. Es handelt sich um eine im Jugendalter auftretende Wachstumsstörung, die zur Bildung eines niedrigen Wirbels führt (Abb. **36**). Sie beruht auf einer Störung der Verknöcherung eines oder mehrerer Wirbelkörper und geht mit Haltungsschwäche einher. Die Kinder klagen über Rükkenschmerzen, die u. U. längere Schonung erforderlich machen. Im

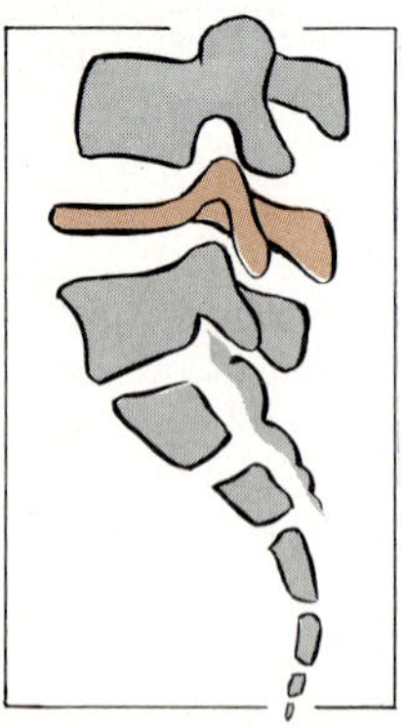

Abb. **36** Plattwirbel – Vertebra plana.

Stadium der Regeneration steht krankengymnastische Behandlung mit dem Ziel der Muskelkräftigung und einer Wiederherstellung der Bewegungsfunktion im Vordergrund.

Die Plattwirbel sind abzugrenzen von ähnlichen Befunden, wie sie bei Erwachsenen nach Verletzungen und nach entzündlichen Prozessen an der Wirbelsäule, aber auch bei Osteoporose entstehen können.

„Schipper"-Krankheit

Die Schipperkrankheit stellt eine schleichende Dornfortsatzfraktur des 6. oder 7. Halswirbels dar als Folge aseptischer Knochennekrosen im Bereich der Wirbeldornfortsätze. Diese Nekrosen werden durch Überlastung der Dornfortsätze im unteren Halswirbelsäulenabschnitt hervorgerufen, beispielsweise durch intermittierenden starken Zug bei ungewohnter Arbeit. So entstehen Zonen mit nekrotischen Umbauvorgängen, in deren Bereich es zur Fraktur kommt.

Gezielte Behandlungsmaßnahmen sind nicht erforderlich, es bedarf lediglich einer mehrwöchigen Schonung.

Haltungsstörungen

Haltungsschwäche ist vor allem in der Schuljugend verbreitet. Hierfür ist u. a. der Sitzzwang während des Unterrichts verantwortlich zu machen, der in der Schule keinen entsprechenden Ausgleich durch Bewegung (Forderung der täglichen Turnstunde!) findet. Ein Drittel der Schulkinder weist Zeichen von Haltungsschwäche bzw. eine unsichere Haltung auf.

Unter *unsicherer Haltung* werden wechselnde seitliche Verbiegungen bei unbeobachtetem Stehen und Sitzen verstanden, die auf Aufforderung ausgleichbar sind. Es handelt sich also wie auch bei der „skoliotischen Fehlhaltung" um muskulär ausgleichbare Abweichungen. Die Röntgenbefunde sind unauffällig. Haltungsschwäche wird vor allem in Perioden gesteigerten Wachstums und im Zusammenhang mit Erkrankungen, die den Allgemeinzustand beeinträchtigen (z. B. Infektionen) gefunden. Ihr Krankheitswert ist unterschiedlich und bei sonst erhaltener Funktionstüchtigkeit gering, bei Verbindung mit psychischen Störungen fraglich. Als Test dient die Funktionsprüfung nach Matthiaß; eine Insuffizienz liegt vor, wenn Kinder im Schulalter nicht mindestens 30 Sekunden mit vorgestreckten Armen stehen können, ohne die Haltung zu verändern.

Beim *Haltungsverfall,* der Ausdruck einer muskulären Insuffizienz bei starker gesundheitlicher Beeinträchtigung des Kindes oder Jugendlichen ist, besteht dringend Behandlungsbedürftigkeit. Wenn der Haltungsverfall auf eine – oft anlagebedingte – Insuffizienz des Stützgewebes zurückzuführen ist, beschränkt sie sich nicht auf den Rumpf, sondern äußert sich auch an den Gliedmaßen. Bei Bindegewebsschwächlingen werden neben schlechter Haltung vor allem Bandlockerung von Gelenken, Fußfehlform (Platt- und Knickfüße) sowie Achsenabweichungen der Gliedmaßen gefunden, die entsprechende Therapie erfordern.

Unter *Haltungsfehlern* werden krankhafte Haltungsänderungen verstanden, die mit strukturellen Veränderungen der Wirbelsäule einhergehen. Sie sind im allgemeinen mit Einschränkungen der Beweglichkeit und mit einer Achsenabweichung verbunden; sie werden auch als *Formfehler* der Wirbelsäule bezeichnet. Ihre Ausprägung wird durch Bewegungsmangel gefördert.

Aufgrund *konstitutioneller* Störungen im formalen Aufbau des Achsenorganes finden sich Veränderungen der Wirbelkörpergestalt, Irregularitäten in der Ausbildung der knöchernen Randleisten, Unebenheiten von Wirbelkörperabschlußplatten, Verschmälerungen von Zwischenwirbelräumen, die nicht mehr voll ausgleichbar sind.

Die auf Anlage beruhenden Wirbelsäulenfehlformen sind – im Gegensatz zur Haltungsschwäche – nicht völlig korrigierbar; sie neigen bei Nichtbeachtung zur Verschlechterung und sind wegen des formbedingten Mißverhältnisses zwischen Belastung und Belastbarkeit für Sekundärschäden im Sinne des vorzeitigen Verschleißes prädestiniert.

Beim *Rundrücken* ist der Schultergürtel nach vorn verstellt, der Brustkorb flach, die Atmung wird unergiebig. Die physiologische Brustkyphose verstärkt sich aufgrund der einwirkenden Schwerkraft bei Schwäche oder Versagen der Muskulatur (s. Abb. **14**).

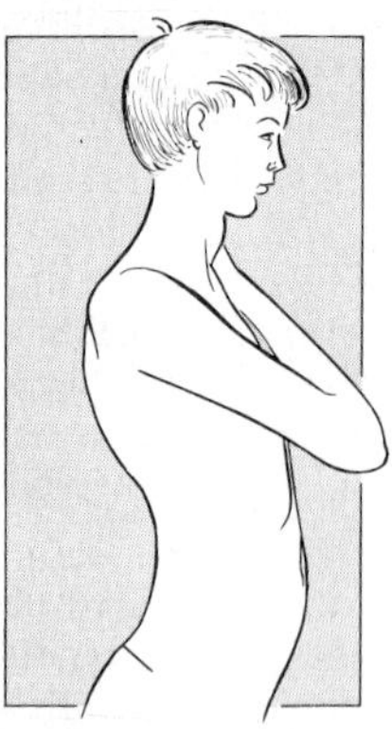

Abb. **37** Ausgeprägter hohlrunder Rücken eines Jugendlichen.

Beim *hohlrunden Rücken* findet sich neben vermehrter dorsaler Brustkrümmung eine vertiefte Lendeneinsattelung; das Becken ist stark vorgeneigt, und die Bauchdecken sind schlaff, der Leib ist vorgewölbt (Abb. **37**).

Beim *Flachrücken* sind die physiologischen Krümmungen geringer als normal ausgeprägt; die Lendenlordose kann aufgehoben oder sogar einer leichten Kyphose gewichen sein. Durch Flachrücken wird die Belastbarkeit Jugendlicher und Erwachsener stärker als durch Rundrücken eingeschränkt (s. Abb. **14**).

Juvenile Kyphosen

Ursache. Die juvenile Kyphose – auch als Adoleszentenkyphose, *Morbus Scheuermann* oder juvenile Osteochondrose bezeichnet – ist eine häufige Erkrankung des Wachstumsalters; sie zählt zu den aseptischen Knochennekrosen, ihre Ursachen sind vielfältig und nicht völlig geklärt. Lindemann hat eine vererbte Beeinträchtigung des enchondralen Wachstums in den Vordergrund gestellt; bei 25% der Betroffenen ist dominanter Erbgang beobachtet worden. Innersekretorische Störungen sind von Bedeutung (hormonelle Dysregulation) – häufig liegt ein Hypogonadismus vor. Schmorl nahm an, daß die nach ihm benannten Knorpelknötchen die Krankheit verursachen.

Nach neueren Untersuchungen beginnt der Prozeß an den knorpeligen Wirbelkörperabschlußplatten, die der Beanspruchung nicht gewachsen sind. Sie weisen präformierte Lücken bzw. umschriebene Störungen der Fasersysteme auf, in deren Bereich es zu Schädigungen der Wachstumszonen kommt. Das Bandscheibengewebe kann massiv oder umschrieben durch diese Lücken in den Wirbelkörper eindringen.

Es bilden sich die sog. Schmorl-Knorpelknötchen. Die Erkrankung geht mit unregelmäßiger Gestaltung der Wirbelabschlußplatten einher; durch Erniedrigung der Wirbelkörper im vorderen Anteil kommt es zu einer Keilform und zur Kyphose der Wirbelsäule (Abb. **38**). Das Zwischenwirbelgewebe erfährt eine Minderung der Elastizität und verliert die Halbgelenkfunktion, woraus sich die Fixation des betroffenen Wirbelsäulenabschnitts erklärt.

Das anlagebedingte Leiden kann durch äußere Faktoren verschlimmernd beeinflußt werden und bewirkt durch andauernd erzwungene Kyphose eine mechanische Überlastung der Wirbelsäule und Druckatrophie der ventralen Wirbelkörperpartien.

Umgekehrt kann durch gezielte Behandlungsmaßnahmen einer zunehmenden kyphotischen Verkrümmung entgegengewirkt werden. Leider unterbleibt häufig die zu diesem Zeitpunkt erforderliche und erfolgversprechende Therapie, da die Erkrankung nur bei einem Teil der betroffenen Jugendlichen zu subjektiven Beschwerden führt.

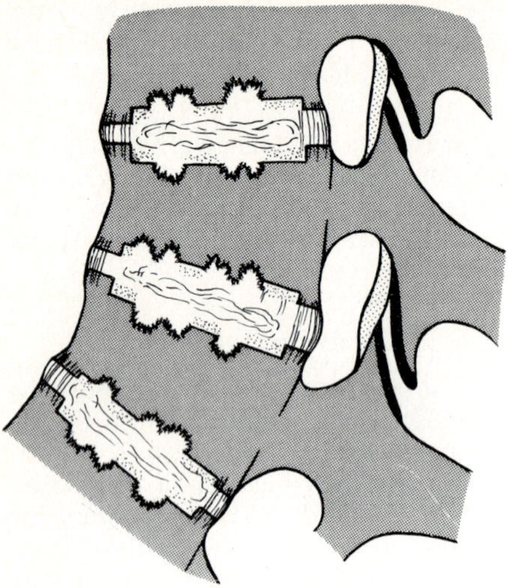

Abb. **38** Schematische Darstellung eines Röntgenbildes bei Morbus Scheuermann (aus W. Heipertz, E. Schmitt: Wirbelsäulenerkrankungen, 2. Aufl. Springer, Berlin 1984).

Symptome. Die Symptome des Morbus Scheuermann entsprechen der unterschiedlichen Lokalisation und dem jeweiligen Stadium.

Das *erste Stadium* beginnt vor dem 10. Lebensjahr mit einer funktionellen Störung (Haltungsschwäche, hohlrunder Rücken). Über Schmerzen wird nicht geklagt, die Wirbelsäulenbeweglichkeit ist nicht wesentlich eingeschränkt.

Das *zweite Stadium* („florides Stadium") läuft zwischen dem 12. und 18. Lebensjahr ab und führt innerhalb von 6–9 Monaten zur fixierten Kyphose durch die Umwandlung der Bandscheiben. Ein Teil der erkrankten Jugendlichen klagt über Schmerzen im betroffenen Wirbelsäulenabschnitt, die auf Überbeanspruchung der Muskulatur, des fibrösen Bindegewebes und der Ligamente sowie der Gelenkkapseln (an den Bogengelenken) mit ihren sensiblen Elementen und schließlich auf Zirkulationsstörungen zurückgeführt werden.

Das *dritte Stadium* (Endstadium) liegt jenseits des 18. Lebensjahres; es ist durch die fixierte Kyphose der Brustwirbelsäule charakterisiert. Es gibt aber auch eine lumbale Lokalisation mit Kyphosierung der Lendenwirbelsäule und entsprechender Symptomatik. Die fixierte Kyphose verändert die Gesamtstatik der Wirbelsäule und zwingt insbesondere den Halsabschnitt und den Lendenabschnitt – soweit dieser nicht selbst in die Kyphose einbezogen ist – zu kompensatorisch vermehrter Lordosierung. Dadurch und durch funktionelle Mehrbean-

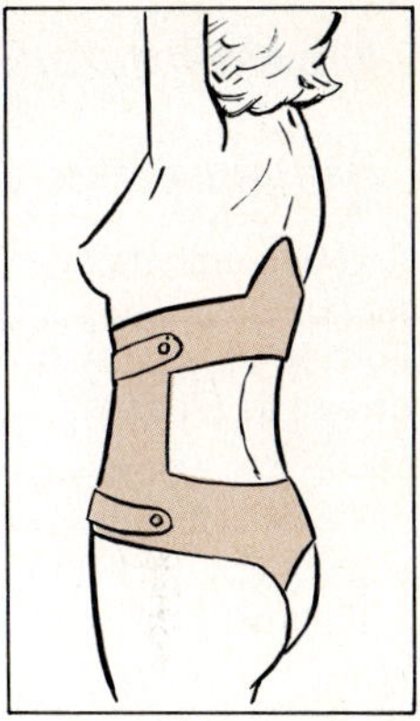

Abb. **39** Aufrichtendes Korsett zur Behandlung des Morbus Scheuermann.

spruchung wird in diesen Abschnitten der Verschleiß des Zwischenwirbelgewebes und der kleinen Wirbelgelenke gefördert und die Muskulatur überfordert. Im Endstadium sind deshalb überwiegend myostatische Beschwerden, Zervikalsyndrom, chronisches Lumbalsyndrom und myalgische Syndrome zu finden, während das versteifte Gebiet von der Schmerzsymptomatik häufig ausgespart bleibt.

Therapie. Die Therapie der juvenilen Kyphose besteht bei den frühen Stadien in Haltungsschulung. Da die Patienten häufig keine Schmerzen haben und das äußere Bild im Anfangsstadium oft nur als Haltungsschwäche erscheint, ist die Einsicht zur Notwendigkeit der Behandlung oft nicht gegeben. Der Patient muß aber zu einem konsequent und über lange Zeit durchgeführten Übungsprogramm angehalten werden, um Spätfolgen und Beschwerden entgegenzuwirken.

Im floriden Stadium des Morbus Scheuermann kann vorübergehend Ruhigstellung erforderlich sein. Neben Lagerung und korrigierenden Gipsschalen kommt Versorgung mit einem aufrichtenden Korsett in Betracht (Abb. **39**). Ergänzende krankengymnastische Behandlung ist wichtig, in der Regel ist Schwimmsport zu empfehlen.

Bei starker Ausprägung, vor allem bei kurzbogiger Kyphose, kann *operativ* vorgegangen werden; dabei wird die Kyphose zunächst durch redressierende Maßnahmen vermindert und dann das Ergebnis durch eine dorsale Spondylodese erhalten.

Die Behandlung der juvenilen Kyphose im Endstadium ist symptomatisch. Im Vordergrund stehen krankengymnastische Maßnahmen zur Beeinflussung der Syndrome, insbesondere des myalgischen Syndroms, bzw. Maßnahmen zur Kräftigung der Rumpfmuskulatur.

Krankengymnastische Behandlung

Haltungsfehler

Die Behandlung der Haltungsfehler besteht in intensiver Bewegungstherapie; zu krankengymnastischer Behandlung über lange Zeiträume können je nach Ausprägung zusätzlich orthopädische Hilfsmittel verordnet werden.

Unter den Sportarten ist vor allem Schwimmen, auch Reiten – u. U. auch als Behandlung (Reittherapie) – geeignet. Schulsonderturnen ist angebracht; richtiger wären allerdings tägliche Turnstunden für alle Schulkinder und ein Turnunterricht, der dem durch Sitzzwang mitverursachten Haltungsverfall Rechnung trägt.

Kinder und Jugendliche kommen oft nur zweimal wöchentlich zur Behandlung. Das reicht zur Korrektur der Haltung nicht aus; in Ergänzung krankengymnastischer Maßnahmen sollten sie gemeinsam mit den Eltern Übungsanweisungen erhalten. Es empfiehlt sich, ein Hausübungsprogramm zu erstellen, das konsequent durchgeführt und vom Krankengymnasten in Abständen überprüft werden muß. Voraussetzung für regelmäßiges Üben ist eine anregende Gestaltung des Programms, ein dazu geeignetes Gerät ist der Therapieball.

Gesichtspunkte

Im allgemeinen:
- Schulung des ganzen Menschen zu aufrechter Haltung und Bewegung,
- Freude erwecken an Bewegung und Sport – Motivation!

Im einzelnen:
- Schulung der Muskulatur auf Kraft und Koordination,
- Bewegungsschulung bei Einschränkungen,
- Korrektur von Fehlformen,
- Streckung der Wirbelsäule,
- Schulung neuer Bewegungs- und Haltungsmuster,
- Hinweise für Verhalten im Alltag.

Maßnahmen

Kinder mit Haltungsschwächen sind in kleinen Gruppen altersgemäß zusammenzufassen. Auch solche mit Haltungsfehlern können, sofern sie zusätzlich eine individuelle Korrektur erfahren, in einer Gruppe turnen. Da die Krankengymnastikbehandlung nur Erfolg hat, wenn sie über lange Zeit konsequent durchgeführt wird, muß es gelingen, daß die Kinder gern zur Behandlung – zum Turnen – kommen, d.h. Lust und Freude daran haben.

Auch eine orthopädische Turnstunde muß dem kindlichen Bewegungs- und Spieldrang Rechnung tragen.

Statik und Dynamik werden im Wechsel geschult, wobei die Dynamik oft den Vorrang hat. Mit einer koordinationsfähigen Muskulatur sind sowohl Bewegungsabläufe als auch das Gleichgewicht und darüber die Gesamthaltung zu verbessern.

Aufbau einer orthopädischen Turnstunde

Einleitung:
Zielsetzung: Erwärmung, Motivierung, Zufriedenstellung des kindlichen Bewegungsdrangs.

Übungsformen:
- Gehen und Laufen, Hüpfen, Springen;
- Fußübungen in der Fortbewegung;
- Hindernislaufen;
- rhythmisches Laufen (Klatschen, Musik);
- freies Laufen und Bewegen;
- Rennen bis „Austollen";
- evtl. Einstimmen auf ein Handgerät.

Hauptteil:
Zielsetzung s. Gesichtspunkte.

Übungsformen:
- Ausgangsstellungen Rücken-, Seit-, Bauchlage; größere Unterstützungsfläche ergibt Ruhe und Konzentration.
- Training der Rücken- und Bauchmuskulatur.
- Dehnungen für ischiokrurale Muskulatur und Mm. pectorales.
- Vierfüßlerstand – Mobilisation und Stabilisation der Wirbelsäule, Koordinations- und Gleichgewichtsübungen.
- Fersensitz, Kniestand, Stand – Koordinations- und Gleichgewichtsübungen mit Betonung der Streckung der Wirbelsäule.
- Atemübungen, Fußübungen, wenn es sich anbietet, zwischenschalten.
- Handgeräte für Kinder: Bälle, Seil, Tennisring, Stab, Klangkörper.
- Große Geräte: Sprossenwand, Langbank, Schwebebalken, Schaukelbrett, Therapieball.
- Spiegel zur optischen Kontrolle und zum Bewußtmachen der Haltung.

Schlußteil:
Alle in der Stunde angestrebten Ziele werden in einem Spiel noch einmal verwirklicht, in dem auch der Ehrgeiz des Kindes angesprochen wird.

Spielformen: Wettspiele (Mannschaft, Partner, Einzel), Geschicklichkeits-, Koordinations-, Mutspiele.

Ehe das Kind den Turnraum verläßt, ist eine kurze Ruhepause angebracht, die auch durch z. B. ein „stummes Spiel“ realisiert werden kann.

Lesen und Lernen soll in Bauchlage stattfinden (bei starker Lordosierung mit untergelegtem Kissen), Schreiben u. ä. im Sitz mit Rückenlehne, entsprechend hoch und evtl. schräg gestellter Arbeitsplatte.

Sportliche Möglichkeiten

Schwimmen

Diese Sportart sollte selbstverständlich sein und möglichst in Trainingsform im Schwimmclub ausgeübt werden.

Ballspiele

Bei Volleyball und Korbball z. B. wird ständig in die Aufrichtung geübt, eine eventuelle Verstärkung der Lordose wird durch die intensive Armarbeit gebremst.

Übungsbeispiele

Die Wertigkeit liegt auf den jeweils angegebenen Muskeln, wobei selbstverständlich andere Muskeln beteiligt sind.

Rückenmuskelübungen

1. Vierfüßlerstand: Linker Arm (Ellenbogen deblockiert) und rechtes Bein geben Druck auf die Unterlage, rechter Arm und linkes Bein treffen sich mit Ellenbogen und Knie unter dem Bauch und werden anschließend diagonal weggestreckt. Verstärkung durch Rotationen, Dauer und Tempo (Abb. **40**).
2. Dynamische konzentrische und exzentrische Arbeit, besonders der Rückenstrecker (Abb. **41**):
   Fersensitz: Kopf liegt ab auf der Stirn, Arme in Hinterhauptshalte, Oberkörper und Kopf heben sich durch Wirbelsäulenstreckung bis zur Waagerechten und senken sich wieder. Langsames Tempo, Steigerung durch Variation der Armhaltung, Lateralflexion und Rotation bei Streckung.
3. Gleichgewichtsschulung mit Partner gegenüber:
   Kniestand, Ball werfen durch Vorverlagerung des Rumpfes unter Anspannung der Rückenmuskulatur.

Bauchmuskelübungen

1. Rückenlage, Beine angestellt, Knie werden zum Bauch gezogen, anschließend die Beine senkrecht in die Luft gestreckt. Die Beine

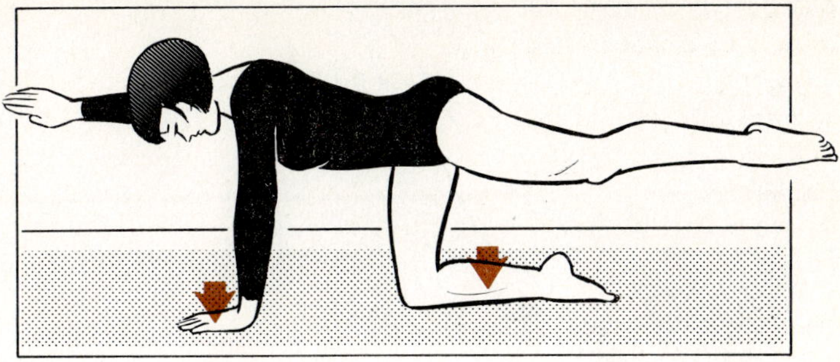

Abb. **40** Vierfüßlerstand. Statische Arbeit der Rumpfmuskulatur.

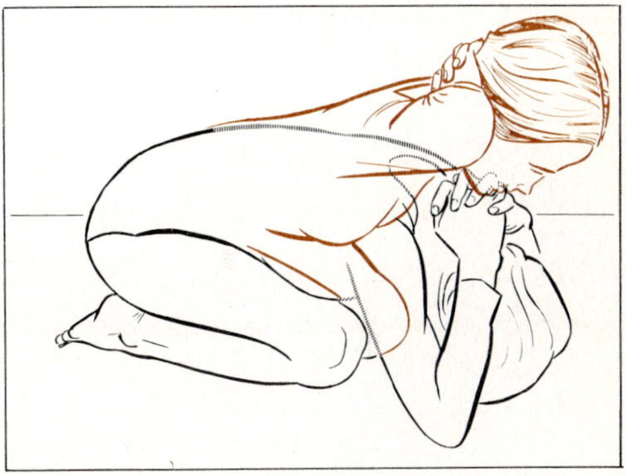

Abb. **41** Dynamische konzentrische und exzentrische Arbeit der Rückenstrecker.

werden jeweils so weit geschlossen nach rechts und links-, vor- und zurückbewegt, daß der Rücken fest auf dem Boden liegen bleibt.

2. Übung, vom Oberkörper eingeleitet, mit Spannung der Rückenmuskulatur, Gleichgewichtsschulung (Abb. **42**):
   Langsitz, Stab wird mit beiden Händen quer vor den Körper gehalten, die Beine steigen nacheinander über den Stab. Oberschenkel kommen darauf zu liegen. Unter Rückverlagerung des gestreckten Oberkörpers („Medaillon [Sternum] zeigen“) werden die Kniegelenke im Wechsel gebeugt und gestreckt.
3. Gleichgewichtsschulung im Kniestand (Abb. **43**):
   Unter Spannung wird der Rumpf durch vermehrte Beugung der

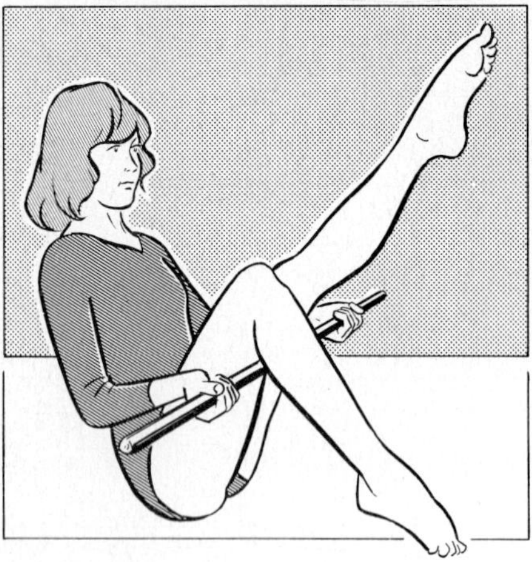

Abb. **42** Bauchmuskelübung und Gleichgewichtsreaktion.

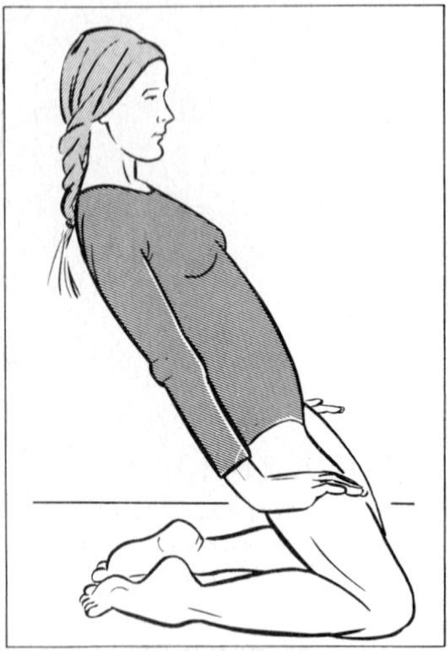

Abb. **43** Gleichgewichtsschulung im Kniestand.

Kniegelenke so weit wie möglich zurückgelehnt. Kein Abknicken in Wirbelsäule oder Hüftgelenken.

Koordinations- und Reaktionsübungen, Gleichgewichtsschulung

1. Balancieren auf dem Schwebebalken:
   Vom einfachen Gehen zu Schrittfolgen wie Zehengang, Nachstell-

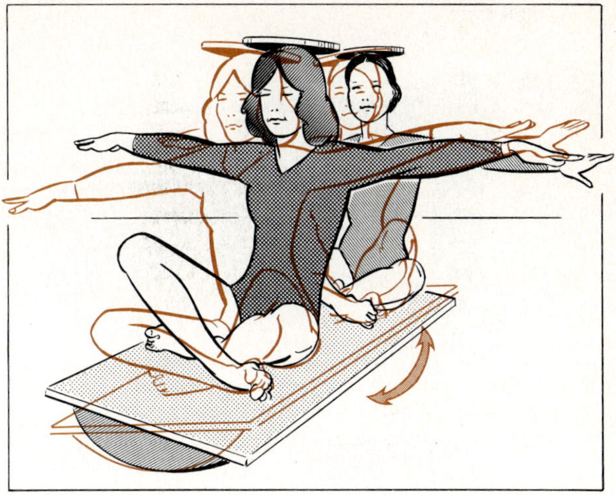

Abb. **44** Balanceübung auf dem Schaukelbrett.

schritt mit verschiedenen Schrittlängen und Tempосteigerung. Zur Betonung der aufrechten Haltung wird ein Tennisring auf dem Kopf getragen.

2. Balanceübung auf dem Schaukelbrett (Abb. **44**):
   Schneidersitz, bei Gruppenturnen sitzen die Teilnehmer hintereinander, ein Teilnehmer schaukelt das Bett, die Sitzenden balancieren sich aus, der Kopf bleibt jeweils der höchste Punkt. Ein Kopfteller zwingt zur vermehrten Aufrichtung.
3. Gleichgewichtsschulung und Koordination von Wirbelsäulenflexion und -extension auf dem Therapieball („Seeigel" nach Klein-Vogelbach; Abb. **45**):
   Aus dem Fersensitz hinter dem Ball bäuchlings darüberrollen – Hände gehen mit festem Druck auf dem Boden vorwärts – bis zu Oberschenkel/Knie. Durch Flexion in Knie- und Hüftgelenken den Ball unter den Rumpf ziehen, durch Streckung der Beine den Ball in Ausgangsposition zurückrollen. Hände bleiben dabei fest am Ort.

Spezielle Übungen bei Flachrücken

1. Klappsches Kriechen („Vierfüßlergang" zur Mobilisation der Wirbelsäule besonders in lateraler Richtung [Abb. **46**]):
   Ausführung schwunghaft sowohl im Kreuz- als auch im Paßgang.

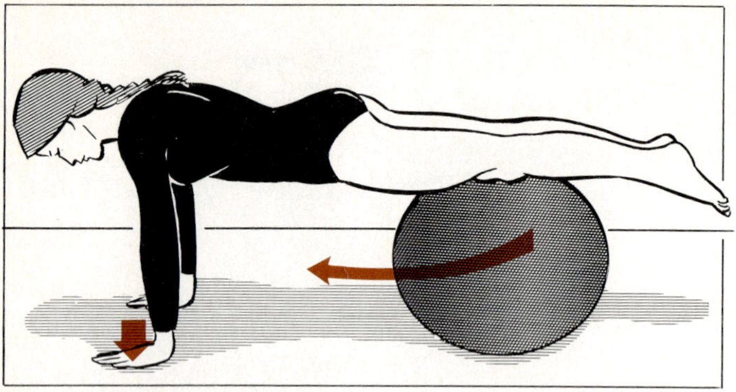

a

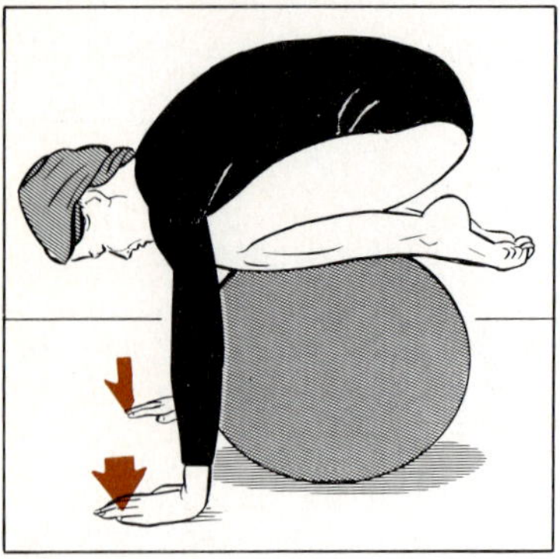

b

Abb. **45a** u. **b** Übungen zur Flexions-Extensions-Schulung der Wirbelsäule.

Bei genügend Training ist Durchführung überhorizontal anzustreben, um korrigierend auf die Form einzuwirken.

2. PNF-Rumpf-Pattern zur Mobilisation und Korrektur der Form: Schulterblatt- und Becken-Pattern mit Technik „langsame Umkehr" zur Mobilisation.
   Becken-Pattern Flexion–Adduktion–Außenrotation und Schulterblatt-Pattern Elevation–Abduktion zur Korrektur.
   Die Übungen werden aus Seitlage beidseits durchgeführt.
3. „Urfrosch" nach Klein-Vogelbach zum Bauchmuskeltraining (Abb. **47**):
   Stand auf Zehenspitzen, Arme und Beine werden in die Diagonalen mit Außenrotation gestreckt. Bewegungsablauf: Während sich die Arme in klassischen PNF-Pattern bewegen, so daß sich die Ellenbogen über dem Nabel treffen, werden die Beine in Knie- und

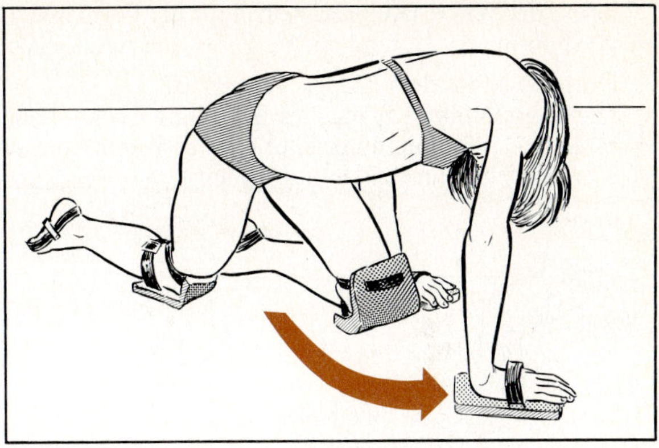

Abb. **46** Vierfüßlergang nach Klapp.

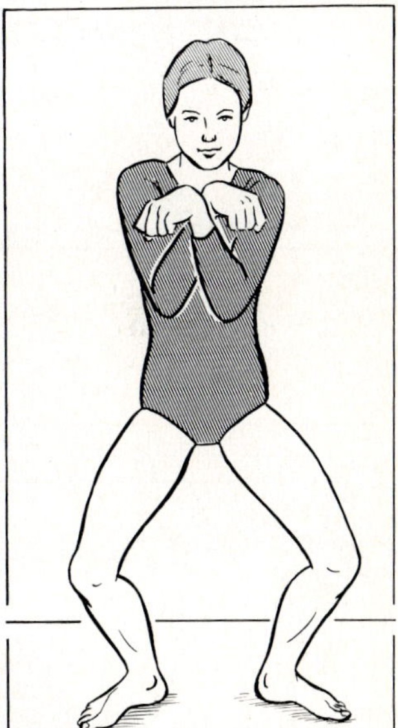

Abb. **47** „Urfrosch", Endstellung.

Hüftgelenken leicht gebeugt, die Fersen drücken fest auf den Boden. Es kommt dabei zu weiterlaufenden Bewegungen in der BWS im Sinne der Kyphosierung und in der LWS in Richtung Lordosierung.

Spezielle Übungen für Hohlrundrücken

1. Klappsches Kriechen „Tiefkriechen mit Durchziehen" zur Mobili-

sation der Wirbelsäule und Korrektur der Form in der Endstellung, Ausführung fortlaufend mit Betonung der tiefen Phase.

2. Drehübung aus dem Klappschen Kriechen:
Die Rutschstellung betont die Streckung der kyphotischen Wirbelsäule, die Rotation, eingeleitet über den Arm, intensiviert sie. Die Übung wird symmetrisch durchgeführt.

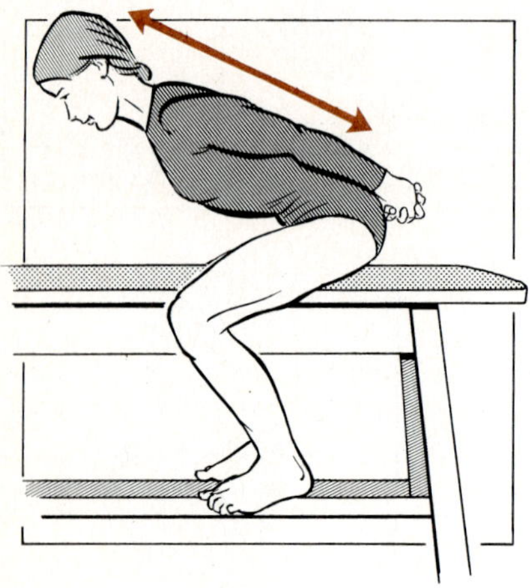

Abb. **48** Aktive Korrektur der Kyphose.

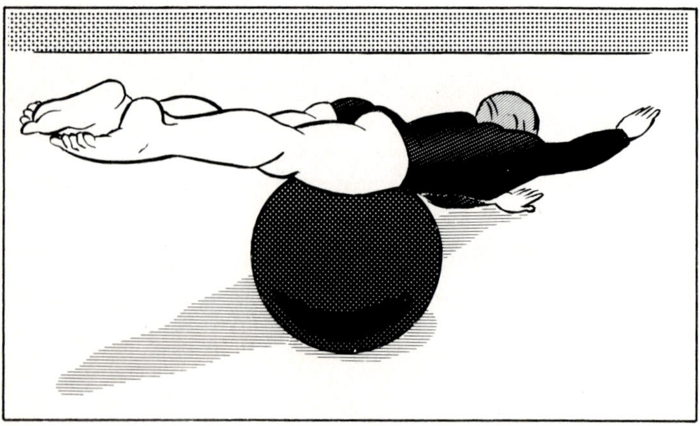

Abb. **49** Aktive Korrektur auf dem Ball.

3. Aktive Korrektur der kyphotischen Abschnitte (Abb. **48**):
Reitsitz über der Kyphosenbank, Oberkörper und Kopf liegen nach vorn ab, Hände werden über dem Gesäß gefaltet und nach kaudal gezogen mit Depression und Adduktion der Schulterblätter. Nun soll der Patient mit aktiv gestreckter Halswirbelsäule Kopf und Oberkörper nacheinander abheben, bis der kyphotische Abschnitt in die Streckung einbezogen ist. Aktive Streckung der Halswirbelsäule durch Translation führt zu einer Stabilisation der Brustwirbelsäule in Extension.
4. Streckung und Rotation auf dem Therapieball (Abb. **49**) („Fisch" in Anlehnung an Klein-Vogelbach):
Der Patient rollt bäuchlings über den Ball bis in Beckenhöhe, Beine werden schräg nach oben gestreckt, die Arme nach vorn unten, so daß er eine schräge Ebene bildet. Während er den Ball nun in seitlicher Richtung rollt, hebt er jeweils einen Arm ab und dreht diesen mit Blickkontakt zur Hand über den Schultergürtel nach schräg oben. Intensives Gleichgewicht ist dafür erforderlich.
5. Korrektur an der Sprossenwand (Abb. **50**):
Schneidersitz mit Rücken zur Sprossenwand (Abflachung der Lordose), Arme erfassen schräg nach oben gestreckt eine Sprosse. Mit

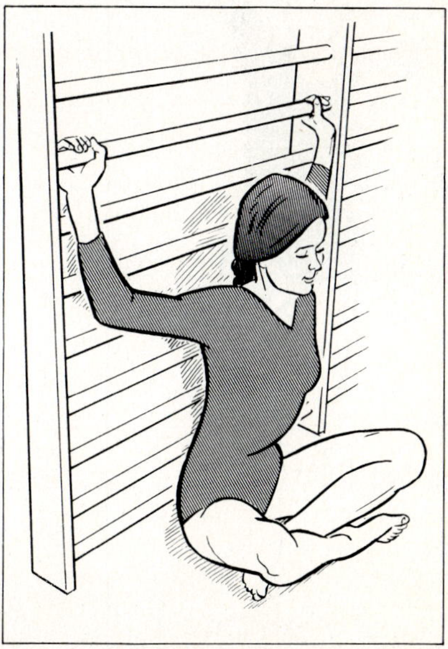

Abb. **50** Korrektur des Hohlrundrückens an der Leiter.

festem Griff wird unter Adduktion der Schulterblätter der Rücken von der Wand weggedrückt und die Wirbelsäule gestreckt (Dehnung der Pektoralismuskulatur).

6. „Klassischer Frosch" nach Klein-Vogelbach zum Bauchmuskeltraining (Abb. **51**):
   Stand auf Zehenspitzen, Beine geschlossen, Arme in Innenrotation nach oben gestreckt. Rechter Arm und linkes Bein treffen sich mit Ellenbogen und Knie in Nabelhöhe. Beide Extremitäten werden dabei außenrotiert und haben damit korrigierenden Einfluß auf die Wirbelsäule. Die anderen Extremitäten erhalten die Spannung. Ausführung zügig: eine langsamere Ausführung erfordert intensive Gleichgewichtsreaktionen.
7. Pektoralisdehnübung:
   Rückenlage. PNF-Arm-Pattern Flexion, Abduktion, Außenrotation einzeln oder beidseitig mit „Technik der Entspannung".

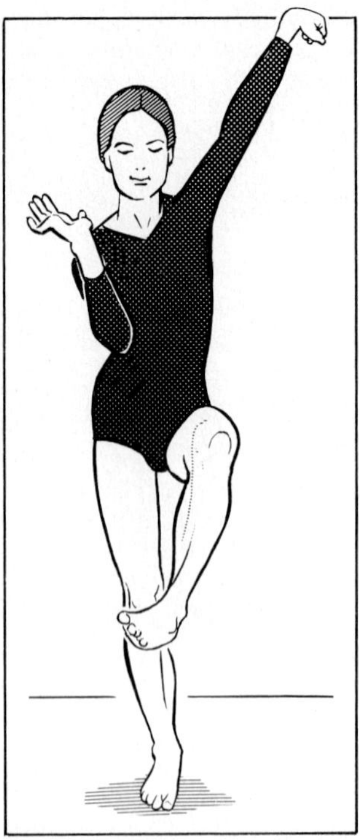

Abb. **51** „Klassischer Frosch", Endstellung.

Juvenile Kyphose

Befund

Vor Einleitung der krankengymnastischen Behandlung wird ein Haltungs- und Bewegungsstatus aufgenommen. Die Wirbelsäule zeigt beim „klassischen Morbus Scheuermann" eine vermehrte Kyphose, doch gibt es auch Flachrückenformen oder unauffällige Wirbelsäulen. Sowohl die Flexion der befallenen Abschnitte ist eingeschränkt bis aufgehoben als auch eine Extension der Kyphose nicht möglich. Der Schultergürtel hängt nach vorn, in vielen Fällen besteht Pektoralisverkürzung. Die Atembewegung des Thorax kann eingeschränkt sein. Bei kyphotischer Haltung sind die Rückenstrecker hart und verspannt.

Gesichtspunkte

- Mobilisation der Wirbelsäule im korrigierenden Sinne,
- Streckung der Wirbelsäule,
- Training der aufrichtenden Muskulatur,
- Aufbau einer guten Haltung,
- Verhütung von Verschlechterung und somit vorzeitigem Verschleiß.

Maßnahmen

Wenn der Patient Schmerzen hat, sind Wärmeanwendungen angezeigt; sie sollen muskelentspannend und durchblutungsfördernd wirken. Massagen, auch Unterwassermassagen und Bäder sind günstig.

Das Übungsprogramm baut sich ähnlich auf wie das bei Haltungsfehlern beschriebene. Über aktive Arbeit wird vorsichtig, aber intensiv die Mobilisation des oder der befallenen Wirbelsäulenabschnitte angestrebt, um so die Streckfähigkeit der Wirbelsäule zu verbessern. Dazu sind Übungen aus dem Klappschen Kriechen geeignet, die – wie Tiefkriechen mit Durchziehen oder Vierfüßlergang – die Gesichtspunkte der Mobilisation, der Streckung und gleichzeitig der Muskelarbeit berücksichtigen lassen. Durch die verschiedenen Lageeinstellungen wird gezielt auf den entsprechenden Wirbelsäulenabschnitt eingegangen.

Bauchmuskelübungen, Halteübungen in den verschiedenen Ausgangsstellungen bis zur Senkrechten vor dem Spiegel sind selbstverständlich. Wenn erforderlich, sind Übungen zur Pektoralisdehnung, evtl. auch durch Dauerlagerung, einzuschalten.

Beim Schwimmen in Trainingsform ist die für den Patienten geeignete Schwimmlage herauszufinden; meistens ist ein Wechsel aller Schwimmstile bei diesen Jugendlichen am wirksamsten, um ein Allgemeintraining durchzuführen. Die gezielte Korrektur erfolgt während der Übungsbehandlung. Sportarten, die die Wirbelsäule stark belasten, z. B. Springen, Gewichtheben u. ä. sind besonders in der floriden Phase zu vermeiden.

Jogging auf Naturboden und Schilanglauf mit korrekter Körperhaltung in Vorlage sind erlaubt.

Skoliose

Skoliosen sind fixierte Seitverbiegungen der Wirbelsäule, die mit Torsion und Rotation einhergehen (Abb. **52**). Die Torsion stellt eine Drehung der Wirbelkörper in sich dar und führt zu asymmetrischer Wuchsform der Wirbel; als Rotation wird die Drehung der Wirbelkörper gegeneinander bezeichnet. Für die Verformung der Wirbelkörper sind die Einwirkungen auf das wachsende Gewebe verantwortlich zu machen.

Torsion und Rotation führen im Brustabschnitt durch Mitnahme der Rippen zu Thoraxverformungen: hinterer Rippenbuckel auf der Kon-

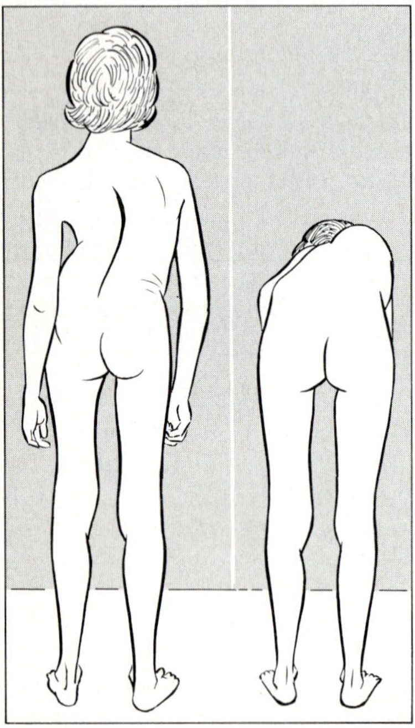

Abb. **52** Skoliose mit Rippenbuckel rechts.

vexseite der Skoliose, Thoraxausziehung konkavseitig vorn. Der Rippenbuckel täuscht eine Kyphosierung vor, doch ist bei der Skoliose der Verlauf der Wirbelsäule eher steil. Im Lendenabschnitt führt Herausdrehen der Querfortsätze zum Lendenwulst. Im Verlauf der Dornfortsatzreihe fallen Seitabweichungen auf. Es kann sich um einfache und um Mehrfachkrümmungen handeln. Bei starker Torsion und Seitverkrümmung kann ein Wirbelkörper gegenüber dem anderen seitlich abgleiten (Drehgleiten).

Von den beschriebenen echten *strukturellen* Skoliosen sind jene abzugrenzen, bei denen Rotation und Torsion fehlen, beispielsweise *„Ischiasskoliose"* (bei chronischer Ischialgie).

Unterschiedliche Ätiologie und Prognose der Skoliose lassen folgende Einteilung empfehlen:
- idiopathische Skoliose,
- osteochondropathische Skoliose (Mißbildung, Traumafolge, Neurofibromatose),
- neuropathische Skoliose (Lähmungsskoliose nach Poliomyelitis, bei infantiler Zerebralparese),
- myopathische Skoliose,
- fibropathische Skoliose (Narbenskoliose).

90% der Skoliosen werden als idiopathtisch bezeichnet; die Ursache ihrer Entstehung ist also nicht bekannt. Mädchen überwiegen im Verhältnis 4:1. Möglicherweise ist eine primär-erbliche Störung des Muskelgleichgewichtes oder des Stoffwechsels von Bedeutung. Die mechanischen Faktoren (bis zum Haltungsfehler) können als prädisponierende und auslösende Momente gesehen werden.

Die Mehrzahl der *idiopathischen Skoliosen* wird im Alter zwischen 10 und 12 Jahren diagnostiziert. Die Skoliose zeigt vor allem im Laufe von Wachstumsschüben *Progredienz* (Abb. **53**), sie kann sich aber auch im späteren Leben verschlechtern. Verschlimmerungen werden bei fortschreitender Osteochondrose, während einer Gravidität, im Klimakterium bzw. durch Osteoporose beobachtet.

Durch die Skoliose wird die Bewegungsfunktion der Wirbelsäule eingeschränkt. Über Schmerzen wird von Jugendlichen nur selten geklagt; beim Erwachsenen sind sie überwiegend durch muskuläre Insuffizienz bedingt, aber auch Folge von Interkostalneuralgie, Aufsitzen des Rippenrandes am Beckenkamm oder durch sekundäre, degenerative Veränderungen an Bandscheiben und Bogengelenken. Die Lungenkapazität ist bei stärkerer Skoliose eingeschränkt.

Die Schwere der Skoliose wird nach dem Röntgenbild entsprechend dem Ausmaß der Krümmung bewertet; die Messung erfolgt nach Cobb (Abb. **54**): Unter 40 Grad wird von leichter Skoliose, zwischen 40 und 60 Grad von mittelschwerer, zwischen 60 und 80 Grad von

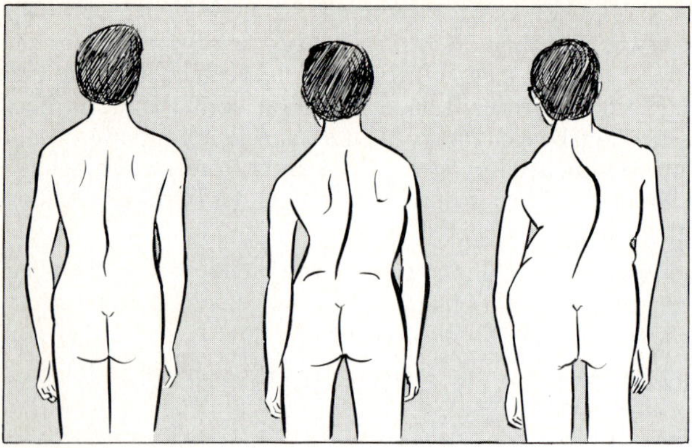

Abb. **53** Progrediente rechtskonvexe Skoliose.

schwerer und über 80 Grad von sehr schwerer Skoliose gesprochen. Vom Grad der Ausprägung, der Lokalisation und vom Alter des Patienten bei Auftreten der Skoliose ist die Prognose abhängig. Der Verlauf ist wesentlich von der Wachstumsenergie der Wirbelsäule beeinflußt, und früh diagnostizierte Skoliosen sprechen besser auf die Behandlung an.

Von der häufigen adoleszenten Form der idiopathischen Skoliose wird die juvenile Form, die zwischen dem 4. und 9. Lebensjahr entsteht, und die infantile Form, die im Alter von 3 bis 5 Jahren auftritt, abgegrenzt. Verbindungen der infantilen Form zur Säuglingsskoliose sind nicht eindeutig geklärt; maligne Formen mit schwer korrigierbaren kurzen Primärkrümmungen und starker Rotation führen zu kompletter Versteifung noch vor dem 10. Lebensjahr und haben eine schlechte Prognose.

Mißbildungsskoliosen sind mit Wirbelkörperfehlbildungen verbunden; sie neigen weniger zur Progredienz als die idiopathischen Skoliosen. Asymmetrische Fehlformen des Achsenorgans (Halb-, Spalt- oder Schmetterlingswirbel, Klippel-Feil-Syndrom, Rippensynostosen usw.) führen zu skoliotischen Verbiegungen, die nur im ausgeprägten Fall die Gesamtstatik stark beeinträchtigen.

Die *neuropathische Skoliose* (paralytische Skoliose) weist erhebliche Progredienz auf, insbesondere bei Poliomyelitisfolgen. Nicht nur asymmetrische Lähmungen der Rückenmuskulatur, sondern vor allem auch der Bauch- und Beckenmuskulatur sind für das Entstehen und das Fortschreiten dieser Skoliose verantwortlich zu machen.

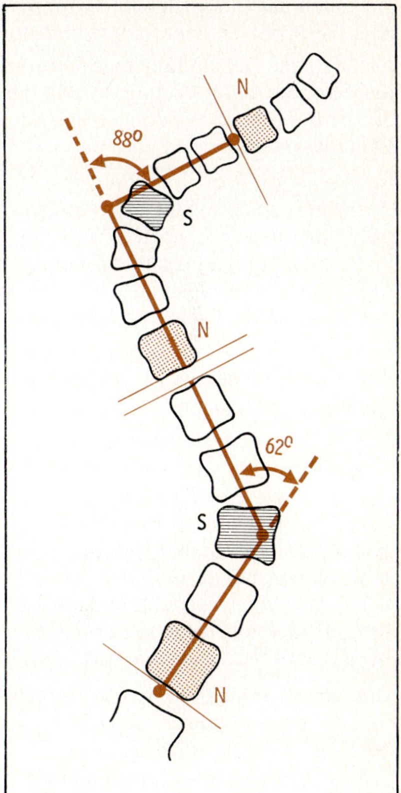

Abb. **54** Meßmethode der Skoliose nach Cobb. Das Lot wird auf die Deckplatten der Neutralwirbel (N) gefällt und der Winkel gemessen, der durch beide Lotlinien gebildet wird. S = Scheitelwirbel.

Auch die Skoliose mit osteochondropathischen Nekrosen, insbesondere bei *Neurofibromatose* (Morbus Recklinghausen), hat eine schlechte Prognose. Es liegt offenbar eine besondere Knochenweichheit vor bzw. eine Minderwertigkeit der mesodermalen Wirbelsäulenanlage aufgrund endokriner Störungen. Diese Skoliose geht mit einer starken Kyphose einher und kann in der Pubertät exazerbierend zur Querschnittlähmung führen. Sie erfordert häufig eine Versteifungsoperation von ventral.

Nach Frakturen und Luxationen finden sich *posttraumatische Skoliosen*. Bei der *Destruktionsskoliose* nach entzündlichen Prozessen und Tumoren stehen Gibbusbildungen und die Mitbeteiligung anderer Organe, vor allem des Rückenmarks, im Vordergrund. *Narbenskoliosen* entstehen nach ausgedehnten operativen Eingriffen (Thorakoplastik), nach Verätzungen oder Verbrennungen.

Die ärztliche Behandlung muß Ursache, Lokalisation und Progredienz der Skoliose berücksichtigen. Die Therapie der myopathischen und der neuropathischen Skoliose entspricht der der idiopathischen, doch ist die stärkere Progredienz neuropathischer Skoliosen zu berücksichtigen.

Zusätzlich zu krankengymnastischen Behandlungsmaßnahmen kommen Lagerung in korrigierenden Gipsschalen und Korsettversorgung in Betracht. Als Sport ist besonders Schwimmen geeignet. Es empfiehlt sich zur Entlastung eine ein- bis mehrstündige Bauchlagerung täglich sowie ein flaches und hartes Bett.

Es müssen Voraussetzungen zur täglichen häuslichen Übung geschaffen werden. Schulkinder mit leichten Skoliosen sollten am Schulsonderturnen teilnehmen.

Die Progredienz wird durch regelmäßige klinische und röntgenologische Kontrollen beurteilt; sie droht vor allem im Alter zwischen 8 und 10 Jahren sowie in der Pubertät. Bei rascher Verschlechterung und bei Überschreiten von 50 Grad nach Cobb ist eine Wirbelsäulenversteifungsoperation (Spondylodese) angezeigt. Ihr gehen redressierende Maßnahmen mit dem Ziel einer Verminderung des Krümmungswinkels voraus. Die Vorpubertät ist ein besonders günstiges Alter für den Eingriff, der aber auch später und bei Erwachsenen unter bestimmten Voraussetzungen noch angezeigt sein kann.

Die operative Versteifung von Wirbelsäulenabschnitten wird außer bei progredienter Skoliose auch bei Gleitprozessen (Spondylolisthese), bei Tumoren usw. durchgeführt. Es gibt verschiedene Verfahren für die als Spondylodese bezeichnete Operation mit dem Zugang von ventral oder dorsal, manchmal auch von ventral und dorsal. Harrington hat die zur Versteifung führende Entknorpelung der kleinen Wirbelgelenke mit Knochenanlagerung durch Einbringung von Metallstäben ergänzt und dadurch Korrekturen der Verkrümmungen auf Dauer erzielt. Es kommt auch die Verwendung von Schrauben und Zugvorrichtungen in Betracht (Abb. **55**).

Der Operation geht eine krankengymnastische Behandlung mit Extension über einen am Schädelknochen befestigten Ring voraus („Halo up"; s. Abb. **64**). Unerläßlich ist eine postoperative Phase der Ruhigstellung, um den Einbau und Durchbau des Knochens ohne zwischenzeitlichen Korrekturverlust zu sichern; ihre Dauer ist vom Befund und vom Operationsverfahren abhängig. In der Regel wird nach Gipsschale und Rumpfgips ein Korsett gefertigt, das die Aufnahme spezieller krankengymnastischer Übungen gestattet.

Das Vorgehen an der Halswirbelsäule unterscheidet sich davon; hier

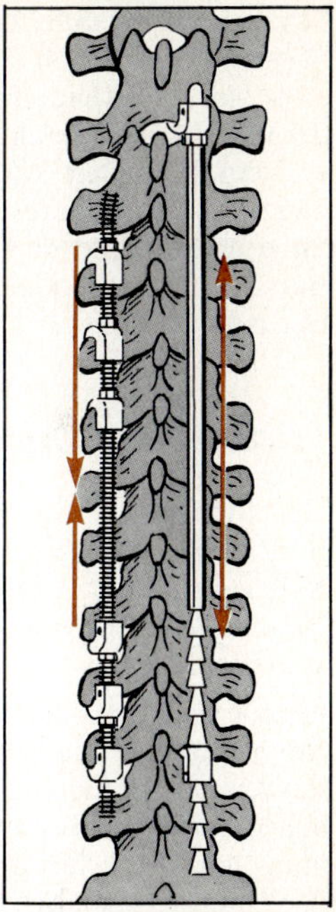

Abb. **55** Spondylodese nach Harrington.

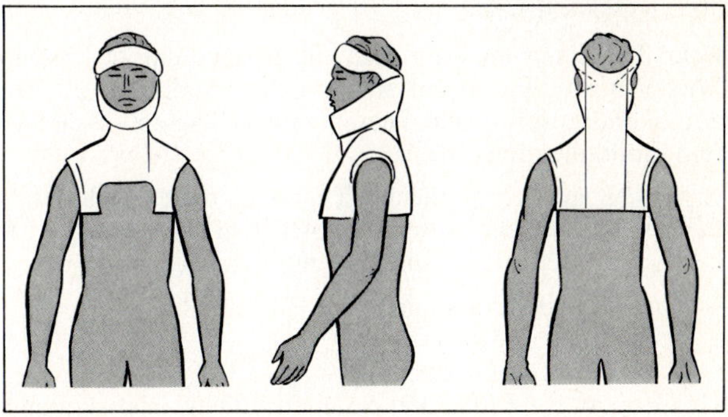

Abb. **56** Postoperative Abstützung der Halswirbelsäule mit Gipsverband.

wird die Spondylodese bei degenerativen, entzündlichen oder traumatischen Prozessen überwiegend durch Verblockung von zwei Wirbelkörpern mittels Knochenbolzen vorgenommen (Operation nach Cloward). Bei Instabilitäten am Übergang von der Halswirbelsäule zum

Schädel, wie sie eine fortgeschrittene Polyarthritis rheumatica mit sich bringen kann, haben sich auch Zügelungen mit Drahtschlingen sowie zusätzliche Anwendung von Knochenzement bewährt – letzteres auch bei Wirbelkörperdefekten durch Tumor. Postoperativ oder bei konservativem Vorgehen kommt eine äußere Abstützung durch Gipsverband, der auf Schultergürtel, oberen Thorax und oberer Brustwirbelsäule aufsitzt und den Schädel an der Hinterhauptsschuppe und im Bereich des Unterkiefers hält, oder eine entsprechende Orthese in Betracht (Abb. **56**).

Krankengymnastische Behandlung

Der Erfolg der Krankengymnastik ist auch nach jahrzehntelangem Bemühen und der Entwicklung zahlreicher Spezialverfahren begrenzt. Keine noch so gute und konsequente Übungsbehandlung führt zur Heilung, doch läßt sich durch sie eine Progredienz im günstigen Falle aufhalten.

Hierzu muß den kleineren und größeren Patienten der Sinn und die Notwendigkeit regelmäßiger Übungen immer wieder klargemacht werden. Die Patienten müssen Einsicht gewinnen in die Zusammenhänge zwischen Bewegungs- und Muskelschulung, Aufrichtung, Atmung und möglicher Beeinflussung des Wachstums. Mehr noch als bei den Haltungsfehlern müssen die Kinder und Jugendlichen zu einer Behandlung über Jahre hin motiviert und die Eltern in die Behandlung einbezogen werden.

Beim Krankengymnasten setzt die Behandlung der Skoliose exaktes Wissen der funktionellen anatomischen Verhältnisse, der Pathologie der Skoliose sowie der Therapiemöglichkeiten, zusätzlich Geschick und Intuition voraus.

Entsprechend der ärztlichen Therapie, dem Grad der Verbiegung, dem Alter und dem Entwicklungsstadium des Patienten wird im krankengymnastischen Therapieplan unterschieden:

- konservative Behandlung ohne Hilfsmittel,
- Behandlung im Korsett,
- präoperative Behandlung,
- postoperative Früh- und Spätbehandlung (Entwöhnung vom Korsett).

Konservative Behandlung ohne Hilfsmittel

Befund

Bei konservativer Behandlung wird ein detaillierter Haltungs- und Bewegungsstatus aufgenommen (S. 108). Schwerpunkte dabei sind:

- Im Stand mit Blick auf die Frontalebene ist festzustellen, ob der Patient im Lot steht, d.h. sich durch eine gute Kompensation ausbalanciert hat.
- Die Beurteilung in der Sagittalebene erfolgt von beiden Seiten. Eine Lumbalkrümmung läßt die Wirbelsäule von der konvexen Seite als Flachrücken erscheinen, hingegen täuscht bei einer thorakalen Krümmung der Rippenbuckel einen Hohlrundrücken vor. Die Beckenstellung und deren Auswirkung auf die Wirbelsäule sind demzufolge wichtig.
- In der Transversalebene sind Abweichungen am augenfälligsten im Becken- und Schultergürtelbereich. Durch die gegebenen Rotationskomponenten sind aber hier, genau wie in den anderen Ebenen, alle Niveaus laut Aufstellung auf S. 111ff. zu überprüfen und Abweichungen festzustellen.
- Aktive Bewegungsprüfung: Die Rumpfbeuge mit anschließender Aufrichtung gibt Aufschluß über das Ausmaß der Versteifung, der Lateralflexion und Rotation. Die Lateralflexion als Bewegung im Stand oder Sitz (Becken fixiert) nach beiden Seiten läßt den Fixationsgrad der Krümmung erkennen. Die davon mit abhängige Gleichgewichtssituation im Einbeinstand ergänzt das Bild.
- Die passive Beweglichkeit der Wirbelsäule segmental und total wird für Extension und Lateralflexion in Bauchlage, für Flexion im lockeren gehaltenen Sitz, für Rotation im Sitz geprüft.
- Die passive Streckfähigkeit wird im Sitz durch Zug am Kopf geprüft. Eine zusätzliche aktive Streckung gibt Aufschluß über Kräftemaß und Haltungsgefühl.
- Muskeln, die zur Verkürzung neigen, werden auf ihre Dehnfähigkeit überprüft: M. rectus femoris, M.iliopsoas (mit Thomas-Handgriff), ischiokrurale Muskulatur, Mm. pectorales.
- Die Muskelkraft für Rumpf- und Extremitätenmuskulatur wird im Seitenvergleich getestet.
- Vitalkapazität und Atemmaße am Thorax sind aufzunehmen und geben Aufschluß über Thoraxbeweglichkeit, Atemkapazität und mögliche Belastbarkeit; Atemrichtung und -rhythmus sind ebenfalls zu beobachten. Der Tonus der Muskulatur in den verschiedenen Rückenabschnitten ist zu tasten, ebenso der Spannungszustand der Bauchmuskulatur.
- Zeichnungen zur Dokumentation vereinfachen die Befundauf-

nahme und verdeutlichen in Kürze Abweichungen. Sie dienen ebenso zum Vergleich während der Behandlungszeit.

Gesichtspunkte

- Schaffung einer leistungsfähigen Wirbelsäule;
- günstige Beeinflussung des Wachstums in puncto Streckung und entgegen dem Schiefwuchs;
- Vermeidung weiterer Progredienz;
- Korrektur der Krümmungen im möglichen Rahmen;
- Dehnung kontrakter Muskelzüge;
- Kräftigung der Rumpfmuskulatur;
- Schulung eines symmetrischen koordinierten Bewegungsverhaltens;
- Verbesserung der Atem- und Kreislaufverhältnisse;
- Einflußnahme auf ungünstige Alltagsgewohnheiten;
- Information des Patienten über die Situation seiner Wirbelsäule, die Notwendigkeit der ständigen Behandlung sowie Motivierung zu Eigeninitiative.

Maßnahmen

Vor der Übungsbehandlung empfiehlt sich Muskelpflege durch kurze durchblutende Massage.

Das Übungsprogramm der Skoliose baut auf funktionellen Gesichtspunkten auf und sollte entsprechend der Zielsetzung alle zur Verfügung stehenden Übungsformen abwägen und individuell dem Patienten anpassen.

Da sich die Behandlung an der Konstitution, den Kraftverhältnissen, dem Ausprägungsgrad und den Krümmungen der Skoliose orientiert und nicht zuletzt vom Alter des Patienten abhängig ist, wird ein eigens auf den Patienten abgestimmtes Übungsprogramm zusammengestellt.

Nachfolgend werden die heute genutzten Methoden kurz skizziert. Alle haben die gleichen Zielsetzungen einer möglichen Korrektur und somit besseren Haltung und Aufhalten der Progredienz; die Prinzipien und Techniken unterscheiden sich jedoch, bauen aber jeweils auf aus der Entlastung in die Senkrechte.

1. Klappsches Kriechen:
   Diese Übungsfolgen werden im Vierfüßlergang, in Rutschstellung und im Kniegang durchgeführt. Die Wirbelsäule ist dabei in einer entlasteten Position, nämlich (außer Kniegang) zwischen den vier Extremitäten im Sinne von Strebepfeilern aufgehangen, und es kann dreidimensional geübt werden. Durch verschiedene Lageeinstellungen können bestimmte Wirbelsäulenabschnitte besonders

beeinflußt werden, auch im Sinne der Lordosierung und Kyphosierung.
Durch die Fortbewegung der Übungen in Serie entsteht ein Trainingseffekt, der als „freies Bewegen in intermittierender Dauerform" anzusehen ist. Somit wird auch die Ausdauer geschult.
Wenn auch anstrengend, so können diese Übungsformen doch für den Patienten erfreulich gestaltet werden. Muskulär werden sowohl Konkav- als auch Konvexseite beansprucht, durch die Ausgangsposition zusätzlich Arm- und Beinmuskulatur.

2. Methode Niederhöffer:
Sie beansprucht in erster Linie die konkavseitige aufgelagerte Rükkenmuskulatur. Es werden dabei Arm oder Bein als Punctum fixum wahrgenommen, an das über den aktiven Muskelzug die Wirbelsäule als Punctum mobile herangezogen und ein statischer Halt aufgebaut wird. Es kann dadurch zu einer Abflachung der Konvexität kommen, jedoch ist eine Beeinflussung der Fehlrotation durch den Ansatz der Muskulatur an den Dornfortsätzen nicht möglich.
Der Patient erfährt durch die Übungen ein Gefühl der Thoraxerweiterung und kann das erlernte Spannungsgefühl zur Eigenkorrektur in der Senkrechten nutzen. Besonders Erwachsene mit Beschwerden haben durch diese Übungsformen Erleichterung.

3. Methode Gocht-Geßner:
Sie betont die Kräftigung der konvexseitigen Rückenmuskulatur und eine Dehnung der konkaven Seite. Die Korrektur erfolgt dabei über die Arbeit des konvexseitigen M. latissimus dorsi bei gleichzeitiger Arbeit des M. erector spinae, der die Extension der Wirbelsäule bewirkt.
Atemtechniken mit manuellem Kompressionsdruck auf der konvexen Thoraxseite verstärken diese in liegenden Ausgangsstellungen. In den senkrechten Ausgangspositionen werden vielfältige Gleichgewichtsmomente eingebaut, in denen die Korrektur gehalten werden muß.

4. Methode Scharll-Hirsch:
Die seitendifferenten Haltungs- und Bewegungsmuster werden auf Symmetrie geschult. Über die symmetrische Lage oder Einstellung markanter Orientierungspunkte an seinem Körper im Raum lernt der Patient sein Bewegungsverhalten wahrzunehmen und zu korrigieren. Muskelungleichgewichte werden dabei beseitigt, die Wirbelsäule gestreckt. Der Patient soll dadurch befähigt werden, selbst seine korrekte Haltung stets wieder einzunehmen, zu bewahren und einer Progredienz vorzubeugen.
Nach exakt vorangegangener Analyse des Bewegungsverhaltens und der Muskelaktivitäten lernt der Patient in einer Vielzahl von Übungsformen, sich symmetrisch zu verhalten. Durch die Erkennt-

nis, daß sich die Rotation beim Skoliotiker nicht nur auf die Wirbelsäule beschränkt, wird auf die Einbeziehung rotatorischer Bewegungen Wert gelegt.

5. Methode Lehnert-Schroth:
   Sie basiert auf der Überlegung, daß sich die einzelnen Krümmungsabschnitte gegeneinander als Blöcke verschoben haben und dadurch muskuläres Ungleichgewicht besteht. Diese Blöcke sind wieder in die Senkrechte einzuordnen über die Korrektur der Bekkenstellung. Durch gezielte Rippenbewegungen, die sog. Drehwinkelatmung wird zusätzlich die Thoraxform verbessert. Die bei einer Übung gewonnene Korrektur wird durch muskuläre Spannung gehalten und somit das Gefühl für eine gerade Haltung bewußt gemacht.
   Durch eine Vielzahl von Übungsformen in unterschiedlichen Ausgangsstellungen (evtl. mit Hilfe kleiner Korrekturpolster), mit und an Geräten und einer Selbstkontrolle im Spiegel wird der Patient zu einer ständigen Korrektur seiner Haltung angehalten und sein Körpergefühl geschult.
6. Übungen aus PNF:
   Becken- und Schulterblatt-Pattern, einzeln oder in Kombination, korrigieren die Fehlform im möglichen Maße und kräftigen gleichzeitig die entsprechende Muskulatur. Da diese Übungen dreidimensional ablaufen, läßt sich die Skoliose in ihren 3 Dimensionen gleichzeitig beeinflussen. Diese Übungen sind nur mit Krankengymnast durchführbar, da eine manuelle Reizsetzung erfolgt.
7. Rumpfmuskeltraining aus der „Funktionellen Bewegungslehre" von Klein-Vogelbach, z. B. Frösche, Vierfüßler, Therapieball:
   Diese Übungsformen sind bei der Skoliose unter dem Aspekt der Korrektur mit ökonomischer Muskelarbeit zu sehen. Sie werden variiert in Abhängigkeit von Kondition und Konstitution und bauen auf Gleichgewichtsreaktionen oder bewußter Wahrnehmung auf. Sie bilden somit eine günstige Voraussetzung für eine freie senkrechte Haltung.
8. Stemmführung nach Brunkow:
   Die Stemmführung der Extremitäten führt zu einer Ganzkörperspannung. Bei der Skoliose kann dadurch die Wahrnehmung für Symmetrie geschult werden. Durch Wechsel von Standpositionen wird darüber hinaus die gleichmäßige Beinbelastung geschult.
9. Orthopädisches Turnen in Kleingruppen (s. auch S. 141):
   Dehnübungen, Atemübungen, Übungen mit Geräten, auch in spielerischer Form, erweitern das oft zwangsläufig strenge Progamm und können dennoch zielgerichtet und zweckentsprechend eingesetzt werden. (Die Einzelbehandlung sollte im allgemeinen weitergeführt werden.)

Eine kritische Analyse bei der Durchführung ist stets erforderlich, um evtl. Auslassung oder Ergänzung vorzunehmen.
Durch Tempo und Wettkampfcharakter in Spielen am Ende der Stunde wird die Motivation erhöht, gleichzeitig ein den Kreislauf und die Ausdauer fördernder Effekt erzielt.

Übungsbeispiele

1. Erlernen der Symmetrie nach Scharll-Hirsch:
   Bauchlage, nacheinander erfolgt mit gleichem Druck ein bewußtes Auflegen beider Fußrücken, beider Spinae, der unteren Thoraxränder, der Schultergelenke und der Stirn. Der Therapeut versucht, den Patienten aus dieser Symmetrie, die er zu erhalten hat, mit Handdruck herauszudrängen.
2. PNF – Becken- und Schulterblatt-Pattern zur Korrektur einer Skoliose rechts thorakal/links lumbal konvex (Abb. **57**):
   Seitlage links, gegen manuellen Widerstand wird das Becken-Pattern Flexion – Adduktion – Außenrotation und Schulterblatt-Pattern Depression – Adduktion geübt (Achtung – keine Gesamtdrehung).
3. Klappsches Kriechen – Übung „Schritt und Schlag“ zur Korrektur und Kräftigung:
   Aus dem Paßgang werden der linke Arm und das rechte Bein schwungvoll in die Waagerechte geführt. Dort muß Feineinstellung der Höhe sowie der Abduktions- und Rotationskomponenten erfolgen, um die Korrektur voll zu nutzen. Es ist im Verlauf der Behandlung zu entscheiden, ob dieser Übungsablauf auch symmetrisch geschult wird.

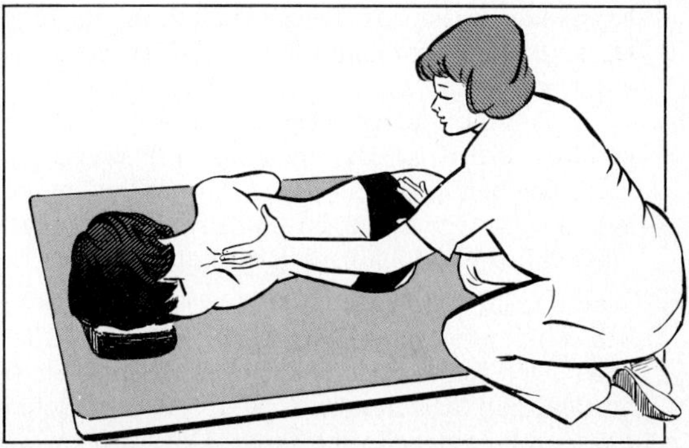

Abb. **57** PNF, Becken- und Schulterblatt-Pattern.

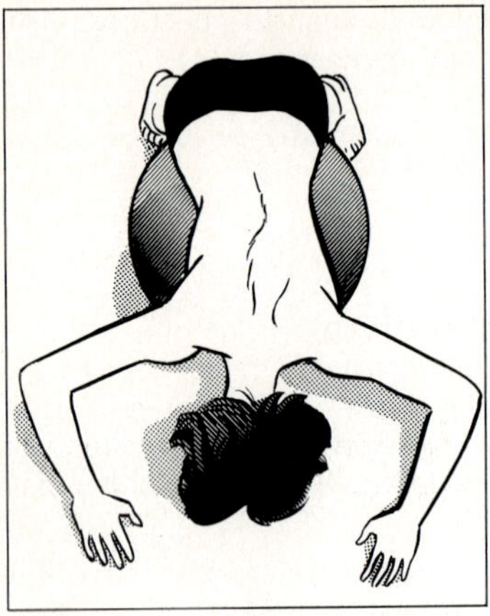

Abb. **58** Korrektur auf dem Ball.

4. Übung auf dem Therapieball zur Korrektur und Kraftschulung über Reaktionsmechanismen (Abb. **58**):
   Der Patient rollt bäuchlings auf dem Ball, Sicherheit durch Aufsetzen der Zehenspitzen oder Halt des Therapeuten am Becken. Durch Aufforderung, sich in eine bestimmte Richtung zu rollen und dort auszubalancieren, kann reaktiv eine Korrektur über intensive Muskelarbeit erreicht werden. Bei leichten Skoliosen sind diese Übungen symmetrisch zu trainieren.
5. Korrigierende Übung im Stand vor dem Spiegel:
   Der Patient versucht eine symmetrische Haltung einzunehmen: Das Becken wird über die Füße, die eingefallene Thoraxseite mit Rotation des Schultergürtels über das Becken eingestellt. Der Krankengymnast setzt dazu manuelle Reize an Schultergürtel und Becken. Nach Schulung soll der Patient diese Position ohne Hilfen einnehmen, mit geschlossenen Augen oder spontan aus spielerischen Drehbewegungen heraus. Da viele Übungen statisch durchgeführt werden, werden dynamische Bewegungsabläufe eingefügt. Unter Beibehaltung der Rumpfkontrolle kann das Kind trampeln, laufen, die Arme dabei im Laufrhythmus bewegen. Auge und Ohr müssen den gleichmäßigen Rhythmus prüfen.
6. Schulung im Wasser:
   Schwimmen ist als Allgemeintraining für Skoliosepatienten zwingend. Der Schwimmstil ist abwandelbar durch Training der Beine mit Halt am Schwimmbrett oder einseitige Armarbeit mit Halt eines Armes am Schwimmbrett. Die Armbewegungen sind dabei asymmetrisch ausführbar, doch ist der korrigierende Nutzeffekt

nicht erwiesen. Auch hier haben die Überlegungen von Scharll-Hirsch Gültigkeit, eine Symmetrie im Bewegungsablauf zu erreichen.

Behandlung im Korsett

Bei einer Verschlechterung der Skoliose ist es erforderlich, zusätzlich korrigierende, von außen auf die Wirbelsäule einwirkende Kräfte durch ein Korsett anzuwenden. Es besteht die Möglichkeit, durch Extension sowie Derotation korrigierend zu wirken. Die Derotationskräfte sind bei einer Skoliose mit einer röntgenologisch meßbaren Seitausbiegung bis 50 Grad nach Cobb den Extensionskräften im Hinblick auf den Korrekturgewinn überlegen, so daß zunehmend das Derotationskorsett (Stagnara, Boston, Chêneau u. a.) Verwendung findet (Abb. **59a** u. **b, 60**). Hochthorakale Skoliosen mit einem Scheitelwirbel oberhalb von Th6 bieten für die Derotationskräfte nur noch eine unzureichende Angriffsfläche, bei ihnen wird das Milwaukee-Korsett angewendet. In den letzten Jahren wurden neben dem Milwaukee-Korsett das Boston-Korsett und das Chêneau-Korsett eingesetzt. Das Boston-Korsett erhielt seinen Anwendungsbereich bevorzugt für die Lumbalskoliose, während das Chêneau-Korsett thorakale Krümmungen, aber auch doppelbogige thorakale und lumbale Skoliosen zu korrigieren vermag. Das Korsett wirkt unmittelbar stellungskorrigierend auf die Wirbelsäule, so daß sich hierdurch eine günstigere Ausgangsposition für das krankengymnastische Übungsprogramm, das somit mit und ohne Korsett durchgeführt werden soll, ergibt.

Gesichtspunkte

- Überbrückung einer Zeit bis zum Ende des Wachstums, um eine aktiv gestreckte Wirbelsäule zu schaffen, die auch ohne Korsett gehalten werden kann;
- Überbrückung einer Zeit ohne Progredienz bis zur Operation;
- Schaffung einer gut tonisierten Rumpfmuskulatur;
- Verminderung der Rumpfasymmetrie;
- Streckung der Wirbelsäule;
- Erhaltung des Körpergefühls für Streckung und Spannung;
- Erhaltung oder Verbesserung der Atemkapazität;
- psychologische Führung, um die lange Zeit mit einem belastenden Hilfsmittel zu überstehen.

Maßnahmen

Diese sind entsprechend der Dauerfixation begrenzt, doch sollte der Krankengymnast durch Flexibilität und Verständnis für die Situation

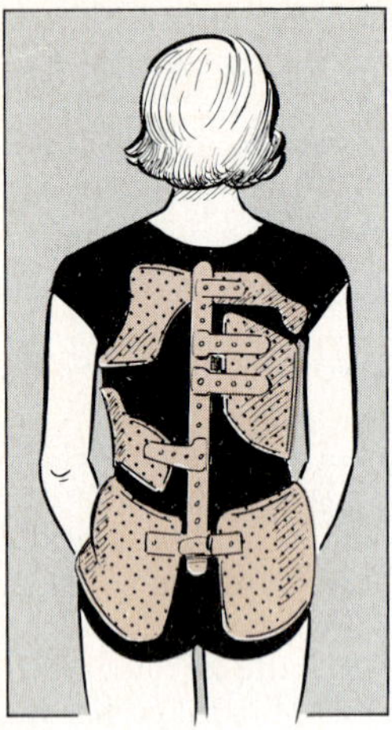

a

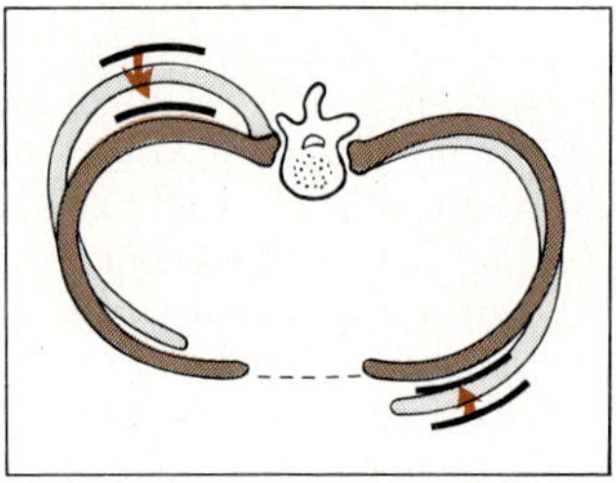

b

Abb. **59** **a** Derotationskorsett. **b** Derotationsprinzip, dargestellt an BWS/Thorax.

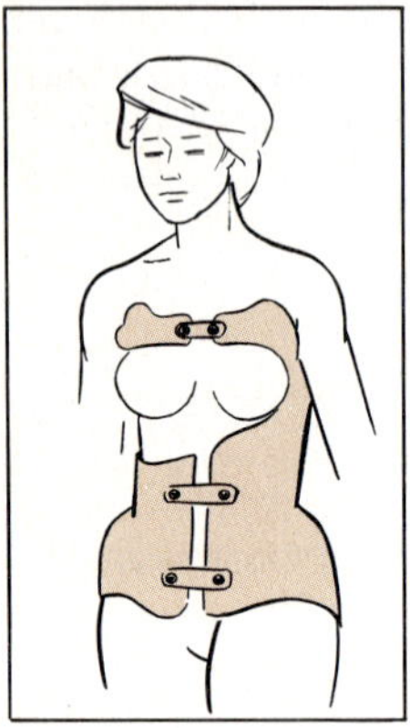

Abb. **60** Chêneau-Korsett.

dieser jungen Menschen auch mit Phantasie einen Behandlungsablauf gestalten, der den Patienten stimuliert und motiviert, letztlich Freude macht, um diese strenge Zeit, die sich oft über Jahre hinzieht, durchzustehen.

Es werden statische Übungen in verschiedenen Ausgangssituationen geübt, wobei hier ziemlich früh zu senkrechten Ausgangsstellungen übergegangen werden kann. Da die Wirbelsäule gehalten bzw. gestützt wird, ist ein Langmachen in Sitz oder Stand viel sinnvoller. Zudem ist die oft erforderliche Korrektur der Beckenstellung besser durchführbar. Nach den Gesichtspunkten der Muskelketten ist die statische Arbeit vielfältig zu gestalten, indem über Arbeit der Extremitäten die Rumpfmuskulatur tonisiert werden kann.

Die Übungen müssen als gewisses Standardprogramm ständig wiederholt werden. Zur Auflockerung des Behandlungsablaufs werden Geräte hinzugenommen wie Ball, Keule, Stab, Medizinball und Balanceschulung auf Langbank, Schwebebalken, Sportkreisel, Schaukelbrett. Atemübungen mit Korrektur werden eingeschaltet. Die Füße sollten stets ins Übungsprogramm einbezogen werden. Als Ausdauertraining kann ein Circuittraining aufgebaut werden.

Übungsbeispiele

1. Streckung im Sitz auf dem Hocker (Abb. **61**):
   Gleichmäßige Belastung beider Gesäßhälften. Beckenkorrektur im allgemeinen in Richtung Extension; es erfolgt Streckung des Rumpfes aus dem Korsett heraus, verstärkt durch Druck der Therapeutenhand auf den Kopf des Patienten oder Balancieren des Kopftellers.
2. Streckung im Stand vor dem Spiegel:
   Gleichmäßiger Druck beider Füße auf den Boden. Unter Sichtkontrolle erfolgt ein Langmachen des Rumpfes mit Weitung des Brustkorbes auf der Konkavseite.
   Erleichterung wird gegeben durch Druck gegen die dort angelegte Therapeutenhand oder Aufforderung zum Wegziehen der Konvexseite von der Pelotte.
3. Gleichgewichtsschulung im Stand auf dem Sportkreisel (Abb. **62**):
   Der Patient nimmt, soweit es die kleine Fläche zuläßt, verschiedene Schrittstellungen ein und versucht die Balance zu halten. Solange Unsicherheit besteht, wird Halt an der Sprossenwand zugelassen.
4. Stemmführung nach Brunkow – Wechsel zwischen Halbkniestand und Stand:
   Hochkommen zum Stand durch Stemmen der Arme in Innenrotation mit Druck der Handwurzeln Richtung schräg zum Boden. Beim Zurücksenken in den Halbkniestand stemmen die Arme nach vorn oben.
   Langsame Ausführung ergibt intensive statische Arbeit der gesamten Rumpfmuskulatur und Streckung der Wirbelsäule.

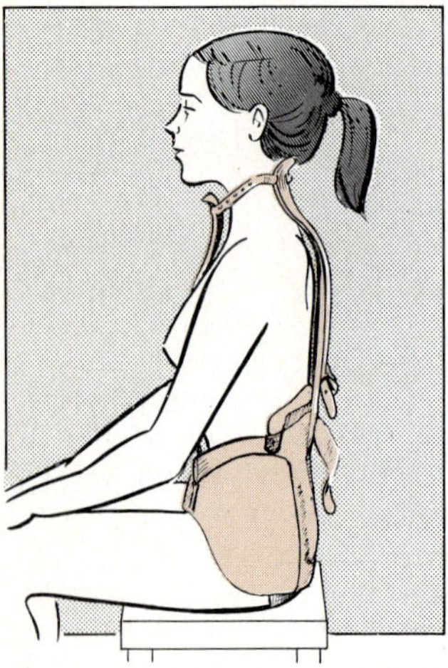

Abb. **61** Streckung im Milwaukee-Korsett.

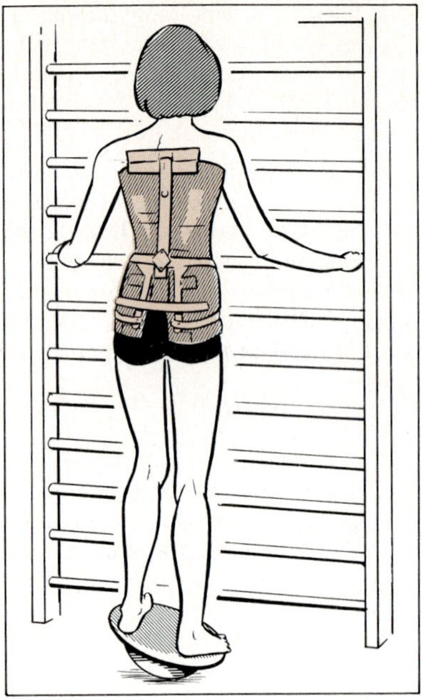

Abb. **62** Gleichgewichtsschulung auf dem Sportkreisel.

Spezielle Übungsformen

1. Iliopsoasdehnung zur Mobilität des Beckens, Entspannungstechnik in Rückenlage an Bankkante, in Seitlage im Schlingentisch.
2. Üben der aktiven Extension der HWS durch Translation nach dorsal.
3. Üben der Gesamtstreckung in allen Ausgangsstellungen.
4. Atemübungen mit Wegarbeiten von der Pelotte in die Aussparungen (WS-Konkavität) des Korsetts in der Inspirationsphase und anschließendem Erhalten der Korrektur.

Präoperative Behandlung

Gesichtspunkte

- Vorbereitung zur Operation um ein günstiges Ergebnis zu erreichen;
- Lockerung und Dehnung der Muskulatur;
- Mobilisation der Wirbelsäule in größtmöglichem Rahmen;
- Steigerung der Vitalkapazität;
- Stabilisierung des Kreislaufs;
- Erhaltung der Beinkraft.

Maßnahmen

- Wenn der Patient als Dauermaßnahme in einer abnehmbaren Extension im Bett hängt, wird Klappsches Kriechen durchgeführt.
- Alle mobilisierenden und lockernden Übungen im Vierfüßlerstand und -gang kommen zur Anwendung, wobei die Hebel Arme und Beine nicht vom Boden abgehoben werden dürfen, um nicht als Gewichte zu wirken. Es muß also wirklich „gerutscht" werden.
- Dehnübungen aus Bauch-, Seit- und Rückenlage.
- Die Lockerung kann intensiviert werden durch Schwungübungen im Schlingengerät.
- Die Beinfunktion wird durch PNF-Pattern erhalten, wobei der Widerstand so dosiert werden muß, daß er sich nicht spannungserhöhend auf die Rumpfmuskulatur auswirkt.
- Zur Vertiefung der Atmung werden außer Atemübungen unterstützende Anwendungen wie bindegewebiges Abziehen, Ausstreichen der Interkostalräume und Atemreizgriffe durchgeführt. Der Totraumvergrößerer wird eingesetzt.
- Sollte der Patient in einer Halo-up-Extension im Rollstuhl sitzen, so lassen sich Atem- und Extremitätenübungen auch hier durchführen. Die Lateralbewegungen zur Mobilisation entfallen zugunsten der Streckung der Wirbelsäule.

Übungsbeispiele

1. Dehn- und Lockerungsübung in Bauchlage im Sinne der hubfreien Mobilisation:
   Eventuell kyphotische Einstellung durch Unterlagerung mit Kissen. Arme liegen nach oben gestreckt neben dem Kopf, Langmachen der Arme und Beine im Wechsel, einzeln, gleichseitig und diagonal in raschem, lockerndem Tempo.
2. Schlängeln aus dem Klappschen Kriechen:
   Wichtig ist, daß die Hände am Boden gleiten und der Rumpf tief

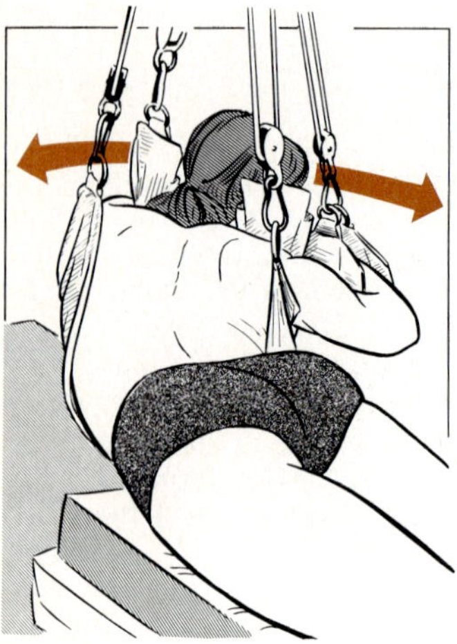

Abb. **63** Mobilisation im Schlingengerät.

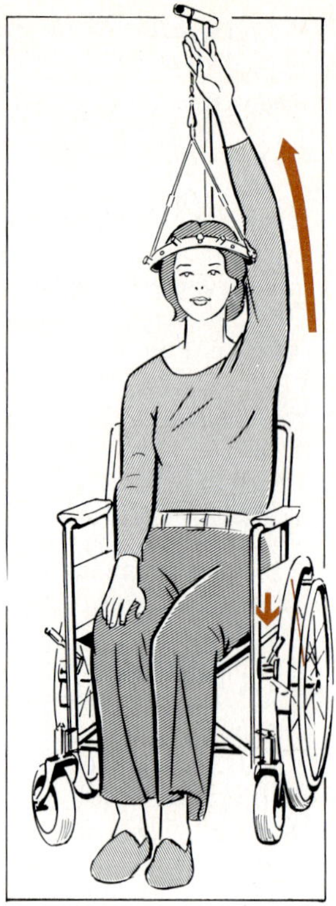

Abb. **64** Streckübung in Halo-up-Extension.

am Boden bleibt und somit das Seitschwingen locker durchgeführt werden kann.

3. Mobilisation im Schlingengerät (Abb. **63**):
   Oberkörperaufhängung in Bauchlage, der Kopf muß auf den in Manschetten hängenden Unterarmen aufliegen, seitliches Schwingen in beiden Richtungen, passiv durch Impulse eines Helfers, aktiv/passiv durch Eigenimpuls. Der Mobilisationseffekt liegt höher, wenn nach beiden Seiten, also auch in die Fehlstellung hinein, geschwungen wird.
4. Übung für Patienten mit Halo-up-Extension, Sitz im Rollstuhl (Abb. **64**):

Auf der Seite der Konkavität Gesäßhälfte fest auf die Unterlage setzen und gleichseitigen Arm zur Extensionsstange strecken, so daß diese Rumpfseite die Armlehne des Rollstuhls berührt. Die Übung ist mit Atmung zu verbinden.

Übungsbehandlung nach Spondylodese

Frühphase direkt nach der Operation

Gesichtspunkte
- Besserung des reduzierten Allgemeinzustandes;
- Gewöhnung an das Gipskorsett, physisch und psychisch.

Maßnahmen
- Schulung von Atmung und Kreislauf (Atemanreiz durch Giebel-Rohr oder Eisabtupfung/-abreibung des Thorax).
- Training der Beinmuskulatur mit PNF-Pattern unter Ausschaltung jedweder weiterlaufenden Bewegung auf das Becken und somit die Wirbelsäule.
- Schulung neuer Bewegungsmuster mit dem durch das Gipskorsett stabilisierten Rumpf; z. B. Wechsel zwischen Rückenlage, Bauchlage, Stand und Gleichgewichtsübungen in Stand und Gang.

Spätphase nach der Stabilisierung durch Korsett

Gesichtspunkte
- Entwöhnung vom Korsett;
- Bewegungsschulung mit steifer Wirbelsäule unter Einsatz aller Extremitätengelenke;
- Gebrauchsschulung;
- Beratung für Alltag und sportliche Betätigung.

Maßnahmen
- Nach der Stabilisierungsphase durch ein Hilfsmittel von außen (Gips oder Korsett) soll sich der Patient mit einer nahezu bewegungslosen Wirbelsäule ohne diese Unterstützung wieder frei im Raum bewegen lernen. Er wird von entlastenden liegenden Ausgangsstellungen in die Senkrechte trainiert.
- Die Rumpfmuskulatur ist vorwiegend statisch zu schulen, wobei die Schultergürtelbewegungen auch dynamisch zu trainieren sind. Hier bieten sich wieder die PNF-Rumpf-Pattern an, bei denen sich das Becken-Pattern mit rhythmischer Stabilisation und die Skapula-Pattern mit langsamer Umkehr verbinden lassen.

- Bauchmuskelübungen aus Rückenlage sind über die Arm-Pattern durchzuführen, ebenso über Beinflexion mit kurzem Hebel.
- Der Vierfüßlerstand als Ausgangsstellung dient für vielfältige Extremitätenübungen, die sich spannungsgebend und kräftigend auf die gesamte Rumpfmuskulatur auswirken. Im Stand wird in verschiedenen Schrittstellungen Balance geübt und durch Handgeräte, besonders Ballspiel, Geschicklichkeit, Wendigkeit und Reaktionsbereitschaft gefördert.
- Atemübungen mit thorakaler Betonung zur gleichzeitigen Wiedererlangung der Rippenbewegungen werden häufig zwischengeschaltet.

Als Sport ist dem Patienten Schwimmen zu empfehlen, in späterer Zeit Sportarten, die ihm liegen und die er ausführen kann, ohne die Wirbelsäule dabei zu intensiver Belastung zu bringen, z. B. Ballspiele, Laufen, Gymnastik in begrenztem Rahmen. Von Übungsformen mit stauchendem Effekt, z. B. Springen, ist abzuraten.

Übungsbeispiele sind ab S. 205 zusammengestellt. Die statischen Übungsformen sind entsprechend auszuwählen.

Säuglingsskoliose

Die Säuglingsskoliose stellt eine Sonderform der Skoliose dar. Es handelt sich um eine *fixierte* Seitverkrümmung der Wirbelsäule, die beim Säugling als Kontraktur der autochthonen Stammuskulatur zu verstehen ist. Die Ursache ist wahrscheinlich nicht eine asymmetrische Lage des Säuglings („Schräglagedeformität"), sondern eher eine Störung im Bereich der Zwischenwirbelscheiben und der enchondralen Wachstumsfugen. Die kontrakte Fehlhaltung geht häufig mit Seitenunterschieden in den Reflexen einher; daraus ist zu schließen, daß Störungen der motorischen Entwicklung oder seitendifferente Reifungsmuster ursächlich mitwirken.

Zur Diagnostik und Verlaufskontrolle sind gehaltene Röntgenaufnahmen – vor allem zwecks Abgrenzung von den nichtfixierten Fehlhaltungen – erforderlich (Abb. **65**). Die Säuglingsskoliose ist C-förmig und weist im Gegensatz zur Mißbildungsskoliose keine röntgenologisch erkennbaren anatomischen Veränderungen der Wirbelkörper auf. Im klinischen Befund stehen eine einseitige Abflachung auf der Auflageseite des Rückens und ein Rippenbuckel auf der anderen Rükkenseite im Vordergrund, häufig verbunden mit Beckenasymmetrie.

Durch geeignete Lagerungsmethoden (Abb. **66**) und krankengymnastische Behandlung läßt sich die Säuglingsskoliose heilen; diese günstige Prognose unterscheidet sie von den anderen Skolioseformen. Auch der mit einer Säuglingsskoliose häufig verbundene leichte

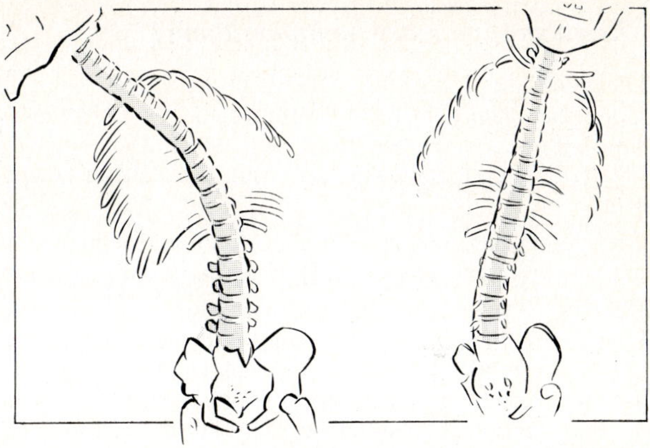

Abb. **65** Gehaltene Röntgenaufnahmen bestätigen die Skoliose mit fixierter Krümmung der unteren BWS.

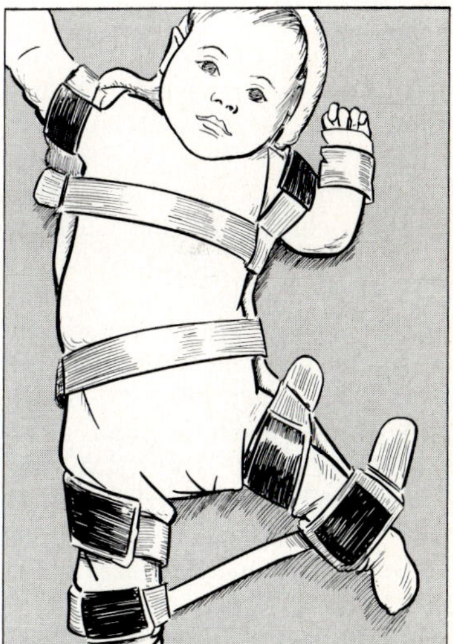

Abb. **66** Lagerung in Überkorrektur. Linkskonvexe Säuglingsskoliose.

Schiefhals bildet sich unter konservativer Behandlung innerhalb des 1. Lebensjahres zurück.

Den gutartigen Säuglingsskoliosen stehen seltene maligne Verläufe der Skoliose im Säuglingsalter gegenüber; sie müssen gegenüber der gutartigen infantilen Skoliose abgegrenzt und intensiv behandelt sowie streng überwacht werden.

Krankengymnastische Behandlung

Diese muß dem Alter und Reifegrad des Kindes angepaßt sein. Die Übungen sollen dem Kind Spaß machen. Gewisse Lieblingsübungen sind herauszufinden und trotz Aufbau der Behandlung zwischenzuschalten. Ebenso sollten anstrengende und leichte Übungen abwechseln.

Die Übungsbehandlung muß aber konsequent durchgeführt werden, um eine völlige Symmetrie in Haltung und Bewegung zu erreichen.

Bei klinischer Aufnahme wird täglich geturnt, bei ambulanter Behandlung 2- bis 3mal wöchentlich. Die Intervalle können bei Engagement der Eltern größer werden, so daß das Kind im Idealfall nur alle 1–2 Wochen vorgestellt wird. Die Übungen können hierbei kontrolliert, korrigiert und evtl. erweitert werden. Für die Eltern bedeutet es aber tägliche Durchführung des Übungsprogramms. Die Behandlung wird zeitlich von wenigen Minuten bis zu einer halben Stunde gesteigert.

Befund

Die krankengymnastische Befundaufnahme erfolgt in Rückenlage, Bauchlage, Sitz und evtl. im Kopfhang.

- Sichtbares Zeichen der Säuglingsskoliose ist in allen Ausgangslagen die Seitneigung des Rumpfes und des Kopfes, evtl. mit seitlicher Blickrichtung. In Bauchlage ist eine deutliche Seitendifferenz am Thorax zu sehen, die Konvexseite wirkt schmal, die Konkavität breiter und flach. Die Wirbelsäule zeigt eine großbogige Lateralflexion. Es ist eine Beckenasymmetrie zu beobachten, zuweilen auch unterschiedliche Hautfalten an den Oberschenkeln.
- In gehaltenem Sitz mit Vorneige des Rumpfes beobachtet man die Wirbelsäule vom Kopf aus und kann sich damit über die Verbiegung und Rotation, die sich im Rippenbuckel zeigt, orientieren (Abb. **67**). Ist es möglich, das Kind in Kopfhang zu prüfen, so zieht es sich auch hier einseitig zusammen.
- Der Tastbefund zeigt einen Hypertonus der konkavseitigen Muskulatur.
- Funktionell wird die Beweglichkeit der Wirbelsäule geprüft. Bewegungseinschränkungen findet man bei Flexion/Extension und Lateralflexion zur Konvexseite (Abb. **68a** u. **b**).
- Die allgemeine Motorik und das Reflexverhalten des Kindes sind zu prüfen. Beides kann verzögert sein und Seitendifferenzen aufweisen.

Als zusätzliche Symptome können auftreten:

- Schiefhaltung des Kopfes, Asymmetrie von Gesicht und Schädel;
- Abduktionshemmung der Hüftgelenke, Fußdeformitäten.

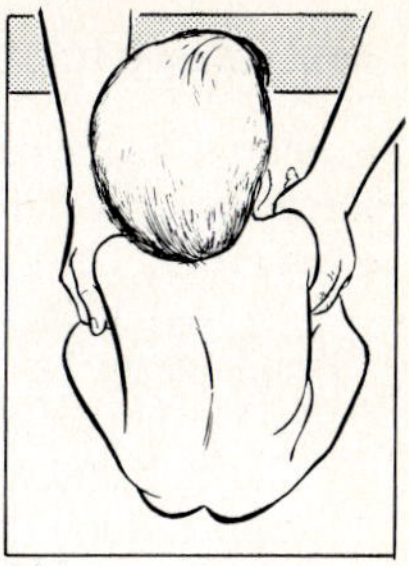

Abb. **67** Überprüfung des Wirbelsäulenverlaufs in gehaltenem Sitz.

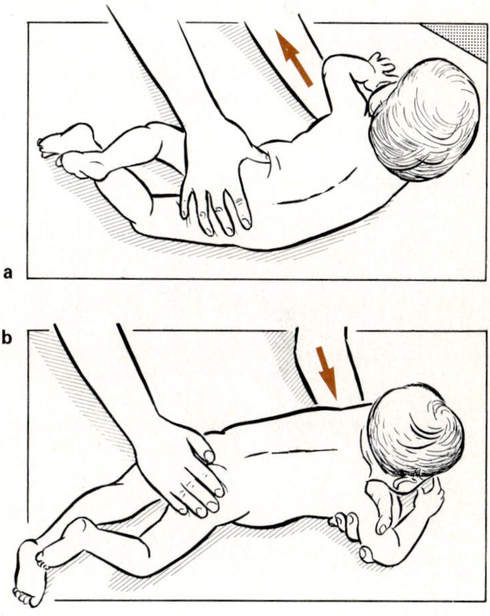

Abb. **68 a** u. **b** Überprüfung der Lateralflexion. **a** Freie Seitbeugung, **b** eingeschränkte Seitbeugung.

Gesichtspunkte

- Korrektur der Fehlhaltung durch Schulung der konvexseitigen Muskulatur und Dehnung der konkaven Seite;
- Streckung der Wirbelsäule;
- Kräftigung der gesamten Rumpf- und Extremitätenmuskulatur;
- Bahnung physiologischer symmetrischer Bewegungsmuster entsprechend dem Reifegrad des Kindes;
- Elternanleitung.

Maßnahmen

Sie richten sich jeweils nach Alter und Entwicklungsstand des Kindes, sollten aber folgende Punkte beinhalten:

1. Lagerung:
   Zum Schlafen wird ärztlicherseits eine Gipsliegeschale oder Bandage zur Korrektur bis Überkorrektur angelegt. Bei ausgeprägten Verbiegungen wird diese auch tagsüber zumindest stundenweise beibehalten.
   Zusätzlich soll das Kind viel auf dem Bauch liegen. Bei lebhaften Kindern ist ein Gurt um das Becken oder das Bauchliegebrett anzulegen (Abb. **69**).
2. Standort des Bettchens:
   Das Kind muß mit seiner Konkavseite zur Wand liegen, damit es durch optische Reize wie Licht, Spielzeug usw. angeregt wird, sich über die konvexe Seite aufzurichten.

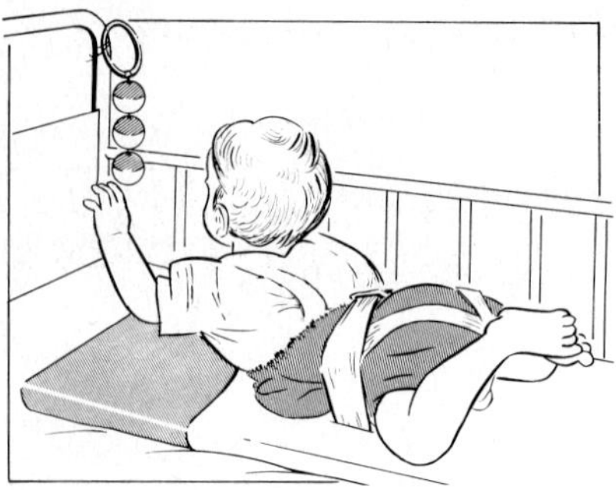

Abb. **69** Bauchliegebrett. Anordnung des Bettes bei rechtskonvexer Skoliose.

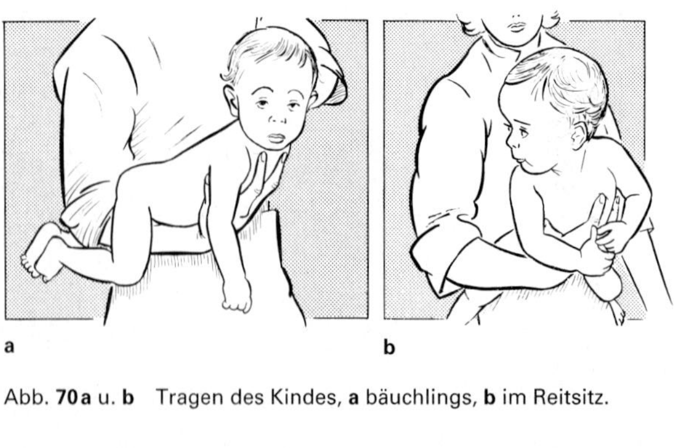

a **b**

Abb. **70 a** u. **b** Tragen des Kindes, **a** bäuchlings, **b** im Reitsitz.

3. Tragen des Kindes (Abb. **70a** u. **b**):
   Bäuchlings auf dem Beckenkamm der Bezugsperson, ebenso in Seitlage mit der Konvexität nach oben, sofern sich das Kind seitlich gut aufrichtet. Kann es sich schon gut in der Senkrechten halten, ist Tragen möglich im Grätschsitz auf dem Beckenkamm und mit dem Rücken zur Bezugsperson. Der übliche Sitz auf dem Arm ist grundsätzlich zu vermeiden.
4. Sobald das Kind entsprechend entwickelt ist, sollte es täglich längere Zeit auf dem Bauchrollbrettchen nach Schede spielen (Abb. **71**).
5. Die Übungsbehandlung setzt sich entsprechend dem Entwicklungsstand des Kindes zusammen aus aktiven Übungen und Bahnung von Bewegungsmustern:
   Die aktiven Übungen werden durch Führung des Krankengymnasten, entsprechend der Säuglingsgymnastik nach Neumann-Neurode, durch taktile, optische und akustische Reize möglich. Widerstand bildet dabei meistens die Eigenschwere des Körpers oder bestimmter Körperabschnitte.
   Bewegungsbahnung wird sinnvoll auf dem Schoß des Therapeuten, auf dem Therapieball oder der großen Rolle vorgenommen. Das Prinzip dieser dabei entstehenden Bewegungsabläufe ist, daß über Kopf-Arm- und/oder Beinbewegungen eine Lateralflexion und Rotation der Wirbelsäule erfolgt, die Fehlstellung somit korrigiert und die Muskulatur dadurch aktiviert wird.
   Bei der Durchführung sollten die Übungsformen anfangs asymmetrisch zur Korrektur, bei zunehmender Besserung jedoch seitengleich durchgeführt werden.
   Ausruhmomente können durch Massage der Rückenmuskulatur geschaffen werden.
6. Über das Reflexkriechen und Reflexumdrehen nach Vojta wird bei asymmetrischer Ausführung die Säuglingsskoliose korrigierend beeinflußt. Auch hierbei muß im Verlauf der Behandlung mit dem Kind seitengleich geübt werden, um ihm ein symmetrisches Bewe-

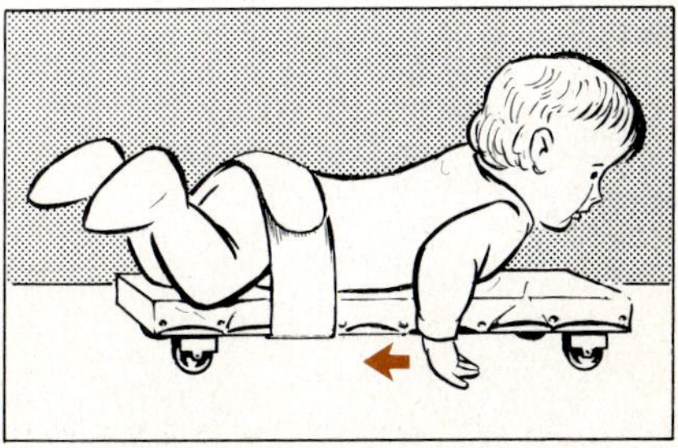

Abb. **71** Bauchrollbrett nach Schede.

gungsverhalten zu vermitteln und seine Entwicklung günstig zu beeinflussen. Der Krankengymnast löst das Reflexverhalten durch Zug oder Druck an sog. Schlüsselpunkten aus.

7. Schulung der Eltern oder der Bezugsperson:
Die Bezugsperson muß in die verschiedenen Maßnahmen und die Übungsbehandlung eingewiesen werden, damit sie die Behandlung durch ihren Einsatz unterstützt und selbst weiterführt.
Anweisungen im Sinne des Handling sind zu geben, damit auch beim Wickeln, Anziehen, Füttern u. ä. Bewegungen mit korrigierendem Einfluß wahrgenommen werden.
Tragen im Tragetuch oder Gestell am Körper der Mutter sind bei Säuglingsskoliosen unter allen Umständen zu vermeiden. Erst wenn das Kind seine Wirbelsäule aktiv aufrichten und halten kann, sind diese Dinge erlaubt.

Übungsbeispiele

Befindet sich das Kind in einer Lagerung, so sollte es etwa ½ Stunde vor der Übungsbehandlung herausgenommen werden, um sich bereits frei bewegen zu können.

1. Aufrichten aus Seitlage (Abb. **72a** u. **b**):
Das Kind liegt auf der Konkavseite, die eine Hand des Krankengymnasten liegt unter der Konkavität, die andere am obenliegen-

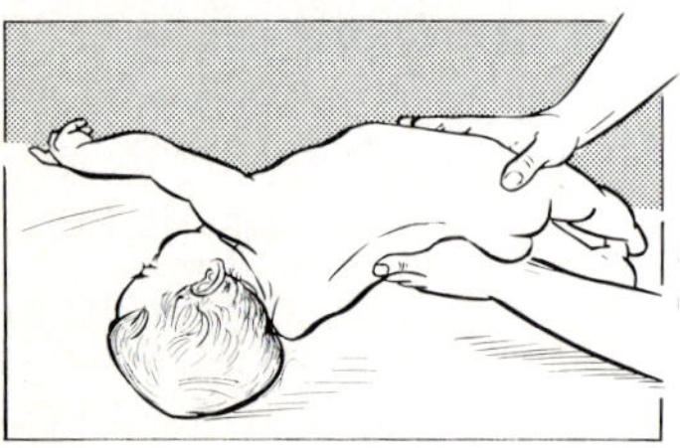

a

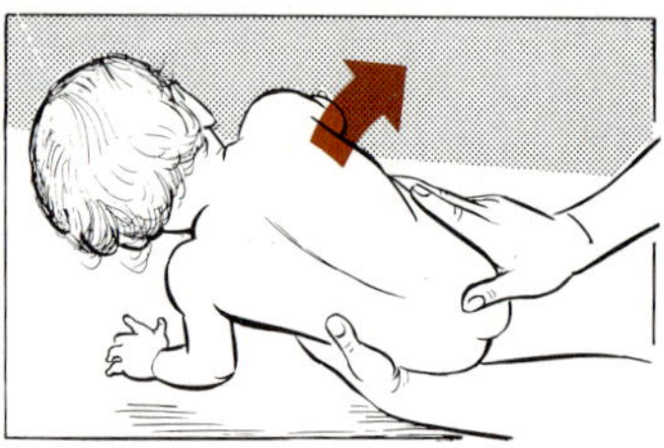

b

Abb. **72a** u. **b** Aufrichten aus Seitlage.

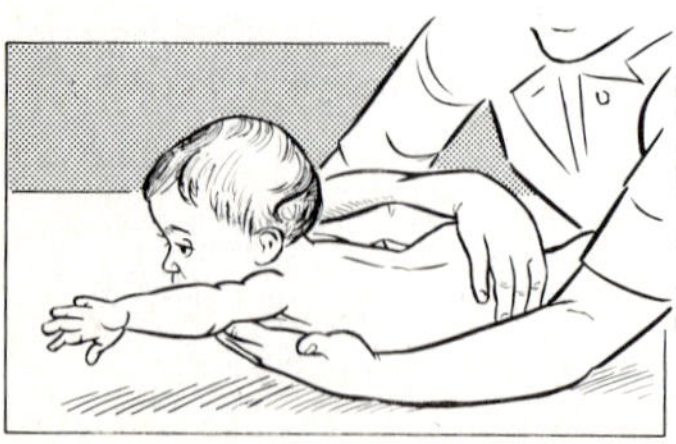

Abb. **73** „Frosch" aus Bauchlage.

den Beckenkamm. Beide Hände geben einen Dehnungsreiz auf die konvexseitige Muskulatur, die mit Kontraktion reagiert. Dadurch kommt es zum seitlichen Anheben des Kopfes und Schultergürtels.

2. „Frosch" aus Bauchlage (Abb. **73**):
   Der Krankengymnast fixiert das Becken mit konvexseitigem Bein und gleichseitigem Arm in Froschstellung. Mit dem konkavseitigen Arm versucht das Kind vor ihm und höher liegende Gegenstände zu erreichen.
3. Seitliche Spannbeuge (Abb. **74a** u. **b**):
   Aus dem Kopfhang – sicherer Griff des Krankengymnasten um beide Unterschenkel – wird das Kind verstärkt in seine Krümmung hineingehangen. Über die konvexseitige Muskulatur soll es sich, unterstützt am Becken oder Thorax, zum Hocksitz hochziehen.
4. Bauchlage auf dem Therapieball (Abb. **75**):
   Das Kind wird an den Unterschenkeln, evtl. am Becken, fixiert und zum seitlichen Kopfhang verschoben. Es kommt zum reflektorischen Aufrichten mit Rotation.

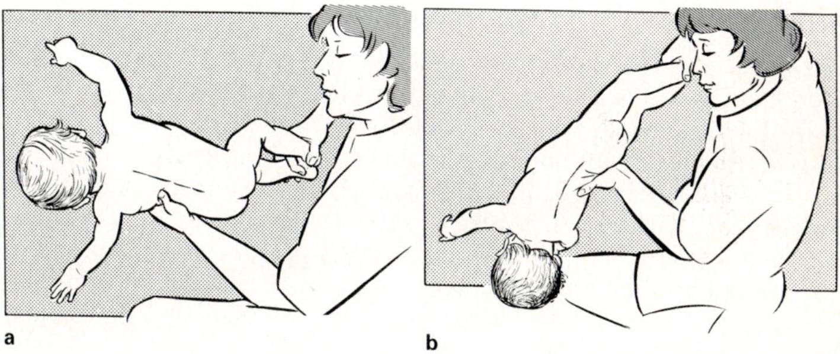

Abb. **74a** u. **b** Seitliche Spannbeuge.

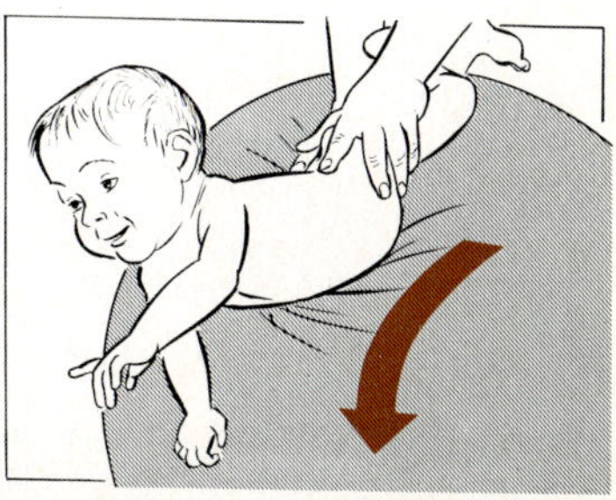

Abb. **75** Korrektur auf dem Therapieball.

Degenerative Wirbelsäulenerkrankungen

Anlage, Alterung und unphysiologische Belastungen der Wirbelsäule, auch die geringere Regenerationsfähigkeit des Zwischenwirbelgewebes werden für degenerative Veränderungen verantwortlich gemacht; sie bringen eine allgemeine Qualitätsminderung des Achsenorgans mit sich. Meistens sind sie nicht auf einen Abschnitt beschränkt; oft sind alle Gewebe – Knochen, Weichteile sowie Gelenke – betroffen.

Für einen vorzeitigen über die physiologischen Alterungsprozesse hinausgehenden Verschleiß werden endogene und exogene Faktoren verantwortlich gemacht. Es können pränatale Entwicklungsstörungen im Zwischenwirbelgewebe verblieben sein, die eine konstitutionelle Schwäche bedingen. Besondere statische und funktionsmechanische Bedingungen (z. B. nach juveniler Kyphose) kommen in Betracht. Die überwiegend statische Mehrbelastung des Stützorgans aufgrund zivilisatorischer Einflüsse, durch Erschütterungen und unphysiologische Bewegungen sowie Bewegungsmangel fördern die Verschleißvorgänge.

Spondylose und Spondylarthrose

Ursache. Arthrosen der Wirbelgelenke (Spondylosis deformans) und der kleinen Wirbelgelenke (Spondylarthrosis deformans) werden in ihrer Häufigkeit nur von der Kniegelenkarthrose übertroffen. Bevorzugt entstehen sie im unteren Abschnitt der Halswirbelsäule und der Lendenwirbelsäule – beide sind durch Lordose und besondere Beweglichkeit stärkerer Belastung ausgesetzt. Es handelt sich um Verschleißvorgänge, die denen an anderen Körpergelenken entsprechen. Zunehmende Knorpeldegeneration führt zur Sklerosierung im subchondralen Bereich und zu Randwulstbildungen bzw. zu arthrotischen Ausziehungen (Abb. **76**).

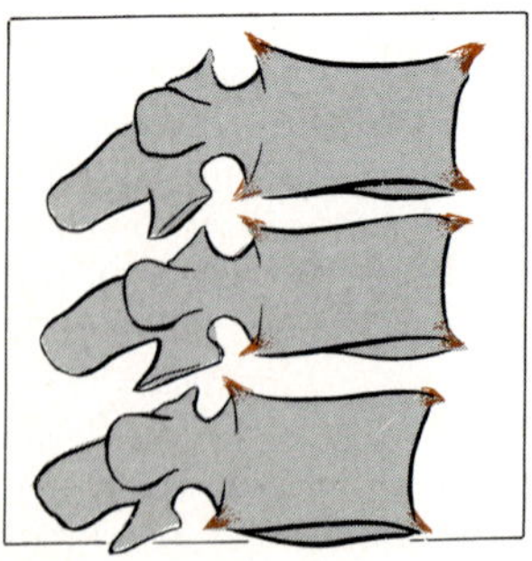

Abb. **76** Spondylosis deformans mit Ausziehungen der vorderen und hinteren Wirbelkörperkanten; Verschmälerung im oberen und mäßige Verschiebung im unteren dargestellten Zwischenwirbelraum.

Symptome. An den Halswirbelkörpern erfolgt zusätzlich eine Umformung auch im Bereich der Processus uncinati. Diese sog. Unkovertebralarthrose führt zur Einengung von Wirbellöchern mit der möglichen Folge von Gefäß- und Nervenwurzelreizung, die für das Zervikalsyndrom verantwortlich gemacht wird.

An der Brustwirbelsäule führen regressive Veränderungen gelegentlich zu ausstrahlenden Schmerzen (Interkostalneuralgie), die gegenüber pektanginösen Beschwerden abzugrenzen sind. Durch Wirbelgelenkblockierungen kann es nach „Falschbewegung" zu fixierter Fehlhaltung kommen.

Der untere Abschnitt der Lendenwirbelsäule ist bevorzugter Sitz von Spondylosis und Spondylarthrosis deformans. Der Verschleiß kann hier mit unterschiedlichen Symptomen einhergehen, die für Lumbalsyndrom, Lockerungssymptomatik und „Ischialgie" typisch sind.

Abzugrenzen von anlagebedingtem und schicksalsmäßigem Verschleiß ist eine besondere Form der Spondylose, die senile ankylosierende Hyperostose *(Morbus Forrestier)*. Es entwickeln sich an Brust- und Lendenwirbelsäule Spangen, die zu einer Ankylosierung führen. Bevorzugt sind Patienten mit Diabetes mellitus betroffen.

Eine interspinale Arthrose, die auf der Annäherung einander benachbarter Lendenwirbeldornfortsätze bei lordotischer Fehlhaltung beruht, wird als *Morbus Baastrup* bezeichnet. Die Erkrankung gehört zu den Periostosen und zeigt röntgenologisch subperiostale Sklerosierungen. Ihre Symptome sind denen der Spondylarthrose ähnlich und sprechen meist auf konservative Maßnahmen an – sonst kommt die Teilresektion von Dornfortsätzen in Betracht.

Degenerative Wirbelsäulenveränderungen werden auch durch Traumen verursacht, mitverursacht oder verschlimmert. Die Annahme eines Unfallzusammenhanges ist nur berechtigt bei adäquatem Trauma und Auftreten der arthrotischen Veränderungen im Bereich der traumatisierten Region.

Therapie. Die degenerativen Wirbelsäulenveränderungen selbst lassen sich in ihrer schicksalsmäßigen Entstehung therapeutisch kaum beeinflussen. Im Vordergrund stehen vorbeugende Maßnahmen gegen vorzeitigen Verschleiß durch Zivilisationsschäden und Bewegungsmangel. Im übrigen richtet sich die Behandlung nach den durch die Verschleißvorgänge verursachten Krankheitsbildern, zu denen die Lockerungssymptomatik gehört.

Die durch Lockerung in einem Bewegungssegment bedingten Schmerzen müssen von Beschwerden i. S. des Lumbalsyndroms abgegrenzt werden. Sie beruhen auf einer durch Verschleiß bedingten Höhenminderung des Zwischenwirbelraums mit Verminderung der Spannung des Halteapparats. Zur Lockerung kann es auch in der Nachbarschaft eines osteochondrotisch veränderten und fixierten Bewegungssegmentes kommen. Die Behandlung hat eine bessere Abstützung des gelockerten Segmentes durch „Schaffung eines Muskelkorsetts" zum Ziel; gelegentlich ist die Versorgung mit einem Stützmieder erforderlich oder auch die Spondylodese.

Chondrose

Ursache. Alterungsvorgänge im Zwischenwirbelgewebe werden als Chondrosis intervertebralis bezeichnet; sie bestehen in Verwerfungen und Rißbildungen. So kann es zu Einrissen des Faserrings und Aufbrüchen mit Gewebeverschiebungen des Gallertkerns kommen. Diese degenerativen Veränderungen werden allgemein angetroffen und nehmen im Laufe des Lebens gleichmäßig zu; sie werden deshalb als „altersphysiologisch" bezeichnet.

Die *Diagnostik* der Chondrose gelingt im Röntgenbild nur durch indirekte Zeichen, da sich die Prozesse im nicht schattengebenden Gewebe abspielen und röntgenologisch im frühen Stadium nicht nachgewiesen werden können. Später kommt es zur Erniedrigung des Zwischenwirbelraumes.

Als *Osteochondrose* wird die fortgeschrittene Zermürbung einer Zwischenwirbelscheibe bezeichnet, bei der die Höhenminderung mit sklerotisierenden Knochenreaktionen an den Wirbelkörperabschlußplatten einhergeht (Abb. **77**). Es kann zu Stellungsänderungen der Wirbelkörper gegeneinander kommen und zur Pseudospondylolisthesis, dadurch zur Einengung der Wirbellöcher mit neurologischen Erscheinungen.

Symptome. Die Verlagerung bzw. das Hervortreten von Bandscheibengewebe nach dorsal und dorsolateral führt durch Druck auf Rükkenmark oder Nervenwurzeln zu typischen Krankheitsbildern: Zervikalsyndrom, Lumbalsyndrom, Ischialgie (S. 185 u. 196).

Neben den Wurzelreizsyndromen sind Beschwerden im Sinne myostatischer Insuffizienz weit verbreitet; bei Verschleiß und gleichzeitiger Muskelschwäche kommt es zur Lockerungssymptomatik. Die von Güntz angegebenen Lockerungszeichen bestehen in einem Verschiebeschmerz bei Druck auf die Dornfortsätze im betroffenen Segment, Schmerzen bei Kyphosierung der Lendenwirbelsäule unter maximaler Hüftbeugung und Kniebeugung sowie beim Versuch aktiver Anhebung der im Kniegelenk gestreckten Beine (Abb. **78a–c**).

Beschwerden im Bereich der Brustwirbelsäule und des Thorax lassen sich durch gewohnheitsmäßige schlechte Sitzhaltung erklären. Das sternale Belastungssyndrom nach Brügger (S. 107) äußert sich in

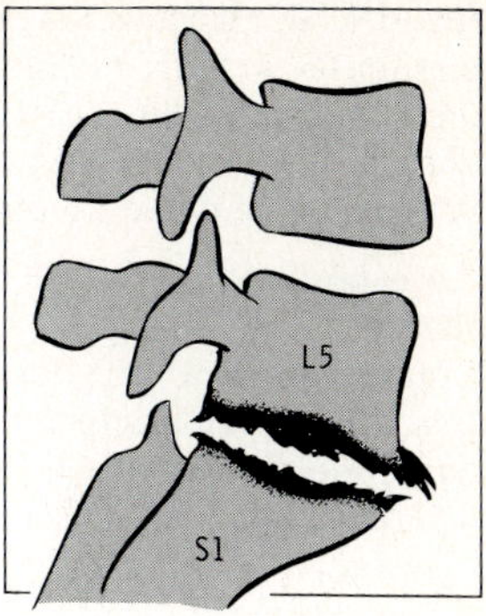

Abb. **77** Aufbrauch des lumbosakralen Zwischenwirbelraums. Osteochondrose und Spondylosis deformans.

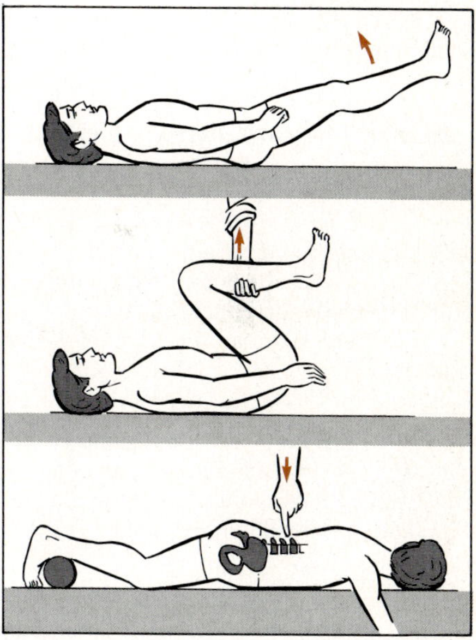

Abb. **78a–c** Lockerungszeichen nach Güntz.

Schmerzen, die unter kyphotischer Haltung auftreten und in den Thorax, insbesondere in die Brustbeinregion, projiziert werden. Auch die Brustbein-Schlüsselbein-Gelenke sind schmerzhaft, ohne daß sie Zeichen einer entzündlichen Veränderung aufweisen. Die Schultereckgelenke sind nicht selten mit betroffen.

Therapie. Die Therapie der verschleißbedingten Beschwerden – ohne ausgesprochene neurologische Symptomatik – besteht neben wohltuenden Wärmeanwendungen vor allem in durchblutungsfördernden und muskelkräftigenden krankengymnastischen Übungen. Wenn auch die Krankheit nicht geheilt werden kann, läßt sich doch den Patienten, die oft über lange Zeit dauernd oder in bestimmten Situationen Schmerzen verspüren, Linderung oder Schmerzbefreiung verschaffen.

Aufgabe von Arzt und Krankengymnast ist es darüber hinaus, während der Behandlung die Patienten zu einer richtigen Einstellung gegenüber ihren oft nur durch altersphysiologische Vorgänge bedingten Beschwerden zu bringen. Der Patient soll auch einsehen lernen, daß er durch ständige Mitarbeit für sein Wohlbefinden sorgen kann, daß gute und schlechte Phasen wechseln können und unter Umständen Behandlungsserien in regelmäßigen Abständen angezeigt sind. Mit entsprechender Einstellung und situationsgerechtem Verhalten unter Vermeidung von nachteiligen Beanspruchungen (Heben, Bücken, Tragen) lassen sich die chronischen Beschwerdebilder oft über Jahre vor Verschlimmerung bewahren.

Krankengymnastische Behandlung

Befund

Das Haltungsbild des Patienten kann verschiedene Formen aufweisen. Sichtbar ist die allgemein verkrampfte Haltung. Im Lumbalbereich tritt der M. erector trunci wulstig und strangartig hervor und imponiert als verstärkte Lordose. Diese kann durch schlaffe Bauchmuskulatur und dadurch verstärkte Flexionsstellung des Beckens zusätzlich vorhanden sein. Der Tonus der Rückenmuskulatur ist entsprechend hart.

Die Beweglichkeit der Wirbelsäule ist allgemein oder in bestimmten Abschnitten eingeschränkt. Tätigkeiten wie Bücken sind mühsam und werden falsch ausgeführt, ebenso Lagewechsel, z. B. Rückenlage – Sitz. Die funktionellen Messungen der Proportionen geben dabei Aufschluß über falsches Bewegungsverhalten.

Durch die ständigen Beschwerden in Form von Anlauf-, Ruhe- oder Belastungsschmerz ist der Patient deprimiert und zeigt ein entsprechendes Fehlverhalten in seinen Bewegungen.

Gesichtspunkte

- Muskelpflege;
- Mobilisation der Wirbelsäule und des ganzen Menschen;
- Schulung der Rumpfmuskulatur zur Schaffung eines Muskelkorsetts;
- Aufrichtung der Wirbelsäule, Verbesserung der Gesamthaltung;

- Anleitung zu einem günstigen Bewegungsverhalten;
- Motivation zum eigenständigen Üben.

Maßnahmen

- Gegen die Muskelverspannungen, die stets mit schlechter Durchblutung der Muskulatur einhergehen, werden balneologische und elektrotherapeutische Maßnahmen eingesetzt: Fangopackungen, Stangerbad, Kurzwelle, Diadynamik. Eine direkte Einwirkung auf die verkrampfte Muskulatur wird durch manuelle oder Unterwassermassage erreicht.
- Aufgrund der Beschwerden ist zu entscheiden, ob die Behandlung mobilisierenden oder für die Wirbelsäule stabilisierenden Charakter haben muß. Das Übungsprogramm orientiert sich am Befund und den Reaktionen des Patienten. Übungsbeispiele sind ab S. 205 zusammengestellt. In den meisten Fällen muß dem Patienten zuerst das Gefühl für Spannung und Entspannung sowie für die Beweglichkeit besonders der Lendenwirbelsäule beigebracht werden. Über die „hubfreie Mobilisation" nach Klein-Vogelbach, eine sehr schonende Übungsform, ist hierfür die Möglichkeit gegeben.
- In Rückenlage, Seitlage und Vierfüßlergang – meist bis ins höhere Alter durchführbar – ist das Programm zu üben.
- Ein ideales Gerät für diese Patientengruppe ist der Therapieball, ein Gerät, das sich viele Patienten anschaffen und damit ihr tägliches Hausübungsprogramm absolvieren. Auf oder mit diesem Gerät ist sowohl vorsichtige Mobilisation als auch Stabilisation durch statische Muskelarbeit zu erzielen. Die Rumpfmuskulatur wird in ihrer Gesamtheit ökonomisch geübt, bewußt oder über reflektorische Vorgänge durch die ständige Beeinflussung des Gleichgewichts.
  Bei Sitzpositionen ist über die in Extension stabilisierte Wirbelsäule die Vorbereitung für Haltungen im Alltag gegeben.

Wirbelsäulensyndrome

Zervikalsyndrom

Ursache. Degenerative Veränderungen an der Halswirbelsäule führen zu Beschwerden, die als Zervikalsyndrom und (bei Einbeziehung der oberen Extremitäten) als Schulter-Arm-Syndrom bezeichnet werden. Subjektiv stehen Schmerzen im Nacken-, Schulter- sowie im Schulter-Arm-Bereich im Vordergrund; objektiv finden sich Bewegungsstörungen der Halswirbelsäule und (beim Schulter-Arm-Syndrom) auch der Schultergelenke sowie nervale Ausfälle je nach Schweregrad.

Symptome. Klinisch ähnliche Bilder wie Schulterteilsteife nach Verletzungen, durch Entzündungen, Tumoren oder angeborene Fehlbildungen sowie durch Stoffwechselstörungen hervorgerufene Ausfälle und Beschwerden müssen abgegrenzt werden.

Im klinischen Bild des Zervikalsyndroms drücken sich die Besonderheiten im Aufbau der Halswirbelsäule und in ihrer Funktion aus. Anders als beim Lumbalsyndrom sind an der Halswirbelsäule weniger die degenerativen Veränderungen der Bandscheiben als überwiegend Einengungen von Zwischenwirbellöchern durch reaktive Randwülste an den Unkovertebralfortsätzen für das Syndrom verantwortlich. Die sog. Unkovertebralarthrosen stehen in Zusammenhang mit intervertebraler Osteochondrose und lassen sich röntgenologisch nachweisen. Nicht selten jedoch ist der Röntgenbefund auch bei einem ausgeprägten Zervikalsyndrom wenig auffällig.

Diagnostik und Therapie müssen sich auf die subjektiven Beschwerden und den klinischen Befund stützen. Häufig wird über Kopfschmerzen, gelegentlich auch über Schwindel und Sehstörungen geklagt. Von der unteren Halswirbelsäule aus bestehen in die Arme und Hände ausstrahlende Schmerzen, danach Hypo- oder Hyperästhesien und später auch Muskelatrophien als Zeichen nervaler Schädigung. Sie gestatten auch die Höhenbestimmung.

Die engen Beziehungen der A. vertebralis zur Wirbelsäule erklären die vaskulären Störungen durch Reizerscheinungen der Gefäßwände und partielle Einengungen des Gefäßlumens. Diese überlagern die neurogenen Störungen, die auf den sog. Unkovertebralarthrosen und den arthrotischen Veränderungen an den kleinen Wirbelgelenken mit dadurch bedingter Raumeinengung der Foramina intervertebralia beruhen. Oft handelt es sich um vegetativ-labile Patienten.

Zur weiteren differentialdiagnostischen Abklärung, die für eine gezielte Therapie erforderlich ist, dient eine Differenzierung der Beschwerden. Gelegentliche Schwindelgefühle und seitenbetonte Kopfschmerzen mit Ausstrahlungen bis zur Stirn beispielsweise sprechen für eine Einengung der A. vertebralis, Parästhesien und Muskelschwächen mit zunehmender Ausprägung für eine Nervenwurzelschädigung. Das häufigere HWS-Syndrom beginnt meist plötzlich und verstärkt sich unter längerer kyphotischer HWS-Stellung (Arbeit im Sitzen) sowie in der Nacht – dies möglicherweise auch durch Einnahme ungünstiger Haltung im Schlaf infolge Herabsetzung von stützendem Muskeltonus und Ausschaltung der Willkürmotorik.

Die Patienten nehmen häufig eine Steifhaltung der Halswirbelsäule bzw. Entlastungshaltung des Kopfes, die bis zum Bild des Schiefhalses gehen kann, ein. Nicht selten ist die Schulter der betroffenen Seite hochgezogen. Die Muskulatur weist örtliche Verhärtungen (Myogelosen) auf und ist oft stark verspannt, besonders im Bereich von M. trapezius, M. levator scapulae, M. scaleni und M. sternocleidomastoideus.

Für das Zervikalsyndrom ist die Nackensteifigkeit typisch, die bis zur vollständigen Blockierung in Fehlhaltung gehen kann. Die Schmerzen strahlen von Nacken in Hinterkopf und Schulter, evtl. bis in die Arme aus. Neurologische Symptome fehlen.

Degenerative Veränderungen (Exostosen am Processus uncinatus, seltener Bandscheibenprotrusionen) in den Bewegungssegmenten C5–C7 verursachen das Zervikobrachialsyndrom. Reizung des R. ventralis vom Spinalnerv ist für Schmerzen und Sensibilitätsstörungen verantwortlich, die von der Halswirbelsäule in den Arm ausstrahlen und mehr oder weniger segmental einzuordnen sind. Reizung des R. dorsalis führt zu Schmerzen in den Schulterblättern und wird durch Husten, Niesen und schnelle Kopfdrehung verstärkt. Eine Abgrenzung von örtlich bedingten Schulterschmerzen ist erforderlich.

Der seltenere Bandscheibenvorfall führt zur Nervenwurzelreizung mit Schmerz, Fehlhaltung und neurologischen Ausfällen. Die „Kennmuskeln" beruhen auf peripherer segmentaler Irritation (C5 M. supra- und infraspinatus, M. deltoideus; C6 M. biceps brachii, M. brachioradialis).

Die häufigeren Nervenwurzelreizungen infolge degenerativer Veränderungen der Unkovertebralgelenke sind durch allmählich einsetzende Symptome und lageabhängige dermatombezogene Brachialgie mit nächtlichen Schmerzen und Taubheitsgefühl im Dermatom charakterisiert.

Die Irritation oder Kompression der A. vertebralis auf ihrem Weg zum Hirnstamm (durch Unkovertebralarthrose mit Osteophyten oder postttraumatisch) führt zu migräneartigen, seitenbetonten, positionsabhängigen Kopfschmerzen und Schwindelattaken, evtl. auch Hör-, Seh- und Schluckbeschwerden.

Als auslösendes Moment eines Zervikalsyndroms oder auch als Ursache – meist vorübergehender vertebraler Beschwerden – wird häufig das Schleudertrauma beobachtet; durch Auffahrunfall kommt es zu einer peitschenschlagähnlichen Schleuderbewegung von Kopf und Halswirbelsäule zunächst rückwärts und anschließend vorwärts. Infolge der Überraschung fehlt es an schützender Muskelstützung, so daß die Weichteile – Muskulatur, Bandapparat, Gelenkkapsel und Bandscheibe – durch Zerrung, Risse und Blutungen geschädigt werden. Typisch ist das Auftreten von Beschwerden erst Stunden nach dem Unfallgeschehen; sie bestehen in Kopfschmerzen mit entsprechender Haltung des Kopfes sowie in die Arme ausstrahlenden Schmerzen. Mit Heilung innerhalb von Wochen oder Monaten ist zu rechnen; manchmal verbleiben aber anhaltende Beschwerden aufgrund von unabhängig vorbestehenden Verschleißvorgängen.

Psychosomatisch bedingte oder durch Erkrankung innerer Organe unterhaltene Beschwerden im Sinn eines HWS-Syndroms bedürfen zusätzlich entsprechender Behandlung.

Therapie. Die Therapie des Zervikalsyndroms richtet sich nach der Ätiologie und muß vor allem die Symptome berücksichtigen. Gegen die meist zugrundeliegenden degenerativen Veränderungen gibt es ohnedies keine Therapie – es sei denn im Ausnahmefall die operative Erweiterung eines Wirbellochs oder Ausschaltung eines Bewegungssegmentes unter gleichzeitiger Extension (Spondylodese nach Cloward). Die konservative Behandlung wendet sich gegen die Folgestörungen – muskulären Hartspann, Myogelosen, Neuralgien, Bewegungseinschränkung. Akute Beschwerden erfordern vorübergehende Ruhigstellung (Schanz-Verband), Verordnung entzündungshemmender sowie entspannender Medikamente, Entlastung, Kyphosierung und milder Zug durch Zervikalkragen. Es kommen Extension und in begründeten Fällen auch manuelle Maßnahmen zur Dekompression von Nervenwurzeln in Betracht.

Chronische Krankheitsbilder erfordern bei der Therapie die Berücksichtigung führender klinischer Symptome; hier stehen krankengymnastische Anwendungen unter Einschluß der Hydro- und Elektrotherapie im Vordergrund.

Krankengymnastische Behandlung

Die Diagnose Zervikalsyndrom drückt aus, daß es sich bei diesem Krankheitsbild um eine Mehrzahl von Symptomen handelt, wobei mehrere gleichzeitig auftreten können, aber mit unterschiedlicher Wertigkeit.

Im Behandlungsaufbau ist entsprechend differenziert vorzugehen. Die Maßnahmen ergeben sich häufig aus den subjektiven Angaben und Reaktionen des Patienten.

Befund

Subjektiver Befund

Um die Priorität einzelner Symptome festzustellen, ist es ratsam, zuerst die subjektiven Angaben des Patienten festzuhalten. Diese können sein:

Im Kopfbereich:
Schmerzen über den Augen, im Hinterkopf, seitlichen Schädel, Ohrbereich; Schwindel ist Anzeichen für Störungen in den Segmenten C1–C3 (oberes HWS-Syndrom).

In den Armen:
Ziehende Schmerzen ein- oder beidseitig; Mißempfinden wie Krib-

beln, Taubheitsgefühl, Kraftminderung, Epikondylitis weisen auf Schädigung der Segmente C3–Th1 hin (unteres HWS-Syndrom).

Im Bereich der Halswirbelsäule:
Schmerzen, Steifigkeit, Verkrampfung, Bewegungseinschränkung (festgestellt zuerst z. B. bei Rückschau im Auto) sowie Unsicherheit bzw. Instabilität sind als Zusatzsymptome zu sehen.

Objektiver Befund

Inspektion:
- verkrampfte Haltung von Kopf und Schultergürtel;
- verstärktes Muskelrelief (oberer Trapeziusrand, M. sternocleidomastoideus), ein- oder beidseitig;
- hochgezogene Schulter;
- verminderte oder vermehrte Lordose der Halswirbelsäule.

Palpation:
Muskelhärten und -verkrampfungen besonders im oberen Trapeziusbereich und den Mm. rhomboidei, paravertebrale Verhärtungen.

Funktionelle Prüfung:
Die Halswirbelsäule wird in allen drei Dimensionen aktiv und passiv auf ihre Bewegungsfähigkeit geprüft. Eingeschränkt sind in den meisen Fällen die Rotation und Lateralflexion, ein- und beidseitig. Eine Translation nach dorsal im Atlantookzipitalgelenk (Kinn zurückziehen) ist bei vermehrter Lordose oft nicht ausführbar.

Bei instabiler Halswirbelsäule und Segmentlockerung führt der Patient die geforderten Bewegungen verhalten und ängstlich aus.

Widerstandstests für die einzelnen Bewegungen bzw. Muskeln folgen und erhärten die Angaben der Patienten bezüglich der Höhe der Läsion.

Die Gesamthaltung und Arbeitshaltung des Patienten ist in den Befund einzubeziehen. Bei eindeutiger Fehlhaltung kann deren Behandlung bereits der Schlüssel zum Erfolg sein. Weiterhin müssen die Proportionen des Patienten überprüft werden. Eine im Verhältnis zum Schultergürtel größere Beckenbreite führt zu einer ständigen Abduktionshaltung der Arme (Abduktionssyndrom), die einen muskulären Hypertonus mit all seinen Folgen nach sich zieht.

Gesichtspunkte

- Schmerzlinderung;
- Entspannung der verkrampften Muskulatur;
- Verbesserung der Durchblutungsverhältnisse im Schulter- und Armbereich;
- Entlastung der Halswirbelsäule;

- Verbesserung der Bewegungsfähigkeit bei Einschränkungen;
- Schaffung eines muskulären Gleichgewichtes sowohl bei Instabilität als auch nach entspannenden Maßnahmen;
- Schulung der Haltung von Kopf, Halswirbelsäule und der Gesamthaltung;
- Beratung für die Bedingungen im Alltag und am Arbeitsplatz.

Maßnahmen

Die Maßnahmen sind der unterschiedlichen Symptomatik anzupassen. Gemeinsam ist der Aufbau von Entlastung zur Belastung, wobei die Übungen in der Senkrechten lockernd oder stabilisierend im Sitz unter Augenkontrolle vor dem Spiegel durchzuführen sind.

- Um die Symptome Schmerz, Verkrampfung, mangelnde Durchblutung zu beheben, die in Abhängigkeit zueinander stehen, sind vorbereitend Maßnahmen aus der Wärme- und Elektrotherapie einzusetzen. Bewährt hat sich die „heiße Rolle" zur Behandlung stark verkrampfter Nacken- und Schultergürtelmuskulatur. Elektrotherapeutisch kommen diadynamische Ströme und Ultraschall zur Anwendung. Hydroelektrische Bäder sind ebenfalls gut wirksam. Manche Patienten reagieren gut auf eine Eisanwendung. Ein Eisschal wird vor oder während der Behandlung um Nacken und Schultergürtel gelegt.
- Die Entlastung der Halswirbelsäule kann bei jüngeren Patienten durch Extension in der Glisson-Schlinge in Rückenlage mit Lagerung der Arme erreicht werden. Die Schlinge muß dem Patienten exakt mit Zugwirkung am Hinterhaupt angelegt werden. Die Extension wird von 3 auf 15 Minuten gesteigert. Anschließend erfolgt die Übungsbehandlung, oder eine Halskrawatte wird angelegt. Diese kann im weiteren Verlauf durch einen festen Schal ersetzt werden.
- Mit manueller Massage werden die Muskelhärten behandelt. Patienten mit Kopfsymptomatik reagieren gut auf Bindegewebsmassage.

Aufbau der krankengymnastischen Behandlung für Patienten mit starken Verspannungen und Bewegungseinschränkung:

Rückenlage:
- Manuelle Traktion in Längsrichtung im 10-Sekunden-Intervall mit paravertebralem Ausziehen (Aufhängung des Kopfes möglich) (Abb. **79**).
- Massage der kleinen Muskeln zwischen den Querfortsätzen bei gehaltener Lateralflexion.
- Entspannungstechnik und Muskeldehntechniken für M. trapezius pars descendens und M. levator scapulae.

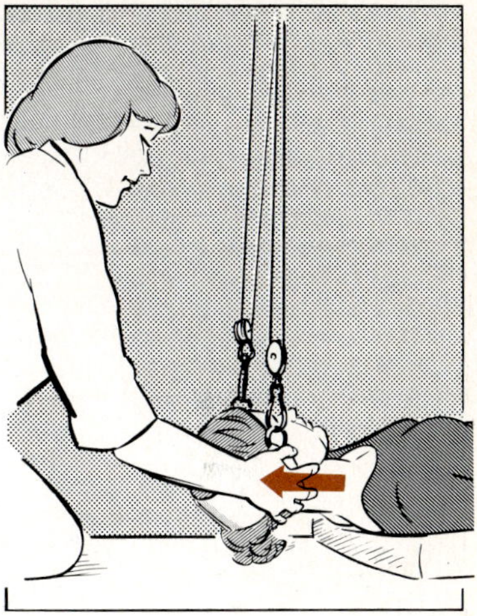

Abb. **79** Manuelle Traktion in Längsrichtung.

- Üben der aktiven Extension der HWS durch Translation nach dorsal.
- Üben isolierter Kopfbewegungen unter Traktion.
- PNF-Kopf-Pattern: Flexion, Lateralflexion und Rotation nach vorheriger Translation nach dorsal.
- Schulung der HWS-Flexoren (Kopf wenig anheben).

Seitlage:
- PNF-Pattern für das Schulterblatt.
  Technik „langsame Umkehr".
  Entspannungstechnik für die Muskeln s. oben.

Sitz:
- Manuelle Traktion für obere und untere HWS.
- Üben der aktiven Extension s. oben.
  Diese Übung soll zur Gewohnheit werden, da über die Translation nach dorsal eine Stabilisierung der HWS und BWS im Sinne der Extension erfolgt und daraus eine Entlastung resultiert.
- Intensivierung der Extension durch Widerstand dorsal in den einzelnen Segmenten.
- Wenn erforderlich, werden Lockerungsübungen für Schultergürtel und Arme zwischengeschaltet.

Sitz und Stand:
- Korrektur der Gesamthaltung.
  Ist diese aufgrund von Muskelverkürzungen in anderen Bereichen nicht möglich, so ist die Behandlung – trotz der Diagnose „HWS-

Syndrom“ – dort anzusetzen, um die Aufrichtung der gesamten Wirbelsäule und somit eine bessere Haltung möglich zu machen.
- Entlastungsstellungen aus der „Funktionellen Bewegungslehre“, um dem Patienten trotz gut trainierter Haltung für Alltag und Berufsleben Möglichkeiten zur Entspannung zu geben:
oberes HWS-Syndrom – Kopf abstützen mittels eigener Hand an

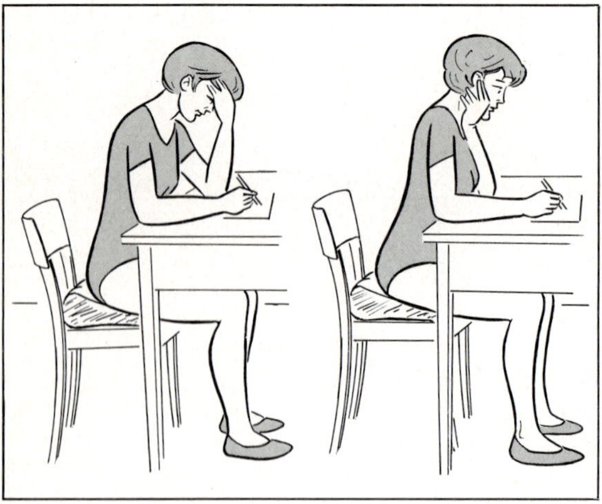

a b

Abb. **80a** u. **b** Abstützen des Kopfes bei oberem HWS-Syndrom.

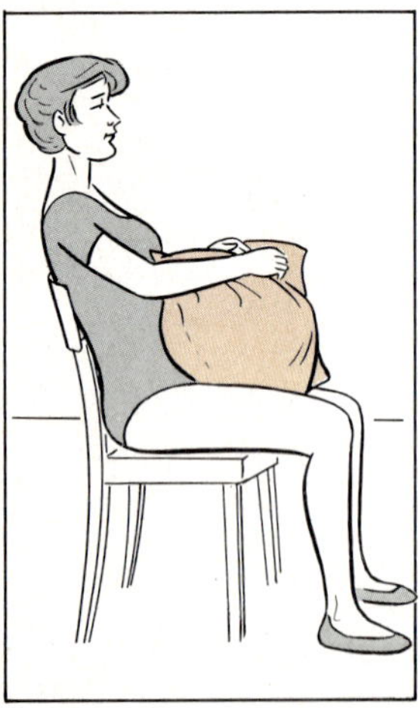

Abb. **81** Entlastung bei unterem HWS-Syndrom.

Kinn oder Stirn (Abb. **80a** u. **b**); unteres HWS-Syndrom – Arme ablegen, Schultergürtel entlasten (Abb. **81**).

Bei Armsymptomatik ist die Aufhängung eines Armes in Seitlage im Schlingentisch günstig, um unter Entlastung besonders auf Skapula- und Schulterbewegungen einzugehen (Abb. **82a** u. **b**).

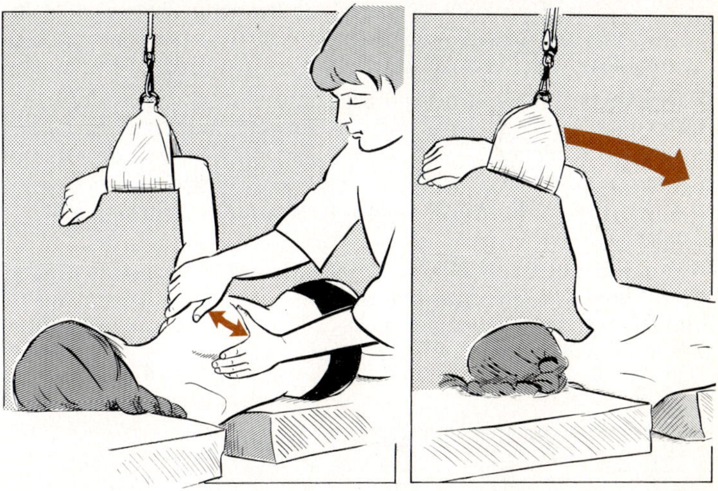

a b

Abb. **82a** u. **b** Armaufhängung. **a** Schulterblatt-Pattern, **b** eigenes Schwingen.

Thorakales Syndrom

Ursache. Degenerative Veränderungen in den Bewegungssegmenten der Brustwirbelsäule, gelegentlich aber auch Arthrosen der Kostotransversalgelenke führen zu Beschwerden, die als Thorakalsyndrom bezeichnet werden.

Symptome. Im Vordergrund stehen Schmerzen im Verlauf der Rippen („Interkostalneuralgie"); sie müssen von pektanginösen Beschwerden sowie von schmerzhaften Leber-Gallen-Erkrankungen abgegrenzt werden. Eine sorgfältige Diagnostik dient dem Ausschluß destruktiver Prozesse (Tumoren, Entzündungen, Osteopathien), die ein gleiches Symptomenbild verursachen können. Gelegentlich kommt es – wie an der Halswirbelsäule – zu Blockierungen.

Selten führt ein Bandscheibenvorfall im Bereich der Brustwirbelsäule zu neurologischen Ausfällen; es kommt zu Fernschmerzen an inneren

Organen. Häufig sind myostatische Beschwerden mit Verspannungen der Rückenmuskulatur und Myogelosen; sie sind bei Formstörungen der Wirbelsäule, insbesondere verstärkter Kyphose bzw. Zustand nach Morbus Scheuermann, aber auch aufgrund einer Osteoporose, zu erwarten. Von zunehmender Bedeutung ist das von Brügger beschriebene Thoraxaufsatzsyndrom; es äußert sich in Schmerzen, die unter kyphotischer Haltung in den Thorax projiziert werden. Schmerzhaft sind vor allem Brustbeingegend und die Brustbein-Schlüsselbein-Gelenke sowie die Schultereckgelenke in Zusammenhang mit gewohnheitsmäßiger schlaffer Sitzhaltung.

Therapie. Die Therapie der thorakalen Syndrome ähnelt der des Zervikalsyndroms; sie ist antineuralgisch, muskelauflockernd und ggf. mit manuellen Maßnahmen verbunden. Gern wird von intramuskulären bzw. paravertebralen Injektionen Gebrauch gemacht. Nur in den seltenen Fällen eines echten Bandscheibenvorfalls kommt operatives Vorgehen in Betracht.

Myostatische Beschwerden in Verbindung mit Haltungsverfall erfordern Muskeltraining, Schwimmen, Unterbrechung längeren Sitzens und Wechsel der Körperhaltung; es sind spezielle Behandlungsmethoden u. a. von Brügger angegeben worden.

Krankengymnastische Behandlung

Befund

Die Haltung des Patienten ist nach vorgegebenem Plan zu prüfen, um evtl. Asymmetrien festzustellen sowie das Verhältnis seiner Proportionen zueinander. Funktionell sind Hüftgelenke, Becken und Wirbelsäule, Schultergürtel und -gelenke auf Mobilität zu prüfen und Muskelverkürzungen und -insuffizienzen festzustellen.

Gesichtspunkte

Die Schmerzen des Patienten sind vorrangig, doch dürfen sie nicht isoliert, sondern müssen wie bei allen Wirbelsäulensyndromen in Abhängigkeit von der Gesamthaltung gesehen werden.

Die Erkenntnisse von Klein-Vogelbach und Brügger müssen bei der Behandlung Beachtung finden.

- Schmerzlinderung;
- Entspannung des Patienten allgemein und lokal;
- Mobilisation der Wirbelsäule;
- Schulung der Rumpfmuskulatur zur Schaffung eines Muskelkorsetts;

- Aufrichtung der Wirbelsäule;
- Schulung eines günstigen Bewegungsverhaltens;
- Vermeidung von Rezidiven durch Beratung für Verhalten im Beruf und Alltag;
- ständige Haltungskorrektur sowohl liegend als auch besonders im Sitz und Stand.

Maßnahmen

- Zur Schmerzlinderung kann Wärme oder Kälte zum Einsatz kommen. Bei Kälte hat sich eine Eiskompresse im Bereich der Brustwirbelsäule sowohl vor der Übungsbehandlung als auch als deren Abschluß bewährt.
- Muskeldehntechniken bei Verkürzungen (M. iliopsoas, M. rectus femoris, Bauchmuskulatur, M. pectoralis);
- Schulung der Beckenbeweglichkeit;
- hubfreie/-arme Mobilisation der gesamten Wirbelsäule;
- Muskelschulung auf Kraft und Koordination, besonders der autochthonen Muskulatur der Wirbelsäule;
- Schulung der Streckung der Wirbelsäule;
- Schulung von Haltung und Bewegungsabläufen im Alltag mit in Extension stabilisierter Wirbelsäule.

Übungsbeispiele (s. auch S. 205 ff.)

1. Seitlage – hubfreies Bewegen der Wirbelsäulensegmente in Flexion und Extension: Beine in Hüft- und Kniegelenken leicht flektiert, Wirbelsäule in frontaler und sagittaler Ebene in ihrer Längsachse eingeordnet. Gewichte des obenliegenden Armes und Beines durch Unterlagerung abgenommen.
   Krankengymnast hinter Patient, gibt diesem mit Fingerkuppe auf einem Dornfortsatz Berührungsreiz, den der Patient durch Flexion in diesem Bereich verstärken und durch Extension vermindern bis lösen soll. Beginn kaudal bei L5 bis kranial mit Schwerpunkt im befallenen Thorakalbereich.
2. Übung 1 mit aktiver Widerlagerung im Bereich kranial oder kaudal vom zu bewegenden Segment (manueller Widerstand des Krankengymnasten).
3. Patient in Rückenlage, beide Arme zur Decke gestreckt, rasche Bewegungen beider steif gehaltenen Arme in Richtung Flexion/Extension gegengleich; horizontale Flexion/Extension gleichzeitig. Führt zu Stabilisation der Brustwirbelsäule in Extension.
4. Sitz auf dem Therapieball, Mobilisation von Hüftgelenken-Becken-Lendenwirbelsäule durch Vor- und Rückrollen des Balles (s. Abb. **96**). Wippen mit extendierter Wirbelsäule und dem Ziel, die Approximation durch bewußtes Längerwerden zu beantworten.

Lumbalsyndrom

Ursache. Das Lumbalsyndrom ist vor allem durch Kreuzschmerz gekennzeichnet; bei plötzlichem heftigen Auftreten wird von „Hexenschuß" oder auch von Lumbalgie gesprochen. Wenn die Schmerzen – überwiegend einseitig – in die Beine ausstrahlen, liegt eine *Ischialgie* vor. Beide Krankheitsbilder werden durch degenerative Veränderungen im Bereich der Lendenwirbelsäule hervorgerufen. Sie bedürfen diagnostischer Abklärung, denn vor allem der Kreuzschmerz kann sehr unterschiedliche Ursachen haben, die nicht nur auf orthopädischem, sondern auch auf innerem, urologischem, gynäkologischem und psychischem Gebiet liegen.

Symptome. Die subjektiven Beschwerden und die Befunde beim Lumbalsyndrom sind abhängig von Art und Sitz des Verschleißprozesses bzw. der durch ihn verursachten Nervenwurzelreizung. Überwiegend handelt es sich um Bandscheibenerkrankungen in den Zwischenwirbelräumen zwischen dem 4. und 5. Lendenwirbel sowie zwischen dem 5. Lendenwirbel und dem Kreuzbein. Einrisse und Spaltbildungen im hinteren Teil des Faserringes lassen eine Verlagerung des Gallertkerns zu, wodurch dieser sich gegen den Wirbelkanal hin vorwölben kann – es wird von einer Protrusion gesprochen. Bei ausgedehnten Rissen ist ein Vorfall des Bandscheibengewebes möglich, der als Diskusprolaps bezeichnet wird. Er kann noch in Verbindung mit dem Inneren der Bandscheibe stehen und insoweit rückverlagerungsfähig sein; manchmal ist er sequestriert, so daß nur die operative Entfernung zur Heilung führen kann. Die Austrittsstelle des Zwischenwirbelgewebes liegt wegen des kräftigen dorsalen Längsbandes mehr lateral, dadurch erzeugen Protrusion und Prolaps Druck auf die Nervenwurzel bzw. deren Begleitgewebe. So entsteht – auch durch Beteiligung sympathischer Nervenfasern – ein hartnäckiges und zu Rezidiven neigendes Krankheitsbild.

Das klinische Bild des Lumbalsyndroms ist durch Hartspann der Lendenmuskulatur, Bewegungseinschränkung und Zwangshaltung der Lendenwirbelsäule gekennzeichnet. Verstärkung der Schmerzen bei Husten oder Niesen; Klopf- und Druckschmerz in Höhe des betroffenen Bewegungssegmentes. Häufig ist das Lasègue-Zeichen positiv; neben Reflexdifferenzen können Sensibilitätsstörungen und schließlich Lähmungen auftreten. Sensibilitätsstörungen, die als „Generalstreifen" an der Außenseite des Oberschenkels und Unterschenkels bis zum Fußrücken und -außenrand ziehen, sind für den besonders häufigen Bandscheibenprolaps am lumbosakralen Übergang typisch. Bei dem seltenen medialen Prolaps wird über Schmerzen geklagt, die in beide Beine ausstrahlen, und sensible Ausfälle, die mit Blasen- und Mastdarmstörungen verbunden sein können. Besonders sorgfältige Differentialdiagnostik ist bei beidseitigen neuralen Ausfallserschei-

Tabelle **2**

Vorschlag	Alternativen	Erläuterung	Bemerkungen
Lumbalsyndrom (LS)	LWS-Syndrom Lumbales Bandscheibensyndrom	Beschwerden durch degenerative Veränderungen der LWS	
lokales Lumbalsyndrom (LLS)	Lumbalgie Kreuzschmerzen	auf die Lumbosakralregion beschränkte Beschwerden beim LS	
Lumbago	akutes LS, Hexenschuß	Akute Form des LLS	
pseudoradikuläres Lumbalsyndrom	Facettensyndrom	von den lumbalen Wirbelgelenken und Bändern ins Bein ausstrahlende Schmerzen ohne segmentale Ausstrahlung	
radikuläres Lumbalsyndrom	lumbales radikuläres Syndrom	LS mit segmentaler Ausstrahlung ins Bein	evtl. mit Segmentangabe, z. B. L5-Syndrom rechts L3-Syndrom links, auch pseudoradikulär
Ischialgie	Ischias, Lumboischialgie unteres radikuläres Lumbalsyndrom	lumbales Wurzelsyndrom unter Beteiligung der Wurzeln L4–S2	
oberes radikuläres Lumbalsyndrom	Femoralisneuralgie	lumbales Wurzelsyndrom unter Beteiligung der Wurzeln L1–L4	
Kaudalsyndrom		lumbosakrales Querschnittsyndrom	

nungen zum Ausschluß von Tumoren und Entzündungen unerläßlich (Tab. **2**).

Die *Röntgenuntersuchung* bestätigt häufig den klinischen Befund durch eine Abflachung der Lendenlordose bzw. Kyphosierung (Abb. **83**) und mit einer seitlichen Verbiegung der Lendenwirbelsäule (Abb. **84**). Bei fortgeschrittenen Chondrosen ist der betroffene Zwischenwirbelraum meistens erniedrigt, in frühen Stadien kann er jedoch durch Aufquellung des Gewebes erhöht sein. Eine weit fortgeschrittene Osteochondrose mit starker Verschmälerung und mit arthrotischen Ausziehungen der Wirbelkanten weist oftmals auf überstandene

Prozesse hin („Denkmalsbefund“ nach Reischauer) und braucht nicht für neu aufgetretene Beschwerden verantwortlich zu sein (Abb. **85**).

Durch Chondrose und Osteochondrose werden aber nicht nur lumbalgiforme und ischialgiforme Krankheitsbilder verursacht, sondern Beschwerden i. S. der Lockerungssymptomatik und in ausgeprägten Fällen Pseudospondylolisthese (S. 126).

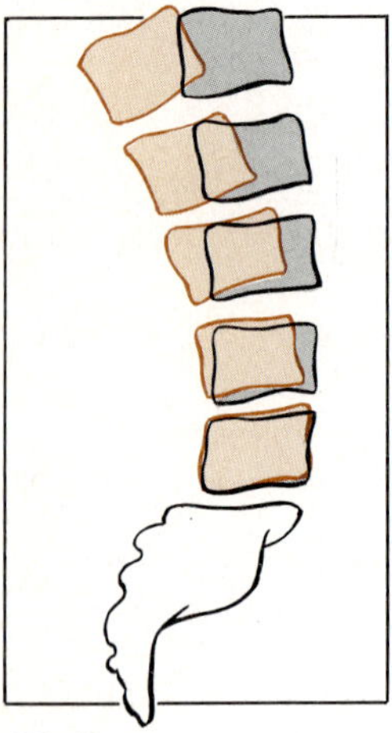

Abb. **83**

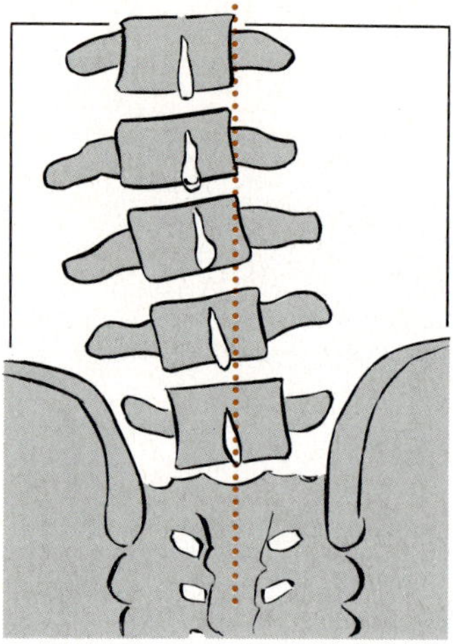

Abb. **84**

Abb. **85**

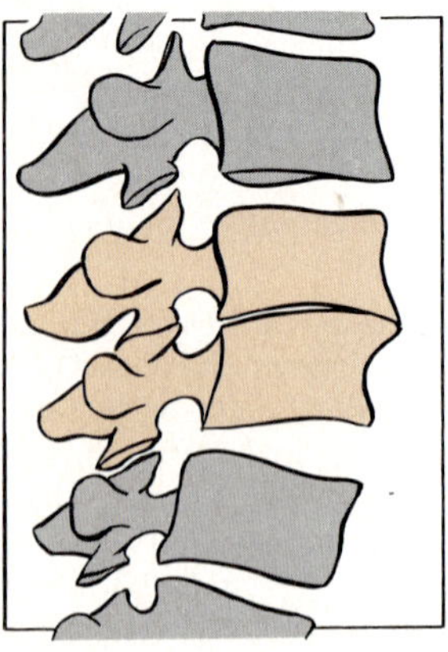

Abb. **83** Abflachung der physiologischen Lendenlordose. Streckhaltung.

Abb. **84** Zwangshaltung mit seitlicher Verbiegung der Lendenwirbelsäule infolge Nervenwurzelirritation.

Abb. **85** Verschmälerung des Zwischenwirbelraums im Bereich einer älteren Chondrose mit Fixation dieses Bewegungssegmentes.

Ein eigenes Krankheitsbild stellt die *Kokzygodynie* dar; häufig steht eine psychische Komponente im Vordergrund. Die überwiegend weiblichen Patienten klagen über Schmerzen, die von der Lendengegend ausstrahlen und in das Steißbein projiziert werden; sie verstärken sich häufig beim Sitzen auf harter Unterlage, und das Steißbein wird als druckempfindlich bezeichnet. Es kommen auch Mastdarmstörungen vor.

Bei der Kokzygodynie ist die Röntgenaufnahme meist unauffällig, nur gelegentlich läßt sich eine traumatisch bedingte Abknickung oder eine anlagebedingte Stellungsanomalie des Steißbeins nachweisen.

Therapie. Dem uneinheitlichen Beschwerdebild entsprechend ist die Behandlung vielgestaltig; neben physiotherapeutischen Anwendungen schließt sie medikamentöse Verordnungen und Injektionen, Elektrotherapie, Akupunktur, Psychotherapie u. a. ein, im Ausnahmefall auch die Resektion des Steißbeins.

Die Therapie des Lumbalsyndroms ist überwiegend konservativ; eine absolute und sofortige Operationsindikation ist jedoch beim medialen Prolaps mit doppelseitiger neurologischer Symptomatik (Blasen-, Mastdarmstörung) und beim Prolaps oder Sequester mit einseitiger Symptomatik gegeben, sobald Lähmungen auftreten (Abb. **86**). Akute Beschwerden bilden sich häufig unter gezielter konservativer Behandlung zurück. Manchmal ist Lagerung im Stufenbett mit Kyphosierung der Lendenwirbelsäule zur Erweiterung der Foramina intervertebralia hilfreich; zusätzlich Verordnungen von antiphlogistischen und sedierenden Medikamenten, zunächst schonende physiotherapeutische Maßnahmen, wie heiße Rolle und Packungen, dann vorsichtig dosierte krankengymnastische Übungen zur Muskelentspannung – ggf. mit Extension.

Nach Abklingen der akuten und subakuten Beschwerden ist eine intensive Schulung und Kräftigung der Muskulatur vordringlich, um

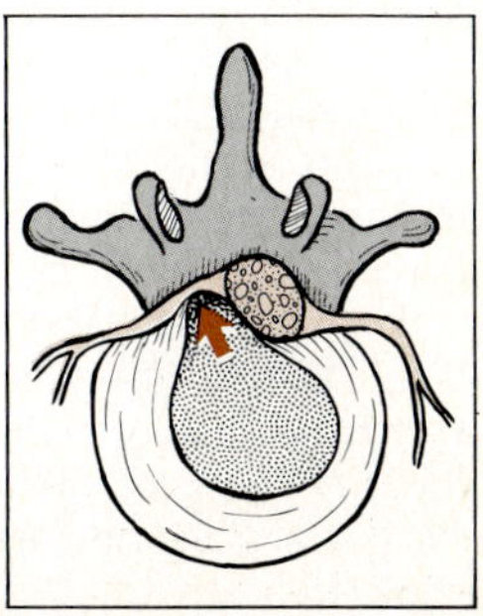

Abb. **86** Dorsolateraler lumbaler Bandscheibenvorfall.

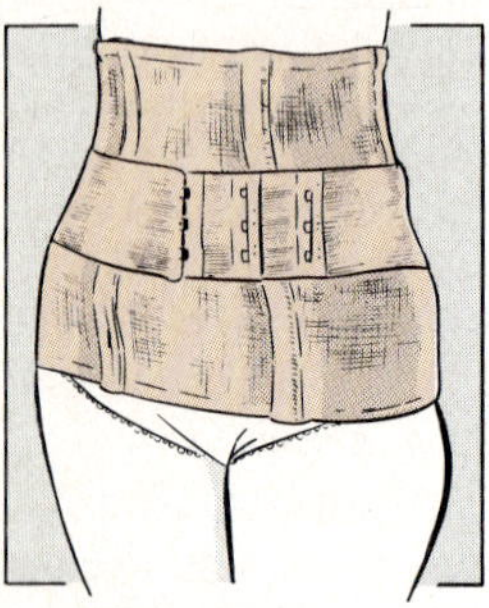

Abb. **87** Elastisches Mieder in Ergänzung der Physiotherapie bei konservativer und bei postoperativer Behandlung.

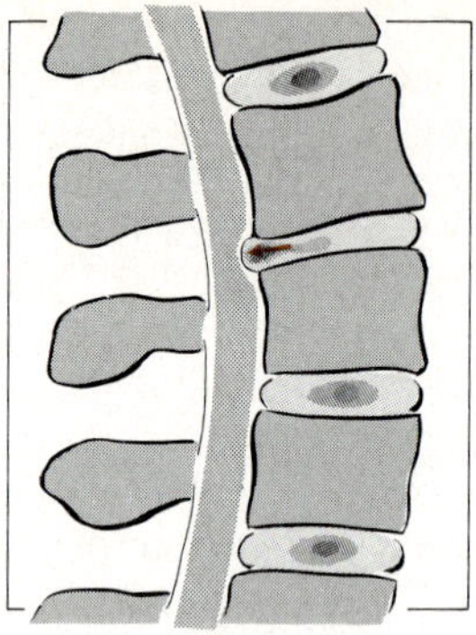

Abb. **88** Bandscheibenprotrusion mit Verlagerung des Zwischenwirbelgewebes zum Rückenmarkskanal hin.

durch Schaffung eines „Muskelkorsetts" für Abstützung des betroffenen Abschnittes zu sorgen und Rezidiven entgegenzuwirken. Unterstützend hat sich sowohl im subakuten wie im chronischen Stadium die Versorgung mit einem halbelastischen oder elastischen Mieder bewährt (Abb. **87**); es darf der Muskelatrophie nicht Vorschub leisten.

Bei Erfolglosigkeit konservativer Behandlung und vor allem bei Zunahme nervaler Ausfallserscheinungen ist nach Befundbestätigung durch Myelographie (Abb. **88**) bzw. Computertomographie die Bandscheibenoperation mit Prolaps- oder Sequesterentfernung und Ausräumung des Zwischenwirbelraums angezeigt. Postoperativ bedarf es intensiver muskelkräftigender Übungen.

Die als Nukleotomie bzw. Sequestrotomie bezeichnete Operation besteht in der Eröffnung des Wirbelkanals durch „Fensterung" des zwischen den Wirbelbögen befindlichen gelben Bandes; bei größerem Raumbedarf kann auch ein Teil des entsprechenden Wirbelbogens reseziert werden. Rückenmark und betroffene Nervenwurzel werden – ggf. nach vorsichtiger Lösung von Adhärenzen – beiseite gehalten. So kann der Prolaps, der sich meist neben dem dorsalen Längsband vorwölbt, oder ein Bandscheibensequester dargestellt und entfernt werden. Eine Ausräumung des betroffenen Zwischenwirbelraumes schließt sich an, um einem Rezidiv vorzubeugen. – Mit diesem Vorgehen konkurrieren mikroskopische Eingriffe, medikamentöse „Auflösung" von Bandscheibengewebe mittels Injektion und Absaugung. Die letztgenannten Eingriffe sind nur in ausgewählten Fällen (z. B. nicht beim Sequester) angezeigt und können die Rehabilitationsphase verkürzen.

Nach Bandscheibenoperationen klagen nicht wenige Patienten über Beschwerden, die durch muskuläre Insuffizienz, Vernarbungen, aber auch Verschleißerscheinungen in benachbarten Bewegungssegmenten ausgehen können. Eine intensive und vor allem stabilisierende Krankengymnastik sowie das Vermeiden abträglicher Beanspruchungen im Alltag ist deshalb angezeigt.

Bei chronischen Beschwerden ohne eindeutigen Prolaps, insbesondere bei Lockerungssymptomatik, aber auch dann, wenn sich (u. a. aufgrund von Alter und Allgemeinzustand) operatives Vorgehen verbietet, kann Versorgung mit einer Orthese (z. B. Überbrückungsmieder nach Hohmann, elastisches Mieder nach Heipertz – s. Abb. **87**) helfen.

Krankengymnastische Behandlung

Die krankengymnastische Behandlung des akuten und subakuten Lumbalsyndroms muß die starken Schmerzen berücksichtigen.

Konservative Behandlung

Befund

Bei der Befunderhebung fallen verkrampfte Haltung und hochgradige Bewegungseinschränkung auf. Der Rumpf ist sichtbar schief gezogen, der Thorax seitlich zum Becken verschoben, zusätzlich hat die Lendenwirbelsäule eine kyphotische Krümmung. Gleichmäßige Belastung beider Beine ist häufig nicht möglich, flache und gerade Rückenlage kann nicht eingenommen werden. Wirbelsäulenbewegungen zur Korrektur der Fehlhaltung sind in Ent- und Belastung nicht möglich, ebenso die Überstreckung in den Hüftgelenken. Die Rückenmuskulatur ist besonders im Bereich der Lendenwirbelsäule bretthart verspannt.

Bei der Ischialgie muß das betroffene Bein in seiner Sensibilität und Motorik geprüft werden. Es können Sensibilitätsunterschiede zur gesunden Seite und motorische Schwächen besonders des M. quadriceps und der Dorsalextensoren des Fußes auftreten. Die Dehnfähigkeit der dorsalen Muskelgruppen des Beines ist herabgesetzt und häufig sehr schmerzhaft.

Gesichtspunkte

Siehe Thorakalsyndrom S. 194.

Maßnahmen

In der Frühphase der Behandlung ist zur Schmerzlinderung und allgemeinen Entspannung Lagerung erforderlich, d. h. Gewichte sollten abgenommen werden:
- in Rückenlage Unterlagerung von Armen und Beinen, flache Rolle unter Lendenwirbelsäule;
- Stufenbett, flache Rolle unter Lendenwirbelsäule;
- in Seitlage Unterlagerung des obenliegenden Armes und Beines, evtl. Rolle in Taillendreieck.

Bei allen Lagerungen wird bereits versucht, die Lendenwirbelsäule in ihre physiologische Lordose einzustellen, um den Druck nach dorsal, der in einer kyphotischen Haltung weiterhin besteht, zu verringern.

Es ist grundsätzlich zu entscheiden, ob eine Schmerzlinderung und Detonisierung der Muskulatur über Wärme- oder Kälteanwendungen erreicht werden soll. Kälteanwendung erfolgt während der krankengymnastischen Behandlung. Eine Eiskompresse wird auf die verspannte Rückenpartie gelegt. Die Dauer ist vom Empfinden des Patienten abhängig.

Die Lendenwirbelsäule wird hubfrei in Lateralflexion mobilisiert. Es schließen sich statische Übungen für die Bauchmuskulatur an, Arme und Beine werden einzeln oder diagonal miteinander als Hebel eingesetzt. Um in die Seitlage zu kommen, wird das Drehen en bloc geübt. Es folgt hubfreie Mobilisation der Lendenwirbelsäule in Richtung Flexion/Extension. Rhythmische Stabilisation des Beckens über Becken oder Becken-Schulterblatt-Pattern schließt sich an.

Die angeführten Übungen können mit Eiskompresse durchgeführt werden. Bei Besserung des Zustandes werden Becken-Pattern mit Technik „langsame Umkehr“ hinzugenommen. Es folgen Übungsformen im Vierfüßlerstand mit Aufbau in die Senkrechte, sowohl statisch als auch dynamisch. Schulung von Bewegungsabläufen aus dem Alltag, z. B. Bücken, werden geübt. Um Rezidive zu vermeiden, sind die Bewegungsabläufe individuell auf die Konstitution (s. Status, S. 108) abzustimmen.

Ein einfaches und durchführbares Hausübungsprogramm wird erstellt, wobei der Therapieball zum Einsatz kommt. Übungsbeispiele sind ab S. 207 zusammengestellt.

Motorische Störungen der Fuß-Bein-Muskulatur lassen sich mit Lagerung, Elektrogymnastik und entsprechenden Formen und Techniken aus der PNF behandeln.

Behandlung nach Bandscheibenoperation

Befund

Nach der Bandscheibenoperation beschränkt sich die Befundaufnahme auf Allgemeinbefinden des Patienten und Funktion der Extremitäten, da der Patient sich zur ersten Behandlung in Rückenlage befindet und nicht gedreht werden sollte. Am Rumpf kann noch eine durch präoperative Verkrampfung bedingte Seitneigung festzustellen sein.

Die Bewegungsausschläge der Extremitäten werden aktiv, evtl. unterstützt, geprüft. Die Hüftflexion wird bis zu 90 Grad mit gebeugtem Kniegelenk zugelassen, Extension nur bis 0 Grad, um weiterlaufende Bewegungen des Beckens und somit der Lendenwirbelsäule zu vermeiden.

Die Muskulatur wird auf ihren Kraftzustand getestet, besonders die Dorsalextensoren der Füße und die Mm. quadricipites. Die Rumpfmuskulatur wird auf Spannung geprüft. Angaben des Patienten bezüglich der Sensibilität werden festgestellt und notiert.

Gesichtspunkte

- Pneumonie- und Thromboseprophylaxe;
- Schulung der Rumpfmuskulatur auf Spannung;
- Schaffung eines Muskelkorsetts;
- Training der Beinmuskulatur, da längere Liegezeit;
- Kraftschulung speziell geschwächter Bein- oder Fußmuskulatur;
- Schulung eines gut koordinierten Bewegungsverhaltens für den Alltag mit in Extension stabilisierter Wirbelsäule.

Maßnahmen

Nach *zweitägiger* Pneumonie- und Thromboseprophylaxe, während der die oberen Extremitäten und die Fußmuskulatur dynamisch, die Beinmuskulatur statisch geübt wird, beginnt die eigentliche Behandlung mit statischen Übungen für die Rumpfmuskulatur in Rückenlage.

Für die Bauchmuskulatur wird mit kurzen Extremitätenhebeln geübt, d. h. Hüft- mit Knieflexion verbunden. Lange Hebel sind zu vermeiden.

Das Ziel der Tonisierung der Bauch- und Rückenmuskulatur kann gleichzeitig mit Schulung der Beinkraft verbunden werden, indem PNF-Bein-Pattern geübt werden. Der Widerstand wird dabei während des Übungsablaufs erhöht und am Ende der Bewegung ein Halt aufgebaut.

Bei Schwächen bestimmter Muskelgruppen in der unteren Extremität werden die Techniken „wiederholter Stretch“, „wiederholte Kontraktion“ und „rhythmische Stabilisation“ eingesetzt.

Am folgenden Tag wird im Anschluß an die Behandlung en bloc in Bauchlage gedreht. Ein vorher bereitgelegtes Kissen vermeidet eine zu starke Lordosierung. Diese Lage sollte ½–1 Stunde beibehalten werden zur Entlastung des Rückens. Als Stimulans für die Durchblutung und den Allgemeinzustand, ganz besonders bei Dekubitusgefahr, ist eine Eisabreibung angebracht.

Im weiteren Verlauf muß der Patient lernen, sich mit steif gehaltener Wirbelsäule aus Bauchlage in den Vierfüßlerstand hochzustemmen. Zu Beginn gibt der Patient gelegentlich Schwindelgefühl an, das aber durch Übung verschwindet.

In dieser Ausgangsstellung wird der Patient durch manuelle Reize stabilisiert, besonders im Sinne der Lateralflexion und Rotation.

In den folgenden Behandlungen wird diese Ausgangsstellung bevorzugt mit Nutzung der Hebel Arme und Beine, wobei das Operationsgebiet stabil bleiben soll (ein Arm des Krankengymnasten sichert ab in Nabelhöhe unter dem Bauch des Patienten).

Das erste Aufstehen des Patienten ist abhängig von Klinik und Operation, jedoch ist der Kreislauf trotz täglichem Training häufig noch labil. Unterschenkelbandagen und Kreislaufmittel sind erforderlich.

Der Patient zeigt ein vorsichtiges Gangbild, verhaltenes Gangtempo mit Rückverlagerung des Oberkörpers. Das löst einen ungünstigen Schub auf die Lendenwirbelsäule aus. Der Krankengymnast muß daher den Patienten in eine Vorlage bringen, die eine Gesamtspannung der Rückenmuskulatur erfordert. Dabei wird die gesamte Wirbelsäule in ihrer physiologischen Haltung aufgebaut, in Extension stabilisiert und ihre Rotation beim Gehen ermöglicht.

In den folgenden Behandlungen werden verschiedene Gangformen ohne Unterstützung geübt. Das Rumpftraining wird auf der Matte fortgesetzt. Wichtig ist hierbei, nochmals die Möglichkeiten von Lagewechseln zu üben. Der Patient muß lernen, den Wechsel von Rückenlage zum Sitz und zurück nur über die Seitlage durchzuführen. Hinzu kommen Übungen aus der Stemmführung nach Brunkow, die bereits auf das Bücktraining hinzielen. Sitzpositionen werden stabilisierend auf dem Therapieball geübt.

Für ein aufrechtes Sitzen soll der Patient ein Keilkissen (Brügger) verwenden.

Übungsbeispiele

Statische Muskelarbeit mit Hilfe des Krankengymnasten

Rückenlage mit angestellten Beinen

1. Fersen werden mit Dorsalextension der Füße in die Unterlage gedrückt. Der Patient hält diese Stellung gegen den Druck des Therapeuten in verschiedenen Richtungen an Kniegelenken und Füßen.
2. Der Patient hält einen Arm in Position Extension/Adduktion/Innenrotation gegen den Druck des Therapeuten in die Gegenrichtung (Abb. **89**).
3. Beide Arme werden zur Decke gestreckt gehalten, rhythmische Stabilisation beider Arme durch den Therapeuten in Richtung der Diagonalen, gleich- und wechselseitig (Abb. **90**).
4. Bilaterale Schulterblatt-Pattern in Verbindung mit Übung 1 (Abb. **91**).
5. Verbindung der Übungen 1 und 2, 1 und 3.

Alle genannten Übungen ergeben von den Extremitäten eingeleitet eine intensive Rumpfmuskelspannung.

6. Wechsel zwischen Rückenlage und Seitlage (Abb. **92**), Drehen „en bloc“ in Seitlage rechts:
   Beine angestellt, rechte Hand unter Kopf, linker Arm stemmt in Diagonalrichtung gegen die Hand des Krankengymnasten, der zusätzlich Hilfe am Becken gibt. Zurückdrehen in Rückenlage über das Gegenpattern des Armes und Hilfe an den Beinen.

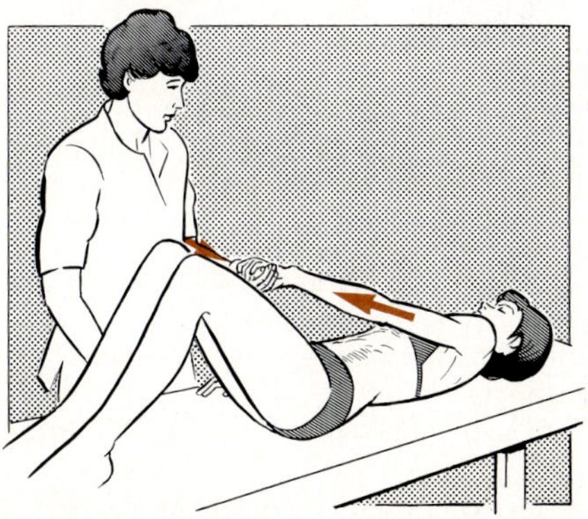

Abb. **89** Bauchmuskelspannung über statisches Arm-Pattern.

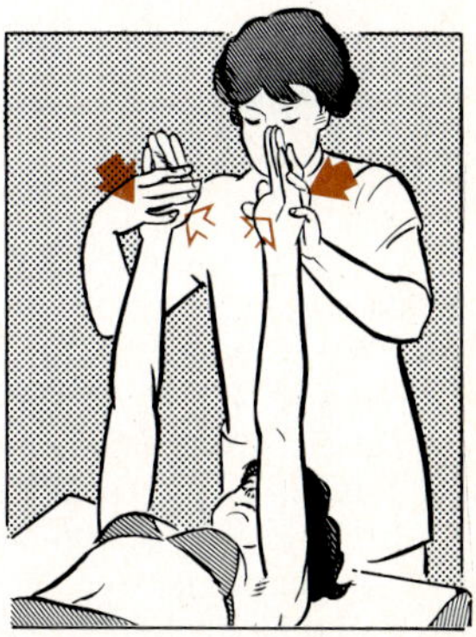

Abb. **90** Statisches Arm-Pattern.

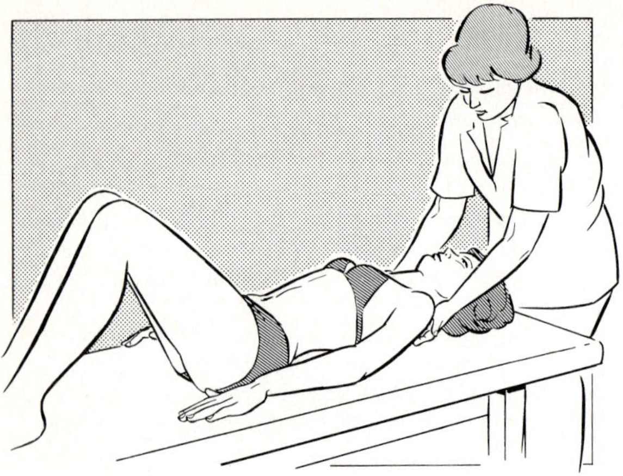

Abb. **91** Bilaterales Schulterblatt-Pattern.

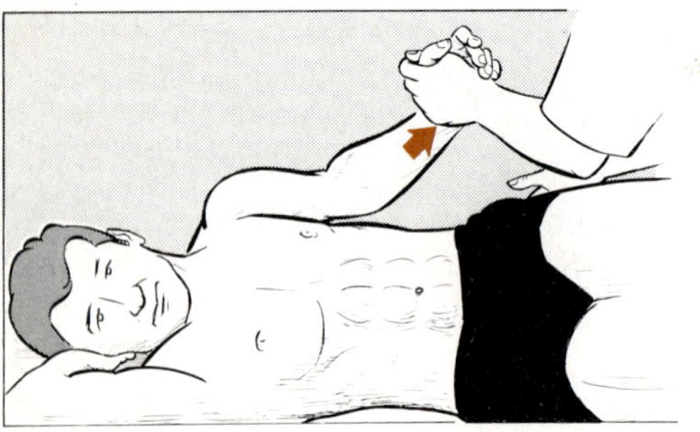

Abb. **92** Drehen en bloc in Seitlage.

Seitlage

7. PNF-Becken-Pattern mit Technik „rhythmische Stabilisation" (s. Abb. **29**).
8. PNF-Becken- und Schulterblatt-Pattern mit gleicher Technik.
9. Drehen en bloc in Bauchlage.
10. Stabiles Hochstemmen zum Vierfüßlerstand (evtl. Unterstützung am Becken geben).
11. Rhythmische Stabilisation von Schulter- und Beckengürtel.
12. Wechsel zwischen Seitlage und Sitz an Bankkante, Seitlage mit flektierten Beinen, Aufrichten en bloc:

Während der Oberkörper sich hochstützt, schwenken die Unterschenkel über die Bankkante zu Boden. Unterstützung: Der Patient legt seinen obenliegenden Arm um die Schulter des Krankengymnasten, der vor ihm steht.

13. Sitz an der Kante der Bank:
    Gewichtsverlagerung nach lateral über wechselseitiges Stemmen der Arme gegen den Handkontakt des Therapeuten.
14. Sitz auf dem Hocker:
    Beine abduziert, Vorverlagerung des Rumpfes durch Flexion des Beckens in den Hüftgelenken. Stabilisation durch den Krankengymnasten im Sinne der Rotation.

Freies Üben des Patienten

Statische und dynamische Übungsformen, die Auswahl ist je nach Zielsetzung vorzunehmen. Drehen en bloc, Aufsetzen und Hinlegen über die Seite und Bücken mit stabilisierter Wirbelsäule ist für alle Patienten mit Wirbelsäulenschäden obligat.

Rückenlage

1. Hubfreie Mobilisation der LWS nach Klein-Vogelbach:
   Beine gelagert, Patient ertastet seine Spinae und verschiebt sie im Wechsel nach kranial und kaudal, das Bewegungsausmaß wird verringert, das Tempo rascher (Gangtempo), dadurch kommt es zur Feinmobilisation in den einzelnen Segmenten der LWS im Sinne der Lateralflexion.
2. Stemmführung nach Brunkow:
   Der Patient stemmt mit gering angewinkelten Beinen unter Dorsalextension die Fersen in die Unterlage, die Arme stemmen mit Innenrotation die Handwurzeln fußwärts, durch Translation der HWS nach dorsal zusätzliche Spannung im Sinne der Streckung. Anheben des Kopfes ist bei Schmerzen zu vermeiden.
3. Gegengleiche Pattern der Extremitäten (s. Abb. **30**):
   Arme und Beine liegen in den Körperdiagonalen, rechter Arm und linkes Bein werden mit Ellenbogen- und Knieflexion über dem Nabel zusammengezogen, während die liegenden Extremitäten Druck auf die Unterlage ausüben.

Seitlage

4. Hubfreie Mobilisation in Richtung Flexion/Extension (s. Übung 1); Beine leicht flektiert, oberer Arm und oberes Bein gelagert, Bewußtmachen der Distanzpunkte und deren Abstandsveränderung, z. B. obere Spina und Patella.
5. Flexion/Extensionsschulung der LWS und BWS durch gemeinsame Flexions-/Extensionsbewegungen der obenliegenden Extremitäten. Abduktion/Adduktion und Rotation kann im Sinne der PNF-Pattern eingebaut werden (Abb. **93**).

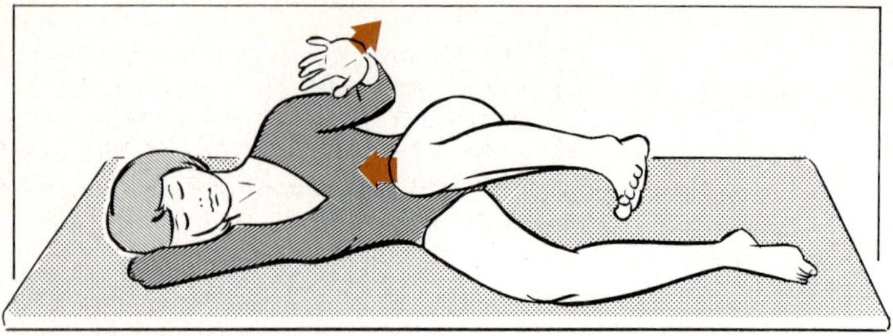

Abb. **93** Flexion und Extension der Wirbelsäule über die Extremitäten in Seitlage.

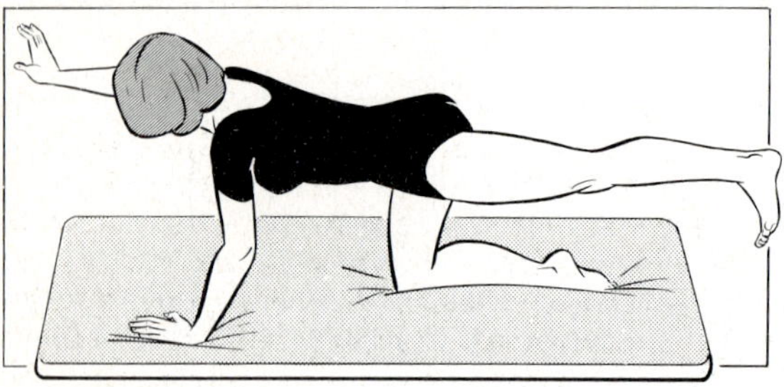

Abb. **94** Flexion und Extension der Wirbelsäule über die Extremitäten im Vierfüßlerstand.

6. Stemmführung:
   Oberer Arm stemmt die Hand vor dem Sternum in die Unterlage, oberes Bein stemmt in Richtung Extension.

Vierfüßlerstand

7. Hubarme Mobilisation einzelner Wirbelsäulenabschnitte im Sinne der Lateralflexion. Extremitäten stemmen dabei in die Unterlage, der Kopf bleibt in Verlängerung der Wirbelsäule eingeordnet.
8. Flexion/Extension der gesamten Wirbelsäule über Arm- und Beinbewegungen (Abb. **94**).
9. Stemmen aller vier Extremitäten in die Unterlage, dabei Versuch, Knie und Hände zu nähern und zu entfernen (Abb. **95**).

Sitz auf dem Therapieball (Abb. **96**)

10. Mobilisation der Lendenwirbelsäule in Richtung Flexion/Extension und Lateralflexion, langsames Rollen des Balles, Gesäß bleibt fest haften, Oberkörper und Kopf bleiben senkrecht im Raum.

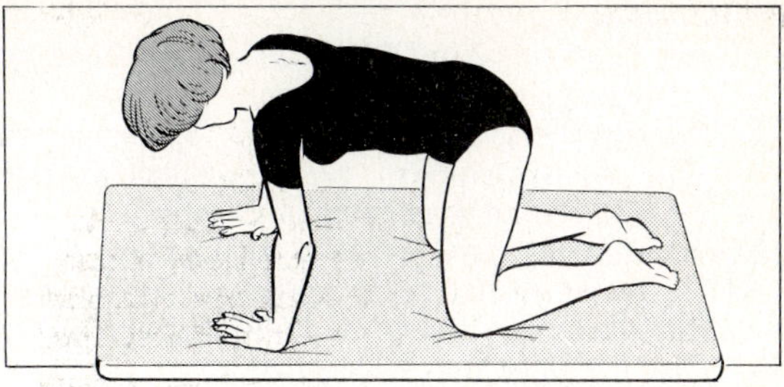

Abb. **95** Stemmen im Vierfüßlerstand.

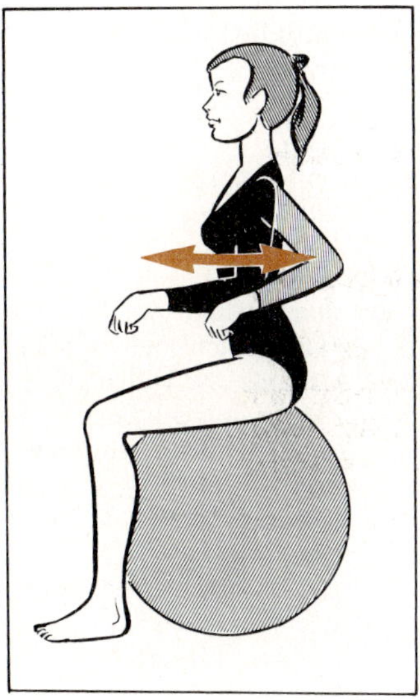

Abb. **96** Mobilisation der Lendenwirbelsäule auf dem Ball.

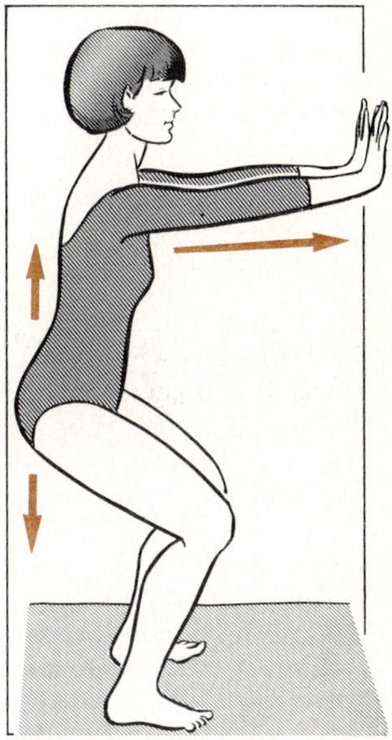

Abb. **97** Wechsel zwischen Stand und Hocke mit Stemmführung.

11. Stabilisation – Wippen auf dem Ball:
Beine abduziert, ein in den Hüftgelenken potentiell bewegliches Becken ist Voraussetzung für den Aufbau der Wirbelsäule, d. h., die physiologischen Schwingungen müssen gewährleistet sein, um durch die beim Wippen entstehende Approximation eine reflektorische Antwort der stabilisierenden Muskulatur zu erreichen.

Variationen:
- Impulsgebung durch Plantarflexion der Füße, rhythmische Armbewegung im Sinne des Laufs;
- Impulsgebung zur reflektorischen Spannungserhöhung einzelner Rumpfmuskelgruppen: die angewinkelten Arme werden ruckartig vom Rumpf wegbewegt in verschiedenen Richtungen.

12. Stemmführung zum Wechsel zwischen Stand und Hocke (Abb. **97**): Über Stemmen der Arme jeweils in die Gegenrichtung wird mit stabilisierter Wirbelsäule die Position gewechselt.
13. Gehen mit gedachten Widerständen: Die Arme werden bewußt gegensinnig zu den Schritten bewegt und dabei in Richtung kaudal/ventral und kaudal/dorsal gestemmt.
14. Rhythmisches Gehen: Rasches Tempo, dadurch kommt der Patient in Vorlage und wird gezwungen, seine Brustwirbelsäule bei freier Rotation in Extension zu stabilisieren. Die Körperabschnitte Becken/Bein können dadurch überhaupt erst ökonomisch eingesetzt werden.

Schulung des Bückens mit stabilisierter Wirbelsäule

Vorbereitung auf Hocker oder Therapieball.

Hocker
- Aufrechter Sitz mit leicht abduzierten Beinen.
  Der Patient ertastet mit 2 Fingern der einen Hand den Abstand Nabel – Symphyse, mit 2 Fingern der anderen Hand den Abstand Nabel – Sternumspitze. Er „mißt" den Abstand und behält diesen bei, während er den Rumpf durch Flexion/Extension des Beckens in den Hüftgelenken nach vorn und in die Ausgangsstellung zurückbewegt.
- Die Übung wird ohne Tasten mit seitlich am Rumpf steif gehaltenen Armen durchgeführt.
- Die Arme werden angewinkelt und rasch vor- und zurückbewegt im Sinne des „Marschierens".
- Während des „Marschierens" löst sich beim Vorverlagern des Rumpfes das Gesäß vom Sitz.

Ball
- Aufrechter Sitz mit leicht abduzierten Beinen, der Ball wird mit dem Gesäß vor- und zurückgerollt, die Abstände Symphyse – Nabel – Sternumspitze bleiben erhalten, dadurch zwangsläufige Verlagerung des Rumpfes im Raum.

Stand
- Beine leicht abduziert.
  Fester Druck der Fußsohlen auf den Boden, „Marschieren" der Arme.

– Während des „Marschierens“ Flexion/Extension der Beine mit einer den Proportionen entsprechenden Vor-/Rückverlagerung von Unter- und Oberkörper.

Erst wenn die Wirbelsäule bei dieser Übung stabil gehalten werden kann, wird mit dem Aufheben kleiner Gegenstände begonnen.

Übungsbeispiele im Bewegungsbad

Patienten mit Wirbelsäulenproblemen fühlen sich im allgemeinen sehr wohl im Bewegungsbad. Wärme, Auftrieb und die damit gegebene Erleichterung lassen viel Bewegung zu, die zudem noch schmerzarm bis schmerzfrei ist.

Bewegungsübungen lassen sich leicht finden und entwickeln, begonnen bei Schwimmbewegungen über „Radfahren“, Paddeln der Beine u. ä.

Die Nützlichkeit dieser Übungen ist nur gegeben, wenn zumindest abschließend die Muskulatur wieder entsprechend tonisiert wird. Zu erreichen ist das, indem das Wasser als Widerstand genutzt wird, dem eine kleine (Extremitäten) bis große Angriffsfläche (Rumpf) in raschem Tempo entgegengesetzt wird. Dadurch werden Turbulenzen erzeugt, gegen die sich der Patient halten/stabilisieren muß.

– Zehenstand mit Halt am Beckenrand.
  Ein Bein wird steif gehalten und in raschem Tempo vor- und zurückbewegt, ebenfalls seitlich, der Bewegungsausschlag ist dem Tempo entsprechend gering.
– Freier Stand im Wasser. Beide Arme werden steif gehalten und in raschem Tempo wechselseitig vor- und rückbewegt. Steigerung: Handkanten führen – Handflächen führen.
– „Schlußsprung“ aus dem Stand, beide Arme geben dabei einen Schlag nach hinten gegen das Wasser.

Bei Übungen dieser Art muß stets die gesamte Rumpfmuskulatur statisch arbeiten.

Alltagshilfen

Die Behandlung eines Patienten mit Erkrankung oder nach einer Operation der Wirbelsäule wäre unvollständig, wenn ihm nicht auch für den Alltag entsprechende Verhaltensweisen gezeigt und beigebracht würden. Das Training zum Bücken ist bereits eine solche Maßnahme.

Die Ratschläge und Hilfen müssen dem Patienten in Abhängigkeit von seiner Diagnose und Konstitution gegeben werden. Bei aller Individualität können aber folgende allgemein gültige Hinweise in die Behandlung aufgenommen werden.

1. Entlastungstellungen für die Wirbelsäule bei auftretenden Beschwerden (Abb. **98a–c**).

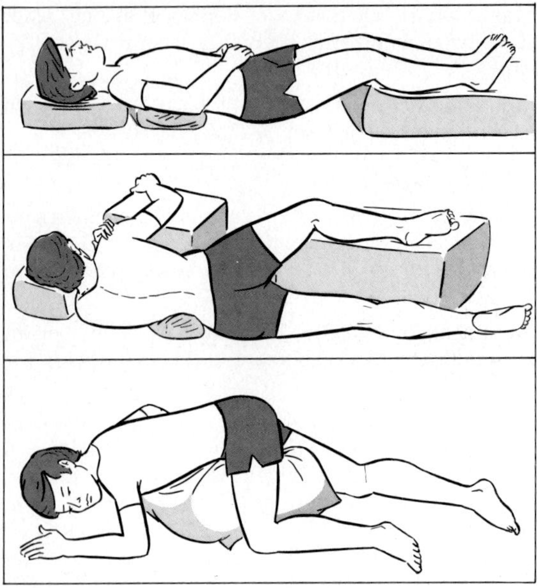

Abb. **98a–c** Entlastungsstellungen in Ruhe bei auftretenden Beschwerden.

2. Therapeutische Lagerung nach Brügger:
   Rückenlage, die LWS-Lordose wird mit einem Kissen unterlagert.
3. Lagewechsel aus der Rückenlage zum Sitz mit muskulär stabilisierter Wirbelsäule (Abb. **99a–c**):
   Aus der Rückenlage mit (nacheinander) angestellten Beinen en bloc in Seitlage drehen; während sich die Unterschenkel über die Bankkante hängen, rasches Hochstützen mit den Armen zum Sitz (Rückweg ebenso).
4. Sitzmöglichkeiten zur Korrektur oder Entlastung der Wirbelsäule:
   - Sitz nach Brügger mit aufgerichteter Wirbelsäule (Abb. **100**); normaler Stuhl mit Rückenlehne, Keilkissen auf der Sitzfläche und Rolle im LWS-Bereich.
   - Reitsitz auf einem gedrehten Bürostuhl; der untere Brustkorbanteil lehnt sich an die Rückenlehne, evtl. mit dazwischenliegendem Kissen (Abb. **101**).
   - Während des Sitzens Strecken der Wirbelsäule und Entlastung durch Abstützen der Arme auf der Sitzfläche oder auf den Armlehnen (Abb. **102**).

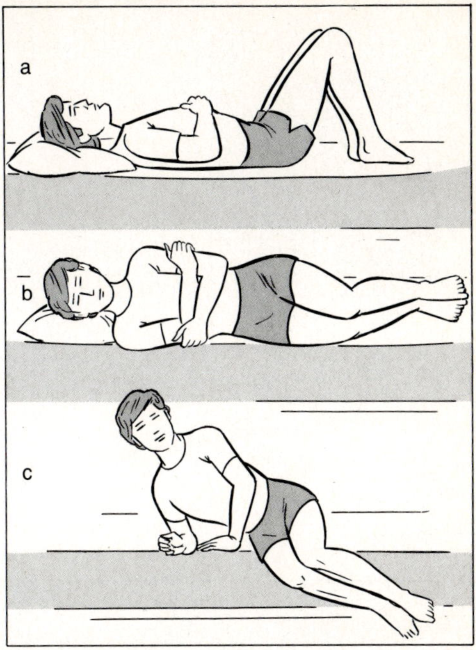

Abb. **99a–c** Lagewechsel vom Liegen zum Stehen.

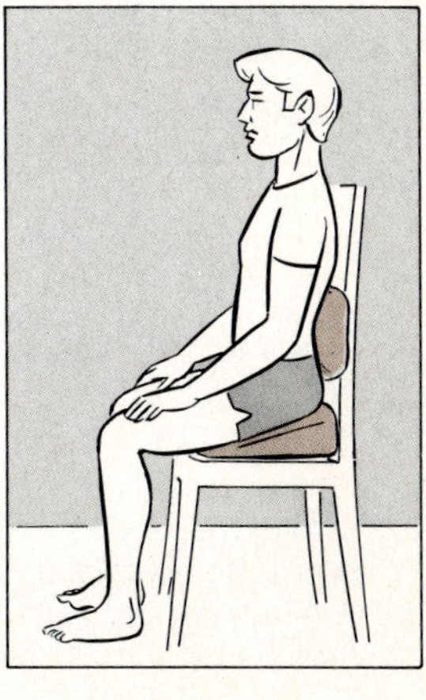

Abb. **100** Sitz nach Brügger.

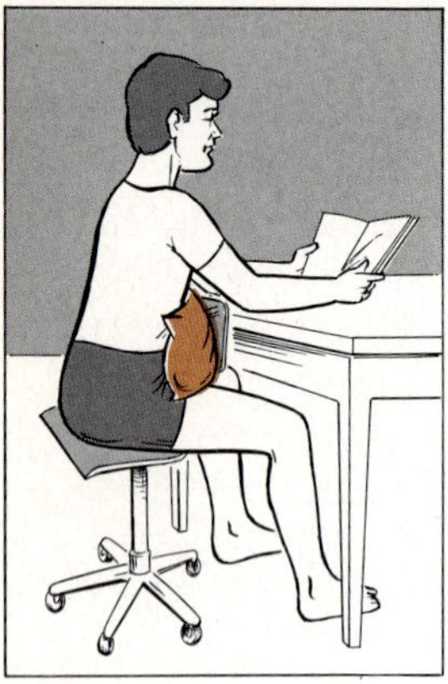

Abb. **101** Reitsitz auf dem Bürostuhl.

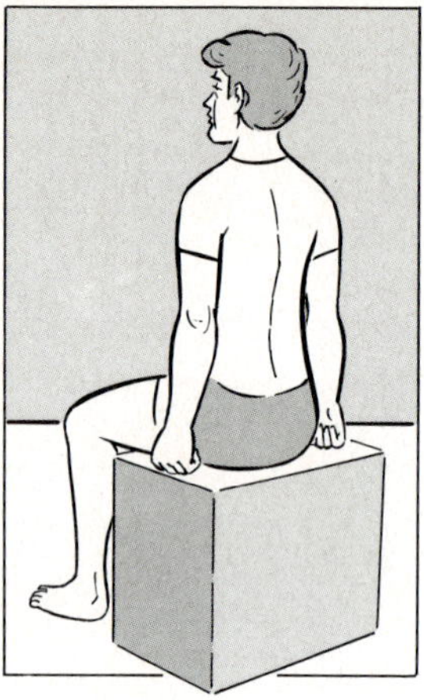

Abb. **102** Stützen auf die Hände im Sitz.

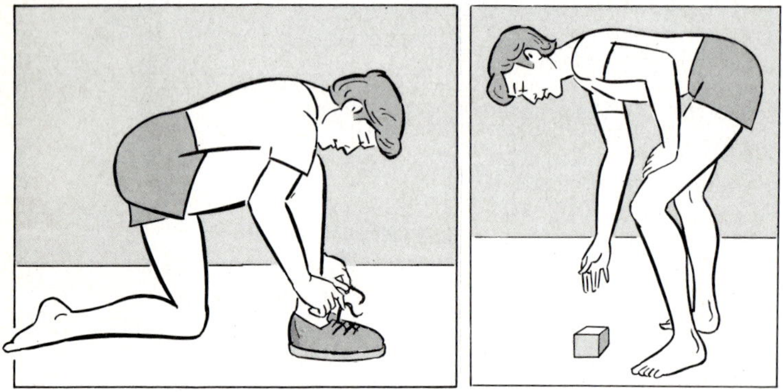

a b

Abb. **103 a** u. **b** Entlastungsstellungen. **a** Arbeiten am Boden; **b** im Stand Abstützen am eigenen Körper.

5. Entlastungsstellungen durch Abstützen am eigenen Körper, Arbeiten am Boden (Schuhebinden, Gartenarbeit) (Abb. **103a** u. **b**).
6. Heben von Gegenständen (Abb. **104a** u. **b**):
   – Mit einer Hand heben und mit der anderen abstützen.

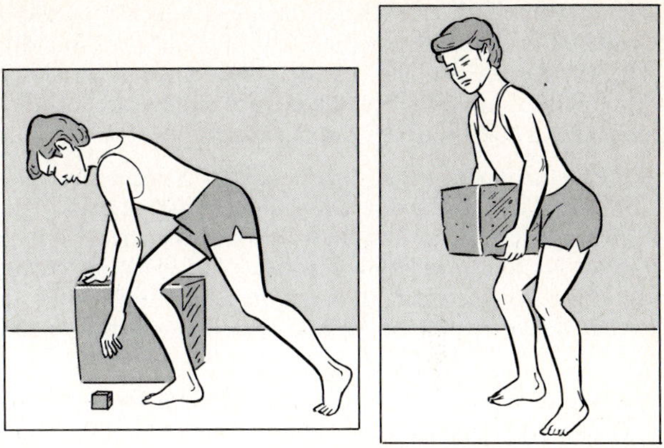

a b

Abb. **104 a** u. **b** Heben von Gegenständen.

- Mit beiden Händen heben, sofern das noch möglich ist, mit in Extension stabilisierter Wirbelsäule. Das Bückverhalten ist wiederum abzustimmen auf die Längen, Breiten und Gewichte des Patienten (s. Befund S. 114) und somit mehr waagerecht oder senkrecht einzustellen.

7. Gehen:
   Der Patient sollte Schuhwerk mit weicher Sohle tragen, Absatzhöhe 2–4 cm. Für Lasten (Einkaufstaschen usw.) sollte ein Einkaufswagen oder heute sogar ein Rucksack benutzt werden! Ein Einkaufswagen führt mit seinem Gewicht zu einer sehr einseitigen Belastung. Ein Rucksack hängt wohl auf den Schultern und somit der Wirbelsäule; er stimuliert aber über die Vorlage, die man zwangsläufig einnimmt, die Extension der Wirbelsäule.

Osteoporose

Ursache. Osteoporose entsteht dann, wenn der Knochenabbau den Knochenanbau übertrifft. Der Knochen ist ein sehr stoffwechselaktives Organsystem und ständigem Umbau unterworfen. Dabei kommt es mit zunehmendem Alter wie an allen Geweben zur Involution (Altersatrophie). Dieser Knochenschwund (Altersosteoporose) ist ein kompensierter physiologischer Vorgang; von ihm muß die Osteoporose als Krankheit unterschieden werden.

Pathomorphologisch versteht man unter Osteoporose einen Schwund des Knochens; die Qualität des Restgewebes bleibt erhalten.

Das Verhältnis zwischen Knochenanbau und Knochenabbau wird als Umbaubilanz bezeichnet; diese ist während des Wachstums positiv, d. h., der Knochenanbau überwiegt. Für einen kurzen Lebenszeitraum ist die Bilanz ausgeglichen, dann wird sie negativ. Ab 3. Lebensjahrzehnt ist ein zunehmendes Knochendefizit zu verzeichnen.

Mit zunehmendem Alter fallen sowohl Knochenspongiosa als auch -kompakta der negativen Umbaubilanz zum Opfer. Das spongiöse Plättchen- und Stäbchenwerk wird durchlöchert; das führt zu einem zarten, filigranartigen Maschenwerk. Auf die Wirbelkörperspongiosa bezogen verringern sich zunächst die Quer- und später die Längsbalken, schließlich verbleibt nur noch die Rahmenstruktur der Wirbelkörper.

Symptome. Bei einem physiologischen Altersprozeß wird durch Gegenregulation dem Knochenabbau Einhalt geboten. Krankhafte Störungen der Gegenregulation aber führen zu Osteoporose, welche sich im Bereich der Wirbelsäule infolge der verminderten Belastbarkeit des Stützorgans und der einzelnen Wirbel mit der Bildung von Keilwirbeln im Bereich der Brustwirbelsäule und von Fischwirbeln im Bereich der Lendenwirbelsäule darstellt. Schließlich kann es auch zu osteoporotischen Frakturen kommen, welche plötzliche und heftige Beschwerden verursachen.

Neben der sog. Altersosteoporose (senil, postmenopausisch) gibt es als besondere Form die juvenile transitorische Osteoporose (Fischwirbelkrankheit nach Lindemann), welche zu dem gleichen klinischen und röntgenologischen Erscheinungsbild führt, jedoch nach Einsetzen der Geschlechtsreife von selbst ausheilt.

Osteoporose kann ein Symptom sein bei hormonellen Störungen (Hypogonadismus, Morbus Cushing), infolge medikamentöser Behandlung mit Kortisonpräparaten oder bei Störungen der Vitaminfunktion (Vitamin-D-Mangel oder Eiweißstoffwechselstörungen). Auch Entzug von Elektrolyten (Mißbrauch von Abführmitteln) kann osteoporoseähnliche Krankheitsbilder erzeugen.

Therapie. Entsprechend den Ursachen der Osteoporosekrankheit ist die Behandlung auszurichten; bei sekundärer Osteoporose muß die eigentliche Ursache behoben werden. Wenn jedoch eine übergeordnete Regulationsstörung nicht verantwortlich zu machen ist, dann besteht die Osteoporosebehandlung im Bestreben, durch gesteigerte Knochenneubildung das Knochengewebe zu vermehren. Diesem Zweck dient der Versuch, medikamentös in den Umbauprozeß des Knochens einzugreifen. Dabei haben sich Natriumfluoridpräparate bewährt, die die Bildung neuen Knochens anregen und zur Bildung von Faserknochen führen. Röntgenologisch resultiert daraus die Anlagerung neuen Knochens auf die alten Bälkchen von hypertrophischer

Atrophie, die sich röntgenologisch als strähnige Sklerose darstellt. Kalzium, Anabolika, Östrogene, Kalzitonin und Phosphonate haben die in sie gesetzten Erwartungen dagegen nicht erfüllt.

Im akuten Schmerzstadium werden zusätzlich Analgetika verabfolgt. Im Einzelfall kann es zur Vermeidung stärkerer Deformierungen bis hin zur Gibbusbildung erforderlich sein, mit einem Reklinationskorsett zu versorgen. Entscheidend ist jedoch die krankengymnastische Übungsbehandlung, die durch körperliche Belastung die Osteoblastentätigkeit anregt. Indirekt beeinflußt die Aktivierung der Muskulatur die Osteoblasten durch Auslösung elektrischer Potentiale, wodurch die Zellen stimuliert werden, neuen Knochen anzubauen. Muskelaktivität kräftigt die atrophische Muskulatur, die dadurch befähigt wird, die Wirbelsäule in günstiger Stellung zu halten.

Osteomalazie

Der Osteoporose ähnlich sind Beschwerdebild und Röntgenbefund der Osteomalazie. Sie beruht auf einem verringerten Mineralgehalt des Knochens. Die Anbauzonen der Knochenbälkchen werden nicht ausreichend verkalkt, es bilden sich breite Osteoidsäume. Beim Erwachsenen tritt die Osteomalazie infolge D-Hypovitaminose auf, während diese beim Kind zum Bild der Rachitis führt. Als Hungerosteoporose wird sie bezeichnet, wenn sie infolge qualitativer Minderwertigkeit der Nahrung und Mangel an Fetteiweiß und fettlöslichen Vitaminen auftritt; ihre Behandlung besteht in qualitativ hochwertiger Ernährung.

Histologisch finden sich bei der Osteomalazie breite, nichtverkalkte Osteoidsäume auf vorbestehenden regulären Knochenbälkchen. *Röntgenologisch* ist die Zeichnung der Wirbelstruktur bei der Osteomalazie im Röntgenbild entsprechend weicher, verwaschen, ggf. wie verwischt, während sie bei der Osteoporose sehr kontrastreich ist (Abb. **105**). Mischformen zwischen Osteomalazie und Osteoporose sind im Alter möglich.

Häufige Ursache dafür ist der Zustand nach Magen- oder Gallenblasenresektion. Ein ähnliches Bild ist auch bei der Hungerosteopathie aufgrund qualitativ minderwertiger Nahrung mit Mangel an Fetteiweiß und fettlöslichen Vitaminen vorhanden.

Die medikamentöse Behandlung der Osteomalazie besteht in Gaben von Vitamin D und Kalzium; die physikalischen Anwendungen entsprechen der Physiotherapie bei Osteoporose.

Differentialdiagnostisch muß bei einem osteoporotischen Beschwerdebild und entsprechenden Röntgenbefunden an einen *Hyperparathyreoidismus* gedacht werden. Dieser kann primär durch Adenome der

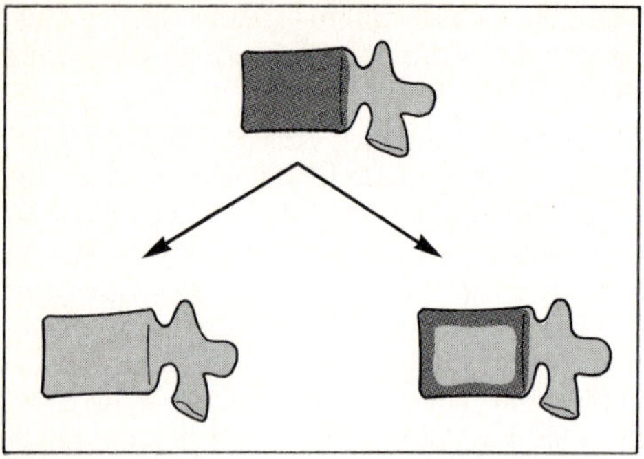

Abb. **105** Kalksalzminderung bei Osteoporose (links unten) und bei Osteomalazie (rechts unten).

Epithelkörperchen als Osteodystrophia fibrosa generalisata *(Morbus Recklinghausen)* auftreten, sekundär infolge verminderter Nierenfunktion (renale Osteodystrophie) oder tertiär durch Verselbständigung eines sekundären Hyperparathyreoidismus.

Die Behandlung richtet sich nach der Grunderkrankung, bei Epithelkörperadenomen werden diese chirurgisch entfernt. Zusätzlich ist eine krankengymnastische Übungsbehandlung notwendig.

Krankengymnastische Behandlung

Osteoporose und Osteomalazie

Befund

Die krankengymnastische Befunderhebung kann oft nur bruchstückhaft erfolgen, da die Wirbelsäule fixiert ist oder in Rückenlage fixiert bleiben muß. Es werden die muskulären Verhältnisse am Rumpf bezüglich Spannungsfähigkeit und die Kraft der Extremitäten festgestellt. Die Extremitäten müssen auf ihre Beweglichkeit überprüft werden, wobei weiterlaufende Bewegungen über das Becken auf die Wirbelsäule zu vermeiden sind; somit können die Schulter- und Hüftgelenke nicht in ihrem vollen Bewegungsausmaß wahrgenommen werden. Schmerzen bei jeglicher Prüfung sind zu notieren.

Gesichtspunkte

- Berücksichtigung des Alters;
- Stabilisierung von Atmung und Kreislauf;

- Schmerzlinderung, soweit krankengymnastisch möglich;
- muskuläre Stabilisierung der Wirbelsäule in Ent-, Teil- und Ganzbelastung;
- Gewöhnung an das Hilfsmittel Korsett;
- Schulung von Gebrauchsbewegungen, evtl. mit Alltagshilfen;
- Erstellen eines Heimprogramms.

Maßnahmen

Bei aktutem Zustand, z. B. Wirbeleinbrüchen, liegt der Patient oft über Wochen in einer Gipsschale, Pneumonie- und Thromboseprophylaxe ist daher obligat. Zu Beginn der spezifischen Krankengymnastik wird der Patient mit der Liegeschale auf den Bauch gedreht, gut und schmerzfrei gelagert und eine Rückenmassage zur Muskelpflege und Übungsbereitschaft durchgeführt. Eine Eisabreibung in Verbindung mit statischer Muskelarbeit wirkt bei manchen Patienten ausgesprochen positiv. Die Oberflächendurchblutung wird dadurch intensiviert und einem Dekubitus vorgebeugt.

In Rückenlage werden statische Übungen für die Rumpfmuskulatur durchgeführt, direkt oder über die Extremitäten. Diese müssen zusätzlich auf Kraft und Koordination geschult werden. Als Vorbereitung auf die Korsettsituation wird Drehen en bloc geübt.

Eine Steigerung der Ausgangsstellungen ist erst mit dem Korsett möglich. Das eigene Aus- und Anziehen dieses Hilfsmittels ist vorerst zu üben und individuell auf Situation und Kräfteverhältnisse abzustimmen. Häufig muß immer wieder nach neuen Möglichkeiten gesucht werden, die dem Patienten diesen Akt erleichtern. Allein die neue Situation, mit dieser massiven, unhandlich erscheinenden Stütze fertig zu werden, läßt den Patienten oft resignieren. Mit Korsett wird in den seinem Alter gemäßen Ausgangsstellungen geübt, wobei im Hinblick auf Alltags- und Gebrauchsbewegungen meist die Senkrechte in Betracht kommt. Um in diese Position zu kommen, wird mit stabilisiertem Rumpf Lagewechsel geübt: von Rückenlage über Seitlage, Sitz zum Stand.

Es wird getestet, welche zusätzlichen Hilfsmittel der Patient für den Alltag benötigt. Eine enge Zusammenarbeit mit der Ergotherapie ist erforderlich.

Spondylitis

Die Spondylitis ist eine Wirbelentzündung, die akut, subakut und chronisch verlaufen kann; sie entsteht in der Regel hämatogen von einem Primärherd aus.

Als *spezifische Spondylitis* wird eine Erkrankung durch spezifische Erreger bezeichnet; die häufigste ist die Tuberkulose. Doch auch im Verlauf anderer Infektionserkrankungen, wie Typhus abdominalis und Scharlach, können septische Spondylitiden auftreten. Pathogene Kokkenarten führen bei der Brucellosespondylitis zu Prozessen an Zwischenwirbelscheiben und kleinen Wirbelgelenken. Uncharakteristisch verläuft die Spondylitis bei einer Lues.

Die *unspezifische Spondylitis* wird durch unspezifische Erreger hervorgerufen, vornehmlich durch Staphylococcus aureus.

Auch Pilzerkrankungen (Mykosen) und Echinokokkusbefall können sich an der Wirbelsäule manifestieren.

Spezifische Spondylitis

Vorkommen. Die *Spondylitis tuberculosa* ist die häufigste der spezifischen Spondylitiden. Sie tritt vornehmlich im Kindes- und späten Erwachsenenalter auf. Während früher die ersten beiden Lebensjahrzehnte bevorzugt waren, hat sich nun die sog. Alterstuberkulose im 6. und 7. Dezennium in den Vordergrund geschoben. Die Spondylitis tuberculosa bleibt oft lange Zeit latent, weil die Krankheitszeichen und damit auch die Beschwerden vor allem bei Kindern sehr unbestimmt sein können. Andauernde und unter Beanspruchung zunehmende, in tieferen Regionen des Rumpfes lokalisierte Schmerzen sind auf das Vorliegen einer Wirbeltuberkulose zu prüfen. Der Prozeß findet sich am häufigsten im Wirbelkörper nahe den Abschlußplatten, er kann sich auch über mehrere Segmente erstrecken. Bei unzureichender Behandlung kommt es zu charakteristischer Gibbusbildung. Ausgangspunkt für die Wirbeltuberkulose ist meist ein tuberkulöser Primärkomplex im Bereich der Lungen und der dazugehörigen Bronchialdrüsen, seltener eine Darmtuberkulose.

Symptome. Neben den allgemeinen Symptomen wie Nachtschweiß und Mattigkeit sowie subfebrilen Temperaturen findet sich lokal eine reflektorische Steifhaltung der Wirbelsäule mit Abstützungsbedürfnis bei Änderung der Körperhaltung. In der Regel kommt es zur Abszeßbildung mit der Neigung zu spontanem Durchbruch und der Gefahr einer Mischinfektion, durch Fortleiten des Abszesses zum Senkungsabszeß.

Die *Röntgenaufnahme* läßt neben einer Kalksalzminderung in den betroffenen Wirbelsäulenabschnitten eine zunehmende Destruktion mit Verformung der Wirbelkörper unter Einschmelzung auch des Zwischenwirbelraumes erkennen (Abb. **106**). Zum gesunden Knochengewebe hin ist in der Regel eine Knochenverdichtung zu sehen. Kugelige Begleitschatten deuten auf einen Abszeß in den Weichteilen hin. Differentialdiagnostisch sind vor allem Tumoren und Kyphosen aus ande-

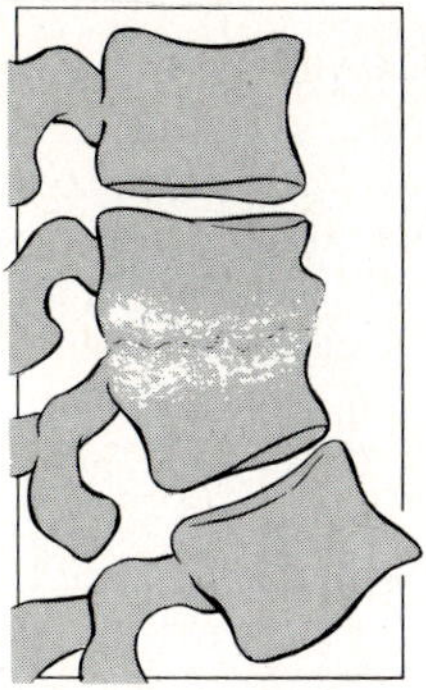

Abb. **106** Spondylitis tuberculosa (s. Text).

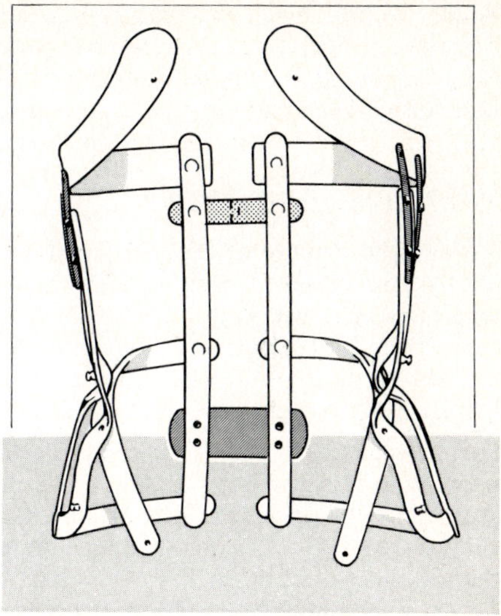

Abb. **107** Rahmenkorsett mit Pelotten zur äußeren Fixation der Wirbelsäule.

rer Ursache, wie aufgrund von Plattwirbeln und angeborenen Wirbelkörperverschmelzungen, in Erwägung zu ziehen.

Therapie. Die Behandlung kann in operativer Ausräumung des Herdes bestehen, die auch die Diagnose endgültig klären läßt; sonst erfolgt sie konservativ mit tuberkulostatischer Medikation über einen Zeitraum von etwa 2 Jahren. Die Ausräumung des Herdes beschleunigt den Heilverlauf und gestattet die örtliche Applikation von Medikamenten; sie beugt Komplikationen durch Abszeßperforation vor. Ruhigstellung und Lagerung im Gipsbett schließen sich zur Vermeidung stärkerer Fehlstellungen an. Nach ausreichender Konsolidierung des betroffenen Wirbelsäulenabschnitts und nach Rückgang der Allgemeinerscheinungen wird ein Korsett (Abb. **107**) gefertigt und der Patient mobilisiert. Begleitend sind krankengymnastische Übungsbehandlung und besonders statische Übungen angezeigt, um die spätere Abgewöhnung des Korsetts zu ermöglichen. Das erste Aufstehen erfolgt in der Regel von der Rückenlage über Seitlage zur Bauchlage, dann zum Vierfüßlerstand und schließlich zum Stand (s. auch Osteoporose).

Die Ausheilung der tuberkulösen Spondylitis erfolgt im günstigen Fall in einer Blockbildung und gewährleistet damit eine ausreichende Stabilität. Wenn diese nicht eintritt, kann die operative Versteifung des betroffenen Wirbelsäulensegments (Spondylodese) angezeigt sein, um eine endgültige knöcherne Stabilität zu erreichen, den Entzündungsherd auszuheilen und Formveränderungen vorzubeugen.

Unspezifische Spondylitis

Verlauf und Symptome. Die unspezifische Spondylitis verläuft gegenüber der spezifischen, welche Jahre zur Ausheilung in Anspruch nehmen kann, überwiegend akut bis subakut und weist klinisch alle Zeichen einer heftigen Entzündung mit hohen Temperaturen, starker Schmerzhaftigkeit und deutlicher Funktionsbehinderung auf. Auch können Reizerscheinungen im Bereich der Nervenwurzeln auftreten.

Die Beweglichkeit der Wirbelsäule ist stark eingeschränkt, es ist ein Klopf- und Druckschmerz über den Dornfortsätzen des oder der befallenen Wirbel auszulösen. Schon wenige Wochen nach Erkrankungsbeginn zeigen die Röntgenaufnahmen unterschiedlich fortgeschrittene Destruktionen der Wirbelkörper, anfänglich ohne, später mit kräftigem Skleroserand (Abb. **108**).

Die unspezifische Spondylitis geht oft mit einem subperiostalen Abszeß einher, Senkungsabszesse sind selten. Sequestrierungen von Wirbelkörperabschnitten kommen selten vor. Wenn der entzündliche Prozeß in den Wirbelkanal einbricht, kann es zu einer Abszeßbildung im Markkanal kommen, welche zu einer Meningitis führen kann mit allen Folgen bis hin zum letalen Ausgang.

Auch bei der unspezifischen Spondylitis sind erhebliche Formveränderungen am betroffenen Wirbelkörper und Abknickungen der Wirbelsäule möglich. Ihnen ist durch entsprechende Lagerung bis zum Abklingen der Entzündung entgegenzuwirken.

Therapie. Die Behandlung der unspezifischen Spondylitis besteht neben einer Ruhigstellung in der Regel in der Eröffnung des Herdes und Ausräumung desselben. Hierbei wird der Erreger aus dem gewonnenen Material gezüchtet und ein Antibiogramm erstellt. Dementsprechend wird dann antibiotisch behandelt, bis sich neben dem Abklingen der subjektiven Beschwerden eine Konsolidierung des knöchernen Zustandsbildes zeigt.

Unter krankengymnasticher Übungsbehandlung zur Muskelkräftigung erfolgt anschließend die allgemeine Mobilisation im Gips und erforderlichenfalls Korsettversorgung (Abb. **109**) bis zur Abheilung der Entzündung, die sich auch an einer Normalisierung der Blutkörperchensenkungsgeschwindigkeit zeigt. Wenn unter dieser Behandlung eine Stabilisierung der Wirbelsäule nicht erreicht wird, ist die operative Spondylodese in Betracht zu ziehen.

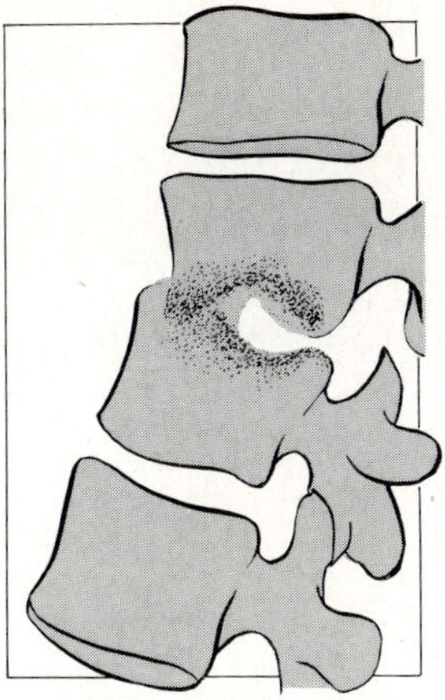

Abb. **108** Unspezifische Spondylitis (s. Text).

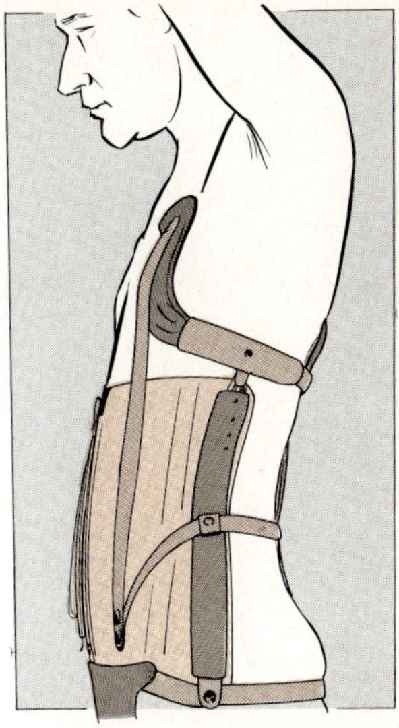

Abb. **109** Spondylitiskorsett.

Morbus Bechterew

Ursache. Die Spondylarthritis ankylopoetica (Morbus Pierre-Marie-Strümpell-Bechterew) ist eine rheumatische Erkrankung. Es handelt sich um eine schubweise verlaufende Systemerkrankung des Bindegewebes, von der überwiegend der leptosome Konstitutionstyp betroffen ist. Die entzündlichen Veränderungen beginnen überwiegend in den Iliosakralfugen (aufsteigender Typ), seltener im Bereich der Halswirbelsäule (absteigende Form).

Die Spondylarthritis ankylopoetica ist durch eine Verknöcherungsneigung der Wirbelsäule charakterisiert, die von den Wirbelbogengelenken ausgeht. Nach Atrophie des Gelenkknorpels und primär periartikulären Verkalkungen im Bereich der Gelenkkapsel tritt eine knöcherne Durchbauung ein, und die nachfolgende Verkalkung des Bandapparates führt zur Versteifung der Wirbelsäule (Abb. **110**). Beim Typ Bechterew beschränkt sich dieser Vorgang auf die Wirbelsäule, während beim Typ Strümpell-Pierre-Marie die großen Extremitätengelenke (Hüftgelenke, Schultergelenke) mit befallen sind. Beginn des Leidens liegt meist im 2.–3. Lebensjahrzehnt, Männer sind wesentlich häufiger als Frauen betroffen.

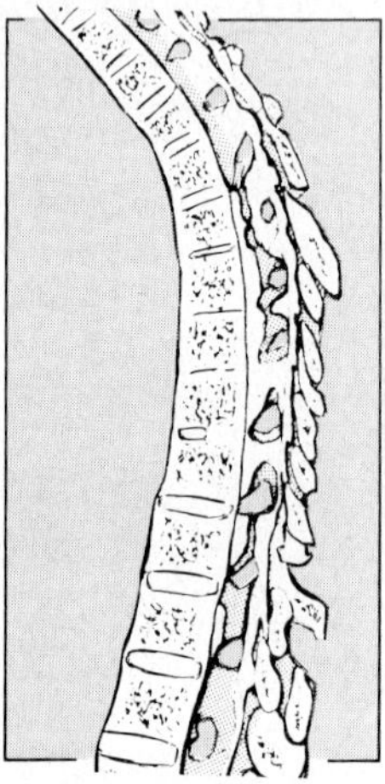

Abb. **110** Spondylarthritis ankylopoetica (Morbus Bechterew) mit Bambusstabform der Wirbelsäule.

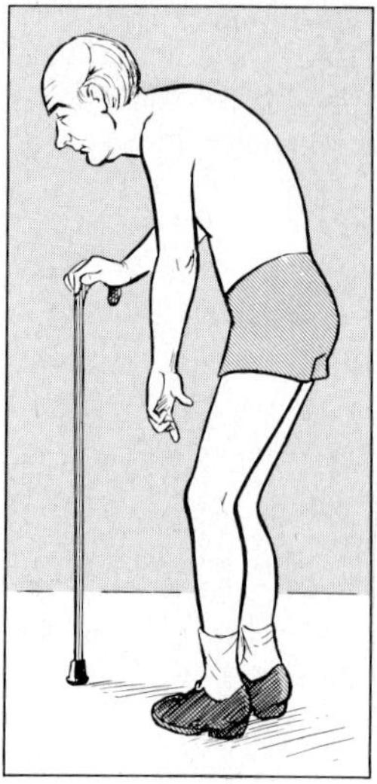

Abb. **111** Typische Kyphosierung der versteiften Wirbelsäule bei Morbus Bechterew.

Die der Spondylarthritis ankylopoetica zugrundeliegenden entzündlichen Vorgänge sind mit Störungen des Eiweiß- und Mineralstoffwechsels verbunden, die eine Osteoporose der Wirbelkörper bewirken. In der Regel ist die BSG infolge Dysproteinämie beschleunigt; es werden subfebrile Temperaturen beobachtet. Die Rheumaserologie ist überwiegend negativ. Als Ursache wird ein infektiöses oder Herdgeschehen (Intoxikation) angenommen – ähnlich wie beim chronischen Gelenkrheumatismus, doch wird auch die Bedeutung hormonell-endokriner Störungen diskutiert. Eine erbliche Disposition ist wahrscheinlich (s. auch Kap. 9).

Symptome. Die Verlaufsform ist bezüglich der Schmerzhaftigkeit unterschiedlich; es gibt ausgesprochen schmerzarme Verlaufsformen, bei denen im weiteren Verlauf der Erkrankung die zunehmende und fixierte Kyphose das äußere Bild charakterisiert. Schmerzen in den Fersen, in Knie- und Hüftgelenken können den Wirbelsäulenbeschwerden vorausgehen. Ein Frühzeichen ist die Einschränkung der Atemexkursionen des Brustkorbes infolge Mitbetroffensein der Rippenwirbelgelenke. Zunehmend schmerzhafte Rückensteife (nächtliche Schmerzen), Abgeschlagenheit, vorzeitige Ermüdung und Nachtschweiß, zum Brustbein ausstrahlende Schmerzen, Druckschmerz über den Kreuz-Darmbein-Fugen, hartnäckiger Kreuzschmerz, Klopf-Stauchungs- und Bewegungsschmerz der Wirbelsäule werden von den Patienten geklagt. Der Verlauf ist schubweise; in vielen Fällen erfolgt schließlich die Versteifung der Wirbelsäule unter großbogiger Kyphose (Abb. **111**).

Differentialdiagnostisch sind myostatische Wirbelsäulenbeschwerden, Lumbalgien, entzündliche Prozesse, chronischer Gelenkrheumatismus und – als spezielle Form – das Reiter-Syndrom abzugrenzen.

Therapie. Die Behandlung besteht vor allem in Physiotherapie; hier müssen die krankengymnastischen Maßnahmen der zunehmenden Kyphosierung entgegenwirken und eine ausreichende Lungenfunktion erhalten helfen. Bei schmerzhaften Schüben, wie sie für die Erkrankung typisch sind, ist analgetisch-antirheumatische Medikation angezeigt. Radium-Isotope mit kurzer Halbwertszeit werden intravenös injiziert; sie lagern sich vorzugsweise im Knochen ab, wo sie die Osteoblastenaktivität hemmen. Auch Röntgenbestrahlung und Kortisongaben sind gebräuchlich. Bei hochgradiger Kyphosierung, die den Kopf nicht mehr bis zur Horizontalstellung der Augen zu heben gestattet, kommen Osteotomien mit Aufrichtung der Wirbelsäule in Betracht. Bei Mitbetroffensein der Hüftgelenke ist die Indikation zu frühzeitiger Endoprothetik gegeben.

Krankengymnastische Behandlung

Der Morbus Bechterew wird heute häufig bereits im Frühstadium diagnostiziert, so daß Befund und darauf abgestimmte krankengymnastische Behandlung sehr unterschiedlich sind. Im Frühstadium werden die Maßnahmen unter prophylaktischen Gesichtspunkten durchgeführt. Die Behandlung eines langjährig Erkrankten hingegen hat sich an dessen ausgeprägter Symptomatik zu orientieren.

Obwohl Bechterew-Patienten meistens eine positive Einstellung zur Krankengymnastik haben, sollte der Therapeut, der den Patienten oft jahrlang betreut, diesen gut führen. Die Behandlung muß abwechslungsreich gestaltet werden, besonders da die Progredienz des Leidens die Ansprüche zurückschrauben läßt.

Befund

Die krankengymnastische Befundaufnahme erfolgt umfassend. Auch leichte Symptome im Frühstadium müssen wahrgenommen werden. Bereits die Beobachtung des Patienten beim Umkleiden gibt Aufschluß über sein Bewegungsvermögen; in fortgeschrittenem Zustand ist er in seinen Alltagsfunktionen eingeschränkt.

Ein Haltungs- und Bewegungsstatus wird dem Schema entsprechend aufgenommen:

- Die Wirbelsäule ist in ihrer Gesamtfunktion sowie in den Abschnitten Halswirbelsäule, Brustwirbelsäule, Lendenwirbelsäule zu prüfen, auch die Atemform bzw. die Rippenbeweglichkeit.
- Prüfung der Rumpfmuskulatur auf Kontraktions- und Dehnfähigkeit (besonders Bauchmuskulatur, Rückenstrecker, Hüftflexoren und -extensoren).
- Alle proximalen und bei Verdacht auf Befall auch medialen und distalen Extremitätengelenke sind zu überprüfen. Bei diesen Bewegungen wird gleichzeitig der Zustand der Muskulatur bzw. Tonus, Kraft und Dehnfähigkeit wahrgenommen.

An meßbaren Werten werden festgestellt:

- Wirbelsäulenbewegungen:
  - Streckfähigkeit mit Längenmaß,
  - Finger-Boden-Abstand in Zentimetern vorwärts und seitlich,
  - Schober-Zeichen in Zentimetern,
  - Ott-Zeichen in Zentimetern.
- Halswirbelsäule:
  - Kinn-Fossa-jugularis-Abstand in Zentimetern bei Flexion und Extension.
- Atmung:
  - Atemmaße,
  - Vitalkapazität,
  - Frequenz und Tiefe bei Belastung.
- Bewegungsausschläge befallener Extremitätengelenke.
- Das Gangbild des Patienten wird unter besonderer Beobachtung der Gegenrotation in der Wirbelsäule und Überstreckbarkeit in den Hüftgelenken untersucht.
- Alltagsbewegungen wie Haarekämmen, Schürzengriff, Strumpfanziehen usw. werden getestet.

Alle angegebenen Bewegungsabläufe können gering- bis hochgradige Einschränkungen zeigen. So ist die Wirbelsäule eines Patienten nach jahrelanger Krankheit weitgehend versteift, die Atmung nur noch als „Bauchatmung“ zu erkennen.

Schulter- und Hüftbeweglichkeit können stark eingeschränkt sein, ein Fortbewegen ist nur noch an Stöcken möglich. Hinzu kommen häufige oder dauernde Schmerzzustände.

Die Belastbarkeit dieser Patienten ist minimal. Die Thoraxstarre kann zur Herzinsuffizienz führen.

Gesichtspunkte

Erhaltung der momentanen Beweglichkeit der Wirbelsäule, Rippen- und Extremitätengelenke unter besonderer Betonung der aufrechten Haltung:

- Thoraxmobilisation;
- Verbesserung der Atemfunktion;
- Schulung der Bewegungsmöglichkeiten des Beckens, der Wirbelsäule und der befallenen Extremitätengelenke;
- Training der Wirbelsäule auf Streckung während des Versteifungsprozesses;
- Verbesserung der kardialen Belastbarkeit besonders bei jüngeren Patienten;
- Hilfen für das Verhalten im Alltag im fortgeschrittenen Stadium.

Maßnahmen

Alle Maßnahmen werden unabhängig vom Krankheitsstadium von den angegebenen Gesichtspunkten geleitet. Die Wertigkeit ist allerdings durch das Stadium und den Ausprägungsgrad der Symptome unterschiedlich.

1. An physikalischen Maßnahmen kommen Wärmeanwendungen aus der Balneologie, Fangopackungen und Kurzwelle in Frage. Manche Patienten reagieren gut auf Eisanwendung während der Übungsbehandlung. Der Krankengymnast muß prüfen und entscheiden, welcher Maßnahme der Vorzug zu geben ist.
2. Thoraxmobilisation zur Anregung und Vertiefung der Atmung wird erreicht durch:
   - bindegewebige Bearbeitung des gesamten Thoraxgebietes,
   - Atemreizgriffe,
   - Dehnungen und Dehnlagerungen in Rücken-, Seit- und wenn durchführbar auch Bauchlage,
   - Atemübungen in diesen Ausgangslagen,
   - Atembrustkorbgymnastik auf dem Hocker.
3. Schulung der maximalen Bewegungsfähigkeit der Hüftgelenke, des Beckens und der Wirbelsäule in den für den Patienten möglichen Ausgangsstellungen. Geeignet sind Vierfüßlerstand, Sitz auf dem Hocker, Sitz auf dem Therapieball, Seit-, Rücken- oder Bauchlage.
4. Übungen für die Bauch- und aufrichtende Rückenmuskulatur von entlastenden Ausgangsstellungen bis in die Senkrechte.
5. Eine Mobilisation einzelner Extremitätengelenke wird mit Maßnahmen der manuellen Medizin durchgeführt. Das dadurch erreichte Gelenkspiel wird mit PNF-Pattern endgradig geübt und erhalten.

6. Im Wasser werden mit dem Patienten einzeln oder in der Gruppe große Bewegungsabläufe geübt, die sich von den Extremitäten ausgehend auf Thorax und Wirbelsäule fortsetzen. Die Unterwassergymnastik ist auch als Belastungstraining zu nutzen, da bereits durch den hydrostatischen Druck und die Temperatur eine Herz-Kreislauf-Belastung besteht. Durch Temposteigerung bei der Ausführung der Übungen wird zusätzlich verstärkt Herztätigkeit gefordert.
7. Gruppenbehandlung:
   Es ist sinnvoll, bei längerer Behandlungsdauer mehrere Patienten in einer Gruppe zu erfassen, sofern es das Krankheitsstadium zuläßt. Es können hier Übungsformen gewählt werden, die die gezielte Behandlung etwas auflockern, wie Partnerübungen, Spiele und Nutzung von Handgeräten. Eine derartige Gruppe wird häufig als erfreuliche Unterbrechung begrüßt. Die Gruppenbehandlung sollte zweimal wöchentlich stattfinden und 30–40 Minuten dauern.
   Als Grundsatz für alle Formen der Behandlung muß gelten: Je älter und schwerer geschädigt der Patient ist, um so mehr muß der Behandlungsanspruch reduziert werden.

Übungsbeispiele

1. Dehnlagerung mit Atemreizgebung (Abb. **112**):
   Seitlage, Beine sind angewinkelt, der obenliegende Arm wird über den Kopf gelegt. Es ist zu entscheiden, ob der Kopf unterlagert werden muß, da eine Lateralflexion in der Halswirbelsäule sich günstig auf die Dehnung auswirken kann. Während der Atmung des Patienten werden Atemreizgriffe gesetzt, die zur Vertiefung führen.
2. Seitdrehlage zum Lösen von Verspannungen (Abb. **113**):
   Rückenlage, die Arme liegen locker seitlich neben dem Kopf, ein

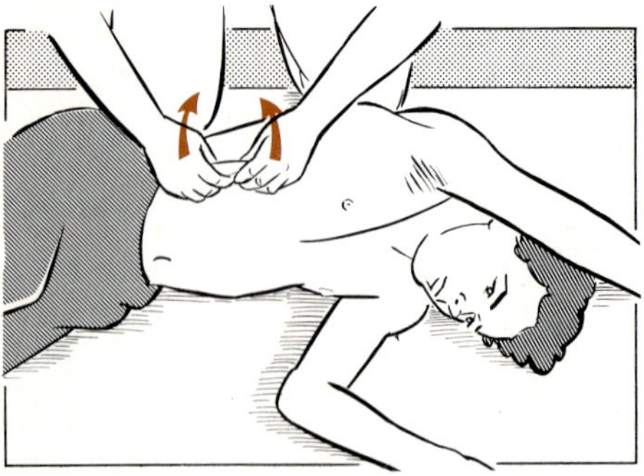

Abb. **112** Dehnlagerung mit Atemreizgebung.

Bein wird angewinkelt über das andere gelegt, so daß es zu einer starken Dehnung der einen Rumpf-Brustkorb-Seite kommt. Gewisse Unterlagerungen sind notwendig, sollten jedoch nur ein Mindestmaß erfüllen, damit das Gewicht der allmählich absinkenden Extremität die Dehnung verstärkt. Über diese wird die Atmung angeregt und vertieft.

3. Rumpfdrehbeuge auf dem Hocker (Abb. **114a** u. **b**):
   Hockersitz, rechter Arm in Hinterhauptshalte. Über Flexion und Rotation werden rechter Ellenbogen und linkes Knie zusammengeführt, und anschließend wird mit betonter Streckung und Rotation die Wirbelsäule über die Ausgangsstellung hinaus gegen manuellen Widerstand des Therapeuten zurückgeführt.
4. Mobilisationsübungen auf dem Hocker:
   Hockersitz, Füße sicher am Boden. Armschwünge mit weiterlaufender Bewegung auf die Wirbelsäule, z. B. beim Hochschwingen der Arme, gleichzeitig Streckung der Wirbelsäule; im Idealfall Lordosierung, Rückschwung und Kyphosierung.
5. Mobilisation in Lateralflexion auf dem Therapieball (Abb. **115**):
   Grätschsitz auf dem Ball mit dem Gesicht zur Sprossenwand, die Arme fassen über dem Kopf eine Sprosse, der Patient rollt mit dem Gesäß den Ball seitlich, wobei er versuchen muß, mit beiden Gesäßhälften am Ball zu bleiben.

Hinweise für den Patienten im Frühstadium:
- viele Übungen und Lagen zur Streckung der Hüftgelenke und der Wirbelsäule, viel „Bewegung“ für das Becken und die Wirbelsäule;
- Rückenlage mit Lordosekissen;
- Sitz mit Keilkissen;
- höhere Absätze an die Schuhe, um über eine vermehrte Beckenflexion die Wirbelsäulenextension zu erzwingen.

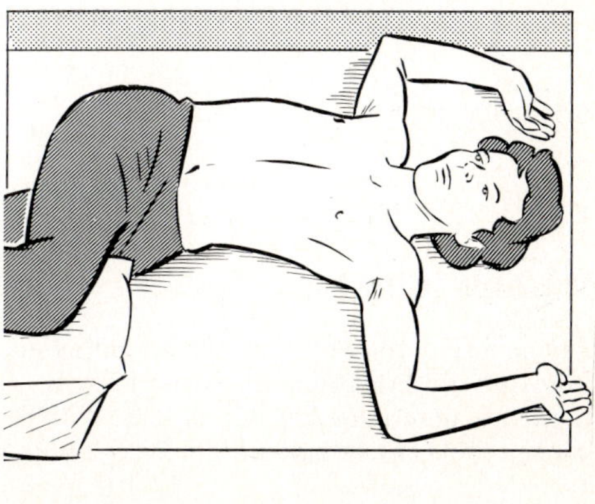

Abb. **113** Seitdrehlage.

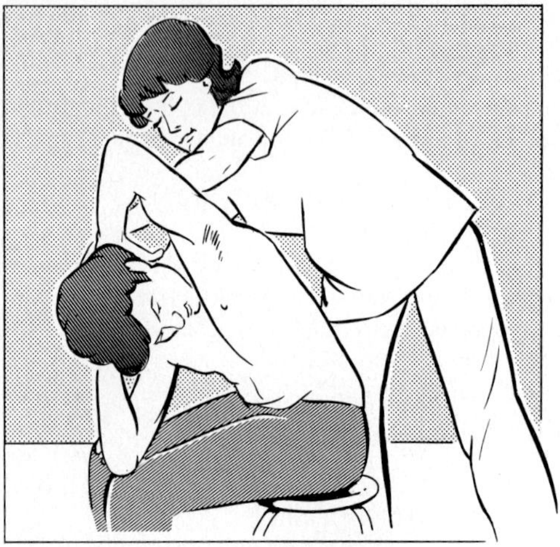

a

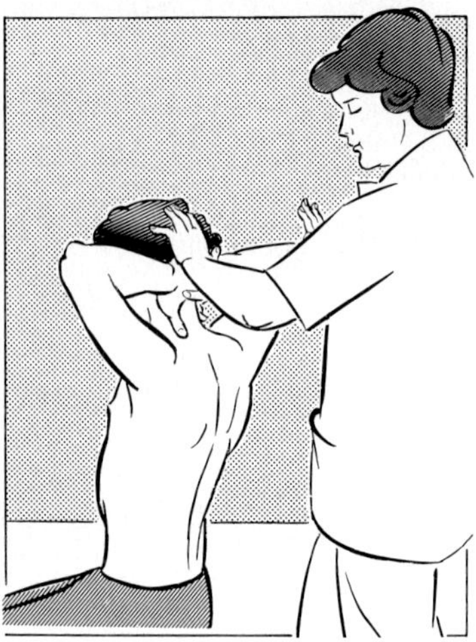

b

Abb. **114a** u. **b** Rumpfdrehbeuge auf dem Hocker.

Wirbelsäulentumoren

Primäre Tumoren der Wirbelsäule sind selten, aber von großer Bedeutung für die Funktion des Achsenorgans. Es werden gutartige und bösartige unterschieden. Unter den Wirbelsäulengeschwülsten überwiegen Metastasen bzw. sekundäre Tumoren.

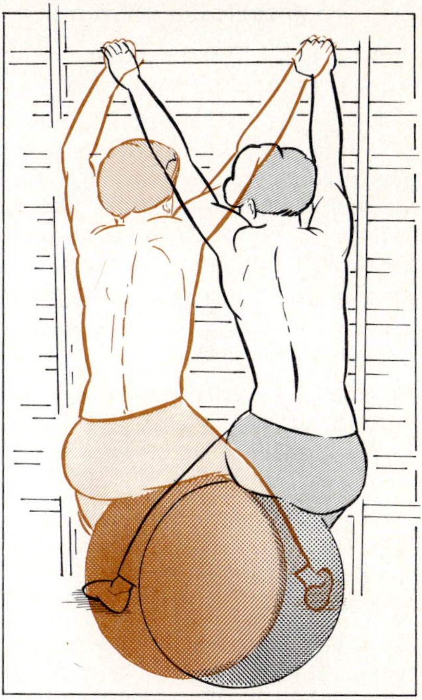

Abb. **115** Mobilisation in Lateralflexion auf dem Therapieball.

Die *Symptome* der Wirbelsäulengeschwülste sind *uncharakteristisch*; das bedingt differentialdiagnostische Schwierigkeiten gegenüber degenerativen und entzündlichen Wirbelsäulenerkrankungen. Auf Tumor verdächtig sind therapieresistente, zunächst belastungsabhängige Schmerzen, radikuläre Zeichen, aber auch nervale Ausfälle, die durch eine pathologische Fraktur bedingt sein können. Bei malignen Tumoren werden Erhöhungen der BSG und sonstige auf Tumor verdächtige Laborwerte gefunden.

Im Röntgenbild weisen Strukturveränderungen der Wirbelkörper auf Tumorbildung hin; die Bandscheibenräume bleiben lange erhalten – im Gegensatz zu entzündlichen Prozessen, bei denen sie sich rasch verschmälern. Die Szintigrahie läßt bei den Tumoren wie bei den Entzündungen Anreicherung feststellen. Im allgemeinen ist die sichere Diagnose nur durch Gewebeentnahme und histologische Untersuchung möglich.

Primäre Wirbelsäulentumoren

Primäre Tumoren finden sich in der Regel vor dem 40. Lebensjahr; es werden Geschwülste aller Gewebebestandteile angetroffen.

Selten gehen gute wie bösartige Tumoren der Wirbelsäule vom Knorpelgewebe aus; häufiger entstehen sie im Knochen. Als gutartige primäre Tumoren sind vor allem die *Osteome* zu nennen. Sie finden sich überwiegend am Wirbelbogen und an den Fortsätzen. Bei entsprechender Größe führen sie zu Schmerzen und Beeinträchtigungen der Statik; dann bedürfen sie der operativen Entfernung.

Osteoidosteome sind häufig gutartige, tumorähnliche Neubildungen an den Wirbelkörperfortsätzen, die nächtliche Schmerzen verursachen. Dadurch stellen sie eine Operationsindikation dar.

Bei multiplen *kartilaginären Exostosen* sind auch an der Wirbelsäule Osteochondrome zu finden. Bei ihnen treten durch Verdrängung von Rückenmark oder Nervenwurzeln neurologische Symptome auf. Sie können auch eine Wirbelsäulenverbiegung verursachen.

Die ebenfalls gutartigen *Osteoblastome*, die sich vorwiegend an Wirbelbögen und -fortsätzen befinden, können radikuläre Symptome hervorrufen; gleiches gilt für die Riesenzelltumoren und die seltenen aneurysmatischen Knochenzysten.

Die häufigsten primären Wirbelsäulentumoren sind *Hämangiome*; sie werden in höherem Alter beobachtet. Hämangiome führen zu einer Vergröberung der Knochenbälkchen, zwischen denen die Bluträume des überwiegend kavernösen Angioms liegen. Oft sind es nur Zufallsbefunde. Große Hämangiome verursachen Schmerzen und dringen selten auch in den Rückenmarkskanal vor. In der Regel ist der Hämangiomwirbel widerstandsfähig, und nur bei Hinzutreten der Osteoporose ist vermehrte Frakturneigung zu beobachten. Dann ist eine Versorgung mit Korsett oder die Spondylodese angezeigt.

Seltenheitswert an der Wirbelsäule haben die bösartigen *Osteosarkome*, sowohl in der osteolytischen wie osteoblastischen Form.

Das *Chordom* als persistierender Chorda-dorsalis-Rest ist eine typische Wirbelsäulengeschwulst und wird überwiegend am Übergang der Halswirbelsäule zum Kopf und der Lendenwirbelsäule zum Kreuzbein gefunden. Es kann einen guten oder bösartigen Verlauf nehmen, und es gibt keine befriedigende Therapie.

Von den benignen und malignen Weichteilgeschwülsten, die ihren Sitz an der Wirbelsäule haben können, seien Fibrom und Fibrosarkom, Lipom und Liposarkom, Myxom und Myxosarkom aufgeführt.

Ein häufiger maligner Tumor ist das *Plasmozytom*. Seine Herde können einzeln oder multipel auftreten. Dann besteht eine Paraglobulin-

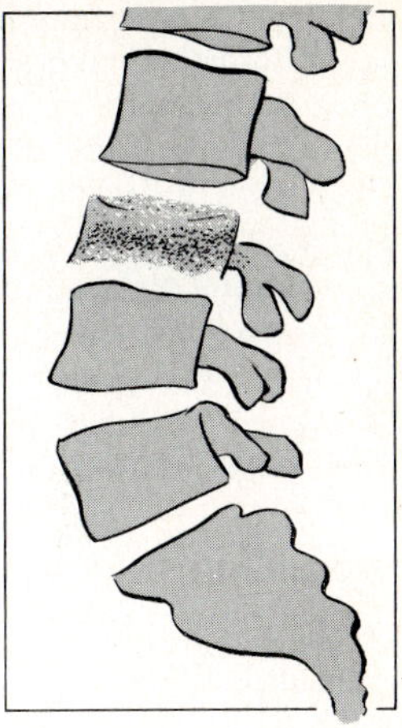

Abb. **116** Wirbelkörperveränderungen bei Tumor.

ämie. Das Plasmozytom findet sich überwiegend bei Männern jenseits des 4. Lebensjahrzehntes. Die uncharakteristischen Beschwerden werden oft als „Rheuma" oder Lumbago mißdeutet. Es kommt zu pathologischen Frakturen an der Wirbelsäule. Differentialdiagnostisch muß von der Osteoporose abgegrenzt werden sowie von der Leukämie, bei der es ebenfalls – unter Kalkminderung – zu Impressionen von Wirbelkörpern kommen kann.

Beim *Lymphogranulom* ist die Wirbelsäule häufig mitbefallen. Lymphogranulomatöse Osteolysen führen zu Spontanfrakturen mit neurologischen Ausfällen und Gibbusbildung, gelegentlich aber auch zu osteosklerotischen Herden.

Unter den bösartigen Geschwülsten sind noch das *Retikulozellsarkom* und das *Ewing-Sarkom* zu erwähnen, die jedoch beide an der Wirbelsäule viel seltener als an den Röhrenknochen lokalisiert sind.

Das *eosinophile Granulom*, ein tumorähnlicher Prozeß der Histiozytose, tritt überwiegend bei Kindern auf. Der Prozeß vermindert die Tragfähigkeit der Wirbelkörper und führt zu Deformierungen, die als *Vertebra plana* bezeichnet werden (Abb. **116**). Der Verlauf ist in der Regel gutartig, es sind Wiederaufrichtungen der Wirbel beobachtet worden. Bestrahlungen führen zur Sklerosierung der Herde.

Sekundäre Tumoren

Tumormetastasen an der Wirbelsäule können von allen bösartigen Geschwülsten ausgehen. Am häufigsten handelt es sich bei den Wirbelsäulenmetastasen um Tochtergeschwülste von Prostata-, Mamma- oder Nierenkarzinomen, gefolgt von Malignomen der Bronchen und der Schilddrüse. Die sekundären Tumoren der Wirbelsäule verursachen Schmerzen und Spontanfrakturen, aber auch Lähmungen; es gibt Metastasen, die lange Zeit symptomlos bleiben.

Bei den knöchernen Tumormetastasen unterscheidet man die rein osteolytische Form (umschriebene Destruktion ohne Knochenreaktionen), die zystenähnliche Knochenzerstörung mit Bildung einer umgebenden Knochenschale sowie die rein osteoblastische Form (mit Einlagerung kalkdichten Knochens) und die teils osteolytischen, teils osteoblastischen Metastasen.

Behandlung der Wirbelsäulentumoren

Die Behandlung der Wirbelsäulentumoren muß Lokalisation und Ausdehnung sowie – bei den Metastasen – die Art des Primärtumors berücksichtigen; es kommen vor allem zytostatische Medikamente, Hormonbehandlung, Strahlenanwendung in Betracht. Darüber hinaus kann an konservativen Maßnahmen die Versorgung mit Reklinationskorsett zur Entlastung der Wirbelsäule und somit zur Schmerzlinderung sowie die Vorbeugung pathologischer Frakturen erforderlich werden. Bei Lähmungserscheinungen ist die Entlastung des Rückenmarks durch Abstützung der Wirbelsäule dringlich. Neben Ausräumung des Tumors bzw. Entfernung der Metastasen und Knochenauffüllung werden Wirbelsäulenversteifungen mit Harrington-Stäben und Knochenzement durchgeführt. Damit wird eine äußere Fixation durch Korsettversorgung, die vom Patienten oft als stark beeinträchtigend empfunden wird, überflüssig.

Krankengymnastische Behandlung

Begleitende und folgende krankengymnastische Maßnahmen müssen sich an der ärztlichen Versorgung, der Lokalisation und dem Allgemeinzustand des Patienten orientieren. Immer beinhalten sie neben der obligaten Pneumonie- und Thromboseprophylaxe zum gegebenen Zeitpunkt statisches Muskeltraining zur Stabilisation der Wirbelsäule. Übungsanweisungen sind – je nach Befund, Maßnahmen und Verlauf – beispielsweise auf S. 205 nachzulesen.

11. Obere Gliedmaßen

G. Koester, W. Puhl und H. Cotta

Schulter

Krankengymnastische Befunderhebung

Die Befunderhebung am Schultergelenk schließt Schultergürtel und Brustkorb mit ein: Schlüsselbein, Schulterblatt und Arm sind gelenkig miteinander verbunden. Der Schultergürtel ist nur im Sternoklavikulargelenk an den Brustkorb geheftet und liegt diesem durch Muskeln gehalten, ringförmig auf.

Das mediale und das laterale Schlüsselbeingelenk üben bei straffer Bandsicherung die Funktion von Kugelgelenken aus. Sie sind maßgebend für die Schulterblattbewegung.

Das Schulterblatt hängt in vier Muskelschlingen, die seine jeweilige Lage bestimmen und es in jeder Stellung an den Brustkorb fixieren können. Da es die Pfanne des Schultergelenkes trägt, ist das Ausmaß der Armbewegung abhängig von seiner Bewegungsmöglichkeit und der Kraft seiner Muskeln.

Voraussetzung für endgradige Bewegungen von Schulterblatt und Arm ist wiederum die freie Extension und Rotation in der Brustwirbelsäule.

Starke Muskelzüge zwischen Rumpf, Schulterblatt und Arm, deren Ursprünge teilweise vom Kopf bis zum Becken reichen, ermöglichen in ständigem Zusammenspiel Radius, Kraft und Vielfalt der Bewegungen von Arm und Hand.

Muskeln, insbesondere die Rotatoren, sind auch verantwortlich für den Halt im Schultergelenk, dem eine knöcherne Gelenkführung fehlt. Sie dienen der Sicherung und Verstärkung der weiten und schlaffen Gelenkkapsel. Sie sind damit besonders starken mechanischen Belastungen ausgesetzt und anfällig für degenerative Veränderungen.

Für die Durchführung der Funktionsprüfungen empfiehlt sich eine Reihenfolge:

Zunächst werden Hals- und Brustwirbelsäule, dann Schulterblatt und Schlüsselbein, Ellenbogen, Hand und Finger überprüft.

Zuletzt erfolgt die Prüfung des Schultergelenkes:

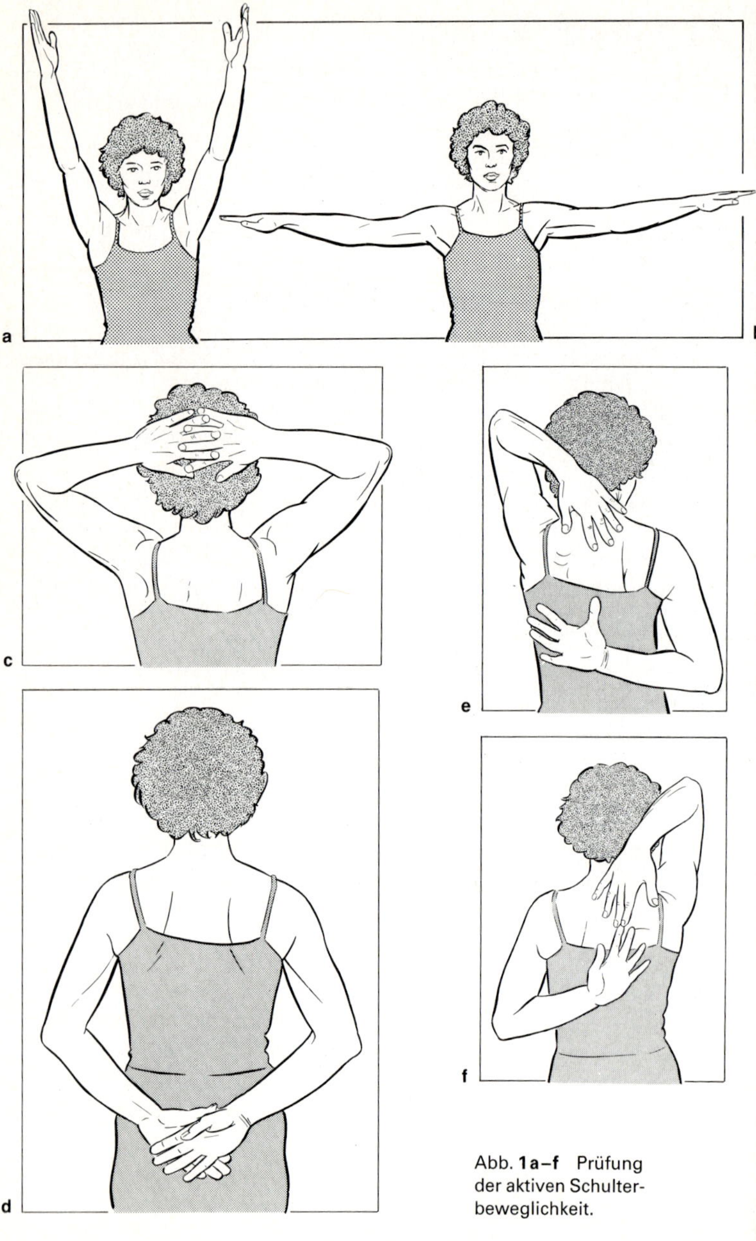

Abb. **1a–f** Prüfung der aktiven Schulterbeweglichkeit.

- Beobachten der aktiven Bewegungsfähigkeit.
  Ausgangsstellung Stand oder Sitz:
  - Heben beider Arme vorwärts und seitwärts bis zur Horizontalen und über den Kopf (Abb. **1a** u. **b**);
  - Hinterhauptsgriff (Abb. **1c**);
  - Schürzenbandgriff (Abb. **1d**);
  - Kreuzgriff im Rücken, beidseitig wechselnd.
    Vergleich des Fingerspitzenabstandes (Abb. **1e** u. **f**).

  Beobachtet werden Mitbewegungen der Schulterblätter und Ausweichbewegungen des Rumpfes. Schmerzen und Bewegungseinschränkungen werden lokalisiert und bei der folgenden genauen Befundung des Gelenkes überprüft.
- Eingehende Untersuchung schmerzhafter oder eingeschränkter Bewegungen (aktiv, passiv und gegen Widerstand).
  Alle Befunde werden im Seitenvergleich und/oder im Vergleich zu Normwerten erhoben.
- Messungen:
  Beispiel für die Befunderhebung nach der Neutral-0-Methode (Abb. **2a–f**). Obwohl physiologisch die Mitbewegung des Schulterblattes schon bei geringen Armbewegungen erfolgt, empfiehlt es sich, zur Abnahme der Winkelmaße das Schulterblatt bei Nullstellung manuell am unteren Winkel zu fixieren. Bei frei beweglichem Schultergelenk ist die manuelle Fixierung des Schulterblattes bis etwa 90 Grad Armabduktion möglich.
  Umfangmessungen am Oberarm im Seitenvergleich 15 cm oberhalb des Epicondylus ulnaris.
- Schmerzhafter Bogen (painfull arc) nach Cyriax:
  Bei aktiver und passiver Armhebung seitwärts tritt im mittleren Bereich der Bewegung Schmerz auf. Er beginnt bei ca. 80 Grad Abduktion und verschwindet bei ca. 120 Grad. Darüber und darunter ist der Arm schmerzfrei beweglich.
  Ursache ist die Abstandsverringerung zwischen Tuberculum majus humeri und Akromion. Krankhaft veränderte Weichteile, die in diesem Bereich liegen (Bursa subacromialis, Sehnenansätze des M. supraspinatus und/oder infraspinatus) werden komprimiert und reagieren mit Schmerz. Differenzierte Widerstandstests und Palpationen klären den Befund.

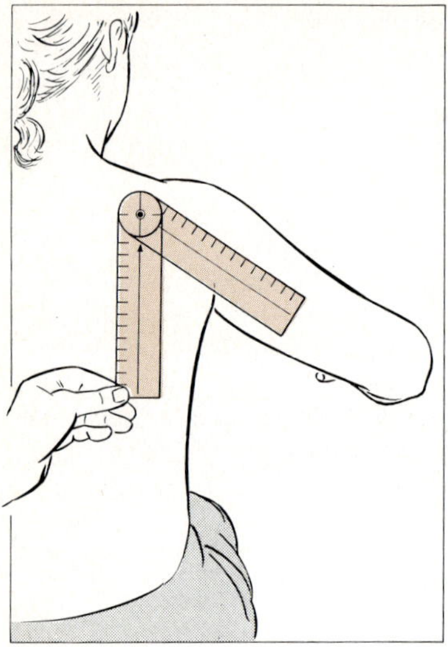

a

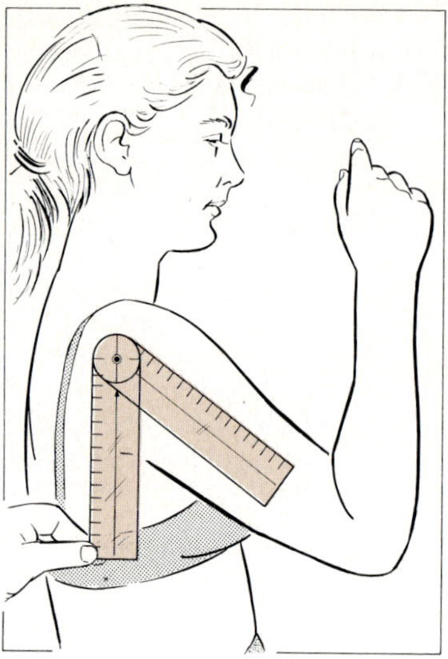

b

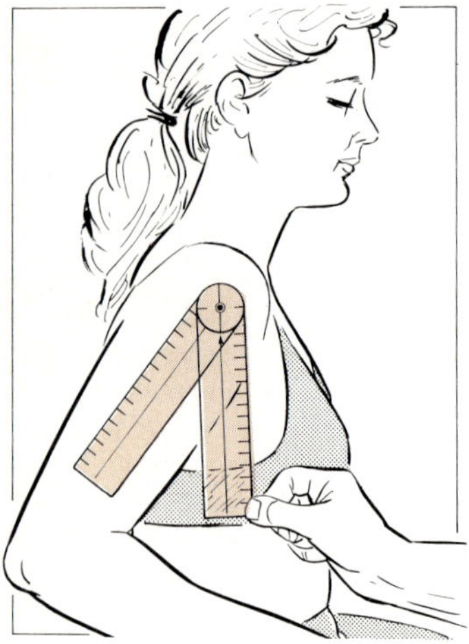

c

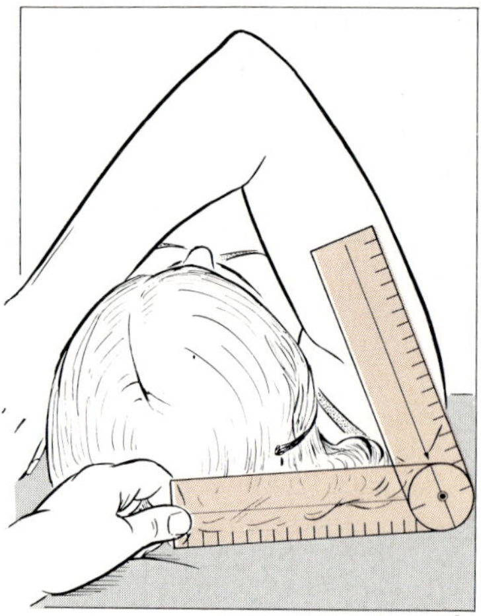

d

Abb. **2a–f** Befunderhebung nach der Neutral-0-Methode.

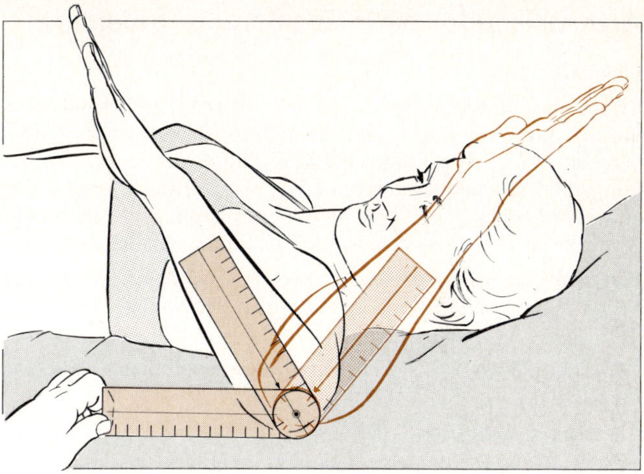

e

Krankheitsbilder

Skalenussyndrom

Ursache. Durch Einengung der „Skalenuslücke“ kommt es zur Kompression des hier verlaufenden Gefäß-Nerven-Bündels (Plexus brachialis, A. subclavia), woraus neurovaskuläre Störungen im Armbereich resultieren. Die Kompression kann aktiv durch Spannungsänderung des M. scalenus anterior oder medius erfolgen, aber auch passiv durch Lage- oder Größenänderungen dieser Muskeln.

Symptome. Druck auf den Plexus brachialis bedingt das Bild der unteren Armplexuslähmung, zunächst mit sensiblen, später auch motorischen Ausfällen im Ulnarisbereich. Druckschädigung und folgende Zirkulationsstörung der A. subclavia verursachen intermittierende ischämische Krämpfe mit Schmerzen in den Fingern, bis hin zur Zyanose mit trophischen Störungen.

Therapie. Bei gelegentlichen Schmerzen Novocainblockaden und kurzfristige Ruhigstellung im Desault-Verband. In chronischen Fällen operative Erweiterung der Skalenuslücke durch Abtrennen des M. scalenus anterior an seinem Ansatz.

Arthrosis deformans des Schultergelenkes

Ursache s. Arthrose (S. 55).

Symptome. Bewegungsschmerz der Schulter, insbesondere bei Seit- und Rückführung des Armes. Feines Knorpelreiben bis grobes Knakken sind häufig. Das Liegen auf der Schulter führt zur Schmerzverstärkung. Die Bewegungseinschränkung wird primär durch Veränderungen im periartikulären Weichteilmantel verursacht. Schmerzbedingte Kontrakturen können (wie bei der Schultersteife) entstehen.

Röntgen. Typische Arthrosezeichen. Als Ausdruck einer zusätzlichen Periarthritis können Kalkeinlagerungen der Weichgewebe feststellbar sein.

Differentialdiagnose. Periarthritis humeroscapularis, Entzündungen, Tumoren.

Therapie s. Arthrose (S. 58).

In ausgeprägten, therapieresistenten Fällen (Schmerz, Adduktionskontraktur, Instabilität) kann die Schulterarthrodese oder in seltenen Fällen (z. B. bei chronischer Polyarthritis) der Gelenkersatz notwendig werden.

Periarthropathia humeroscapularis (PHS)

Oberbegriff für die 4 unten genannten Verlaufsformen.

Ursache. Überwiegend degenerativ bedingte Veränderungen des periartikulären Gewebes und der Gleitschichten. Sehnenscheiden und Schleimbeutel können zu Kalksalzeinlagerungen, Entzündungen aber auch Verklebungen und Schrumpfungen führen, die Schmerz und Bewegungseinschränkungen bedingen (Abb. **3**). Zirkulationsstörungen und Stoffwechselstörungen haben eine ursächliche Bedeutung.

Symptome. Vier Verlaufsformen werden unterschieden:

Einfache Periarthritis. Bewegungsschmerz bei Rotation und Abduktion. Nächtlicher Spontanschmerz beim Liegen auf der kranken Seite. Steigerung des in den Oberarm ausstrahlenden Schmerzes bei mechanischer Belastung. Im Vordergrund steht die Störung der aktiven Beweglichkeit. Ein Supraspinatus- und ein Bizepssyndrom lassen sich unterscheiden.

- Supraspinatussyndrom: Schmerzmaximum an der Insertionsstelle der Supraspinatussehne. Schmerz bei Seithebung des Armes zwischen 60 und 80 Grad, verstärkt bei Innenrotation sowie Abduktion gegen Widerstand.
- Bizepssyndrom: Schmerzlokalisation in der vorderen Schulterpartie. Schmerzauslösung oder -verstärkung bei Bizepsanspannung.

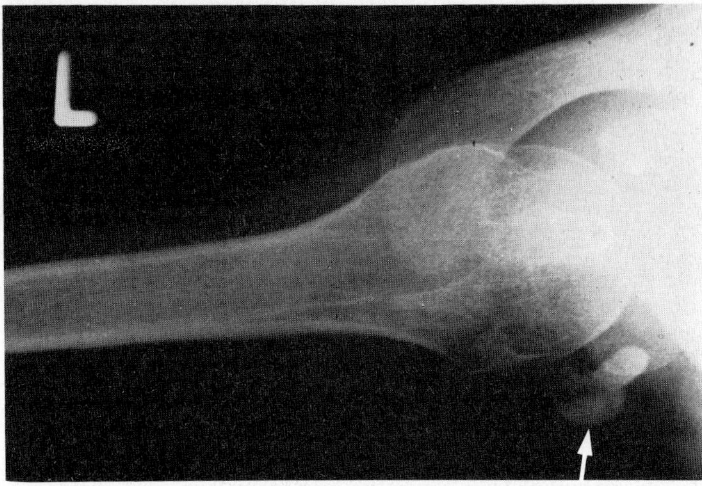

Abb. 3 Pariarthritis humeroscapularis. Periartikuläre Verkalkungen (aus H. Cotta: Orthopädie, 4. Aufl. Thieme, Stuttgart 1984).

Druckschmerz im Sulcus intertubercularis, wo auch Krepitation tastbar sein kann.

Akute Schultersteife. Plötzlich auftretende heftige Schmerzen, unter Umständen bis in die Fingerspitzen ausstrahlend. Gesamte Schulter druckschmerzhaft, oft gerötet und überwärmt. Wegen starker Schmerzen ist eine Funktionsuntersuchung oft nicht möglich. Ursache ist eine akute Entzündung in der Umgebung von Sehnenverkalkungen und/oder Schleimbeutelentzündungen.

Pseudoparalytische Schultersteife (Ruptur der Rotatorenmanschette). Der passiv abduzierte Arm wird nicht aktiv gehalten. Passive Bewegungen der Schulter sind frei. Neurologische Ausfälle fehlen. Diese Symptomatik tritt plötzlich nach größerer Krafteinwirkung oder Schulterüberbelastung auf. Ursächlich ist meist eine Ruptur der Supraspinatussehne, die nicht zu äußerlich erkennbaren Veränderungen führt. Dagegen führt eine Ruptur der langen Bizepssehne zu einer weichen, kugeligen Vorwölbung des langen Bizepskopfes am Oberarm mit meist geringem Funktionsverlust.

Ankylosierende Schultersteife. Aktive und passive Bewegungseinschränkung durch fibröse Verklebungen und Schrumpfung des periartikulären Weichgewebes. Dieses Bid folgt häufig zu langer Ruhigstellung der Schulter bei Erkrankungen und/oder Verletzungen von Arm oder Schulter.

Röntgen. Häufig Verkalkungen, die auch als Zufallsbefund auffallen könnten, vor allem im Bereich der Sehneninsertionen.

Therapie. *Akute* Schultersteife: Ruhigstellung auf Abduktionsschiene oder Abduktionskissen (Briefträgerkissen). Nach Bedarf Analgetika und Antiphlogistika. Infiltration besonders schmerzhafter Punkte mit Lokalanästhetika. Elektrotherapie und Eisbehandlung. In hartnäckigen Fällen Röntgenentzündungsbestrahlung. Selten operative Entfernung von Kalkdepots. Bei der pseudoparalytischen Form: Naht der Supraspinatussehne.

Bei *hartnäckiger* Schultersteife: passive Mobilisation in Narkose.

Ausführliche Hinweise zur Behandlung der Schultersteife s. krankengymnastische Behandlung.

Habituelle Schulterluxation

Ursache:
- Konstitutionell: Dysplasie (flache Schulterpfanne, Humerus valgus) oder Muskel- bzw. Kapsel-Band-Schwäche.
- Rezidivierende Schultergelenkluxation nach primär traumatischer Schultergelenkverrenkung mit Abriß des Labrum glenoidale inferius und ungenügender Ruhigstellung des reponierten Gelenkes. Bei wiederholten Schultergelenkverrenkungen ist zwischen rezidivierender und habitueller Schulterluxation nicht mehr zu trennen.

Symptome. Dem anatomischen Aufbau des Schultergelenkes entsprechend kann es zu vorderer, hinterer und unterer Verrenkung des Oberarmkopfes kommen. Die vordere Schulterluxation (Luxatio anterior oder Subcoracoidea) ist mit Abstand die häufigste: Der Oberarmkopf steht ventral unter dem Rabenschnabelfortsatz.

Zur habituellen Luxation kommt es bei Alltagsbelastungen, wobei insbesondere die kombinierte Abduktions-/Außenrotationsbewegung eine Rolle spielt. Der Oberarmkopf gleitet nach vorn oder unten aus der Pfanne heraus. Ebenso leicht, wie die Luxation eintritt, gelingt oftmals, ohne ärztliche Hilfe, die selbstätige Reposition. Im Gegensatz zur traumatischen Luxation wird deshalb der eigentliche Luxationszustand bei der habituellen Luxation vom Arzt nur selten gesehen.

Röntgen. Im luxierten Zustand: Oberarmkopf außerhalb der Schulterpfanne.

Schulterpfanne häufig abgeflacht oder zu klein. Mißverhältnis zwischen Kopf- und Pfannengröße. Knöcherne Begleitverletzungen nach vorausgegangenen Luxationen (Impression des Oberarmkopfes, Abriß des Tuberculum majus, Abstauchung des Schulterpfannenrandes).

Therapie. Konservative Therapie ist wenig erfolgversprechend. Durch mehrwöchige Ruhigstellung ist bei jungen Patienten nach der ersten und zweiten Luxation unter gehöriger (dreiwöchiger) Ruhigstellung zunächst im Desault-Verband, später im Schulterabduktionsgipsverband mit einer Vernarbung zu rechnen, die zusammen mit einer muskulären Stabilisierung in einem Teil der Fälle die Reluxation verhindert.

Die *operative* Behandlung steht absolut im Vordergrund. Sie erfolgt, um die Leistungsfähigkeit des Armes zu verbessern, Verläßlichkeit und Stabilität wieder herzustelen und die Gefahr der durch wiederholte Luxation frühzeitig entstehenden Arthrose zu vermindern.

Eine Vielzahl operativer Behandlungsverfahren wurde angegeben, um erneute Luxation zu verhindern.

- Sehnen- und Faszienplastiken und die Verlagerung der Ansatzzone des M. subcapularis auf die Schultergelenkkapsel bei starker Einwärtsdrehung im Schultergelenk schaffen eine straffere Weichteilführung.
- Durch Einbolzen eines Knochenspans am unteren vorderen Schulterpfannenrand wird der untere Pfannenerker angehoben und dadurch dem Oberarmkopf ein besseres Gegenlager geschaffen und gleichzeitig der Luxationsweg durch Vernarbung verlegt (Lange).
- Durch eine Rotationsosteotomie unterhalb des Oberarmkopfes wird eine verbesserte Artikulation der Gelenkflächen und damit ein sicherer Gelenkschluß erreicht.

Krankengymnastische Behandlung

Schmerzhafte Schultersteife

Die für die schmerzhafte Schultersteife dargestellte krankengymnastische Behandlung kann auf andere Krankheitsbilder, die mit Bewegungseinschränkungen im Schultergelenk einhergehen, übertragen werden.

Befund

- Schmerz
  unterschiedlicher Ausprägung:
  - Der Schmerz steht im Vordergrund, es besteht eine Schonhaltung, aber keine echte Bewegungseinschränkung.
  - Schmerz und Bewegungseinschränkung sind gleichwertig.
  - Der Schmerz ist geringgradig, die Bewegungseinschränkung stark.

unterschiedlicher Lokalisation:

- vorwiegend im Bereich des M. deltoideus und seines Ansatzes, auch ausstrahlend in die Radialseite des Armes bis zu den Fingern;
- typische Schmerzpunkte an Sehnenansätzen;
- schmerzhafte Bewegungsphasen, z. B. schmerzhafter Bogen.

Die Schmerzangaben deuten auf Ort und Art der Schädigung.

- Schonhaltung des Armes;
- Ausweichbewegungen oder/und Fehlhaltung des Oberkörpers;
- Muskelverspannungen im Schultergürtel-Arm-Bereich und Nacken-Rücken-Bereich;
- Hyper- oder Hypomotilität des Schulterblattes; Schulterblatthochstand;
- Bewegungseinschränkungen in den Klavikulagelenken;
- Bewegungseinschränkungen im Schultergelenk;
- Muskelinsuffizienz im Schultergürtelbereich, besonders M. deltoideus;
- Beeinträchtigung bei Gebrauchsbewegungen, beruflicher und sportlicher Betätigung;
- Beeinträchtigung der Feinmotorik der Hand.

Gesichtspunkte

- Schmerzlinderung. Der Schmerz führt zu einer Spirale von Schonhaltung, Muskelinsuffizienz, Bewegungseinschränkung, Schmerz usw. Schmerzbeeinflussung steht somit im Vordergrund jeder Übungsbehandlung. Die Behandlung darf keinen verstärkten Schmerz auslösen.
- Lösen von Muskelverspannungen;
- Mobilisation von Hals- und Brustwirbelsäule mit Haltungs- und Bewegungsschulung, Rückenschule;
- Stabilisation oder Mobilisation des Schulterblattes;
- Mobilisation der Klavikulagelenke;
- Mobilisation des Schultergelenkes;
- Muskelkräftigung;
- Üben der Alltagsbewegungen und Fingerfertigkeiten;
- Hausaufgaben und Vorschläge für sportliche Betätigungen.

Gelenkschmierung und Blutversorgung des Schultergelenkes und der periartikulären Gewebe

Bei seitlich erhobenem und außenrotiertem Arm sammelt sich die Gelenkflüssigkeit im unteren Rezessus der Kapsel an, die obere Region der Kapsel ist kaum oder gar nicht versorgt. Die Blutversorgung der Region ist bei adduziert hängendem Arm am geringsten.

Optimal von Synovia umspült und mit Blut versorgt ist die stark beanspruchte obere Zone der Gelenkkapsel bei leicht abduziert hängendem Arm.

Betroffen sind hiervon die Sehnen der Rotatorenmanschette, in erster Linie die des M. supraspinatus. Dauerbelastungen in ungünstigen Stellungen können sich daher nachteilig auswirken: z. B. ständiges Arbeiten mit über dem Kopf erhobenen Armen, Wurfsportarten in Dauerleistung, Tragen schwerer Gewichte mit hängendem Arm.

Zusammengefaßt:
- Wenig oder keine Gelenkschmierung im oberen Anteil bei hoher Abduktion mit Außenrotation.
- Minderdurchblutung im Bereich der Rotatorenmanschette bei belastet adduziert hängendem Arm und bei extremer Abduktion über die Nullstellung.
- Gut gewährleistete Gelenkschmierung und Blutversorgung der gefährdeten Region bei Übungen in leichter Abduktion, z. B. bei Pendelübungen.
  Diese Übungen sollten reichhaltig in die bewegungstherapeutische Behandlung einbezogen werden, auch bei der Anleitung zum selbständigen Üben.

Maßnahmen

Schmerzlinderung

- Unterstützende Lagerung in Ruhestellung des Schultergelenkes bzw. in schmerzfreiem oder schmerzarmem Bereich.
  Lagerung des Armes bei Ruhestellung des Schultergelenkes:
  - Schultergelenk 55 Grad Abduktion, 30 Grad horizonzale Adduktion, 0 Grad Rotation.
  - Ellenbogengelenk: 90 Grad Flexion, 10 Grad Pronation.
  - Hand- und Fingergelenke: Gebrauchsstellung (s. Hand, S. 281) bzw. frei beweglich:

  Die Unterlagerung des Oberarmes reicht bis in die Achsel.
  Die Lagerung muß stabil sein. Sie dient der Entspannung und gilt auch als Ausgangsstellung für die Übungsbehandlung. Sie kann ebenso in der Schlingenaufhängung oder im Wasser mittels Auftriebskörpern erfolgen.
  Ebenfalls zur Unterstützung, insbesondere bei Schwäche des M. deltoideus und um das tägliche Behandlungsergebnis zu halten, kann eine verstellbare Abduktionsschiene angelegt und entsprechend eingestellt für Stunden oder ganztags getragen werden (Abb. **4a** u. **b**). Der Patient wird angeleitet, Spannungsübungen und aktive Abduktionsübungen von der Schiene weg vorzunehmen. Bei kraftvoller Abduktion des Armes im Schultergelenk von der Null-

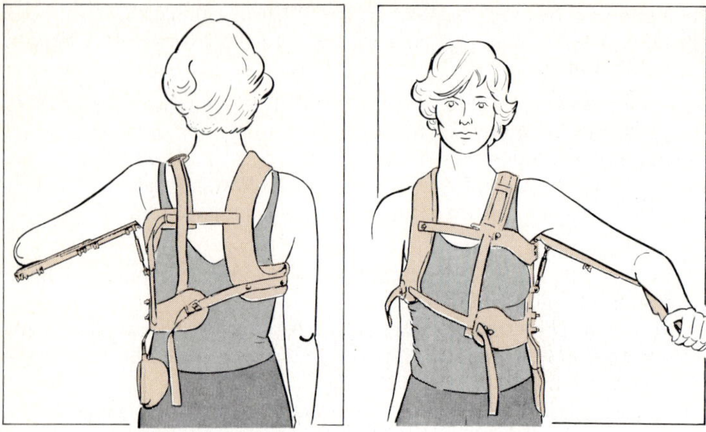

a b

Abb. **4a** u. **b** Verstellbare Abduktionsschiene.

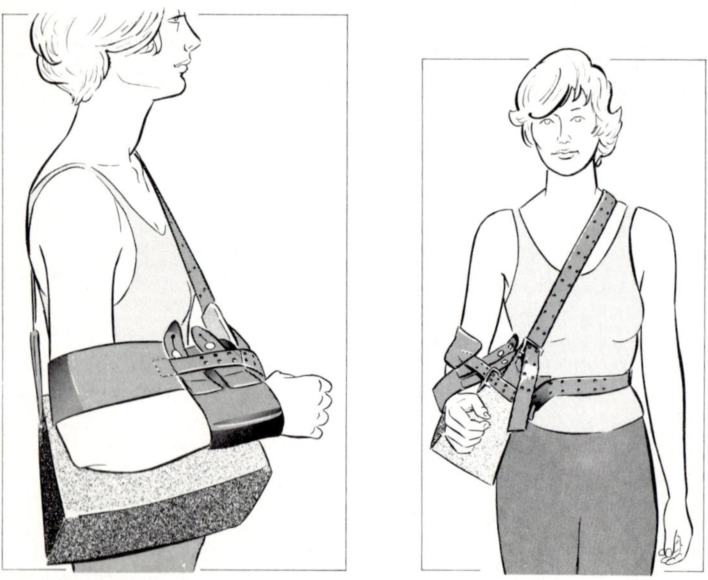

a b

Abb. **5a** u. **b** Abduktion auf dem Lagerungskissen.

stellung bis zur Horizontalen ist die Schiene nicht mehr notwendig. Geringere Abduktion auf dem Lagerungskissen (Abb. **5a** u. **b**).
- Feuchtwarme Anwendungen zur lokalen Hyperämisierung und Lösung von schmerzhaften Muskelverspannungen, Myogelosen und Hartspann.
- Entspannende Muskelmassage im Nacken-Schulter-Bereich.
  Intensive lokale Wärme und Massage können aber auch schmerzverstärkend wirken.
- Eisapplikationen und tiefe Friktionsmassage nach Cyriax bei Schmerzpunkten an Sehnenansätzen.
  Eisanwendung um das Schultergelenk in Verbindung mit Muskelarbeit.
  Die Wahl von Wärme- oder Kälteanwendung richtet sich nach dem Empfinden des Patienten.
- Elektrotherapeutische Maßnahmen und Ultraschall.
- Traktionsgriffe der manuellen Therapie in den Stufen 1 bis 2.
- Geeignete Techniken aus der PNF zur Durchblutungsförderung und Entspannung, auch über die kontralaterale Seite.
- Pendelübungen im schmerzfreien Bereich.
- Anhaltende leichte Führungswiderstände beim aktiven Bewegen.
  Kein plötzliches Abbrechen einer Bewegung und plötzliches Wechseln der Bewegungsrichtung.

Reichen diese Maßnahmen zur Linderung starker Schmerzen nicht aus, muß medikamentös unterstützt werden, um die Übungsbehandlung fortsetzen zu können.

Wirksame Schmerzbekämpfung kann die Entstehung einer therapieresistenten Schultersteife stoppen.

Mobilisation

Mit der Schmerzlinderung wird bereits Mobilisation unterschiedlichen Grades erreicht; Verspannungen und erhöhter Muskeltonus werden abgebaut.

Die mobilisierende Übungsbehandlung beginnt an der Brust- und Halswirbelsäule.

Es eignen sich Übungen der PNF-Technik für Kopf, Rumpf und Schulterblätter sowie freies Üben im Sinne der Wirbelsäulenaufrichtung aus verstärkter HWS-Lordose und BWS-Kyphose (s. Kapitel 10, Wirbelsäule, S. 140).

Klavikulagelenke
Beim Befund der Hypomobilität Anwendung von Griffen der manuellen Therapie für Sternoklavikular- und Akromioklavikulargelenk.

Schulterblatt
Mobilisationsgriffe sind nur bei Schulterblatthochstand und bei stark

auf den Brustkorb fixiertem Schulterblatt angezeigt. Die passiven Grife der manuellen Therapie sind in jede eingeschränkte Bewegungsrichtung möglich. Sie wirken gleichzeitig entspannend und wohltuend.

Leichtere Befunde regulieren sich bei gesteigerter Muskelarbeit. Muskeldehnung bei Schulterblatthochstand infolge Verkürzung von M. trapezius descendens und M. levator scapulae durch lockende und dehnende Massagegriffe quer zum Faserverlauf des Muskels sowie spezifische Dehnübungen, ausgeführt vom Therapeuten und selbständig vom Patienten.

Schultergelenk

- Aus der manuellen Therapie Traktion und Gleiten entsprechend der eingeschränkten Bewegungsrichtung und bei entsprechendem Befund.
- Aus der PNF-Technik Halten–Entspannen. Kontrakturbehandlung.
- Spezifische Muskeldehnungen, vornehmlich für M. pectoralis major, Innen- und Außenrotatoren, bei entsprechendem Befund.
- Pendelübungen mit Gewicht (1 Pfund) bei leichter Abduktion.
- Freies Üben ohne und mit Gerät. Geeignete Geräte sind z. B. Keule und Ball (Abb. **6–8**).
- Auch die Umkehr von Punctum fixum und Punctum mobile kann eingesetzt werden, z. B. mit Übungen an der Sprossenwand oder Übungen nach Klein-Vogelbach. Dieses Prinzip kann auch bei der Bewegungstherapie im Wasser genutzt werden.
- Entlastende Aufhängung im Schlingentisch unterstützt die mobilisierenden Übungen.

Alle Übungen sollen so kontrolliert ausgeführt werden, daß Kompensationsbewegungen in Schultergürtel und Wirbelsäule weitgehend ausgeschaltet bleiben. Sie erfolgen insbesondere bei der Übungsbehandlung im Wasser und bei nicht fachgerechter Anwendung der PNF-Muster und -Techniken.

Solange noch eine Bewegungseinschränkung besteht, soll der Patient lernen, die Schultergelenkbewegung von der Schulterblatt- oder der gesamten Schultergürtelbewegung zu unterscheiden, auch beim Üben in komplexen Bewegungsmustern.

Behandlung nach Schultergelenkmobilisation in Narkose

Lagerung im Bett: weitmögliche Abduktion und Elevation, Rotationsnullstellung oder Außenrotation. Der Arm ist gut unterstützt einschließlich Hand und Finger.

1. Tag: unter Analgetika und Antiphlogistika aktiv-unterstützte und passive Bewegungen und Umlagerungen mehrmals täglich; Eisanwendung.

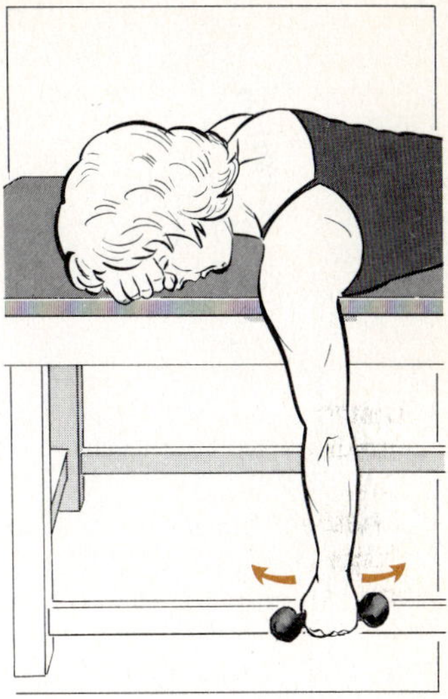

Abb. **6** Pendelübung mit Hantel.

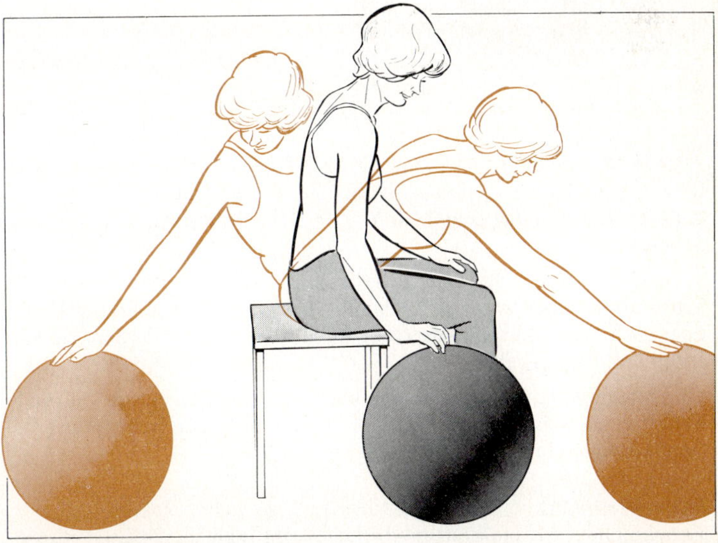

Abb. **7** Freies Üben mit dem Ball.

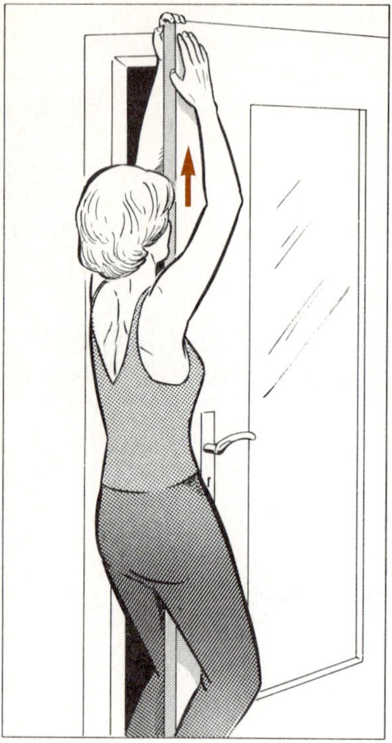

a

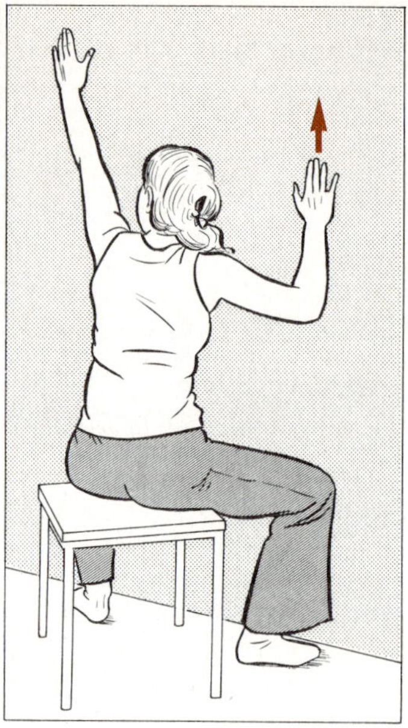

b

Abb. **8a** u. **b** Aktive Armhebung.

2. Tag: Aufstehen mit angelegter Arm-Abduktionsschiene. Die aktive Übungsbehandlung wird intensiviert. Der Patient wird zum Armabheben von der Schiene angehalten. Zur Behandlung wird die Schiene abgelegt.

4. Tag: zusätzlich Bewegungstherapie im Wasser, überleitend zum Schwimmen, insbesondere Rückenkraulen. Sobald der Arm kraftvoll über die Horizonte gehoben werden kann, Weglassen der Schiene und ambulante Weiterbehandlung.

Die Übungsbehandlung wird so lange fortgesetzt, bis die normale Funktion erreicht ist. Bei zu früher Einstellung der Behandlung besteht Rezidivgefahr.

Muskelkräftigung

Zunehmende Muskelkraft stabilisiert den neugewonnenen Bewegungsradius und vergrößert ihn weiter.

Schulterblatt
Wesentlich ist die aktive Stabilisation des Schulterblattes.

„Wenn wir unseren Arm bewegen, müssen wir zunächst das Schulterblatt und mit ihm die Pfanne so fixieren, daß es für die beabsichtigte Bewegung zweckmäßig gestellt ist" (Höpke-Kantner).

Oft täuscht das sehr mobile Schulterblatt eine Armbewegung im Schultergelenk vor, die nicht vorhanden ist. Diese Bewegungen führen auf die Dauer zu Überdehnung von Schulterblattmuskeln (insbesondere M. trapezius ascendens und transversus, M. rhomboideus), während die Bewegungseinschränkung im Schultergelenk zunimmt).

Geeignete Übungen sind z. B.:
- PNF-Pattern für das Schulterblatt.
- Aktive Fixation des Schulterblattes bei Armbewegungen in der Schlingenaufhängung.

Schultergelenk
Wiedererlangung der muskulären Gelenkführung durch intensives Training, insbesondere der Muskeln der Rotatorenmanschette und des M. deltoideus.

Geeignete Übungen sind z. B.:
- Statische Kontraktionen, peripher eingeleitet von Finger- und Handmuskeln (Abb. **9**).

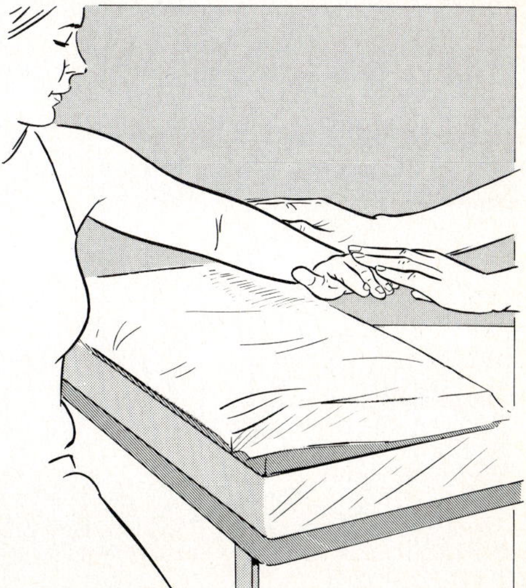

Abb. **9**
Statische Kontraktion.

- Aktive Übungen gegen angepaßten Widerstand bei aktiv fixiertem Schulterblatt mit kurzem und langem Hebelarm.
- PNF-Arm-Pattern in geeigneten Techniken. Stretch- und Approximation werden im Stadium der Schmerzhaftigkeit nicht eingesetzt. Wahl der geeigneten Ausgangsstellung und Einsatz bilateraler- und kontralateraler Bewegungsmuster.

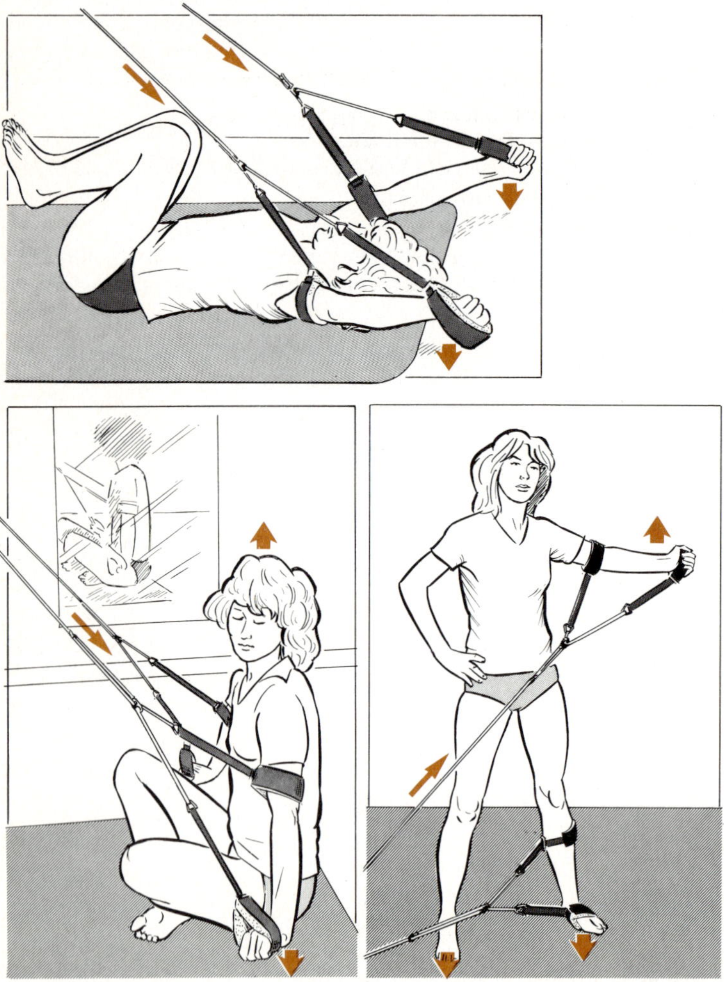

a b c

Abb. **10a–c** Übung mit dem Pullingformer.

- Vorbereitende oder gleichzeitige Eisanwendung zur Steigerung der Muskelaktivität und Schmerzlinderung während des Übens.
- Freies Üben mit Gerät.
  Es eignen sich z. B.:
  - aktive Widerstandszüge im Schlingentisch, mit dem Pullingformer (Abb. **10**), der Zauberschnur oder dem Rollenzug, mit leichten Hanteln oder dem Medizinball (nicht werfen).
    Beispiel in Abb. **11**; Haltungs-, Bewegungs- und Muskelschulung mit Selbstkontrolle vor dem Spiegel.

Bewegungstherapie im Wasser

Ausnutzen des Wasserwiderstandes durch schnellkräftige Bewegungen. Arbeit mit Auftriebskörpern.

Alltagsbewegungen und Fingerfertigkeiten

Alle Übungen mit Gerät, Partnerübungen und Spiele in der Gruppe fördern über die Steigerung von Aufmerksamkeit, Geschicklichkeit und Reaktionsvermögen die Koordination der Bewegungen und die

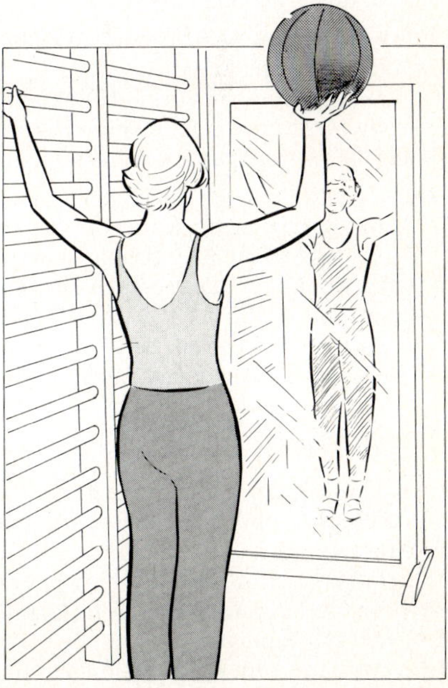

Abb. **11** Selbstkontrolle vor dem Spiegel.

Leistungsfähigkeit der Muskeln. Mit gesteigerten Anforderungen normalisiert sich allmählich der Einsatz des Armes.

Viele Möglichkeiten bietet die Beschäftigungstherapie bei der Arbeit mit verschiedenen Materialien und Werkzeugen. Es erfolgt eine dosierte Belastungssteigerung zur Vorbereitung auf Alltag und Beruf.

Hausaufgaben und Vorschläge für sportliche Betätigung

Der Patient muß sich bemühen, die wiedergewonnene Bewegungsfreiheit und Kraft zu erhalten.

Aus dem krankengymnastischen Übungsprogramm ist es leicht, einige Hausaufgaben individuell auszuwählen.

Als sportliche Betätigung eignen sich z. B.: Schwimmen (Rückenkraulen), Ballspiele (Volleyball), Kegeln, allgemeine Gymnastik, Tischtennis.

Habituelle Schulterluxation

Befund

Die Befunderhebung erfolgt nur aktiv.

Bewegungen des Armes in die luxationsbegünstigende Richtung sollen unterbleiben. Das sind:
- für die *Luxatio anterior:* Abduktion mit Außenrotation, besonders beim Heben des Armes über die Horizontale;
- für die *Luxatio posterior:* Adduktion mit Innenrotation.

Der Befund ist in der Regel unauffällig:
- keine Bewegungseinschränkungen;
- leichte Schwäche aller Schulter- und Oberarmmuskeln;
- evtl. verkürzter oder verspannter M. pectoralis;
- Luxationsgefahr bei typischer Bewegung (s. oben), Luxation evtl. willkürlich auslösbar;
- Angst vor Bewegung nach häufig wiederholten Luxationen.

Gesichtspunkte

- Kräftigung der gesamten Schulter-Arm-Muskulatur unter besonderer Berücksichtigung der Rotatorenmanschette.
  Muskeln, die die Schultergelenkkapsel verstärken und bei der Schulterluxation überdehnt oder verletzt sein können:
  - im vorderen Kapselbereich (Luxatio anterior):

M. subscapularis	Innenrotator
M. biceps brachii caput longum	Flexor

- im hinteren Kapselbereich (Luxatio posterior):

M. supraspinatus M. infraspinatus M. teres minor	Außenrotatoren
M. triceps brachii caput longum	Extensor

- Gegebenenfalls Entspannungsübungen für den M. pectoralis. Ist der Muskel stark verspannt und/oder verkürzt, so kann er die Luxation begünstigen, sobald der Arm über die Horizontale gehoben wird, besonders dann, wenn die übrige Muskulatur stark insuffizient ist.
- Normalisierung der Bewegung, besonders der Gebrauchsbewegungen.
- Anleitung des Patienten zu selbständigem Muskeltraining.
- Ärztliche Beratung bezüglich sportlicher Betätigung.

Maßnahmen

Da es sich in überwiegender Zahl um die *anteriore Form* der Luxation handelt, wird diese hier beschrieben.

Die Behandlung der posterioren Form kann daraus abgeleitet werden.

Muskelkräftigung:
- statisches und dynamisches Training für den M. deltoideus, besonders den vorderen und mittleren Anteil;
- statisches und dynamisches Training für den M. subscapularis und den M. biceps, langer Kopf;
- statisches Training in Rotationsmittelstellung für die Außenrotatoren.

Das Muskeltraining erfolgt zunächst vorwiegend mit statischen Kontraktionen und angepaßtem Widerstand in einachsigen Bewegungen unter absoluter Vermeidung der luxationsbegünstigenden Bewegungsrichtung.

Die Kräftigung des M. subscapularis steht im Vordergrund. Er wird bei geringer Abduktion im Schultergelenk, mit unterlagertem Oberarm und unter kontrollierter Entspannung des M. pectoralis möglichst isoliert beübt.

Übungen in PNF-Mustern sind wenig geeignet. Sie führen in die luxationsgefährdende Bewegungsrichtung und beziehen den M. pectoralis als luxationsbegünstigenden Muskel mit in die Kräftigung ein. Nur unter Einhaltung subtiler Technik und unter Vermeidung von Endstellungen der Bewegung, von Dehnung und Zug, sind sie vertretbar.
- Vibrationen, weiche Knetungen und Entspannungsübungen für M. pectoralis und M. trapezius descendens.
- Mit zunehmender Kraft Übergang zu Bewegungsfolgen, freiem Üben und Einsatz von geeigneten Geräten.

- Sportliche Betätigungen, die den Arm belasten, sind ungeeignet, da sich luxationsgefährdende Bewegungen nicht vermeiden lassen. Das gilt insbesondere für alle Ballspiele, einschließlich Feld- und Tischtennis sowie Federball, aber auch für das Schwimmen und Skilaufen. Zu diesbezüglicher Beratung mit individuellen Empfehlungen muß der Arzt hinzugezogen werden.

Postoperative Behandlung

Operation nach Lange

Lagerung: Thorax-Arm-Abduktionsgips;

Schultergelenkstellung: 60 Grad Abduktion, 30 Grad horizontale Adduktion, 30 Grad Innenrotation.

Nach 1 Tag: Patient steht auf.

Nach 10 Tagen: Entlassung.

Nach 3 Wochen: Der Armteil des Gipses wird geschalt.
Beginn der Übungsbehandlung wie beschrieben. Aktive und Widerstandsübungen für Hand und Ellenbogen. Falls erforderlich, Griffe der manuellen Therapie. Aktive Abduktion und Elevation (Flexion) von der Schale weg bei aktiv fixiertem Schulterblatt. Aktive Innenrotation. Statische Kontraktionen für alle Muskeln, einschließlich der Außenrotatoren.

Verbotene Bewegung: Retroversion, horizontale Abduktion und Außenrotation sowie Kombination der Bewegungen.

Nach 4 Wochen: Gipsentfernung und Anlegen der Abduktionsschiene. Diese wird zur Behandlung abgelegt.
Intensivierung der Übungsbehandlung. Wegen des Spans noch keine volle Adduktion des Armes! Zusätzlich Bewegungstherapie im Wasser.

Nach 5 Wochen: Die Abduktionsschiene wird durch das Abduktionskissen ersetzt.

Nach 6 Wochen: Beginn der Übungen zur Außenrotation. Die luxationsgefährdenden Bewegungen werden weiterhin vermieden. Eine geringe Einschränkung in diese Bewegungsrichtung ist zur Sicherung des Gelenkes auch nach der Operation auf Dauer erwünscht.

Schulterarthrodese

Präoperative Behandlung

Voraussetzung ist die normale oder ausreichende Funktion von Hand und Fingern bzw. die Aussicht auf ihre Wiedergewinnung. Der Ellenbogen sollte, z. B. bei Lähmungen, wenigstens in einer Bewegungsrichtung (Beugung oder Streckung) funktionstüchtig sein. Er kann mit einer geeigneten Funktionsschiene versorgt werden.

Eine weitere Voraussetzung ist die freie Beweglichkeit des Sternoklavikulargelenkes und damit postoperativ des Schulterblattes.

Durch die operative Versteifung des Schultergelenkes wird die Schulterblattmuskulatur für Bewegungen des Armes nutzbar gemacht. Die gute bis sehr gute Funktion folgender Muskeln ist dazu notwendig: M. trapezius descendens, M. levator scapulae, M. pectoralis major und minor, M. rhomboideus, M. trapezius transversus, M. serratus lateralis.

Hieraus ergeben sich die präoperativen krankengymnastischen Behandlungsgesichtspunkte:
- Finger, Hand und Ellenbogen werden nach den jeweiligen Befunden behandelt. Die Schulterblattmuskulatur (s. oben) wird intensiv gekräftigt.
- Fehlhaltungen der Wirbelsäule und des Rumpfes werden durch Rücken- und Bauchmuskeltraining sowie Haltungsschulung korrigiert.
- Allgemeine Vorbereitung auf die postoperative Phase mit Atemgymnastik usw.

Die versteifende Operation erfolgt in folgender Stellung:
55–60 Grad Abduktion,
30 Grad horizontale Abduktion (Vorhebung),
30 Grad Innenrotation.

Mit dieser Arthrodesenstellung kann der Arm bei kräftiger Muskulatur aktiv etwas über die Horizontale gehoben und bis auf ca. 20 Grad an den Brustkorb angelegt werden. Die Hand erreicht den Mund.

Rotationsbewegungen sind nicht mehr möglich. Die Hand kann weder hinter den Kopf noch in den Rücken gelegt werden. Der Patient wird präoperativ auf die neuen Bewegungsmöglichkeiten und die absoluten Einschränkungen hingewiesen.

Postoperative Behandlung

Lagerung: Ruhigstellung im Thorax-Arm-Gips für ca. 16 Wochen.

Nach 1 Tag: Der Patient steht auf. Fingerbewegungen an der operierten Seite.

Nach 2 Wochen: Gipswechsel. Bei guter Wundheilung Entlassung.

Nach 6 Wochen: Röntgenkontrolle, erneuter Gipswechsel.

Nach 10 Wochen: wie oben.

Nach 16 Wochen: Gipsentfernung, Röntgenkontrolle. Bei vollständiger Durchbauung der Arthrodese Lagerung des Armes auf der Abduktionsschiene in Arthrodesenstellung und Beginn mit krankengymnastischer Übungsbehandlung.

Befund nach Gipsentfernung

- Bewegungseinschränkung in Hand- und Ellenbogengelenk;
- Kraftminderung von Hand-, Ellenbogen- und Schultergürtelmuskulatur,
- eingeschränkte Wirbelsäulenbewegung, verkrampfte Oberkörperhaltung.

Gesichtspunkte

- Mobilisation von Hand, Ellenbogen und ggf. Schulterblatt;
- Kräftigung von Hand-, Ellenbogen- und Schulterblattmuskulatur;
- Schulung von Alltagsbewegungen;
- Normalisierung der Rumpfbewegungen, Rückenschule.

Maßnahmen

- *Mobilisation von Hand und Ellenbogen* mit den Griffen der manuellen Therapie, mit aktiven und Widerstandsübungen.
  Die Abduktionsschiene wird zur Behandlung abgelegt. Der Arm wird in Arthrodesenstellung unterstüzt gelagert.
- Zur *Mobilisation des Schulterblattes* und Kräftigung der Schulterblattmuskulatur eignen sich ebenfalls die Griffe der manuellen Therapie und die Übungen der PNF-Technik. Der Behandler nimmt die Schwere des Armes anfangs ab, um Hebelwirkungen auf den Arthrodesenbereich zu vermeiden.
  Nach Ablauf einer Woche zusätzlich Bewegungstherapie im Wasser. Treten keine Schmerzen auf und kann der Arm aktiv gehoben werden, Weglassen der Schiene. Eventuell noch für kurze Zeit Anlegen eines Abduktionskissens. Intensivierung des Muskeltrainings. Bei günstigem Verlauf gewöhnt sich der Patient schnell an die wiedergewonnene Funktion.
  In der Regel ist nach Gipsabnahme stationäre Behandlung von 2–3 Wochen ausreichend. In den meisten Fällen erübrigt sich eine ambulante Weiterbehandlung. Der Einsatz des Armes im Alltag ist die ergiebigste „Übungsbehandlung".
  Nur wenn die Muskulatur vorgeschädigt war, z. B. infolge von Teilparesen, muß die krankengymnastische Behandlung konsequent weitergeführt werden, bis ein befriedigendes Ergebnis erreicht ist.

Beschwerden infolge Fehlhaltung der Wirbelsäule werden mit Wärmeanwendung, Massage und Übungen beseitigt. Regelmäßiges Schwimmen dient der Vorbeugung.

Ellenbogen

Krankengymnastische Befunderhebung

Die Beuge- und Streckbewegung im Ellenbogen erfolgt im Scharniergelenk zwischen Ulna und Trochlea humeri. Das Radgelenk des Radiusköpfchens ermöglicht (zusammen mit dem distalen Radioulnargelenk) die Pro- und Supination des Unterarmes. Die Unterarmdrehbewegung wird üblicherweise bei rechtwinklig gebeugtem Ellenbogengelenk aus der Nullstellung (Daumen weist nach kranial) gemessen. Bei Streckstellung ist die Unterarmdrehbewegung kaum von der Rotation im Schultergelenk zu trennen. Bewegungseinschränkungen können übersehen werden.

Das Ellenbogengelenk ist ein wichtiges Gelenk in der Gliederkette des Armes.

Bei starker Einschränkung oder Ausfall seiner Bewegungen wird die Handfunktion wesentlich behindert.

Messungen

Bewegungsausschläge nach der Neutral-0-Methode für Flexion/Extension (Abb. **12a**) und Supination/Pronation (Abb. **12b**).

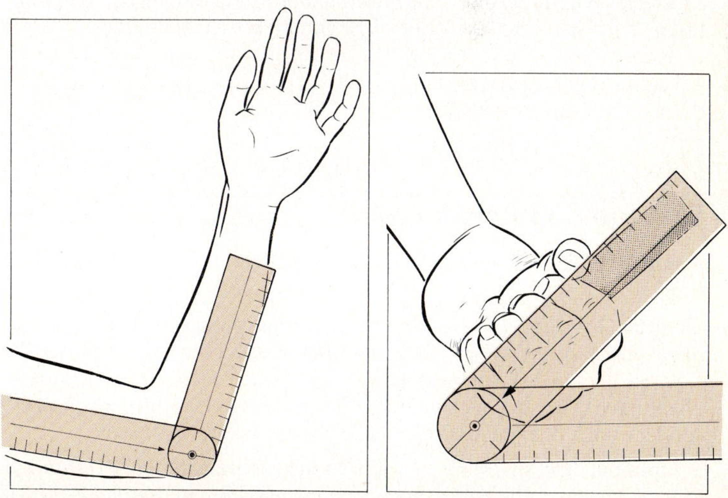

a b

Abb. **12a** u. **b** Messungen nach der Neutral-0-Methode.

Umfänge:
- Ellenbogengelenk: über Epikondylen und Olekranon bei Nullstellung des Gelenkes.
- Oberarm: 15 cm oberhalb des Epicondylus ulnaris.
- Unterarm: 10 cm unterhalb des Epicondylus ulnaris.

Krankheitsbilder

Osteochondrosis dissecans (freier Gelenkkörper)

Siehe Kap. 6, Aseptische Knochennekrosen.

Arthritis

Ursache. Mitbefall bei chronischer Polyarthritis in 50% der Fälle. Selten als Monarthritis durch Infektion.

Symptome. Schmerzen, Schwellung, Streckdefizit. Charakteristische Röntgenbefunde (gelenknahe Usurierung) und Laborbefunde (erhöhte Senkungsgeschwindigkeit, Serologie).

Therapie. Behandlung der Grundkrankheit, Behandlung der Kontrakturen, bei schmerzhaften Kontrakturen und/oder Instabilität:
- Synovektomie,
- Radiusköpfchenresektion,
- Resektionsarthroplastik,
- Totalendoprothese.

Epicondylopathia humeri

Synonyme: Epicondylitis humeri, Tennisellenbogen, Werferellenbogen.

Ursache. Insertionstendopathie an den Humerusepikondylen. Die *radiale Form,* die den Ursprung der Hand- und Fingerstrecker betrifft (Tennisellenbogen) kommt häufiger vor als die *ulnare Form* (Werferellenbogen), bei der nicht nur die Insertionstendopathie der Beuger, sondern auch der Valgusstreß des Ellenbogens eine Rolle spielt.

Symptome. Im Anschluß an wiederholte Überanstrengungen kommt es zu Schmerzen an den Ursprungsstellen der Sehnen bzw. im Bandansatzbereich mit entsprechendem Druckschmerz.

Therapie. *Im akuten Stadium:* Ruhigstellung (evtl. durch Gipsverband). Lokalanästhesieinfiltrationen, ggf. unter Zusatz von Kortisonpräparaten. Krankengymnastische Behandlung.

Beim Versagen der konservativen Therapie Einkerbung des betroffenen Sehnenspiegels nahe dem Insertionsbereich (Hohmann) und Umschneidung des Epikondylus zur Denervierung.

Krankengymnastische Behandlung

Epicondylopathia humeri

Befund

- Druckschmerz, Bewegungsschmerz, Muskel-Sehnen-Schmerz bei Widerstandstest und Dehntest. Der Schmerz soll genau lokalisiert werden.
- Verspannung, evtl. Verdickung im Epikondylenbereich.
- Schnelle Ermüdbarkeit der Hand.
- Muskelinsuffizienz durch Schonung von Hand und Arm.

Alle Befunde können in unterschiedlicher Ausprägung auftreten.

Gesichtspunkte

- Schmerz lindern oder beseitigen;
- Lösen von Verspannungen;
- Wiedergewinnen beschwerdefreier Muskelkontraktion;
- Wiedergewinnen von Muskelkraft und Ausdauer;
- Beheben von Schwächen in Bewegungs- und Muskelketten des Armes, die Mitursache für die lokale Überbeanspruchung sein können.
- Rezidivvorbeugung durch Beratung.

Maßnahmen konservativ

Sie können bereits prophylaktisch einsetzen, wenn eine funktionelle Überbeanspruchung vorauszusehen ist, z. B. bei einschlägigen Sportaktivitäten, beim Musizieren oder beruflich einseitigen Muskelleistungen (Maschineschreiben, Fließbandarbeit). Zu empfehlen ist in diesem Fall ein allmählich aufzubauendes Kraft- und Ausdauertraining aller Armmuskeln, insbesondere aber für die Hand- und Fingerextensoren.

Ist die Erkrankung bereits aufgetreten, sollte einem konsequenten Behandlungsplan gefolgt werden:

- Zur Schmerzlinderung elektrotherapeutische Maßnahmen, Eisapplikationen, ggf. tiefe Friktionsmassage, Entspannungstechniken für Schultergürtel und Arme.

- Nach Erreichen der Schmerzfreiheit Dehnen der betroffenen Muskeln und Beginn mit Widerstandsarbeit. Die Trainingsarbeit beginnt an Rumpf- und Schultergürtel und folgt z. B. der PNF-Technik. Sie wird langsam aufgebaut.
- Bleibt Schmerzfreiheit auch weiterhin erhalten, Beginn mit systematischem Einsatz der Hand bei verschiedenen Handfertigkeiten und Alltagsverrichtungen in der Beschäftigungstherapie.
- Aufstellen eines Trainingsprogramms zum Selbstüben als Rezidivvorbeugung. Beratung für die sportliche Betätigung, z B. fehlerhafte Techniken aufdecken und beheben.

Ruhigstellung in zirkulärem Gipsverband oder Gipsschale (für mindestens 2 Wochen)

- Nach Gipsabnahme:

Befund

- mehr oder weniger eingeschränkte Ellenbogenbewegung;
- Insuffizienz der Unterarm- und Handmuskulatur;
- evtl. noch Druckschmerzhaftigkeit.

Maßnahmen

- Mobilisation des Ellenbogens ohne Beteiligung der Hand- und Fingermuskeln;
- Bewegungstherapie im Wasser für Rumpf, Schultergürtel und Arme;
- Kräftigung von Schultergürtel und Oberarmmuskulatur;
- Beginn aktiver Arbeit der betroffenen Muskeln unter Eisanwendung, befundabhängige Steigerung;
- Üben bewußter Entspannung der betroffenen Muskeln;
- langsamer Einstieg in die Beschäftigungstherapie.

Maßnahmen postoperativ

Hohmann-Operation

Lagerung: Gipsschale für Oberarm-Hand bei 90 Grad Ellenbogenflexion, Rotationsmittelstellung, 15–20 Grad Handextension.

Nach 2 Tagen: Wundkontrolle, Entlassung.

Nach 14 Tagen: Fäden ziehen, Beginn mit Übungsbehandlung.

Hand

Krankengymnastische Befunderhebung

Der Krankengymnast wird in der Orthopädie nur mit wenigen Erkrankungen der Hand konfrontiert, dafür aber mit der Vielfalt der Wiederherstellungschirurgie nach Verletzungen (s. auch Band 6, Traumatologie) und mit der Mobilisations- und Aktivierungsbehandlung nach Ruhigstellungen des Armes.

Er muß die Anatomie der Hand genau kennen: die Lage der einzelnen Knochen zueinander, Form und Beschaffenheit der Gelenke mit Kapsel und Bändern, die teilweise sehr komplizierten Muskelfunktionen und die sensiblen Innervationen.

Nach Littler wird die Hand in *drei Bewegungselemente* eingeteilt:

- *Strahl I:* Daumen. Durch das Sattelgelenk und 9 eigenständige Muskeln ist das Metakarpale I unabhängig von den Fingern und kann ihnen gegenübergestellt werden.
- *Strahl II:* Zeigefinger. Er ist mit 7 Muskeln ebenfalls separat beweglich und von den 3 anderen Fingern abgesetzt.
  Strahl I und II bilden eine Funktionseinheit für Präzisionsarbeit, in geringem Maß begleitet vom 3. Finger.
- *Strahl III:* Mittel-, Ring- und Kleinfinger einschließlich der Metakarpale III, IV und V.
  Aufgrund ihrer muskulären Verknüpfung werden die drei Finger gemeinsam tätig, besonders wenn Kraft zum Greifen erforderlich ist. So ist z. B. bei einer Streckkontraktur des Ringfingers mit den verbliebenen gesunden Fingern ein Faustschluß nicht möglich. Ist einer dieser drei Finger verletzt, sind alle drei in ihrer Funktion behindert.

Die drei Bewegungselemente gruppieren sich um eine zentrale stabile Einheit, gebildet aus den distalen Handwurzelknochen, dem II. und III. Mittelhandstrahl und den dazugehörigen Muskeln: M. flexor carpi radialis, M. extensor carpi radialis longus und brevis.

Für die Übungsbehandlung ergibt sich daraus:
Daumen und Zeigefinger können in allen Funktionen einzeln beübt werden. 3., 4. und 5. Finger sollten stets in ihren Verknüpfungen berücksichtigt werden.

Weitere Funktionsbesonderheiten: Handextensoren, Fingerflexoren und -adduktoren arbeiten synergistisch, das gleiche gilt für die Handflexoren, Fingerextensoren und -abduktoren.

Dies wird eindrucksvoll sichtbar, wenn die Hand kräftig zur Faust geballt und wieder geöffnet wird (Abb. **13a** u. **b**).

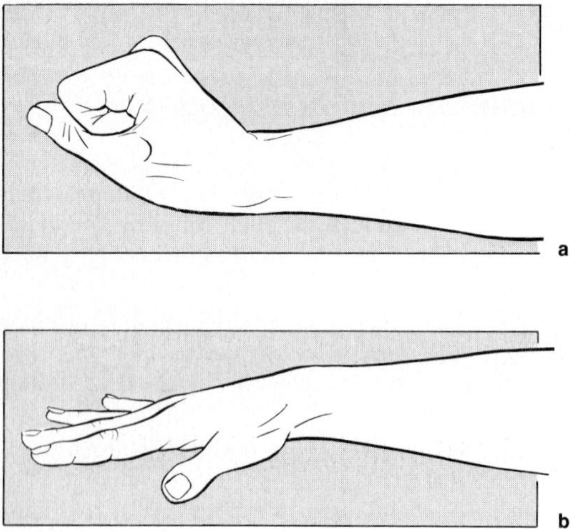

Abb. **13a** u. **b** Muskelsynergien der Hand.

Die Muskelsynergien spielen auch eine Rolle bei der Planung von Muskeltranspositionen. So sind z. B. die Handflexoren ein günstiger Ersatz für die Fingerextensoren.

Dabei ist die Schulung der neuen Funktion eines transponierten Muskels um so leichter, je wichtiger die Funktion ist.

Intensive postoperative Übungsbehandlung ist hierbei notwendig: Neben der Erhaltung oder Wiedergewinnung von Gelenkbeweglichkeit muß vor allem der zu verlagernde Muskel isoliert auf Kraft trainiert werden, denn durch die Verpflanzung verliert er in der Regel 1–2 Kraftgrade.

Mm. interossei und Mm. lumbricales sind Beuger und Strecker zugleich. Mit ihrem Ursprung am M. flexor digitorum profundus und ihrem Ansatz an der Dorsalaponeurose verbinden sie Beuger und Strecker der Finger.

Spreizung der Finger ist nur bei gestreckten Grundgelenken möglich. Bei voller Beugung der Grundgelenke ist sie weder aktiv noch passiv erreichbar. Eine der Ursachen hierfür bieten die *Kollateralbänder*. In Streckstellung der Gelenke sind sie entspannt und lassen die Spreizung zu, in Beugestellung sind sie angespannt und verhindern die Spreizung. Diese Seitenstabilität der Fingergrundgelenke bei Beugestellung ermöglicht den kraftvollen Grobgriff beim Faustschluß.

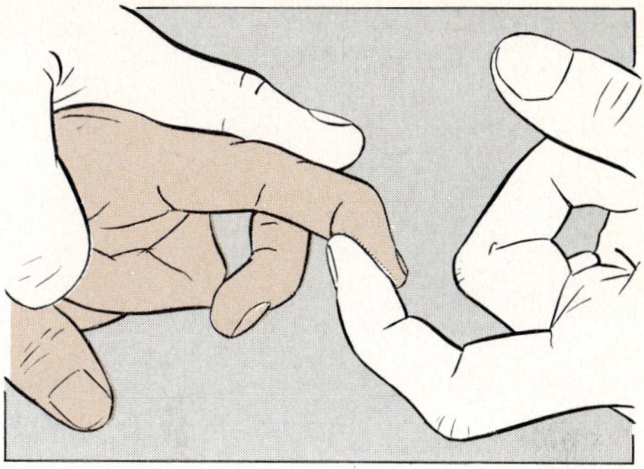

Abb. **14** Mobilisation der Fingerbeuger bei gestreckt fixierten Grundgelenken.

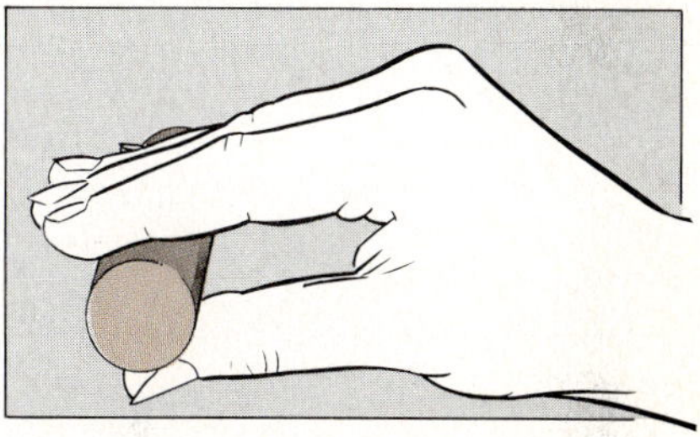

Abb. **15** Sog. lumbikraler Griff.

Ruhigstellung der Fingergrundgelenke in Verbänden erfolgt in Beugestellung von 70–80 Grad. Bei Ruhigstellung in Streckstellung schrumpfen die erschlafften Seitenbänder, werden zu kurz und behindern anschließend die Beugung.

Der *Faustschluß* ist abhängig von der freien Beweglichkeit aller Gelenke sowie der Kraft aller Flexoren. Die Sehnengleitfähigkeit der Fingerbeuger, besonders des M. flexor digitorum profundus, ist bei Verletzungen oder nach Operationen sehr leicht gefährdet. Sie zu erhalten oder wiederherzustellen ist von großer Wichtigkeit. Die geeignete Übung: Beugung von End- und Mittelgelenken bei gestreckt fixierten Grundgelenken (Abb. **14**), um die streckende Wirkung der Mm. lumbricales auszuschalten. Bei Ausfall des M. flexor digitorum profundus (auch vorübergehendem) entsteht der sog. lumbrikale Griff (Abb. **15**). Auf Dauer benutzt, gefährdet er die Gleitfähigkeit der Beugesehnen.

Deshalb empfiehlt sich eine Funktionsschiene.

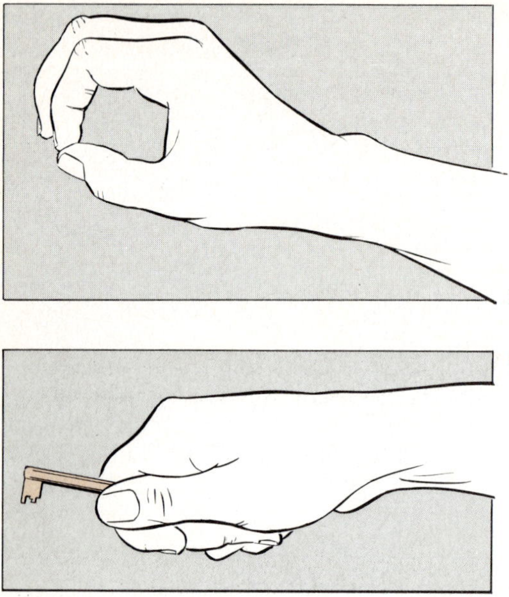

a

b

Abb. **16**

Sensibilität

Die feine Sensibilität der Hand spielt beim Üben eine wesentliche unterstützende Rolle.

Daumen, Zeigefinger und Mittelfinger sind durch den N. medianus besonders feinfühlig ausgestattet. Fällt er aus, übernehmen 4. und 5. Finger über den N. ulnaris das Tasten. Die Bewegungstherapie wird darauf eingestellt.

Die Schulung des Tastsinns ist überwiegend Anliegen der Beschäftigungstherapie. Sie erfolgt durch das Üben mit Materialien unterschiedlicher Konsistenz, Oberflächenbeschaffenheit und Form. Die feinen Funktionen werden auch durch Tasten und Erkennen ohne Blickkontakt gefördert.

Die verschiedenen Greifformen der Hand

- Spitz- und Schlüsselgriff (Präzisionsgriff) (Abb. **16a** u. **b**),
- Grob- und Hakengriff (Kraftgriff) (Abb. **16c** u. **d**).

Ersatzgreifformen bei endgültigem Funktionsausfall. Sie sind vielfältig je nach Art der verlorenen Normalfunktion. Der Patient setzt sie ent-

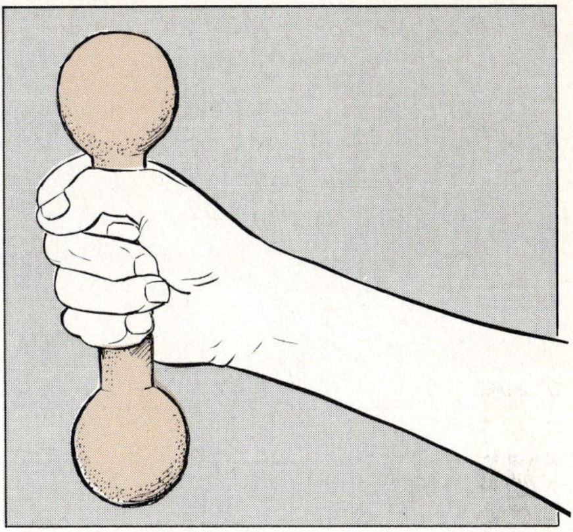

c

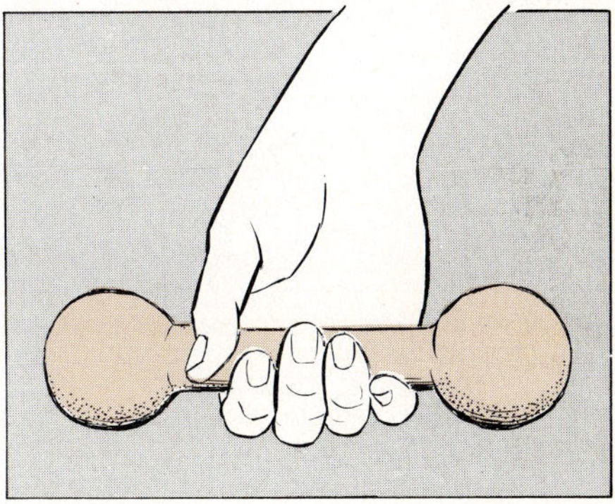

d

Abb. **16** Greifformen. **a** Spitz- und **b** Schlüsselgriff, **c** Grob- und **d** Hakengriff.

weder spontan ein, sie müssen bewußt trainiert werden, oder sie sind erst nach operativen Eingriffen erreichbar, z. B. durch Muskelverpflanzungen. Sie spielen auch eine Rolle beim Sensibilitätsverlust, z. B. beim Ausfall des N. medianus: Die Hand wird beim Greifen umgedreht, der N. radialis tritt in Funktion.

Beispiele für Ersatzgreifformen:

Ersatzspitzgriff, Seitengriff, Klemmgriff (Abb. **17a–c**).

Befunderhebung im einzelnen

- Vergleichende aktive und passive Prüfung unter Berücksichtigung der Funktionsbesonderheiten (Muskel- und Funktionstest).

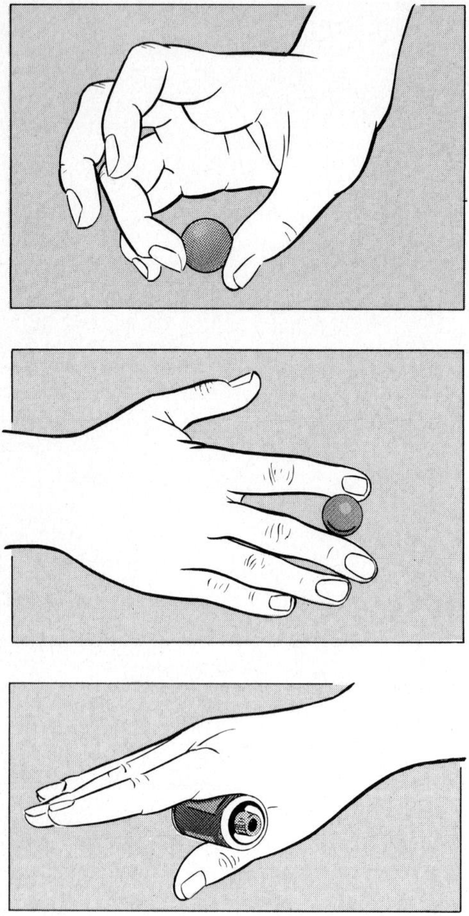

a

b

c

Abb. **17** **a** Ersatzspitzgriff, **b** Seitengriff, **c** Klammgriff

- Messung: Bewegungsausschläge und Umfänge.
- Grobe Beurteilung der Sensibilität.
- Beurteilung des Schweregrades einer Lähmung mittels Neurotondiagnostik (IT-Kurve).
- Beurteilung von Greiffunktionen, Gebrauchsbewegungen, Fingerfertigkeit und Geschicklichkeit in Kombination mit einem beschäftigungstherapeutischen Funktionstest.
- Nach Möglichkeit fotografische Dokumentation der Funktionen zu Beginn, im Verlauf und nach Abschluß der Behandlung.

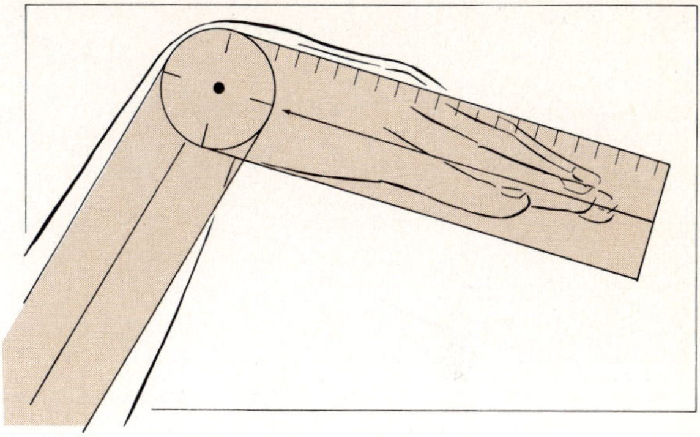

a

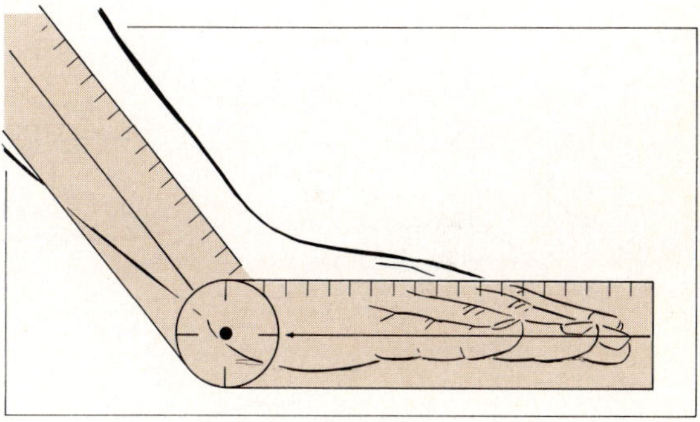

b

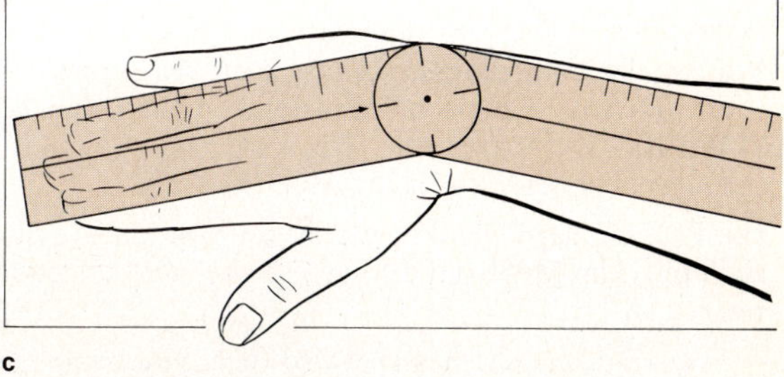

Abb. **18** c

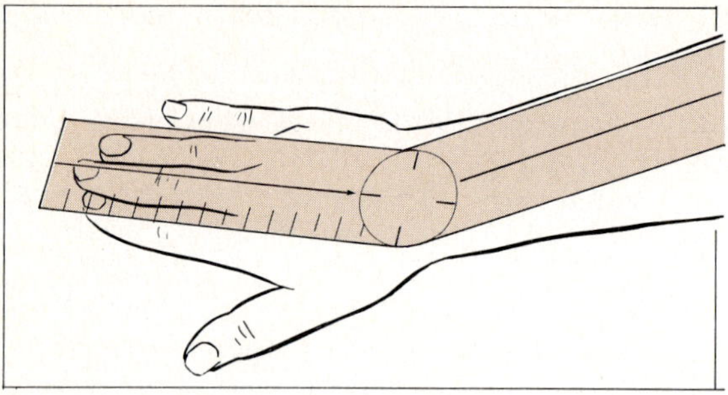

d

Abb. **18a–d** Messungen nach der Neutral-0-Methode, Handgelenk.

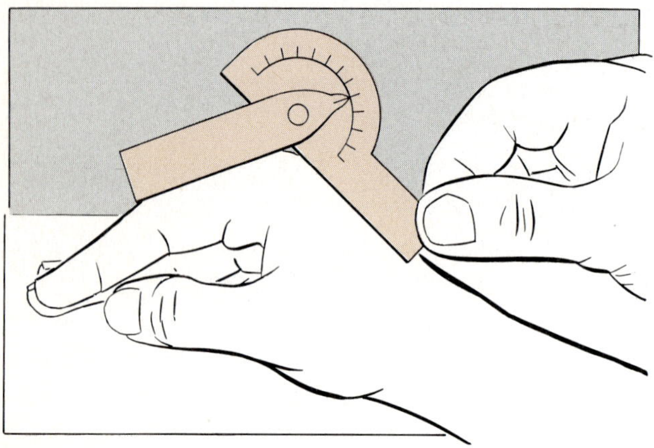

Abb. **19** Messungen nach der Neutral-0-Methode, Fingergrundgelenk.

Messungen

Prüfung der *Bewegungsausschläge* nach der Neutral-0-Methode:

- *Handgelenk:* Flexion/Extension, Ulnar-/Radialduktion (Abb. **18a–d**);
- *Finger:* Flexion/Extension (Abb. **19**).

Die Prüfung der Gelenkbeweglichkeit von Fingern und Daumen kann auch mit dem Meßband erfolgen. Dabei wird folgendermaßen verfahren:

- *Fingerflexion:* Gemessen wird der Fingerkuppen-Hohlhand-Ab-

stand (FKHA), der Abstand zwischen Fingerkuppe und distaler Hohlhandfalte.
- *Fingerextension:* Der Handrücken liegt der Unterlage flach an, gemessen wird der Abstand zwischen Fingernagel und Unterlage.
- *Daumenopposition:* Gemessen wird der Abstand der Daumenkuppe zur Grundgelenkbeugefalte des 5. Fingers, deren Erreichen als Norm angenommen wird.
- *Finger- und Daumenabduktion:* Die Flächen der kranken und gesunden Hand werden aneinander gelegt und die Spreizung wird verglichen.

Umfänge
- Handgelenk: unterhalb des Processus styloideus ulnaris im Handwurzelbereich,
- Mittelhand: zirkulär um die Köpfchen der Metakarpalia ohne Daumen.

Krankheitsbilder

Ulnariskompressionssyndrom

Siehe Band 9, S. 71f.

Karpaltunnelsyndrom

Siehe Band 9, S. 69f.

Arthrose des Handgelenkes und der Handwurzel

Ursache. Meist Unfallfolge (z. B. nach typischem Speichenbruch) bzw. sekundär bei Navikularpseudarthrose, Lunatummalazie (Preßluftarbeiter).

Differentialdiagnose. Karpaltunnelsyndrom, Polyarthritis.

Therapie. Belastungsverringerung. Antiphlogistika. Antirheumatische Behandlung.

Bei Versagen der konservativen Behandlung: Am Handgelenk Denervation nach Wilhelm oder Arthrodese mit Knochenplan und/oder Osteosynthese.

Bei Arthrose des Daumensattelgelenkes: Entfernung des Multangulum majus mit oder ohne Sehneninterponat.

Tendovaginitis stenosans de Quervain

Ursache. Chronische Reiz- und Entzündungszustände, eventuell im Rahmen entzündlich-rheumatischer Erkrankungen.

Symptome. Betroffen ist das erste Sehnenfach, durch welches die Endsehne des Daumenstreckers und des Daumenabspreizers zieht. Langsam steigernde Schmerzen über den Speichengriffelfortsatz („Styloiditis"), unter Umständen mit Ausstrahlung in die Peripherie. Sehnenschnellen, Schmerzauslösung oder Verstärkung durch Abspreizung und Strecken des Daumens gegen Widerstand.

Therapie. Ruhigstellung, lokale Injektionen. Bei Therapieresistenz operative Spaltung der Sehnenscheide.

Schnellender Finger

Ursache. Stenosierende Veränderungen der Sehnenscheide der Fingerbeuger, meist in Höhe der Grundgelenke (des Ringbandes) oder spindelförmige Auftreibung der Sehne durch Sehnenknötchen.

Symptome. Ruckartiges Schnappen beim Bewegen, Knötchen in der Beugesehne bei der Bewegung tastbar. In ausgeprägten Fällen fixierte Beugestellung des Fingers.

Therapie. Operative Spaltung der Sehnenscheide bzw. des Ringbandes.

Dupuytren-Kontraktur

Ursache. Umwandlung und Verdickung des Bindegewebes der Palmarfaszie der Hohlhand unbekannter Ursache.

Symptome. Erkrankungsbeginn meist um das 40. Lebensjahr mit Knötchenbildung in der Hohlhand, zunächst gegenüber dem 4. Finger. Bevorzugung des männlichen Geschlechts. Mehrere Knötchen fließen zu Narbensträngen zusammen und verwachsen mit der Haut, nicht mehr mit dem subkutanen Gewebe verschieblich. Meist keine Schmerzen. Zunehmende Behinderung durch fortschreitende Beugekontraktur eines oder mehrerer Finger (Abb. **20**). Ein entsprechendes Krankheitsbild am Fuß wird als Morbus Ledderhose bezeichnet.

Therapie. Regelmäßige selbsttätige Dehnungen. Sorgfältige Hautpflege.

Sind Kontrakturen eingetreten, wird mit Quengelschienen und Kortisoninjektion eine Besserung kaum noch erreicht.

Die Behandlung ist deshalb operativ und besteht in der radikalen Ex-

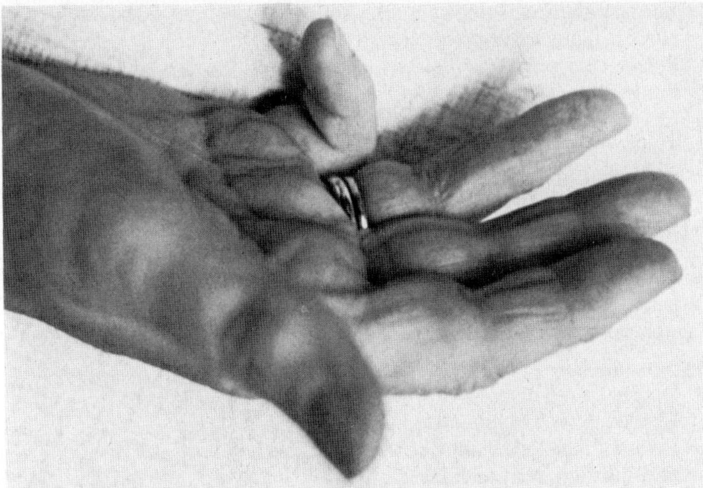

Abb. **20** Dupuytren-Kontraktur (aus H. Cotta: Orthopädie, 4. Aufl. Thieme, Stuttgart 1984).

stirpation der veränderten Anteile der Palmarfaszie und der in die Tiefe ziehenden bindegewebigen Stränge. Bei sehr fortgeschrittenen Fällen kann ausnahmsweise auch die Amputation der Finger erforderlich werden. Auch durch radikale Entfernung der Palmarfaszie können Rezidive nicht mit Sicherheit verhindert werden.

Krankengymnastische Behandlung

Allgemeine Richtlinien

Befund

Krankhafte Befunde an der Hand, die häufig auftreten und krankengymnastischer Übungsbehandlung zugänglich sind.
- Schwellung;
- Störung der Hauttemperatur;
- Sensibilitätsstörung;
- Bewegungs- und Berührungsschmerz;
- Muskelschwäche;
- Gelenkkontrakturen verschiedener Ursachen, z. B. Muskelungleichgewicht, Verkürzung von Sehnen infolge Verwachsung oder

Vernarbung, Schrumpfung von Gelenkkapsel und Bändern, Hautnarben, Knochendystrophie;
- Fehlstellungen;
- Funktionsausfälle;
- Ersatzgreiffunktionen;
- Minderung der Feinmotorik und Geschicklichkeit;
- Nebenbefunde im Schulter-Arm-Bereich.

Gesichtspunkte

Im allgemeinen;
Wiederherstellen der Gebrauchsfähigkeit der Hand durch Wiedererlangen normaler Greiffunktion oder Erlernen von Ersatzgreifformen.

Im einzelnen:
- Verbesserung der Durchblutung,
- Linderung von Schmerzen,
- Entspannung verkrampfter Muskeln,
- Mobilisation der Gelenke,
- Verbesserung der Sehnengleitfähigkeit,
- Dehnung verkürzter Muskeln,
- Kräftigung schwacher Muskeln,
- Minderung oder Beseitigung von Fehlstellungen und unerwünschten Ersatzgreifformen,
- Förderung der Geschicklichkeit,
- Hilfsmitteltraining;
- Normalisierung der Bewegungseinheit Hand-Arm-Schultergürtel-Wirbelsäule, z. B. bei kompensatorischen Bewegungen im Wirbelsäulen-Schulter-Bereich, Zwangshaltungen des Armes, Bewegungsmangel des Oberkörpers.

Maßnahmen

- Zur Schmerzlinderung, abhängig von der Schmerzursache: Lagerung unter Kontrolle, Ruhigstellung auf Schienen. Kälte- oder Wärmeanwendung. Entspannungstechniken, Griffe aus der manuellen Therapie.
- Zum Abschwellen:
  Hochlagerung, Ausstreichung, statische Muskelarbeit und dynamische Pumpbewegungen. Aktives Bewegen aller freigegebenen Gelenke des Armes. Die Übungsbehandlung erfolgt in Hochlagerung.
- Zur Temperatursenkung:
  Temperaturabsteigende Unterarmbäder, zuerst auf der Gegenseite.
- Zur Durchblutungssteigerung:
  Aktives Üben. Bürsten von Arm und Schulterbereich. Elektrotherapeutische Maßnahmen.

– Zur Funktionsverbesserung:
Griffe der manuellen Therapie zur Dehnung von Gelenkkapsel und Bändern. Aktive Kontrakturbehandlung zur Dehnung verkürzter Muskeln und Sehnen. Gegebenenfalls vorsichtige Narbenmassage. Aktive Korrektur von Fehlstellungen, passiv unterstützt durch Schienenlagerung. In seltenen Fällen temporäre Anwendung einer Quengelschiene.
Das aktive Üben erfolgt in Einzelfunktionen mit gesteigerten Widerständen, in Bewegungsmustern der PNF-Technik und freiem Üben mit und ohne Gerät.
- Zum Beispiel selbständiges Üben der Fingerflexion mit Schwammball (Abb. **21**) und Papier (Abb. **22a** u. **b**), isoliert für Grund-, Mittel- und Endgelenke mit dem Handfixationsbrettchen (Abb. **23a** u. **b**), für die Mm. lumbricales an der Tischkante (Abb. **24**).
- Isoliertes Üben der Finger und Handextension gegen Widerstand (Abb. **25a** u. **b**).
- Isoliertes Üben der Fingerabduktion gegen Widerstand (Abb. **26a** u. **b**).
- Gemeinsames Üben der Fingerextension und -abduktion (Abb. **27**).
- Kombinierte Hand- und Ellenbogenübung (Abb. **28a** u. **b**).
- Stabilisation von Hand und Unterarm bei Grobgriff (Abb. **29**).
Vorrangige Bewegungsrichtungen sind die Flexion von Fingern

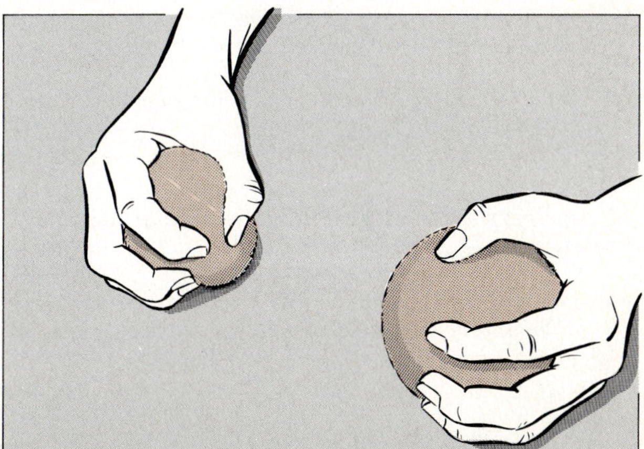

Abb. **21** Üben mit Schwammball.

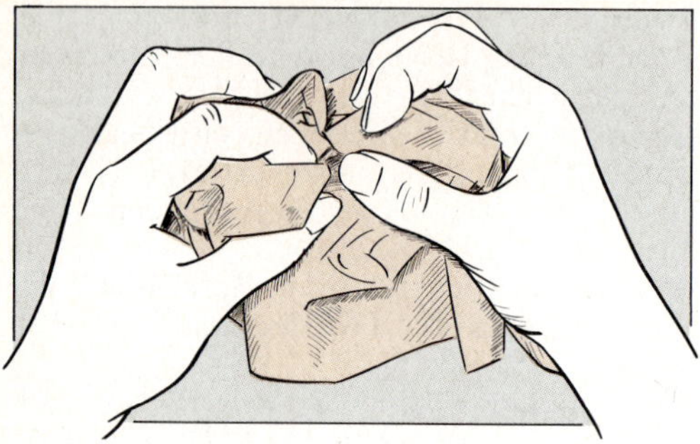

a

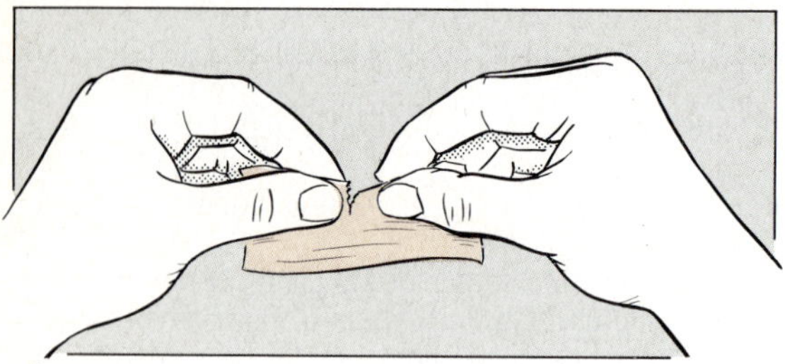

b

Abb. **22a** u. **b**
Üben mit Papier.

und Daumen sowie die Opposition von Daumen und Kleinfinger. Mit einer Einschränkung der Handöffnung ist eher auszukommen als mit dem Fehlen des kraftvollen Fingerkuppen- und Faustschlusses. Passives Finger- und Handöffnen ist vorübergehend mit einer Funktionsschiene möglich.

Grundsätzliches zu Technik und Dosierung krankengymnastischer Handbehandlung

- Gerade bei der Behandlung der Hand, insbesondere nach operativen Eingriffen, ist die Abstimmung mit dem behandelnden Arzt wichtig. Der Krankengymnast wird über das operative Vorgehen unterrichtet und in die ärztliche Zielsetzung der Behandlung eingewiesen.
- Der Behandler soll möglichst nicht wechseln.
- Sinnvoll ist die Durchführung kurzer Behandlungen *mehrmals täglich*.

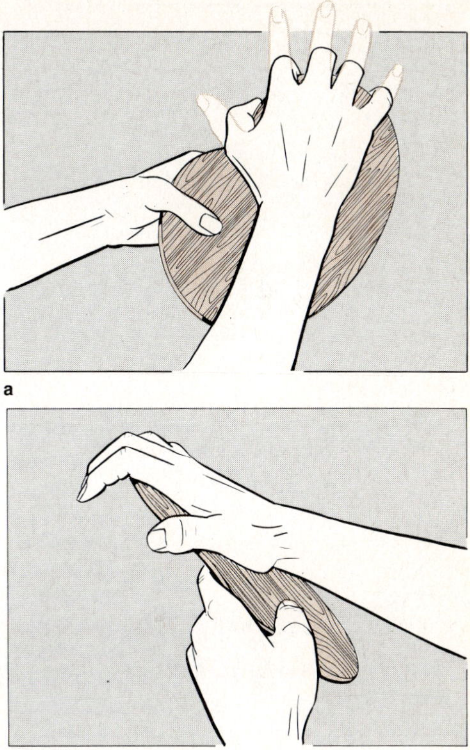

a

b

Abb. **23 a** u. **b** Üben mit dem Handfixationsbrettchen.

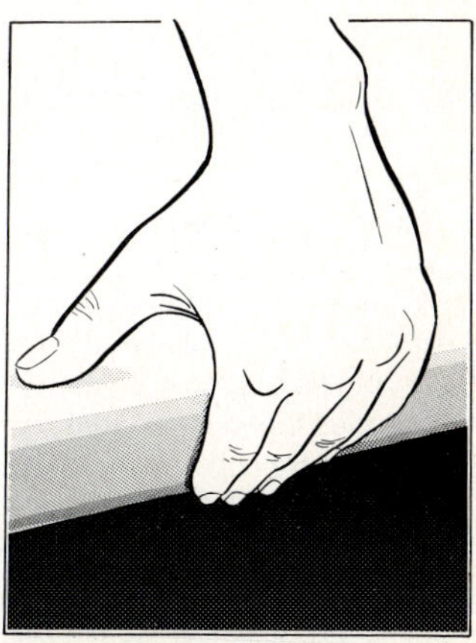

Abb. **24** Üben an der Tischkante.

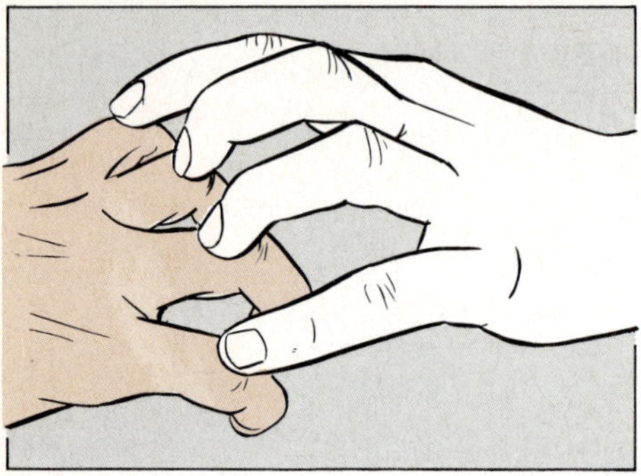

a

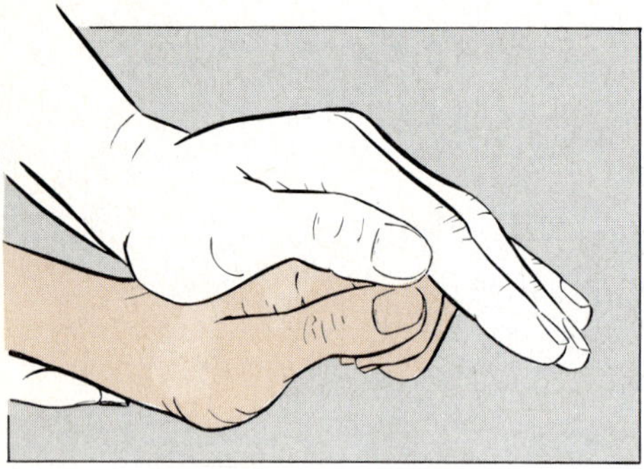

b

Abb. **25a** u. **b** Üben der Finger- und Handextension gegen Widerstand.

- Alle Maßnahmen werden dem Befund angepaßt und schonend dosiert. Sobald Überwärmung, Schwellung und anhaltender Schmerz auftreten, ist *Vorsicht geboten*. Die Behandlung wird bis zum Abklingen der Symptome ausgesetzt oder auf die Behandlung der Symptome umgestellt.
- Während der Behandlung darf die Schmerzgrenze kurzfristig erreicht werden. *Nach der Behandlung soll der Schmerz abgeklungen sein*. Vor erneuter Behandlung muß die Hand schmerzfrei sein.
- Aktives Üben steht immer im Vordergrund.
- Passive Bewegungen erfolgen, falls notwendig, mit den Griffen der manuellen Therapie. Sogenanntes passives Durchbewegen ist nur bei Lähmungen zur Kontrakturprophylaxe angezeigt.
- Alle nicht betroffenen bzw. nicht ruhiggestellten Gelenke der oberen Extremität werden in die Behandlung einbezogen.

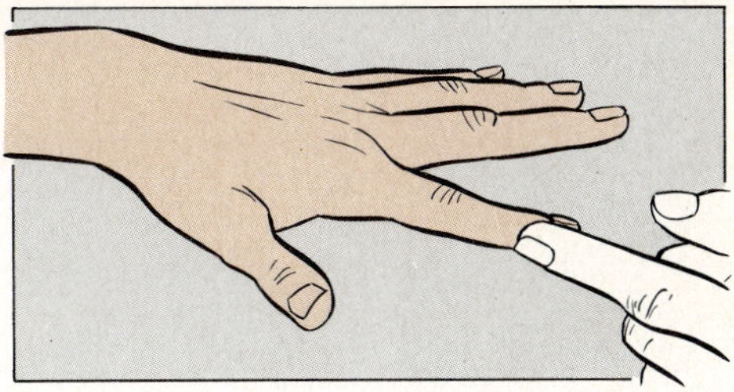

a

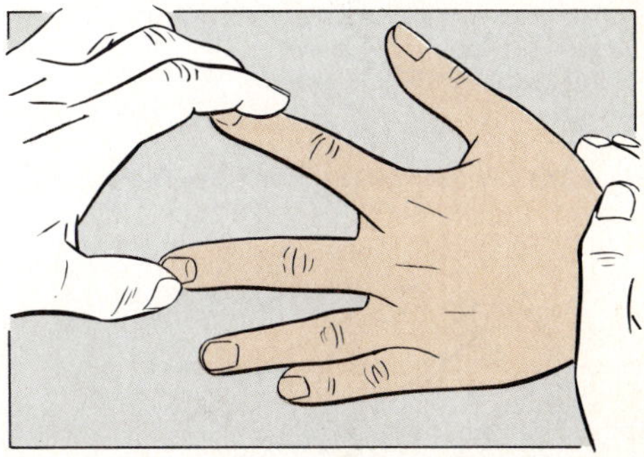

b

Abb. **26a** u. **b** Üben der Fingerabduktion gegen Widerstand.

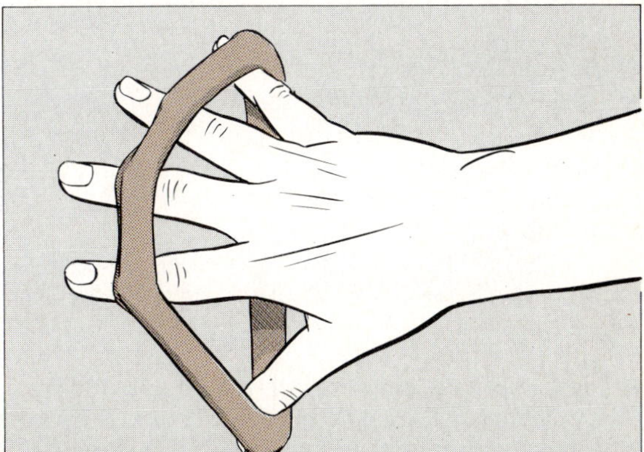

Abb. **27** Üben der Fingerextension und -abduktion.

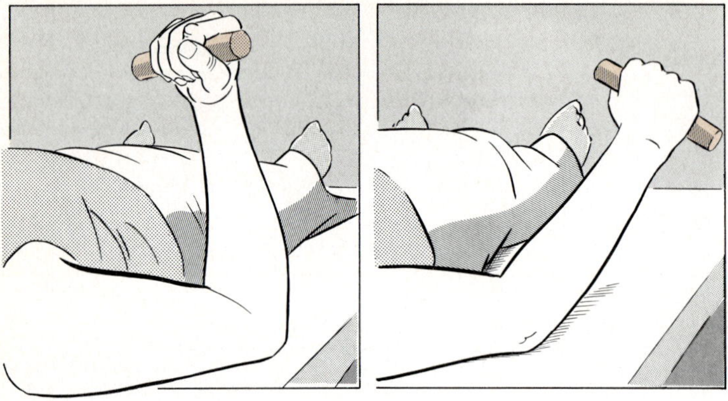

a b

Abb. **28 a** u. **b** Kombinierte Hand- und Ellenbogenübung.

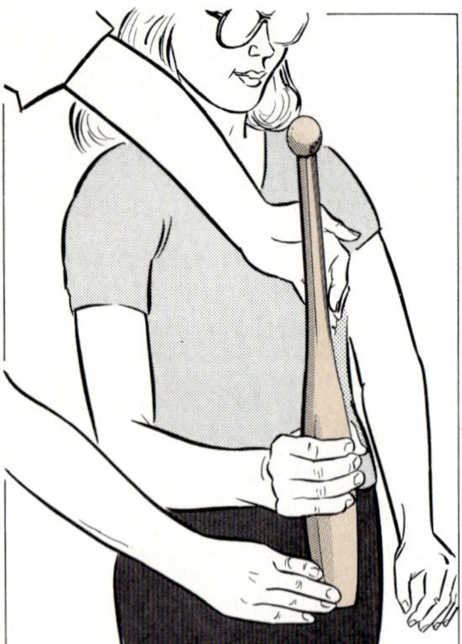

Abb. **29** Stabilisation von Hand und Unterarm bei Grobgriff.

- Die Entstehung einer Sudeck-Dystrophie, für die die Hand besonders anfällig ist, muß vermieden werden. Zur Vorbeugung sind allgemeine gymnastische Übungen für Schultergürtel und Wirbelsäule sowie Entspannungsübungen für beide Arme geeignet, um von der kranken Hand abzulenken.

- In der Regel sollte jede krankengymnastische Behandlung der Hand mit Übungen im Schulter- und Ellenbogenbereich beginnen.
- Die Bewegungstherapie im Wasser kann eine sehr nützliche und unterstützende Maßnahme zur Durchblutungsförderung, Schmerzlinderung und Mobilisation sein. Sie kann sich aber auch als ungeeignet erweisen, wenn die Hand während oder nach der Behandlung anschwillt. Sie ist bei Schwellneigung und Überwärmung von vorneherein kontraindiziert.
- Die Eisanwendung wirkt schmerzlindernd. In Verbindung mit aktivem Üben fördert sie die Durchblutung der Hand und regt die Muskelfunktion an. Kälteschmerz darf nicht auftreten. Da die Hand wenig Weichteile hat, wird die Schmerzgrenze schnell erreicht. Eisbehandlung ist grundsätzlich nur bei warmer Hand anzuwenden.
- Massage zur Lockerung verspannter Muskulatur, besonders im Schulter-Nacken-Bereich, kann die Übungsbehandlung erleichtern. Sie findet keine Anwendung in unmittelbarer Gelenknähe an der Hand. Lösen von Narbengewebe kann durch spezielle Massagegriffe unterstützt werden.
- Zur Behandlung von Lähmungen, ausgeprägten Muskelschwächen und Empfindungsstörungen werden zusätzlich geeignete elektrotherapeutische Maßnahmen eingesetzt.
- Bei Sensibilitätsstörungen erfolgt die Anwendung von Wärme, Kälte und Elektrotherapie nur sehr vorsichtig und unter Aufsicht.
- Vollständiger, Sensibilitätsverlust erfordert beim Üben ständige Augenkontrolle, um Verletzungen jeglicher Art beim Handeinsatz zu vermeiden. Bei zusätzlichen motorischen Ausfällen können gut gepolsterte Funktionsschienen angewandt werden. Die Übungsbehandlung trägt dieser Situation von Anfang an Rechnung.
- Lagerungs- und Funktionsschienen (Abb. **30a** u. **b**) müssen dem Befund angepaßt sein und entsprechend oft erneuert oder nachgestellt werden.

Erforderlich sind Feinfühligkeit des Therapeuten, subtile Auswahl der geeigneten Behandlungsmaßnahmen sowie Kontakt mit dem behandelnden Arzt in jedem Behandlungsstadium.

Unterstützung und Ergänzung krankengymnastischer Übungsprogramme bietet die Beschäftigungstherapie, vor allem auch zur Vorbereitung des Handeinsatzes in Alltag und Beruf.

Lagerung der Hand bei Ruhigstellung in Verbänden

- Handgelenk: 20 Grad Extension und 5 Grad Ulnarduktion.
- Fingerendgelenke (DIP): 20 Grad Flexion.
- Fingermittelgelenke (PIP): 40 Grad Flexion.
- Fingergrundgelenke (MCP): 60–80 Grad Flexion.

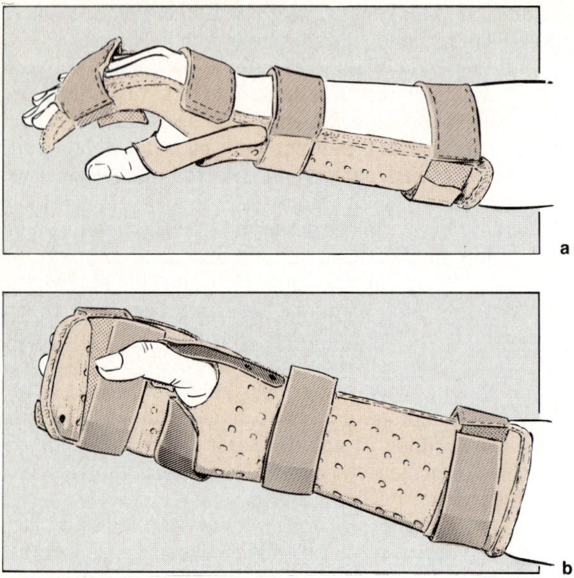

Abb. **30** Schienenversorgung der Hand.

Der Daumen steht bei Streckung in Grund- und Endglied in mittlerer Opposition.

Lagerung des Armes im Bett bei erkrankter Hand

Soll die Hand über längere Zeit ruhiggehalten werden, empfiehlt sich der Wechsel zwischen folgenden Positionen:

- Schultergelenk 70–90 Grad Abduktion, 30 Grad Außenrotation; Ellenbogengelenk 90 Grad Flexion, 10 Grad Pronation.
- Schultergelenk 30 Grad Elevation; Ellenbogengelenk 0 Grad Flexion, 10 Grad Pronation.

Arthrosen im Handbereich

Postoperative Behandlung

Daumensattelgelenk (Rhizarthrose)

Entfernung des Os trapezium mit oder ohne Sehneninterponat

Ruhigstellung in Unterarmgipsschale unter Einschluß des Daumens. Hochlagerung des Armes.

Die aktive Übungsbehandlung und Beschäftigungstherapie beginnt je nach Operationsmethode 4–6 Wochen postoperativ.

Entfernung des Os trapezium mit Bandplastik oder Endoprothese

Ruhigstellung wie oben.

Nach 2 Wochen: Beginn aktiver Übungsbehandlung. Die Beweglichkeit ist spontan gebessert. Krafttraining und Beschäftigungstherapie können einsetzen.

Handgelenk

Denervation des Handgelenkes
Wundverband

Nach 1 Tag: Beginn aktiver Übungsbehandlung unter Traktion, Beschäftigungstherapie.

Plattenosteosynthese (Arthrodese)
Wundverband, Gipsschiene zum Hochlagern des Armes.

Nach 1 Tag: aktive Übungsbehandlung für Finger, Ellenbogen und Schulter.

Nach 2 Wochen: Pro- und Supination für den Unterarm, Beschäftigungstherapie.

Nach 6 Wochen: abhängig vom Röntgenbefund Krafttraining für Hand und Arm.

Dupuytren-Kontraktur

Konservative Behandlung

Wenn die Knötchen- und Strangbildung in der Hohlhand noch sehr gering ist und die Streckbehinderung der Finger noch unter 20 Grad liegt, Versuch der Beeinflussung durch Übungsbehandlung.

Gesichtspunkte

- Erhaltung und Verbesserung der Gelenkbeweglichkeit.
- Kräftigung der Streckmuskeln.

Maßnahmen

- Griffe aus der manuellen Therapie zur Mobilisation von Mittelhand und Fingergelenken.
- Passives Dehnen.
- Übungen gegen Widerstand für alle Fingerextensoren und -abduktoren.
- Übungen der PNF-Technik.
- Anleitung zum Selbstüben.

Postoperative Behandlung

Fasziektomie (Aponeurektomie)

Lagerung: volare Unterarmgipsschale bei ca. 20 Grad Handgelenkstreckung als Schienung zum Hochlagern bzw. Aufhängen des Armes.

Nach 1 Tag: Patient steht auf, aktive Übungen für Ellenbogen und Schulter.

Nach 2 Tagen: Entfernung der Drainage und Beginn mit aktiven und passiven Bewegungen für alle Fingergelenke. Der Patient bewegt den Arm und hebt ihn möglichst oft über den Kopf.

Beginn der Beschäftigungstherapie (Wundschutz!).

Nach 2 Wochen: Die Gipsschale wird weggelassen. Übungsbehandlung und Beschäftigungstherapie werden gesteigert. Im Bedarfsfall Anpassen einer Redressionsschiene. Bei komplikationsfreiem Verlauf kann die Behandlung ambulant fortgesetzt werden. Anleitung zum selbständigen Üben.

Abschluß der Behandlung nach Erreichen zufriedenstellender Funktion.

Schnellender Finger

Postoperative Behandlung

Resektion des Ringbandes

Ambulante Versorgung. Wundverband.

Nach 1 Tag: Der Patient bewegt den Finger.

In der Regel ist krankengymnastische Behandlung nicht notwendig.

12. Untere Gliedmaßen

G. Koester, H. Cotta und W. Puhl

Hüfte

Krankengymnastische Befunderhebung

Die Beurteilung der Beinfunktion in Statik und Dynamik, in der Gesamtheit oder einzelnen Abschnitten ist nur möglich unter Berücksichtigung des Zusammenspiels von Lendenwirbelsäule, Becken und Bein.

Becken

Das Becken balanciert in den Hüftgelenkpfannen auf den Hüftköpfen der Femora und trägt die Wirbelsäule.

Die *aktive Beckenbewegung* ist das Resultat des Zusammenwirkens aller Muskeln, die Hüftgelenk und Lendenwirbelsäule bewegen. Extension in den Hüftgelenken und Flexion in der Lendenwirbelsäule bewirken bei festgestellter unterer Extremität die *Beckenaufrichtung* (Beckenextension).

Flexion in den Hüftgelenken und Extension in der Lendenwirbelsäule bewirken die *Beckenkippung* (Beckenflexion).

Muskeln für Beckenaufrichtung: gerade und schräge Bauchmuskeln, großer Gesäßmuskel, großer Adduktor, Semimuskeln, M. biceps femoris.

Muskeln für Beckenkippung: lumbale Rückenstrecker, M. iliopsoas, Spinamuskeln, langer Adduktor.

Beckenaufrichtung und -kippung sind im Stehen und Sitzen zu prüfen. Im Sitzen ist es leichter, das Becken aufzurichten, da die Lig. iliofemoralia erschlafft sind.

Abduktion im einen und Adduktion im anderen Hüftgelenk, verbunden mit Lateralflexion der Lendenwirbelsäule, bewirken die Beckenbewegung in der Frontalebene, sichtbar an der *Schrägstellung* des Beckens.

Muskeln für Beckenschrägstellung: Ab- und Adduktoren des Hüftgelenks, gerade und schräge Bauchmuskeln, lumbale Rückenstrecker, M. quadratus lumborum, M. latissimus dorsi.

Beckenrotation im Sinne der Innen- und Außenrotation ist insbesondere beim Gehen während der Belastungsphase des Beines und im Zusammenhang mit der Gegenbewegung der Wirbelsäule zu beobachten.

An den Beckenbewegungen lassen sich gestörte Funktionen von Lendenwirbelsäule und Hüftgelenk ablesen. Die Beobachtung von Beckenbewegung und Beckenstellung ist deshalb ein wesentlicher Teil krankengymnastischer Befunderhebung und Behandlung des Hüftgelenkes.

Hüftgelenk

Der Patient ist soweit entkleidet, daß Ausweichbewegungen des Beckens bzw. der Wirbelsäule gut erkennbar sind und die echte, isolierte Bewegung im Hüftgelenk gemessen werden kann.

Messen von Flexion und Extension

Der Patient liegt auf dem Rücken (Abb. **1**). Die Beckenstellung wird überprüft und ggf. korrigiert. Beide vorderen Darmbeinstachel werden mit dem Fettstift markiert oder von einem Assistenten fixiert. Es besteht eine leichte Lendenlordose. Bei der Untersuchung wird auf die Beckenmitbewegung geachtet.

Thomas-Handgriff: Bei freier Gelenkbeweglichkeit ist es möglich, ein Bein mit gebeugtem Knie an den Bauch zu ziehen, während das andere Bein gestreckt auf der Unterlage liegen bleibt und die Lendenwirbelsäule in Normalstellung verharrt. Bei freier Extension im Hüftgelenk bleibt das Bein auch dann auf der Unterlage, wenn die Lenden-

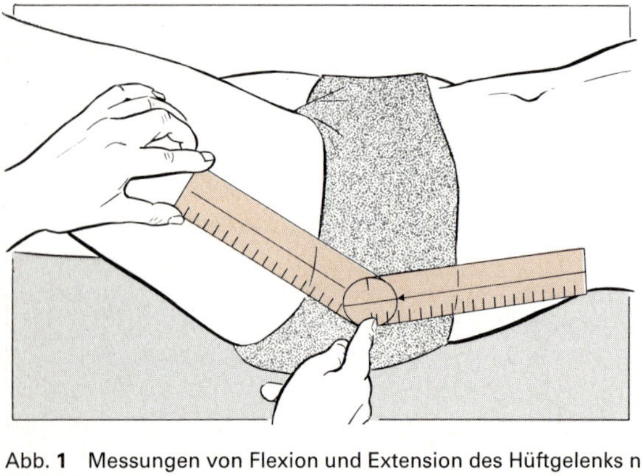

Abb. **1** Messungen von Flexion und Extension des Hüftgelenks nach der Neutral-0-Methode.

lordose voll ausgeglichen wird, d. h. durch passives Aufrichten des Beckens über das gebeugte Bein die Lendenwirbelsäule der Unterlage angedrückt wird. Um das Ausweichen durch Lateralflexion in der Lendenwirbelsäule zu vermeiden, wird das gebeugte Bein zusätzlich außenrotiert (Abb. **2**). Die volle Extension wird in Bauchlage überprüft. Bewegungseinschränkungen in die Extension oder Flexion werden durch Einsetzen der Beckenmitbewegung sichtbar.

Messung von Ab- und Adduktion
Voraussetzung ist wieder korrekte Beckenstellung (Abb. **3**). Es empfiehlt sich, Ab- und Adduktion bei fixiertem Becken mit beiden Beinen gleichzeitig zu prüfen.

Bei gebeugtem Hüftgelenk ist die Abduktionsfähigkeit größer durch Erschlaffen des Lig. pubofemorale. In beiden Ausgangsstellungen wird gemessen und verglichen.

Messung von Außen- und Innenrotation
Die Prüfung kann auf dreierlei Art erfolgen.

- Ausgangsstellung Rückenlage:
  Knie und Sprunggelenke nach Möglichkeit in Nullstellung. Zur Ausschaltung der Beckenmitbewegung werden beide Beine bei fixiertem Becken gleichzeitig untersucht.

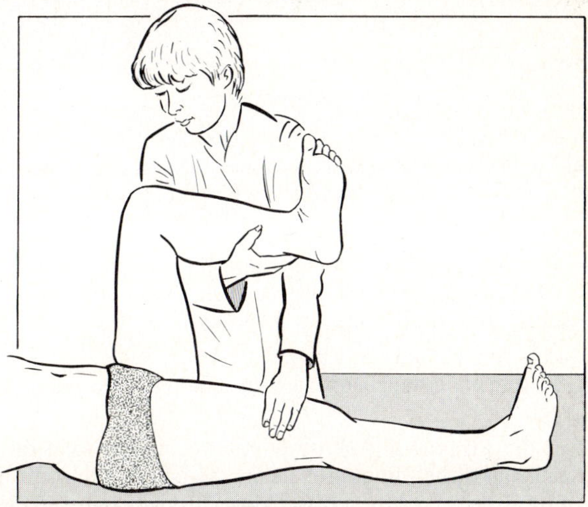

Abb. **2** Thomas-Handgriff.

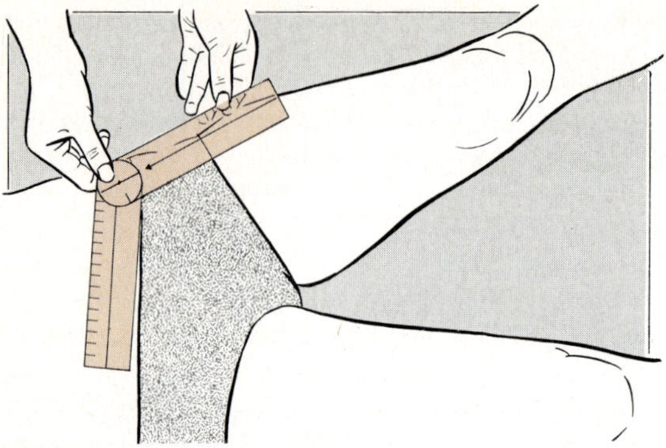

Abb. **3** Messung von Abduktion und Adduktion des Hüftgelenks.

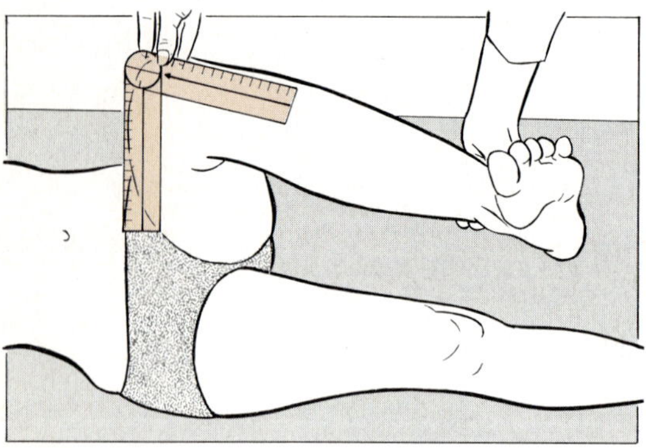

Abb. **4** Messung von Außen- und Innenrotation des Hüftgelenks.

- Rückenlage und rechtwinklig gebeugte Hüft- und Kniegelenke (Abb. **4**): Es ergeben sich normalerweise doppelt so große Werte durch Erschlaffen des Lig. iliofemorale.
- Ausgangsstellung Bauchlage:
  Hüftgelenke möglichst in Nullstellung. Kniegelenke rechtwinklig gebeugt.

Auf die Prüfung der Hüftgelenkbeweglichkeit folgt die Prüfung der Kraft sämtlicher Beinmuskeln im Seitenvergleich, insbesondere der Hüftmuskeln. Dabei sind die Muskeln gleichzeitig auf ihre Dehnbarkeit und evtl. vorliegende Verkürzungen zu prüfen.

Im Becken-Bein-Bereich neigen folgende Muskeln zur Verkürzung: M quadratus lumborum, M. iliopsoas, M. tensor fasciaelatae, M. rectus femoris, die Adduktoren und Außenrotatoren, die Semimuskeln und der M. biceps femoris sowie der M. triceps surae.

Im Zusammenhang mit Muskelatrophien und Muskeltraining wird die Umfangmessung des Oberschenkels vergleichend zur gesunden Seite vorgenommen (S. 351).

Beinlängendifferenz

Die Differenz wird am Beckenschiefstand sichtbar.

Die Messung erfolgt nach Möglichkeit am barfußstehenden Patienten. Handelt es sich um eine *echte Längendifferenz* und sind die *Hüftgelenke frei beweglich,* so ist Beckengeradstand durch Unterlagerung des verkürzten Beines mit Brettchen entsprechender Höhe zu erreichen. Das Meßergebnis ist verwendbar für die erforderliche Absatz- (bis 2 cm) oder Schuherhöhung (von 2 bis 4 cm).

Eine größere Beinverkürzung erfordert die Versorgung mit orthopädischen Schuhen oder einen operativen Eingriff.

Bestand eine größere Beinlängendifferenz längere Zeit, so muß sich besonders der ältere Mensch erst langsam an einen Ausgleich gewöhnen. Die Erhöhung von Absatz oder Schuh sollte schrittweise vorgenommen werden.

Ist ein *Hüftgelenk in Fehlstellung kontrakt,* wird eine Beinlängendifferenz durch Beckenschiefstand vorgetäuscht.

Die *Abduktionskontraktur* eines Hüftgelenks bewirkt eine scheinbare Verkürzung der Gegenseite, weil das Becken auf der gesunden Seite angehoben werden muß, wenn der Fuß der kranken Seite auf den Boden gestellt wird.

Bei der *Adduktionskontraktur* einer Hüfte sind die Verhältnisse umgekehrt. Um den Fuß aufsetzen zu können, muß das Becken auf der kranken Seite angehoben werden. Das gesunde Bein erscheint relativ zu lang.

Beckengeradstand ist in diesen Fällen nur erreichbar, wenn das bewegliche, gesunde Gelenk in dieselbe Stellung gebracht wird wie das kontrakte Gelenk. Längenausgleich bei dieser scheinbaren Längendifferenz würde bedeuten, daß die Fehlstellung in Gelenk und Wirbelsäule nicht beseitigt, sondern weiterhin gefördert wird. Beinlängendifferenzen infolge von Kontrakturen können nicht durch Absatz- oder Schuherhöhung ausgeglichen werden. Das gleiche gilt für die Kombination von Kontrakturen und echten Längendifferenzen.

Die exakte Ausmessung von Beinlängendifferenzen ist durch die vergleichende Röntgenaufnahme beider Beine möglich. Das Ausmaß des

Beckenschiefstandes zeigt eine Beckenstandaufnahme mit Raster. Sie erfolgt im Stehen, möglichst barfuß mit gestreckten Knien und gleichmäßiger Beinbelastung.

Ein Gerät zum Abtasten der Beckenkämme mit eingebauter Wasserwaage, die sog. Beckenwaage, erfordert korrekte Handhabung.

Ungenau ist der Beinlängenvergleich mit dem Meßband am liegenden Patienten. Da der Beinlängenunterschied nur beim Gehen von Bedeutung ist, kann auf die Prüfung im Liegen verzichtet werden.

Nicht nur Ab- und Adduktionskontraktur im Hüftgelenk, sondern auch die *Beugekontraktur* im Hüft- oder Kniegelenk kann eine funktionelle Beinlängendifferenz und Beckenschiefstand herbeiführen.

Ebenso können *Muskelschwächen* das Bild einer scheinbaren Beinverkürzung zeigen, z. B. das Trendelenburg-Hinken infolge von Schwäche oder Ausfall der kleinen Glutäen.

Krankheitsbilder

Hüftdysplasie/Hüftluxation

Synonyme: sog. angeborene Hüftgelenksverrenkung, Luxatio coxae congenita.

Häufigster angeborener Skelettfehler, der Störungen der Hüftpfannenentwicklung (Pfannendysplasie) und der Entwicklung des koxalen Femurendes (Steilstellung des Schenkelhalses mit vermehrter Antetorsion: *Coxa valga antetorta*) umschließt und von der Hüftgelenkinkongruenz über die Subluxation bis zur vollständigen Luxation reicht.

Morbidität der Dysplasie 2–4% der Gesamtbevölkerung, darunter 2% Luxationen. Bei 700000 Geburten in der Bundesrepublik pro Jahr sind dies 30000 Dysplasien und 1400 Hüftluxationen. (Von der sog. angeborenen Hüftgelenkverrenkung zu trennen ist die echte, angeborene *teratologische* Luxation, auch als pränatale Luxation bezeichnet. Sie ist fast immer mit anderen kongenitalen Mißbildungen kombiniert, ihre Prognose ungünstig.)

Ursache. Entstehung und Ausprägung des Leidens werden von endogenen und exogenen Faktoren bestimmt. Für die Bedeutung endogener Faktoren spricht die konstante Geschlechtsproportion (männlich : weiblich = 1 : 6), die Doppelseitigkeit der Erkrankung in 40% und eine biographische Häufung in Luxationszentren (Sachsen, Oberpfalz, Hessen und Böhmen).

Die Bedeutung exogener, intrauteriner Faktoren im Sinne von Lageanomalien und raumbeengenden Prozessen ist nicht exakt abgeklärt. Adduzierendes Wickeln von Neugeborenen, Muskelzug und statische Belastung fördern den Übergang von der Hüftdysplasie zur Luxation. Zunächst durch Muskelzug, nach Geh- und Stehbeginn zusätzlich durch statische Belastung stemmt sich das steilgestellte koxale Femurende – in der dysplastischen Pfanne schlecht fixiert – gegen den kranialen Pfannenlimbus und walzt ihn zunehmend aus, so daß ein Luxationsweg (im allgemeinen nach dorsokranial) geschaffen wird. Der neuen Stellung des Hüftkopfes entsprechend entwickelt sich eine funktionell unzureichende Sekundärpfanne. Die ungünstigte Gelenkstellung bedingt Fehlwachstum und auch Hüftkopfumbaustörungen („Luxationsperthes"). Mit der Kranialwanderung des koxalen Femurendes kommt es zur Insuffizienz der Abduktoren und Adduktoren.

Symptome. Die Hüftdysplasie ist beim Neugeborenen nicht leicht zu erkennen. Die Behandlung ist aber um so erfolgreicher, je früher sie im 1. Lebensjahr einsetzt.

Unsichere Hinweiszeichen:
- Anamnese, familäre Belastung.
- Abspreizbehinderung (Abb. **5**): Einränkung der Abspreizfähigkeit des im Hüftgelenk rechtwinklig gebeugten Beines (normal: im 1. Lebensmonat 80–90 Grad, im 2.–3. Lebensmonat 60–65 Grad.
- Bewegungsarmut des betroffenen Beines.
- Beinlängendifferenz: Beim Vorliegen einer Luxation ist die krankseitige Beinverkürzung durch die Dislokation zwischen Femur und Becken im Oberschenkelbereich erklärt.
  Bei Hüftdysplasie kann es zum Minderwuchs des krankseitigen Beines kommen. Selbst kleine Längendifferenzen sind gut erkennbar,

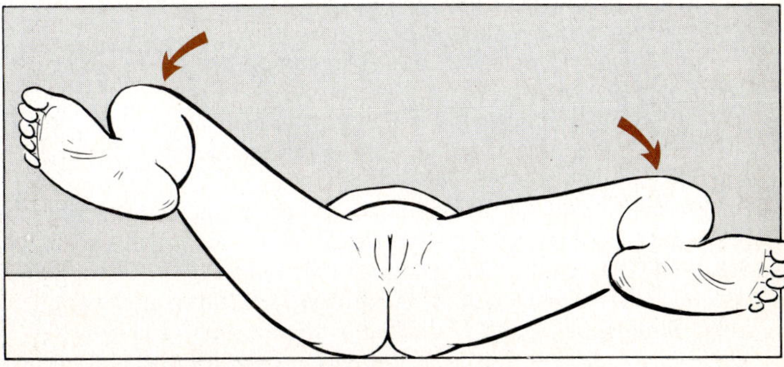

Abb. **5** Abspreizbehinderung des rechten Hüftgelenks.

wenn das zu untersuchende Kind auf den Rücken auf eine feste Unterlage gelegt wird, beide Hüft- und Kniegelenke rechtwinklig angebeugt werden und der Untersucher flach über die Kniegelenke schaut (Abb. **6**).
- Faltenasymmetrie: Der krankseitige Oberschenkel zeigt mehr Falten als die Gegenseite. Die Glutäalfalte steht bei Luxation höher als auf der gesunden Seite. Gesäßspalte und Vulva sind zur Luxationsseite verzogen. Gesäßgrübchen können auf der Luxationsseite verstrichen sein.
  Faltenasymmetrien werden oft überbewertet. Ca. ⅔ der deswegen untersuchten Kinder sind hüftgesund. Andererseits ist bei einseitiger Hüftluxation die Kranialbewegung des Femurs gegen das Bekken, mit zunehmender Dislokation des Hüftgelenks auch eine Verziehung der Weichteile und damit Asymmetrie der Adduktoren-, Glutäal- und Inguinalfalten zu erwarten (Abb. **7**).
- Gesäßformveränderung: Die Dislokation des koxalen Femurendes gegen das Becken bedingt Veränderung der Gesäßform. Bei spitzwinkliger Beugung der Hüftgelenke und Betrachtung der Gesäßrundung von kaudal ist eine Eindellung zwischen Tuber ischiadicum und Trochanter major erkennbar, bei adipösen Kindern zumindest tastbar.
- Ortolani-Zeichen: Intraartikuläres Schnapp-Phänomen in der 1. Lebenswoche: Im dysplastischen Gelenk „springt" der Hüftkopf bei der Untersuchung über einen Sekundärlimbus.

Sichere Hinweiszeichen:
- Leere Hüftpfanne: Der luxierte Hüftkopf wird an der typischen Stelle getastet, die Hüftpfanne ist tastbar leer.
- Trochanterhochstand.
- Abduktorendelle: Bei Inspektion des mit gestreckten Oberschenkeln auf dem Rücken liegenden Kindes kann in der Leiste eine deutliche Eindellung festgestellt werden.
- Lateralisation des Hüftkopfes.
- Hilgenreiner-Zeichen: Aus- und Einrenkung der Hüfte unter grobem Schnappen.
- Glissement: Der außerhalb der Hüftpfanne dem Becken gegenüberstehende Hüftkopf wird mit gleitender Bewegung gegen das Becken verschoben.
- Sonographie: Die Ultraschalluntersuchung bietet – im Gegensatz zur Röntgenuntersuchung – die Möglichkeit, auch nichtknöcherne Strukturen (Knorpel, Gelenkkapsel) abzubilden. Die Sonographie ist also bereits beim Neugeborenen aussagekräftig und kann, da keine Strahlenbelastung, bedenkenlos wiederholt werden.
  Die Diagnostik stützt sich auf die Ausbildung des knöchernen und knorpeligen Pfannenerkers und die Überdachung des Hüftkopfes

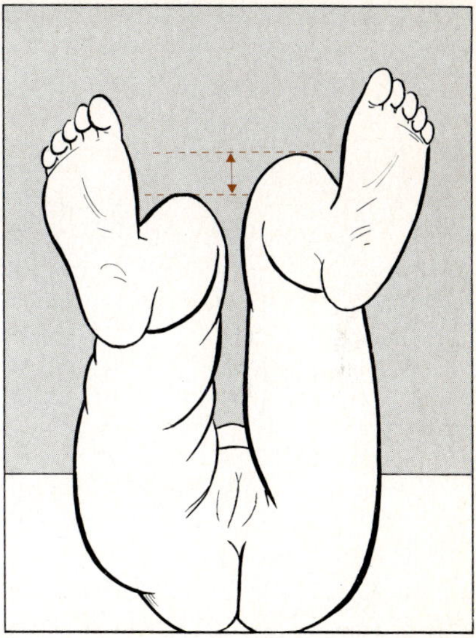

Abb. **6** Beinlängendifferenz bei Hüftluxation rechts. Verstärkte Hüftkontur rechts, Gesäßdelle rechts.

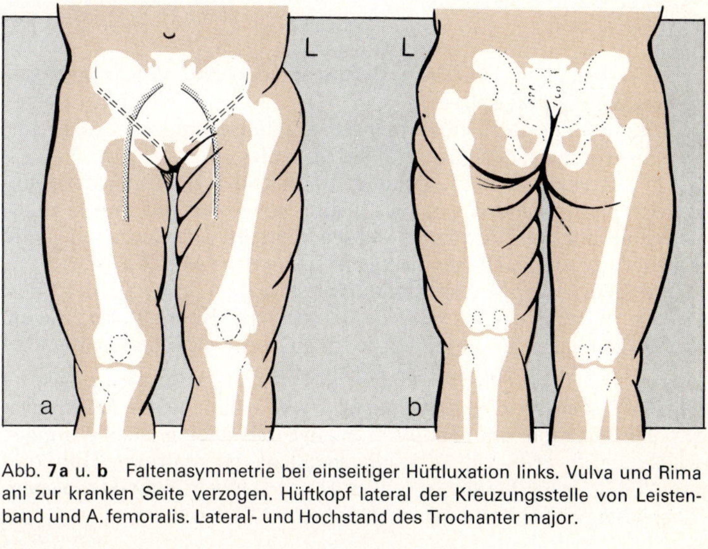

Abb. **7a** u. **b** Faltenasymmetrie bei einseitiger Hüftluxation links. Vulva und Rima ani zur kranken Seite verzogen. Hüftkopf lateral der Kreuzungsstelle von Leistenband und A. femoralis. Lateral- und Hochstand des Trochanter major.

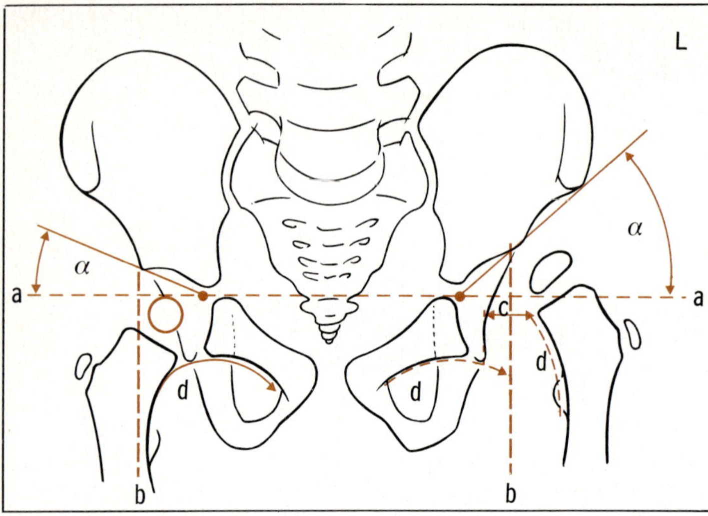

Abb. **8** Röntgenskizze des Beckens bei Hüftluxation links. **a** Hilgenreiner-Linie, **b** Ombredanne-Linie, **c** Abstand zwischen Diaphysenstachel und Os ischii, **d** Ménard-Shenton-Linie, α Azetabulumwinkel.

und erlaubt die frühzeitige Dokumentation und Verlaufsbeobachtung einer Hüftdysplasie.

- Röntgen: Die Beckenübersichtsaufnahme erlaubt eine exakte eine Beurteilung der Situation und des Verlaufes.
  Hüftpfannenform und -stellung, Form und Ausbildung der Hüftkopfepiphyse und des Schenkelhalses sowie Stellung von koxalem Femurende zur Hüftpfanne werden beurteilt. Die Beurteilung wird erleichtert durch Hilfslinien und Winkelwerte (Abb. **8** u. **9**).
  Zur Beurteilung der intraartikulären Situation, etwa bei der Frage nach einem Repositionshindernis oder der Knorpelform, die im Röntgenbild nicht dargestellt wird, empfiehlt sich die Kontrastdarstellung (Arthrographie) des Gelenkes.

Therapie. *Konservative Behandlung:* Die Behandlung von Hüftdysplasie, Hüftluxation und Subluxation muß aus biologischen Gründen frühstmöglich erfolgen. Behandlungsziel ist die zentrierte Hüftkopfeinstellung in die Pfanne, um über den formativen Reiz eine bessere Ausbildung der Hüftpfanne zu erreichen.

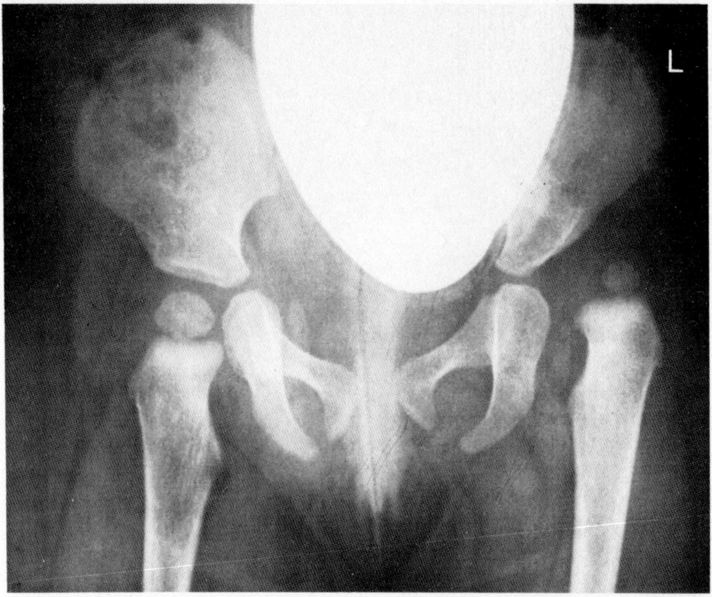

Abb. **9** Röntgenaufnahme des Beckens eines 15 Monate alten Kindes bei Hüftluxation links (aus H. Cotta: Orthopädie, 4. Aufl. Thieme, Stuttgart 1984).

- Hüftgelenkdysplasie und Subluxation: Bei (unsicheren) Hinweisen auf die Erkrankung reicht in den ersten 2–3 Lebensmonaten breites Wickeln als Therapie aus. Die Verdachtsdiagnose rechtfertigt die Therapie, da Therapieschäden wie Hüftkopfumbaustörungen nicht zu befürchten sind.
  Ist bei einem Säugling etwa im 3.–4. Lebensmonat durch Röntgenuntersuchung die Diagnose einer Dysplasie oder Subluxation gestellt, erfolgt Spreizbehandlung mittels Spreizhose (Abb. **10**), die über dem Windelpaket liegend für hygienische Verrichtungen abgenommen, ansonsten aber Tag und Nacht getragen wird.
  Kommt es innerhalb von 4–8 Monaten zur (röntgenologischen) Normalisierung der Hüftpfannenform, so wird die Spreizhosenbehandlung ersatzlos beendet. Ist ausreichende Heilung nicht eingetreten, wird die Spreizbehandlung mittels verstellbarer Schienen fortgesetzt.
- Hüftgelenkluxation: Liegt beim Säugling oder Kleinbild eine Hüftluxation vor, so muß die Reposition des Hüftkopfes in die Primär-

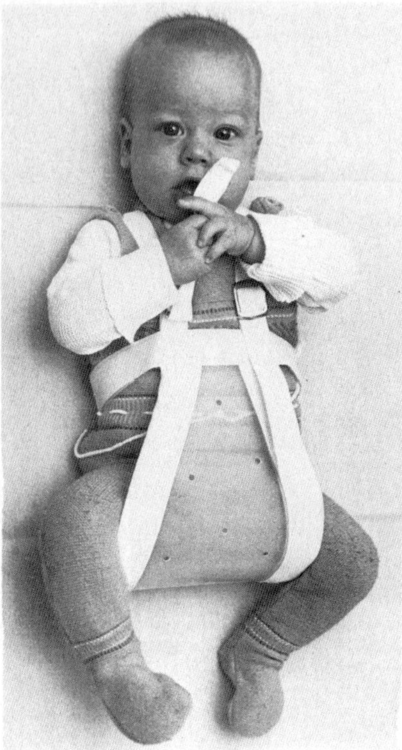

Abb. **10** Spreizhose.

pfanne durchgeführt werden. Nach erfolgter Reposition ist das zweite Behandlungsziel die Retention des zunächst noch reluxationsgefährdeten Gelenkes.

- Geschlossene (unblutige) Reposition: Unter dem Aspekt der *funktionellen Behandlung* haben sich Bandagenanordnungen bewährt, die die Hüfte zunehmend in eine Beugestellung über 90 Grad bringen. In dieser Stellung drücken die Adduktoren den luxierten Hüftkopf bis vor die Incisura acetabuli. Ist diese Stellung erreicht, so erfolgt langsam zunehmende Abduktion im Hüftgelenk, wodurch die Reposition des Hüftkopfes zumeist mühelos gelingt (Pavlik-Bandage, Abb. **11**).
  Bei der *Extensionsbehandlung* werden die kontrakten Weichteile zunächst durch Extension vorgedehnt. Die Reposition erfolgt dann durch Umlagerung des extendierten Beines.

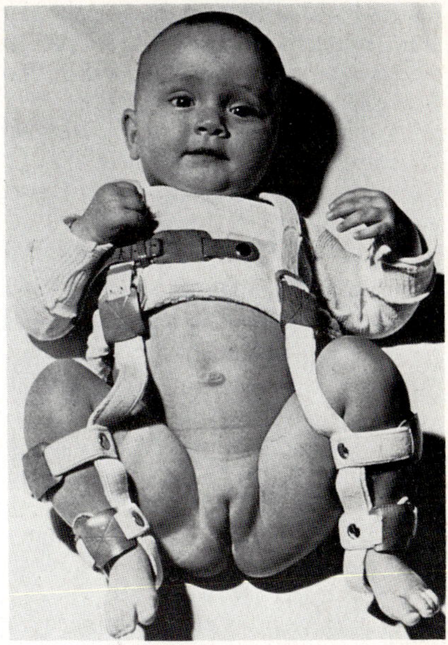

Abb. **11** Pavlik-Bandage.

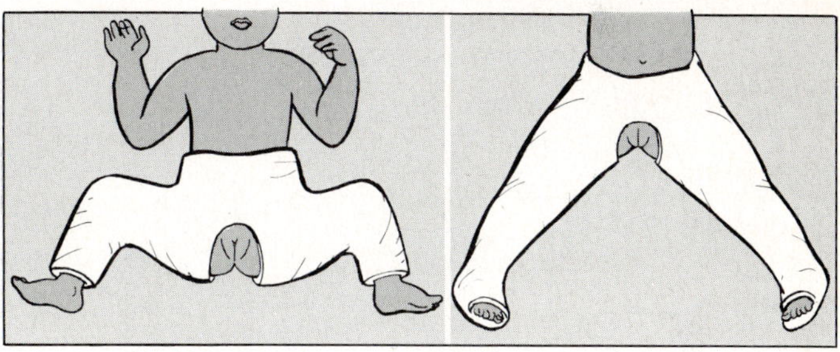

a b

Abb. **12a** u. **b** Klassische Gipsverbände zur Retention nach angeborener Hüftluxation. **a** in Lorenz-Stellung, **b** in Lange-Stellung (aus P. Pitzen, H. Rössler: Kurzgefaßtes Lehrbuch der Orthopädie, 14. Aufl. Urban & Schwarzenberg 1980).

Nach erfolgter Reposition ist eine Reluxationsgefahr für ca. drei Monate zu befürchten. Je nach Stabilität der Reposition werden zur *Retention* eine starre Immobilisierung durch Gipsverband (Abb. **12a** u. **b**) oder Schienen und Apparate angewendet, die luxationsgefährdende Hüftbewegungen ausschließen.

Operative Behandlung: Gelingt die geschlossene Reposition nicht, wird zur Abklärung von Art und Ausmaß des Repositionshindernisses eine Arthrographie durchgeführt. Die *offene Reposition* beseitigt Repositionshindernisse. Der Kopf wird zentriert in die Pfanne eingestellt und anschließend (luxationsgefährdende Retentionsphase) im Gipsverband für mindestens 6 Wochen fixiert (stabile Retentionsphase). In Kombination mit der Operation kann bei extremer Pfannendysplasie die Pfannendachplastik, d. h. die operative Formverbesserung der Hüftgelenkpfanne, durchgeführt werden.

Als zusätzlicher Eingriff kann bei extremer Coxa valga antetorta die Derotationsvarisierungsosteotomie erfolgen.

Ist eine Hüftdysplasie mit Subluxation des Hüftgelenkes spät erkannt (oder hat bei rechtzeitiger Diagnostik eine Dysplasie, Subluxation oder Luxation die konservative Therapie zu keinem optimalen Ergebnis geführt), erfolgt nach Beendigung des 2. Lebensjahres operative Behandlung je nach Situation durch *pfannenverbessernde Eingriffe* (Abb. **13**):

- Pfannendachplastik nach Lance, bei welcher der obere Pfannenrand eingemeißelt und mit einem autologen Knochenspan heruntergebogen wird (Abb. **13b**).
- Periazetabuläre Osteotomie nach Pemberton mit Mobilisation der gesamten Pfanne bis zur Y-Fuge.

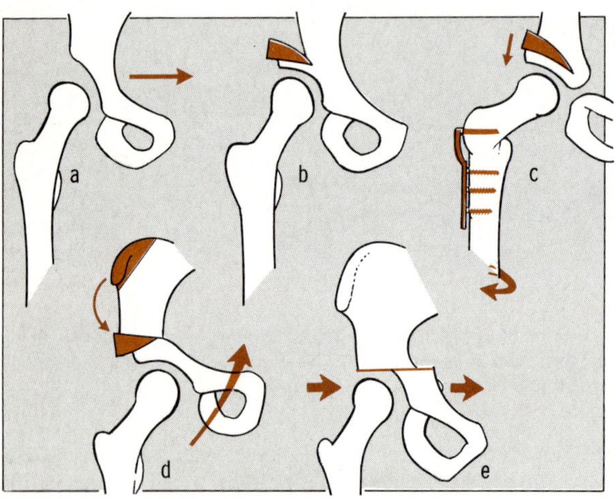

Abb. **13a–e** Pfannenverbessernde Eingriffe bei Hüftdysplasie (s. Text) (aus P. Pitzen, H. Rössler: Kurzgefaßtes Lehrbuch der Orthopädie, 14. Aufl. Urban & Schwarzenberg, München 1980).

- Beckenosteotomie nach Salter, bei der der distale Anteil des quer durchtrennten Beckens mitsamt dem Azetabulum nach unten über den Femurkopf gebogen wird (Abb. **13d**).
- Beckenosteotomie nach Chiari, wobei der distale Anteil des Bekkens medial verschoben wird, so daß die Schnittfläche – durch die Gelenkkapsel vom Kopf getrennt – das vertiefte Pfannendach bildet (Abb. **13e**).

  Oft ist neben der Azetabulumplastik gleichzeitig eine varisierende Osteotomie des koxalen Femurendes mit Beseitigung der pathologischen Antetorsion (Dreh-Varisierungsosteotomie, Abb. **13c**) erforderlich.

Koxarthrose

Synonym: Hüftarthrose.

Ursache. Verschleiß des Gelenkes, selten „idiopathisch", d. h. aus unbekannter Ursache. Meist sekundär als Folge von Hüftgelenksinkongruenz nach angeborener Hüftdysplasie, Morbus Perthes, Hüftepiphysenlösung, Koxitis, Hüftkopfnekrose, Brüchen des Pfannendaches und des Schenkelhalses (s. auch grundsätzliche Ausführungen in Kap. 7).

Symptome. Schmerzen beim Einlaufen, beim Gehen auf unebenem Gelände, besonders aufwärts und beim Treppensteigen, Einschränkung der Hüftbeweglichkeit in der Reihenfolge Innenrotation, Abduktion, Extension. Bei Hüftbeugekontraktur vermehrte Beckenkippung und kompensatorisch verstärkte Lendenlordose bzw. einseitiger Bekkenhochstand.

Schmerzen werden vornehmlich in der Leiste, am Trochanter major, an der Vorderseite des Oberschenkels, im Kniegelenk und am Kreuz geäußert. Das charakteristische Röntgenbild zeigt die Verschmälerung des Hüftgelenkspaltes, die Entrundung von Hüftkopf und Hüftpfanne.

Therapie. *Konservative Behandlung:*
- Belastung reduzieren: Benutzung eines Handstocks, Gewichtsreduzierung, dämpfendes Schuhabsatzmaterial, evtl. Berufswechsel.
- Krankengymnastische Behandlung.
- Medikamentöse Behandlung: Antiphlogistika, Analgetika, Knorpelschutztherapie. Injektionen von Steroiden sind vorübergehend wirksam, erhöhen aber die Gefahr der Hüftkopfnekrose.
- Röntgenbestrahlung.
- Hilfsmittelversorgung.

Operative Therapie:
- Gelenkerhaltende Eingriffe: Durch Korrekturosteotomie wird die Belastung verändert, gegebenenfalls kommen bisher kaum belastete Gelenkanteile in die Hauptbelastungslinie.

- Gelenkzerstörende Eingriffe: Hüftarthrodese (bei großer körperlicher Aktivität, erhaltener Beweglichkeit der anderen Hüfte, der Lendenwirbelsäule und des Kniegelenkes).
- Hüftkopf-Hals-Resektion (evtl. mit Derotations-Angulations-Osteotomie) nach Totalprothesenentfernung: instabile Hüfte mit starker Beinverkürzung. Gehfähigkeit mit Stockhilfe.
- Gelenkersetzende Eingriffe: Totalendoprothese, vor allem bei älteren Personen über 60 Jahre.

Idiopathische Hüftkopfnekrose des Erwachsenen

Ursache. Aseptische, wahrscheinlich ischämische Nekrose (S. 41 ff).

Zusammenhänge mit Stoffwechselerkrankungen werden diskutiert. Gelenkknorpel zunächst nicht betroffen, durch Einbrechen des Knochens kann er sekundär zerstört werden. Es resultiert eine Hüftarthrose.

Symptome. Mehr als 50% doppelseitig. Vorwiegend Männer (4 : 1). Krankheitsbeginn zwischen 20. und 50. Lebensjahr. Zunächst uncharakteristische Belastungs- auch Ruheschmerzen wie bei Koxarthrose.

Charakteristisch ist der Röntgenbefund mit keilförmigem Verdichtungsbezirk der Knochenstruktur, zunehmender Demarkierung, Zusammensinterung und schließlich Einbruch der Gelenkfläche.

Therapie s. Koxarthrose.

Protrusio acetabuli

Ursache. Starke Vertiefung der Hüftpfanne, primär durch Störung der Skelettentwicklung, auch bei Verknöcherungsstörungen (Dysostose, Rachitis). Sekundär: Verminderung der mechanischen Belastbarkeit des Pfannenbodens. Der Druck des Hüftkopfes führt dann zur Vorwölbung der Pfanne in das kleine Becken.

Die Erweichung des Pfannenbodens kann bedingt sein durch Osteoporose, entzündliche Hüftgelenkerkrankungen, neuropathische Arthropathien, Tumoren, Skelett-Systemerkrankungen oder Frakturen.

Symptome. Zunehmende Bewegungseinschränkung im mittleren Lebensalter, zunächst der Abspreizung, dann der Rotation, während die Beugung auch im Spätstadium frei bleibt. Neigung zur Beugekontraktur mit kompensatorisch verstärkter Lendenlordose. Röntgenologisch zeigt sich in frühen Fällen eine tiefe, den Hüftkopf weiter als normal umfassende Hüftgelenkpfanne. Darüber hinaus entwickeln sich die typischen klinischen und röntgenologischen Zeichen der Hüftarthrose.

Therapie s. Koxarthrose. In Frühfällen kann durch valgisierende Osteotomie des koxalen Femurendes der Druck auf den Hüftpfannenboden verringert werden.

Coxa valga

Vergrößerung des Schenkelhals-Schaft-Winkels (Collum-Diaphysen-Winkel: CCD-Winkel) (s. Abb. **14c**).

Der CCD-Winkel beträgt am Neugeborenen normalerweise ca. 150 Grad, geht bis zum Alter von 9 Jahren auf ca. 139 Grad und mit Wachstumsabschluß auf ca. 128 Grad zurück. Bei älteren Menschen kann es zur Reduktion auf 120 Grad kommen.

Die Bedeutung der Coxa valga liegt darin, daß sie zu überhöhten Druckbelastungen im Hüftgelenk führt und – insbesondere bei mangelhafter Überdachung durch die Hüftpfanne – als präarthrotische Deformität angesehen werden muß, die zu früher Koxarthrose führen kann.

Ursache. Zahlenmäßig am häufigsten tritt die Coxa valga kombiniert mit vermehrter Antetorgion bei der sog. angeborenen Hüftgelenksluxation auf (s. dort).

Außerdem kommt die Coxa valga auch ohne Drehfehler als Anlageleiden vor. Erworben wird sie durch Schädigung der Wachstumsfuge des Hüftkopfes (Entzündung, Tumor, Verletzung), durch Änderung der die Wachstumgsrichtung beeinflussenden Kräfte (Lähmungen, Muskelerkrankungen, „Entlastungs-Coxa-valga") oder schließlich durch in Fehlstellung verheilten Schenkelhalsbruch.

Symptome. Abgesehen von der Grundkrankheit lange Zeit symptomlos. Röntgenologischer Zufallsbefund. In späteren Stadien Symptomatik der Hüftarthrose.

Therapie. Im Wachstumsalter ist eine spontane Korrektur möglich.

Jenseits des Kindesalter, insbesondere bei Beschwerden im Erwachsenenalter: varisierende Osteotomie, evtl. mit hüftpfannenverbesserndem Eingriff (s. Abb. **13c**).

Coxa vara

Verkleinerungen des CCD-Winkels unter das altersübliche Maß in Richtung auf 90 Grad und weniger (Normalwerte s. Coxa valga) (Abb. **14**).

Ursache. Angeboren (Coxa vara congenita). Erworben als Belastungsdeformität (bei Stabilitätsminderung des Knochens durch Entzün-

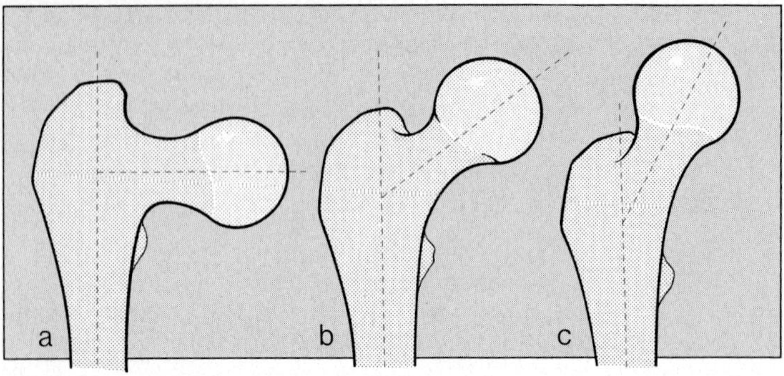

Abb. **14** **a** Coxa vara, **b** Coxa normalis, **c** Coxa valga.

dung, Tumor, Rachitis, Dysostosen, aseptische Nekrosen), nach Schädigung der Wachstumsfuge (bei aseptischer Nekrose, Entzündungen, Tumor, Trauma) und durch in Fehlstellung verheilte Frakturen.

Symptome. Coxa vara *congenita:* Die Verkleinerung des CCD-Winkels führt zu Trochanterhochstand, Beinverkürzung mit Insuffizienz der abduktorischen Hüftmuskulatur und damit zu positivem Trendelenburg-Zeichen. Beim Säugling fallen krankhafte Veränderungen noch nicht auf. Mit Beginn des Laufalters hinkendes und bei beidseitigem Befall watschelndes Gangbild. Die Abspreizfähigkeit und oft auch die Drehfähigkeit sind eingeschränkt.

Bei den *erworbenen* Formen ist die Ausprägung meist nicht so stark wie bei der angeborenen Form. Beide münden mit zunehmendem Lebensalter in eine Koxarthrose.

Therapie. *Konservative* Therapie ist nur bei vorübergehender Stabilitätsminderung des Knochens (Rachitis) von Bedeutung. Ansonsten *operative Behandlung* durch intertrochantäre valgisierende Korrekturosteotomie.

Periarthrosis coxae

Ursache. Wie bei Periarthrosis humeroscapularis (s. dort) schaffen degenerative Veränderungen von Sehnen, Muskeln und Bändern die Voraussetzungen für Kalksalzablagerungen im para- und periartikulären Gewebe.

Symptome. Akute oder allmählich auftretende Schmerzen in der äußeren Hüftgelenksgegend, in der Gegend des großen Rollhügels, aus-

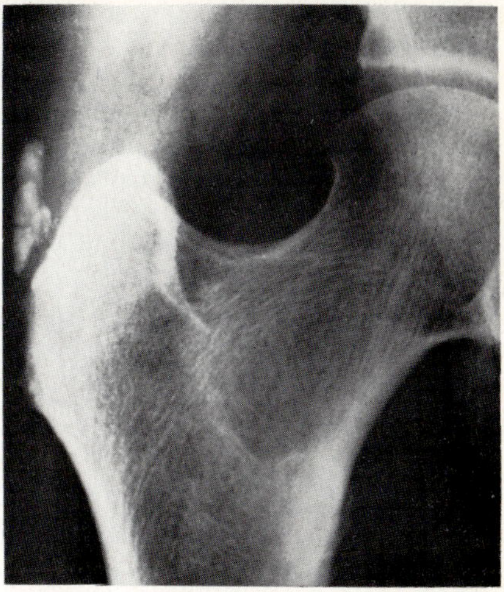

Abb. **15** Periarthrosis coxae. Verkalkte Bursa trochanterica (aus H. Cotta: Orthopädie, 4. Aufl. Thieme, Stuttgart 1984).

strahlend in Oberschenkel oder Gesäß. Chronische mehr diffuse, dumpfe Schmerzen können akut verstärkt werden durch mechanische Belastungen. Schmerzen bei starker Abspreizung sprechen für eine Erkrankung der abduktorischen Hüftmuskulatur, ihrer Endsehnen oder Insertionsbereiche. Schmerzverstärkung bei Hüftstreckung und Innenrotation deutet auf den M. iliopsoas hin. Hautüberwärmung deutet auf Kalkeinlagerungen (Bursitis calcarea, Abb. **15**). Schmerzschonhaltung begünstigt Kontrakturentwicklung und Muskelatrophien. Das Leiden kommt ein- oder doppelseitig vor und betrifft das 4.–6. Lebensjahrzehnt. Es wird nicht selten durch eine Koxarthrose überlagert.

Therapie s. Periarthropathia humeroscapularis.

Schnellende Hüfte

Synonyme: Coxa saltans, schnappende Hüfte.

Ursache. Anlagebedingte ungleichmäßige Spannung der Fascia lata. Elastitzitätsminderung und abnorme Verschieblichkeit des Tractus ilio tibialis (Bindengewebsschwäche). Traumatische oder entzündliche Veränderungen des Tractus iliotibialis und seiner Umgebung sowie angeborene und erworbene Formveränderungen des Trochanter major (Tumoren, Fehlstellungen nach Frakturen).

Symptome. Beim Gehen gleiten die Fascia lata und der Tractus iliotibialis nicht kontinuierlich und glatt über den Trochanter major, sondern es kommt zu einer für den Betroffenen störenden, schnappenden, ruckartigen Bewegung beim Durchlaufen einer bestimmten Hüftbeugestellung. Das beim Beugen und Strecken auftetende Schnappphänomen kann ein- oder doppelseitig aufteten. Es ist oft nicht passiv auslösbar, aber sofort feststellbar, wenn der Patient geht und der Untersucher dabei seine Hand unterhalb des großen Rollhügels an die Oberschenkelaußenseite legt.

Die überhöhte mechanische Belastung kann zu schmerzhaft entzündlichen Veränderungen, Schleimbeutelbildungen, schließlich auch zu Ruheschmerz führen.

Therapie. Solange keine Schmerzen vorliegen, gezielte Kräftigung der Hüftabduktoren. Bei Schmerzen Versuch mit Lokalanästhesie, gegebenenfalls unter Zusatz von Steroiden.

Operativ: Bei anhaltenden Beschwerden Exstirpation der entzündlich veränderten Bursa zwischen Fascia lata und Trochanter major. Fixation des gespaltenen Tractus iliotibialis an das Femur. Korrektur von Formänderungen des Trochanter major.

Krankengymnastische Behandlung

Hüftdysplasie/Hüftluxation

Konservative Behandlung der Hüftdysplasie und -subluxation bei Säugling und Kleinkind

Werden Spreizhose (s. Abb. **10**) oder Zügelbandage (s. Abb. **11**) zur Dauereinstellung der Hüftgelenke als Retentionsbehandlung angewandt, ist Bedingung, daß die Hüftgelenke frei beweglich und locker sind. Liegt eine Abspreizbehinderung vor, muß sie vor der Dauereinstellung der Hüftgelenke beseitigt werden. Geschieht dies nicht, sind Umbaustörungen im Hüftkopf zu befürchten.

Die Spreizhose muß exakt angepaßt werden. Sie darf weder zu klein noch zu große sein und soll dem Abstand zwischen den Kniekehlen (bei 90 Grad Kniebeugung, 90 Grad Hüftbeugung und 90 Grad Auswärtsrotation der Hüftgelenke) entsprechen. Häufiger als die Spreizhose muß die Zügelbandage vom Arzt eingestellt und kontrolliert werden.

In Spreizhose und Zügelbandage haben die Beine definierte Bewegungsfreiheit, die als formativer Reiz die Entwicklung des Hüftgelenkes fördert. Erlaubt sind Flexion, Abduktion und Außenrotation. Eingeschränkt werden Extension, Adduktion, Innenrotation.

Eine zusätzliche krankengymnastische Übungsbehandlung ist nicht erforderlich.

Konservative Behandlung der Hüftluxation bei Säugling und Kleinkind

Die Repositionsbehandlung wird in der Regel in Verbindung mit einem Klinikaufenthalt durchgeführt.

Liegen Muskelverkürzungen vor, insbesondere der Adduktoren, erfolgt eine krankengymnastische Vorbehandlung. An der Orthopädischen Universitätsklinik Heidelberg hat sich hierfür die Übungsbehandlung nach Vojta bewährt. In verhältnismäßig kurzer Zeit läßt sich die verspannte und verkürzte Muskulatur lockern und dehnen, die gesamte Hüft- und Beinmuskulatur tonisieren und kräftigen.

Bleibt die Vorbehandlung ohne das erwünschte Ergebnis, sind die Gewebeveränderungen im Muskel struktureller Art, so ist die Adduktorentenotomie notwendig.

Die Retentionsbehandlung nach erfolgter Reposition wird ambulant weitergeführt. Zur Anwendung kommen wieder Gips, Zügelbandage oder die Spreizschiene. Auch eine Kombination ist möglich, z. B. 2mal 6 Wochen Gips, danach Anlegen der Zügelbandage. Die Zügel der Bandage werden ventral überkreuzt und damit die Beine aus der Abspreiz- in die Hockstellung geführt.

Wesentlich ist in dieser Behandlungsphase die Beratung der Eltern hinsichtlich besonders intensiver Zuwendung zum Kind, um einem durch die Behinderung der natürlichen Bewegungsbedürfnisse entstehenden psychomotorischen Entwicklungsrückstand vorzubeugen.

Das Kleinkind soll dem Alter entsprechend Spiel- und Bewegungsangebote erhalten, viel aufgenommen, bewegt und angeregt werden.

Nach Abschluß der konservativen Maßnahmen mit Gips, Zügelbandage oder Spreizschiene und bei stabiler Retention

Befund

Gelenkkontrakturen oder Weichteilverkürzungen finden sich bei Kleinkindern nur vorübergehend. Dagegen nehmen die Beine die monatelange Therapiehaltung anfangs immer wieder ein.
- Insuffizienz der Beinmuskeln;
- Insuffizienz der Rückenmuskeln je nach Vorsorge;
- Entwicklungsrückstand in den altersgemäßen Bewegungsabläufen kann gelegentlich vorkommen.

Gesichtspunkte

- Abbau der Therapiehaltung;
- Mobilisation der Gelenke und Kräftigung der Beinmuskulatur;
- Kräftigung und Koordination der Rumpfmuskulatur;
- Normalisierung der altersgemäßen Bewegungsabläufe;
- Aufbau normaler Gangfunktion.

Maßnahmen

Eine spezielle krankengymnastische Übungsbehandlung ist oft nicht notwendig, die Beratung und Anleitung der Eltern für das Üben zu Hause ist ausreichend.

Zeigen sich dagegen anhaltende Kontrakturen oder eine Verzögerung in der Normalisierung der Bewegung und Schmerzen, so kann die Ursache hierfür in einer Hüftkopfnekrose liegen. Das Röntgenbild gibt darüber Auskunft, und die weiteren Maßnahmen werden vom Arzt angegeben.

Auch Nebenerkrankungen, wie z. B. infantile Zerebralparese (ICP) werden selbstverständlich krankengymnastisch behandelt.

Nach wochenlanger Gips- oder monatelanger Bandagen- oder Spreizschienenbehandlung kann ein kurzer Klinikaufenthalt gelegentlich erforderlich sein.

So hat das Kind mit der Zügelbandage oder der Spreizschiene zwar Gehen gelernt (bis zum 2. Lebensjahr ist das Gehen darin möglich), aber regelrechte Gangfunktion fehlt. Aktive Maßnahmen mit Bewegungsübungen im warmen Wasser, auf dem weichen Gymnastikball oder auf der Rolle leiten die Abschulung ein. Alle Fuß- und Beinmuskeln sind gründlich zu trainieren; sie sind alle für die Standfestigkeit gleich bedeutend.

In manchen Fällen kann die Muskelinsuffizienz so stark sein, daß das Kind nicht in der Lage ist, spontan ohne Spreizschiene zu stehen.

Solange Fuß- und Beinmuskeln nicht ausreichend gekräftigt sind, um den Körper aufrecht zu fragen, können kurzfristig Hilfsmittel wie Schede-Laufrad oder Gehbarren, aber auch die Hände des Krankengymnasten eingesetzt werden.

Gehwagen, Unterarmstützen oder Gehstöcke eignen sich für das Kleinkind wenig. Es lernt selten, richtig damit umzugehen. Die ersten Gehversuche können ins Bewegungsbad verlegt werden. Ein Gehbarren im Wasser ist dabei hilfreich. Will man auf Hilfsmittel verzichten, so entwickelt man Stehen und Gehen über das Robben und Krabbeln, den Zwei- und Einbeinkniestand. Diese Technik findet selbstverständlich bei Kindern Anwendung, die noch nie gelaufen sind. Hierbei kann auch unter entwicklungsneurologischen und entwicklungskinesiologischen Gesichtspunkten (Bobath, Vojta) behandelt werden.

Durch die Kräftigung der Rumpfmuskulatur wird für ausreichende Balance gesorgt.

Das Gleichmaß beim Gehen wird schließlich durch wechselnde Bedingungen gefördert, z. B. Bodenmarkierungen nachgehen, Hindernisse überschreiten, Treppchen steigen, Tempo wechseln, einem Rhythmus folgen beim Klatschen und Singen. Die Behandlung ist spielerisch. Die Mutter sieht möglichst oft zu, um Anregungen für den Umgang mit ihrem Kind zu Hause zu erhalten. Bei guter Mitarbeit der Mutter kann der stationäre Aufenthalt verkürzt werden und eine ambulante Weiterbehandlung sich erübrigen.

Das Kind bleibt über Jahre in orthopädischer Kontrolle und Beratung. Es wird bei Auffälligkeiten im Bewegungsablauf in krankengymnastische Behandlung überwiesen. Es kann sich meist ungehindert sportlich betätigen.

Operative Behandlung von Hüftluxation und Restdysplasien

Offene Reposition und Operation zur Behandlung von Restdysplasien (intertrochantäre Umstellungsosteotomien, z. B. Derotations-/Varisierungsosteotomie, Pfannendachplastik oder Beckenosteotomie).

Befund präoperativ

- Ohne konservative Vorbehandlung durch Spreizhose, Bandage oder anderes und bei spät erkannter Luxation findet sich eine mehr oder weniger ausgeprägte Abspreizbehinderung.
- Je nach Art konservativer Vorbehandlung liegt eine vorübergehende Zwangshaltung der Beine vor.
- Allgemeine Muskelinsuffizienz, wenn das Kind durch den Hüftschaden in seiner motorischen Entwicklung beeinträchtigt war.

Gesichtspunkte

- Mobilisation der Hüftgelenke zur Beseitigung der Abspreizbehinderung oder Zwangshaltung;
- Muskelkräftigung für Beine und Rumpf.

Maßnahmen

Im Vordergrund steht meistens die Abspreizbehinderung. Die Dehnung der Adduktoren wird vorsichtig mehrmals täglich durchgeführt. Passive Maßnahmen sind nicht zu umgehen. Vibrationen und weiche Handgriffe der Massage bereiten die sanfte Dehnung vor. Bei entsprechender Ausbildung des Behandlers Übungen nach Vojta.

Befund postoperativ

In den einzelnen Punkten abhängig vom Alter des Kindes.

- Zwangshaltung der Hüftgelenke, je nach Art und Dauer der Ruhigstellung;
- Insuffizienz aller Bein- und Rumpfmuskeln.

Gesichtspunkte

- Mobilisation der Hüftgelenke;
- Kräftigung der Bein- und Rumpfmuskeln.

Maßnahmen

Die Übungsbehandlung erfolgt rein aktiv. Die Mobilisation der Gelenke dient gleichzeitig der Muskelkräftigung und umgekehrt. Die volle Hüftadduktion wird allmählich angestrebt. Hierbei wird die Beckenstellung beachtet und evtl. durch den Krankengymnasten manuell fixiert.

Soll die Belastung der Beine noch vermieden werden, eignet sich der große Gymnastikball als Übungsunterlage (Abb. **16a**).

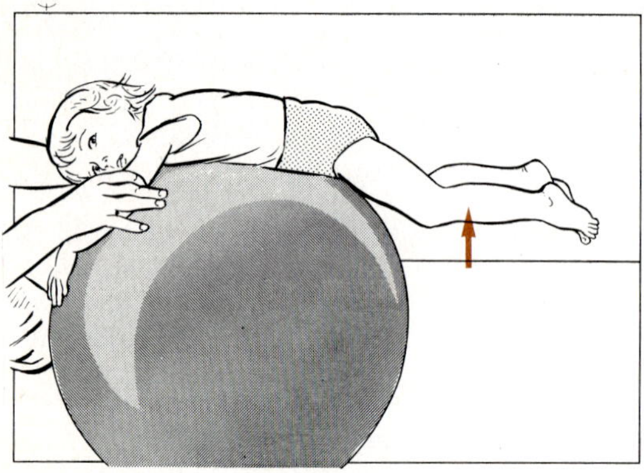

a

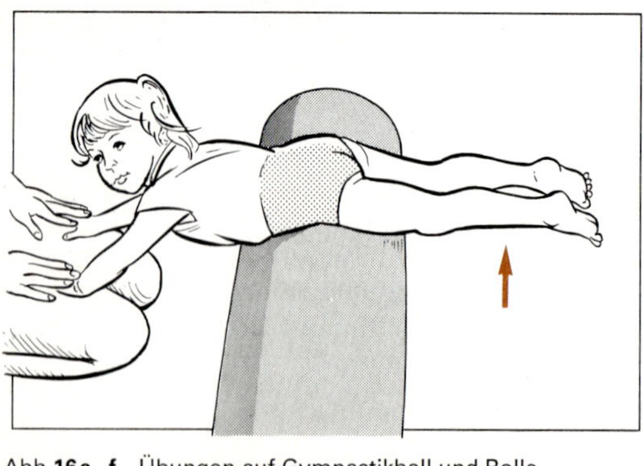

b

Abb. **16a–f** Übungen auf Gymnastikball und Rolle.

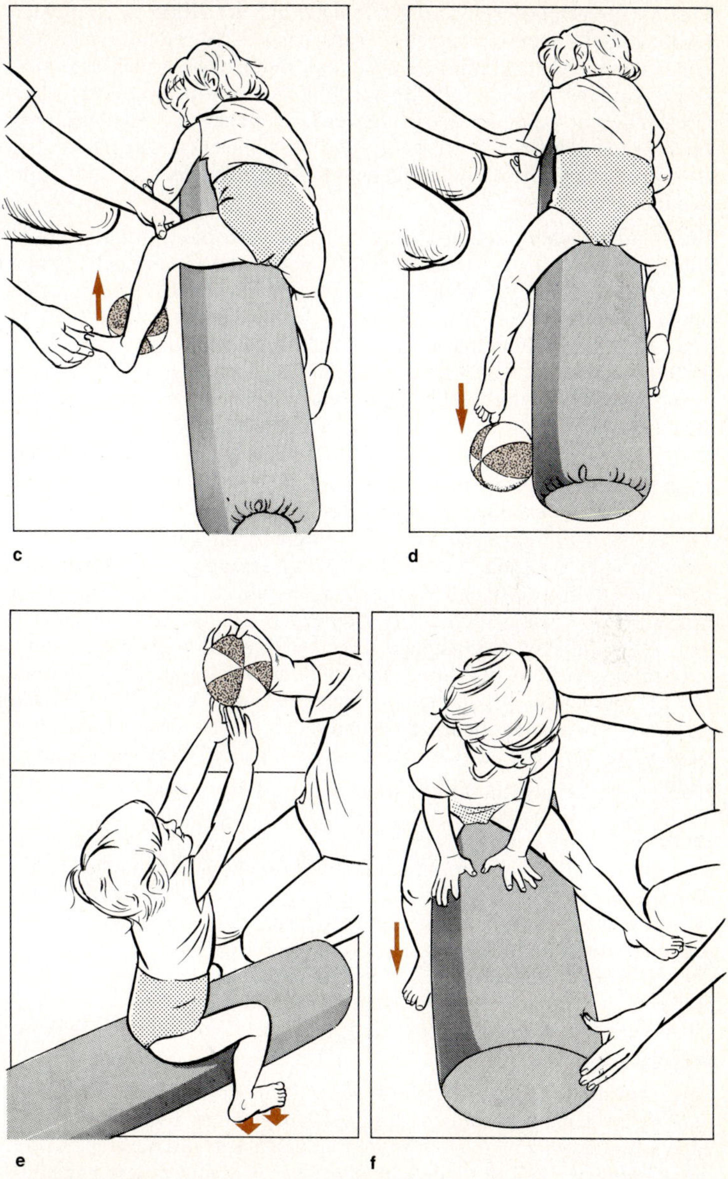

c d e f

Abb. **16c–f**

Für den Belastungsbeginn sind Übungen auf der Rolle zu empfehlen (Abb. **16b–d**). Der Durchmesser wird nach der gewünschten Stärke des Bodenkontakts gewählt. Reitsitz auf der Rolle ist auch eine günstige Ausgangsstellung für Balanceübungen (Abb. **16e** u. **f**). Das Gleichgewicht beim Sitzen ist zu fördern, verstärkte Kyphosierung oder Seitneigung der Wirbelsäule sind auszugleichen, auf Symmetrie ist Wert zu legen. Erst bei genügender Rumpfstabilität soll das Kind alleine sitzen.

Bei Kindern, die postoperativ ohne Gips versorgt wurden, beginnt frühestens zwei Tage nach dem Fädenziehen die Übungsbehandlung im Bewegungsbad. Bei Kleinkindern zunächst in der Badewanne, nach einigen Tagen mit dem Krankengymnasten zusammen im Krabbelbekken. Kräftiges Strampeln, schnelle kräftige Bewegungen im Wasser setzen Widerstände und führen neben der Mobilisation zur Kräftigung. Auch Steh- und Gehbeginn können, wie bei der konservativen Behandlung, im Wasser stattfinden.

Sobald die Hüftbelastung freigegeben ist, kann auf der Matte geübt werden, auch im Vierfüßlerstand und Kniestand. Das Krabbeln beginnt, wenn das Kind vor der Operation noch nicht gehen konnte. Die Matte bietet ausreichende Bewegungsfreiheit für spielerische Übungen, die jedoch gezielt verschiedene Muskelgruppen ansprechen sollten. Die Übungen können auch paarweise oder in kleiner Gruppe zu intensiverem Einsatz anregen. Je kleiner das Kind ist, um so schwieriger ist es, ergiebig zu üben und die stets versuchten Ausweichbewegungen des Beckens über die Wirbelsäule und das gesunde (nichtoperierte) Hüftgelenk auszuschalten. Unzureichende Muskelkraft ist die Ursache. Der Therapeut schafft Abhilfe durch entsprechende Fazilisationen und Versuche aktiver (passiv unterstützter) Widerlagerungen.

Hinweise zur Gangschulung s. konservative Behandlung.

Hinken

Je nach Grad der Varisierung nähern sich durch Höhertreten des Trochanter major Ursprung und Absatz der pelvitrochantären Muskulatur. Diese Muskeln werden dadurch insuffiziert. Beim Gehen erscheint in der Standbeinphase das Trendelenburg-Zeichen, oft mit Duchenne-Hinken verbunden. Bei Kleinkindern ist das Hinken in der Regel eine vorübergehende Erscheinung und wird durch intensives Üben beseitigt. Hieran müssen die Eltern nach eingehender Schulung beteiligt werden.

Auch bei älteren Kindern und Jugendlichen, die vor der Operation unauffällig gegangen sind, tritt dieses Hinken auf. Um Patient und Eltern Enttäuschungen zu ersparen, müssen sie vor der Operation darauf hingewiesen werden. Ein intensives Trainingsprogramm muß oft über Monate durchgehalten werden.

Trendelenburg-Zeichen

Ursache: Schwäche oder Ausfall von M. glutaeus medius und minimus.

Zeichen: bei Belastung des betoffenen Beines (Standbein) Absinken des Beckens zur Gegenseite (Spielbein).

Auswirkung beim Gehen:
- einseitig: Hinken, seitliches „Rausschieben" der Hüfte (mit Adduktion des Hüftgelenkes);
- beidseitig: Watscheln.

Duchenne-Zeichen

Ursache: wie oben.

Zeichen: bei Belastung weites schwunghaftes Neigen des Rumpfes auf die betroffene Seite (Standbein), Absinken des Beckens (Trendelenburg) wird dadurch verhindert.

Auswirkung beim Gehen: Pendeln des Oberkörpers zur betroffenen Seite (mit Abduktion des Hüftgelenkes).

Krankengymnastische Behandlung. Intensives Training der kleinen Glutäen, dem Kraftgrad der Muskeln genau angepaßt, um Kompensationsbewegungen des Beckens zu verhindern.

Die gesamte Beinmuskulatur und insbesondere die Füße sind in das Krafttraining einzubeziehen. Gut geeignet sind die Übungen der PNF-Technik.

Bei Muskeltestwert unter 3 zusätzliche Anwendung von Elektrogymnastik.

Bei ausreichender Kraft wird mit Belastung geübt, im Stand (beginnend mit Zwei- und Einbeinkniestand) und in der Fortbewegung.

Die Höhe der Belastung richtet sich neben der Muskelkraft auch nach der Erkrankung und den Befunden am Hüftgelenk.

Unterstützend beim Gehen wirken: kräftiger Armschwung, rasches, rhythmisches Gehen, Barfußgehen mit gutem Fußeinsatz (nicht bei Beinlängenunterschied). Beim Jugendlichen Erleichterung auch durch Einsatz von Übungsgeräten, z. B. Gymnastikstab mit beiden Armen über den Kopf stemmen, Medizinball an betroffener Seite auf flacher Hand waagerecht oder über dem Kopf tragen. „Scheineinsatz" eines Handstockes auf der Gegenseite mit bewußter Haltungskorrektur. Gehübungen vor dem Spiegel.

Eine gute Stockunterstützung muß ebenfalls der Muskelkraft angepaßt sein. Sie darf den kleinen Glutäen nicht mehr Arbeit abnehmen, als notwendig ist. Meistens ist ein Handstock ausreichend.

Ein anderer Gehfehler beim Kind ist das *Vorschlenkern des Beines:* Hüft- und Kniegelenke werden nicht genügend angebeugt. Hindernisse-Übersteigen und Treppengehen üben die mangelhafte Beugung.

Offene Reposition

- *Ruhigstellung:* Becken-Bein-Gips.

Hüftgelenk: Flexion 90 Grad, Abduktion 30 Grad, Innenrotation 20 Grad. Kniegelenk: Flexion 30–40 Grad. Der Fuß bleibt frei. 14tägig Gipswechsel.

Nach 6 Wochen: Gipsabnahme und Stabilitätskontrolle unter Durchleuchtung. Bei Reluxationsgefahr weiter Ruhigstellung in Gips oder Zügelbandage. Die Dauer der Behandlung ist abhängig vom röntgenologischen und klinischen Befund. Entlassung.

Nach 8 Wochen: 14tägig Verlaufskontrolle.
Gehbeginn ist in der Bandage möglich. Die Beine werden allmählich in die Mittelstellung gebracht.

Dreh- und Varisierungsosteotomie (DVO)

Bei Kindern vor dem 4. Lebensjahr

- Ruhigstellung: Becken-Bein-Fuß-Gips. Hüftgelenkstellung in 20 Grad Abduktion, leichter Flexion und Innenrotation, Knie und Fuß in Nullstellung.

Nach 2 Wochen: nach der Wundheilung vorübergehend Entlassung.

Nach 4 Wochen: Der Gips wird geschalt. Röntgenkontrolle und Übungsbeginn aus der Schale. Sie wird nach jeder Behandlung wieder angelegt. Bewegungstherapie im Wasser.

Nach 5 Wochen: Gehbeginn mit zunehmender Belastung.

Nach 6 Wochen: bei guten Fortschritten Entlassung.

Bei Kindern nach dem 4. Lebensjahr
Lagerung: Laschenextension, in der 1. Woche Tag und Nacht.

Nach 1 Woche: Beginn mit der Übungsbehandlung. Die Laschenextension liegt nur nachts.

Nach 2 Wochen: zusätzlich Bewegungstherapie im Wasser, Gehbeginn mit Teilbelastung. Kontrolle der Beinlänge, ggf. Schuhausgleich.

Die Übungsbehandlung wird allmählich gesteigert.

Die Steigerung der Belastung ist abhängig vom Röntgenbefund.

DVO und Pfannendachplastik nach Pemberton oder Beckenosteotomie nach Salter

Ruhigstellung im Becken-Bein-Fuß-Gips wie bei DVO.

2 Wochen postoperativ: nach Wundheilung Entlassung mit Gips.

Nach 5 Wochen: Der Gips wird geschalt. Röntgenkontrolle. Beginn mit der Übungsbehandlung aus der Schale.

Nach 6 Wochen: zusätzlich Bewegungstherapie im Wasser und Gehbeginn mit Teilbelastung; ggf. Schuhausgleich.

Nach 7 Wochen: Übergang zur vollen Belastung.

Nach 8 Wochen: Entlassung.

Ambulante Kontrollen. Befundabhängig weiterhin krankengymnastische Behandlung.

Beckenosteotomie nach Chiari

Ruhigstellung im Becken-Bein-Fuß-Gips wie bei DVO.

Nach 3 Wochen: Der Gips wir geschalt. Röntgenkontrolle. Übungsbeginn aus der Schale für 3 Tage. Ab 4. Tag zusätzlich Bewegungstherapie im Wasser und Gehbeginn mit Teilbelastung (5 kg).

Nach 4 Wochen: zunehmende Teilbelastung. Steigerung der Übungsbehandlung.

Nach 5 Wochen: Kontrolle der Beinlänge, ggf. Schuhausgleich. Gehen mit 30 kg Belastung. In der 6. Woche Drahtentfernung.

Nach 6 Wochen: Entlassung. Für weitere 4 Monate gehen mit 30 kg Belastung. Die krankengymnastische Übungsbehandlung wird ambulant fortgesetzt. Nach 4 Monaten Röntgenkontrolle und Übergang auf volle Belastung.

Die Chiari-Beckenosteotomie wird bei Kindern ab dem 8. Lebensjahr, bei Jugendlichen und Erwachsenen durchgeführt.

Die postoperative Übungsbehandlung läuft für alle Altersgruppen gleich ab. Solange der Draht liegt, zurückhaltende Bewegungstherapie. Wenn die Beckenosteotomie noch nicht durchbaut ist und die Hüftbeugung keine 90 Grad erreicht hat, sitzen mit Sitzkissen.

Koxarthrose

Konservative Behandlung der Koxarthrose

Befund

- Schmerzen:
  - unterschiedlicher Ausprägung: je nach Schwere der Erkrankung als Anlauf-, Bewegungs-, Belastungs-, Ruhe- und Dauerschmerz;

  - unterschiedlicher Lokalisation: z. B. in der Leistengegend oder vom Trochanter major ausgehend über das Knie zur Außenseite des Unterschenkels bis zum Knöchel (Verlauf des Tractus iliotibialis).
- Verspannungen und Tonuserhöhungen in Bein- und Rückenmuskeln besonders in den Adduktoren, kleinen Glutäen, im M. tensor fasciae latae, M. erector trunci lumbalis und M. quadratus lumborum. Bei starker Hüftbeugekontraktur auch im M. triceps surae und den kurzen Fußmuskeln.
- Bewegungseinschränkungen:
  Zuerst und am stärksten eingeschränkt ist die Innenrotation, gefolgt von der Abduktion und Extension. Flexion und Außenrotation sind lange Zeit gut erhalten. Oft werden beträchtliche Bewegungseinschränkungen vom Patienten nicht in vollem Ausmaß registriert, weil er sich nach und nach an die schleichend zunehmende Einschränkung gewöhnt hat, besonders dann, wenn er sich sportlich nicht betätigte. Bewußt wird ihm die Behinderung oft erst mit dem beginnenden Hinken.
- Muskelverkürzungen besonders der Adduktoren, Außenrotatoren und Flexoren einschließlich des M. rectus femoris.
- Muskelinsuffizienzen besonders der kleinen und großen Glutäen, aber auch der Oberschenkel- und gesamten Beinmuskeln, je nach Schwere der Erkrankung (Umfangminderung wird sichtbar und meßbar).
- *Gehbehinderungen:*
  - *Ungleiche Schrittlänge:*
    Infolge der fehlenden Hüftextension ist der Schritt der gesunden oder weniger befallenen Gegenseite kürzer, der Schritt der erkrankten Seite länger.
  - *Ungleiche Belastungszeit:*
    Infolge Belastungsschmerzes wird das erkrankte Bein schneller vom Boden gelöst.
  - *Unzureichende Standfestigkeit* auf der erkrankten Bein:
    Ergebnis von Bewegungseinschränkung und Schwäche, besonders der pelvitrochantären Muskulatur. Eventuell besteht ein positives Trendelenburg-Zeichen.
    Die fehlenden Innenrotations- und Abduktionsbewegungen des Beckens auf dem Bein werden beim Gehen durch Rotation des Rumpfes kompensiert.
- Behinderung der Alltagsbewegungen, z. B. beim Hinsetzen und Aufstehen, beim Sitzen auf harten Stühlen oder in tiefen Sesseln, beim Treppesteigen, bei Unebenheiten des Bodens, bei der Körperpflege, beim Benutzen von Toilette und Badewanne, beim An- und Ausziehen besonders von Strümpfen und Schuhen.
- Abhängigkeit von Hilfsmitteln oder Hilfspersonen.

– Fehlbeanspruchung anderer Körperregionen, besonders der Wirbelsäule, des Schultergürtels und der Arme durch den Gebrauch von Stockstützen.

Gesichtspunkte

- Lindern oder Beseitigen von Schmerzen;
- Lösen von Verspannungen, Herabsetzen des erhöhten Muskeltonus;
- Mobilisieren der Gelenke;
- Entspannen und Dehnen verkürzter Muskeln;
- Tonisieren und Kräftigen der Hüft- und Beinmuskeln;
- Gangschulung;
- Schulung von Alltagsbewegungen;
- Selbsthilfetraining;
- Ausgleichsgymnastik.

Maßnahmen

- Schmerzlindern:
  - Entlastung.
  - Wärmeanwendung in feuchter Form als Packung, Wickel u. a. Teil- und Vollbäder mit Zusatz.
  - Massage in Form weicher, lockernder Quermassage der Muskeln im Bereich des Rückens, Beckens und der Beine, insbesondere verkürzter und verspannter Muskulatur.
  - Unterwassermassage.
  - Elektrotherapeutische Maßnahmen.
  - Bewegungstherapie im Wasser, entspannte Lagerung in Auftriebskörpern, langsame Ausführung der Bewegungen im schmerzfreien Bewegungsraum des betroffenen Gelenkes für alle Nachbargelenke und die Wirbelsäule.
  - Dauerextension bzw. Traktion unter Entlastung und in entspannter Stellung mittels Laschenzug, behutsam mit geringem Gewicht beginnend, zur Vermeidung reflektorischer Muskelspannung.
  - Übungstechniken zur Entspannung, beginnend mit entspannender Lagerung.
  - Schüttelungen.
  - Traktionsbegriffe der manuellen Therapie sind in Abhängigkeit vom Röntgenbefund mit dem Arzt abzusprechen.
- Lösen von Verspannungen:
  Alle Anwendungen, die sich gegen den Schmerz richten, heben gleichzeitig reflektorische Muskelverspannungen auf.
  Zusätzlich: Entspannungstechniken aus PNF, versuchsweise auch unter kurzer Anwendung eines Eiswickels. In der Regel wird die

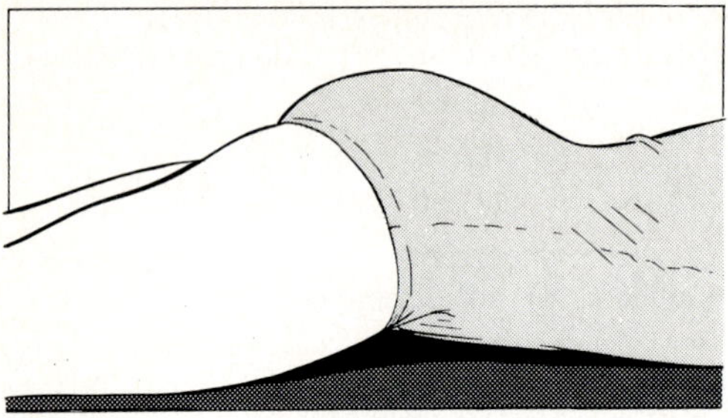

a

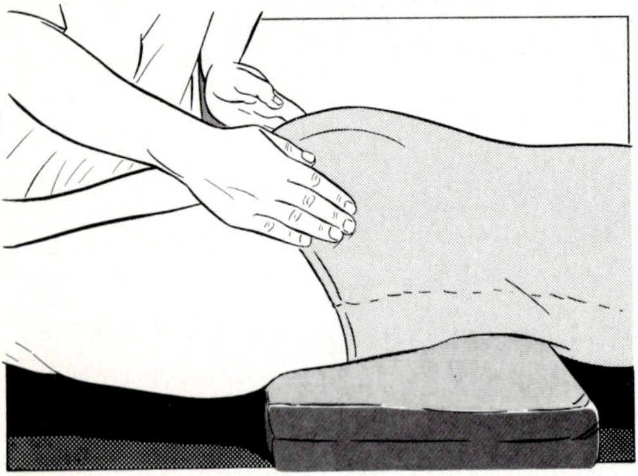

b

Abb. **17a** u. **b** Statische Kontraktion in Bauchlage.

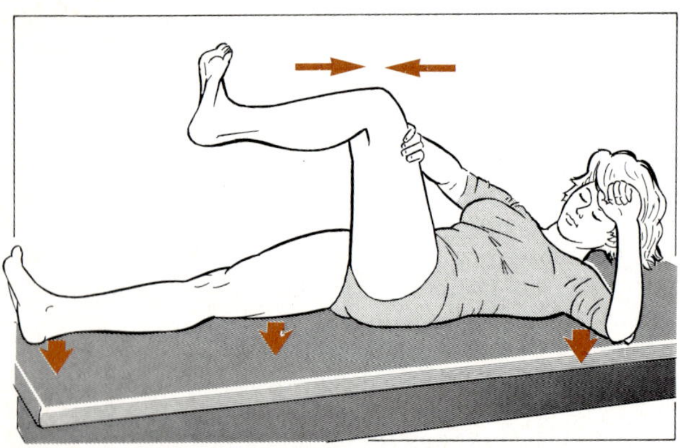

Abb. **18** Statische Kontraktionen in Rückenlage mit aktiver Widerlagerung.

Kälteanwendung beim Krankheitsbild der Arthrose nicht gut toleriert, der Patient ist kälteempfindlich.

- Dehnen verkürzter Muskeln:
  Schonende Anwendung von Dehntechniken aus der Kontrakturbehandlung.
  Im Verlauf eines großen Oberschenkelmuskels, z. B. des M. rectus femoris, wird hierbei kurze Kälte eher vertragen.
- Mobilisieren des Gelenkes:
  Die unter den drei vorangegangenen Punkten genannten Maßnahmen reichen aus, durch Lösen kontrakter und verkürzter Weichteile das Gelenk soweit zu mobiliseren, wie es möglich ist, ohne ihm durch Scherbewegungen weiteren Schaden zuzufügen.
- Kräftigen der Muskulatur:
  zur Normalisierung stark insuffizienter Muskeln und zur Stabilisation der erweiterten Bewegungsfreiheit.
  - Statische Kontraktionen vornehmlich für die Muskeln der *Extension, Abduktion und Innenrotation,* z. B. für den M. glutaeus maximus: in Bauchlage mit Kissenunterlagerung zum Ausgleich einer Hüftbeugekontraktur und Hyperlordose der Lendenwirbelsäule (Abb. **17a** u. **b**);
    in Rückenlage mit aktiver Widerlagerung (Abb. **18**).
  - Dynamisches Üben mit Haltewiderstand am Bewegungsende, z. B. in der Schlingenaufhängung mit Expanderzug (Abb. **19**). Lordoseausgleich und Beckenfixation über das andere Bein. Hüftstreckung mit kurzem Hebel für M. gluateus maximus bei Lordoseausgleich über dem Kasten, mit langem Hebel für M. glutaeus maximus und Mm. ischiocrurales am Bankende

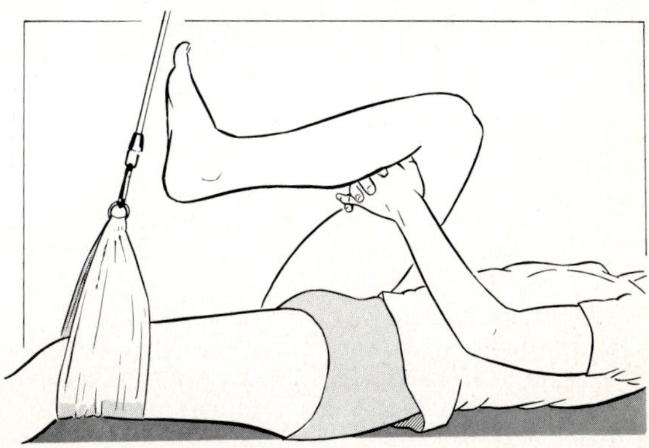

Abb. **19** Dynamisches Üben in der Schlingenaufhängung mit Expanderzug.

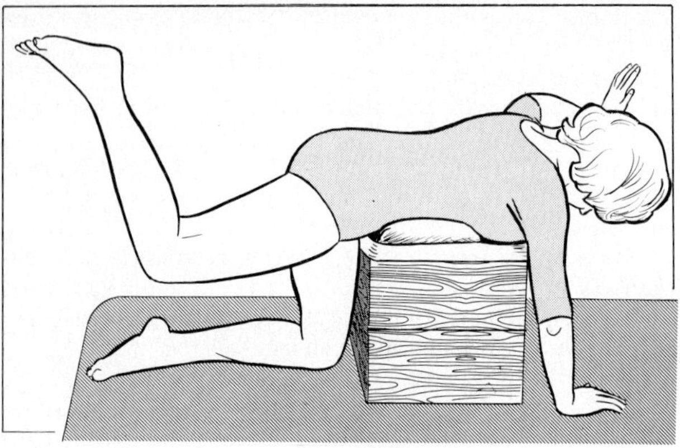

a

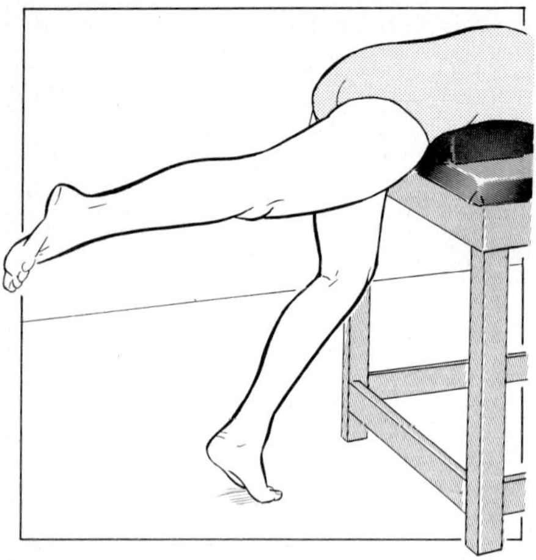

b

Abb. **20a u b** Lordoseausgleich über dem Kasten.

(Abb. **20a** u. **b**). Übung gegen den Widerstand des Pullingformers (Abb. **21**).

Für *Hüftabduktion und -innenrotation* sind die M. glutaei medius und minimus verantwortlich, insbesondere bei gestrecktem Hüftgelenk zur Stabilisation des Beckens auf dem Standbein.

Auch ihr effektives Üben erfordert optimale Anpassung an die Kraft, z. B.

- statisch-dynamisch in der Schlingenaufhängung (Abb. **22**);

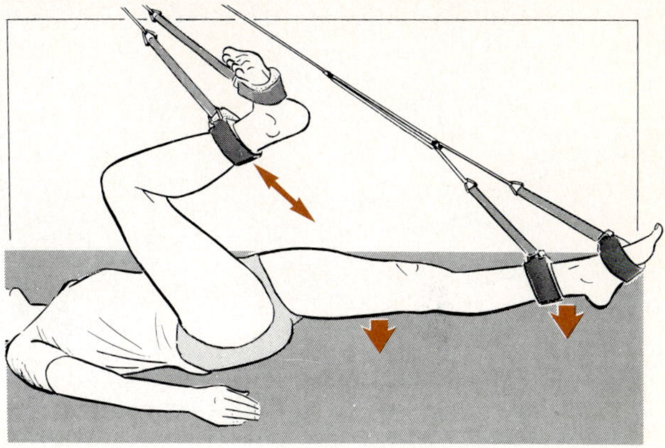

Abb. **21** Übung gegen Widerstand des Pullingformers in Rückenlage.

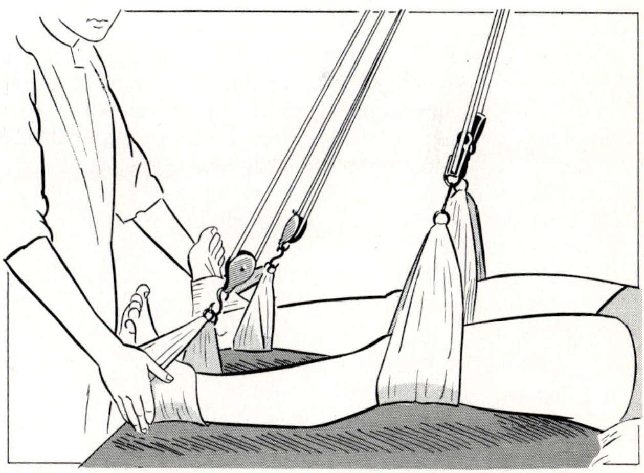

Abb. **22** Statisch-dynamische Übung in der Schlingenaufhängung.

- mit kontrollierter Beckenhaltung und aktiver Widerlagerung in der Seitlage (Abb. **23**);
- gegen den Widerstand des Pullingformers (**24a** u. **b**);
  Geeignete Techniken aus PNF, Bewegungstherapie im Wasser, freies Üben auf der Matte u. a. führen vom mehr isolierten zum komplexen Muskeltraining. Beides ist notwendig.

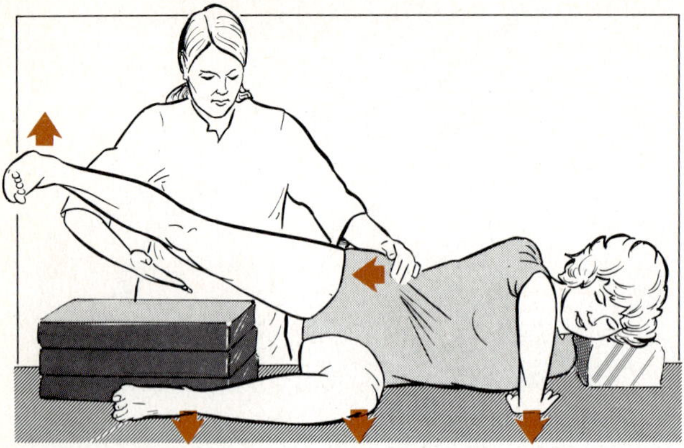

Abb. **23** Üben in Seitlage mit aktiver Widerlagerung.

– Gangschulung:
Ziel der Gangschulung ist ein ökonomischer Gangablauf, d. h., der Patient soll schmerzfrei, kraftsparend und gelenkschonend gehen können. Das schließt mit ein, daß – entsprechend dem Befund – Hinkmechanismen toleriert werden müssen. Ein annähernd unauffälliger Gang wird angestrebt, aber nicht erzwungen. Einsatz von Gehhilfen wird nicht ausgeschlossen.
Dosierung und Aufbau der Gangschulung richten sich nach dem jeweiligen Befund.
Die *Ganganalyse* gibt Aufschluß über die Qualität der einzelnen Gangphasen und über die Abweichungen von den normalen Bewegungsabläufen.

Zu beurteilen sind:

- Einatz von Stand- und Spielbein:
  Wechsel von Stand- zu Spielbein,
  Abrollvorgang des Fußes,
  Funktion von Fuß-, Knie und Hüftgelenken, dynamisch in der Spielbeinphase, statisch in der Standbeinphase.
- Gleichmäßige Seit- und Vorverlagerung des Körperschwerpunktes vom rechten auf das linke Bein.
- Lotrechte Haltung des Körpers über der Unterstützungsfläche, dem Standbein.
- Gleichmaß im Tempo der Verlagerung und damit der Fortbewegung.
- Bewegung aller Beingelenke und des Beckens.
- Krafteinsatz der Muskulatur.

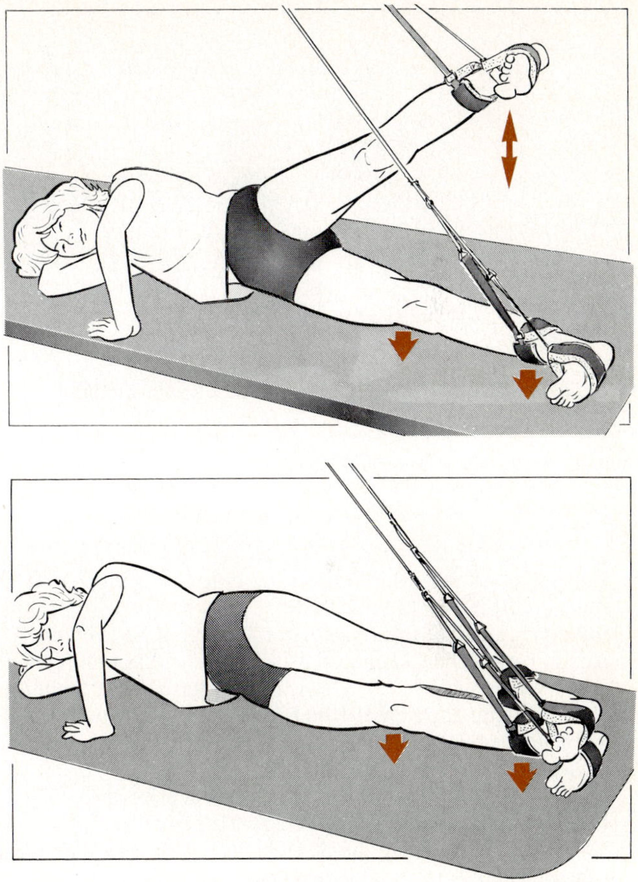

a

b

Abb. **24 a** u. **b** Üben gegen Widerstand des Pullingformers in Seitlage.

- Rotationsbewegungen der Wirbelsäule.
- Mitbewegung der Arme.
- Gesamteindruck von Haltung und Bewegung.

Der Patient geht barfuß und trägt Turnanzug oder eine Kleidung, die die genaue Beobachtung der Bewegungsabläufe zuläßt.

Um dem Patienten einen bestimmten Hinkmechanismus und die Korrekturmöglichkeit bewußt zu machen, ist das Gehen zwischen Spiegeln zu empfehlen. Wenn kein Beinlängenunterschied besteht, kann auch die Gehschulung barfuß erfolgen.

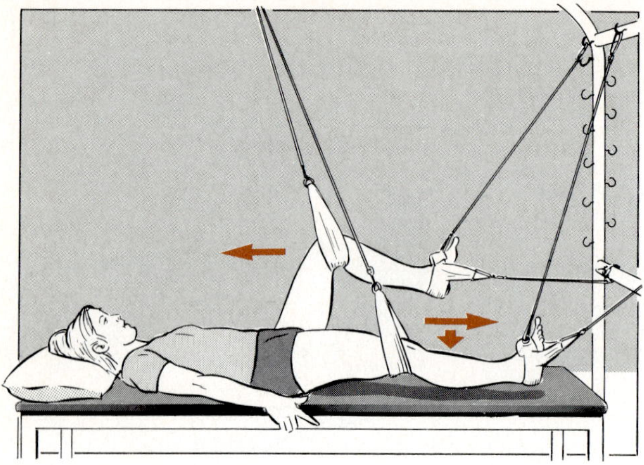

Abb. **25** Vorübung für reziprokes Gehen.

Entsprechend dem Befund werden einzelne Gangphasen korrigierend geübt, teil- oder vollbelastet.
Im Bewegungsbad fallen die ersten Gehversuche leichter.
Reziprokes Gehen kann entlastet in der Schlingenaufhängung vorgeübt werden (Abb. **25**). Gewichtsverlagerung und Stabilisation im Vierfüßlerstand, im Zwei- und Einbeinkniestand auf der Matte. Zur Vorgabe der Schrittlänge können Hindernisse aufgebaut werden, auch asymmetrisch, falls erforderlich. Geräteeinsatz kann zur Mobilisation oder Stabilisation des Oberkörpers erfolgen.
Der Einsatz von Gehhilfen wird korrekt geschult.
Erst, wenn Entlastung durch Gehhilfen nicht mehr notwendig ist, werden Halte- und Bewegungsfunktion der Becken- und Beinmuskulatur voll trainiert.
Reversible Bewegungseinschränkungen sollten beseitigt werden, da sie sonst zu vermeidbaren Fehlbelastungen in Knie-, Fuß- und Wirbelsäulengelenken führen, auch auf der gesunden oder weniger geschädigten Gegenseite.
Asymmetrischer Gangablauf infolge irreversibler Bewegungseinschränkung, z. B. ungleiche Schrittlänge durch fehlende Hüftextension, bleibt unkorrigiert. Das Erzwingen einer Korrektur mißlingt und führt zu Schmerzen.
Es wird dem Patienten empfohlen, Schuhe mit weichen Sohlen und Absätzen zu tragen. In den Absatz kann bei Bedarf ein weicher Keil eingebaut werden (Pufferabsatz). Das Abrollen des Fußes wird er-

leichtert, und Stauchungen auf die Gelenke und die Wirbelsäule, die durch Muskelkraft nicht abgefangen werden können, unterbleiben.

- Gebrauchsbewegungen:
  Beim freien Üben auf der Matte oder auf dem Hocker, ohne oder mit Gerät, wird dem Patienten die Vielfalt der Körperbewegungen bewußt gemacht. Bewegungen, die mancher Patient bereits vergessen hatte, werden ausgeführt und erneut erlernt. Er gewinnt dabei zunehmend Körpergefühl, Koordination und Sicherheit zurück.
  Unter diesem Gesichtspunkt findet auch Gangschulung statt, auszuführen nach Möglichkeit im Freien. Unterschiedliche Bodenbeschaffenheit des Geländes wird gewählt, Hindernisse sind zu überwinden oder zu umgehen, Steigungen zu nehmen, der Stockeinsatz wechselt, bei leichten Strecken wird er weggelassen, das Tempo wird geändert und anderes mehr.
  Anpassung an die Leistungsfähigkeit des Patienten ist jederzeit Bedingung, die richtige Einschätzung von seiten des Krankengymnasten Voraussetzung. Übermäßiger Ehrgeiz schadet.
- Selbsthilfetraining:
  Ein Programm, das individuell für jeden Patienten aufgestellt wird, wenn nach abgeschlossener Behandlung noch vorübergehend oder bleibend Bewegungseinschränkungen bestehen, die ihn im Alltag soweit behindern, daß er geneigt ist, fremde Hilfe in Anspruch zu nehmen.
  Am Anfang steht wieder der Befund. Er beinhaltet diesmal auch ein eingehendes Gespräch über die Bedingungen der häuslichen Umgebung. Welche Schwierigkeiten werden dort auftreten, wie sind sie zu überwinden?
  Hilfsmittel werden erprobt, ausgewählt und ihr Einsatz geschult, z. B. Anziehhilfen für Strümpfe und Schuhe (Abb. **26a–c, 27a** u. **b**).
- Ausgleichsgymnastik:
  Schultergürtel, Arme und besonders die Lendenwirbelsäule sind von Überlastungsbeschwerden betroffen. Benutzung von Gehhilfen führt zu Verkrampfungen und Verspannungen im Schulter-Arm-Bereich, zu Überlastung der Handgelenke, zu starrer Rumpfhaltung und Ausschaltung der Wirbelsäulenrotation.
  Fehlende Extension im Hüftgelenk wird durch vermehrte Lordose der Lendenwirbelsäule kompensiert. Jede Einschränkung einer Bewegungsrichtung im Hüftgelenk belastet die Wirbelsäule.
  Diese Beschwerden können den positiven Verlauf der Behandlung der eigentlichen Erkrankung stark beeinträchtigen. Maßnahmen gegen sie sind in den Vordergrund zu stellen.
  Manche Maßnahmen, die unter dem Gesichtspunkt der Gebrauchsbewegungen eingesetzt werden, dienen gleichzeitig dem Ausgleich überlasteter Körperabschnitte. Die Übungen sollten möglichst selbständig ohne Behandler ausführbar sein.

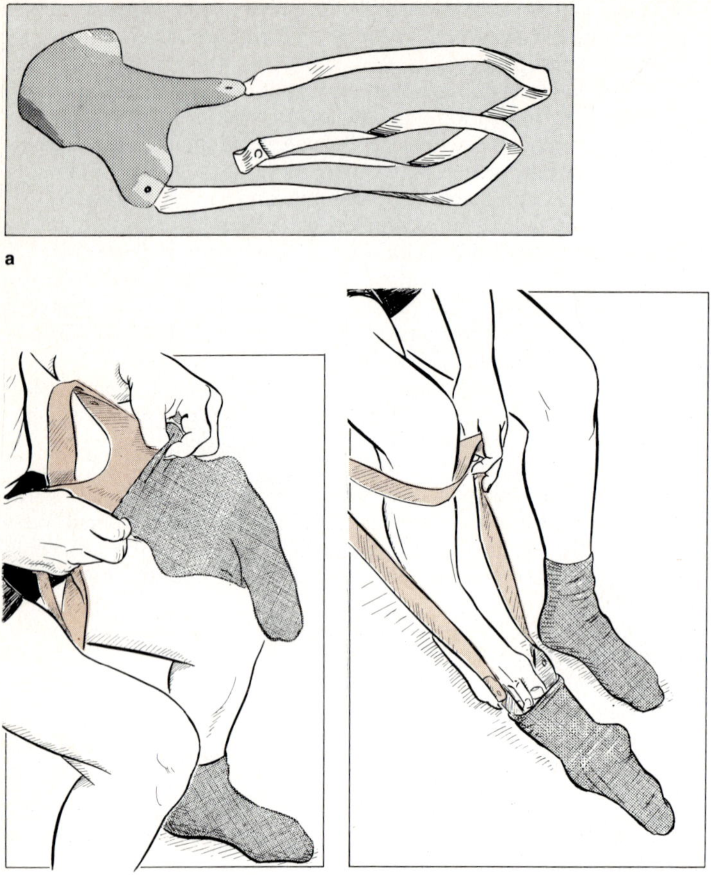

a

b c

Abb. **26 a–c** Anziehhilfe für Strümpfe.

Übungen zur

- Entspannung der Muskulatur,
- Mobilisation der Wirbelsäule unter Entlastung,
- Kräftigung schwacher Muskelgruppen, insbesondere der Arm- und Bauchmuskeln.
  Besonders geeignet sind die Wassergymnastik und das Schwimmen.

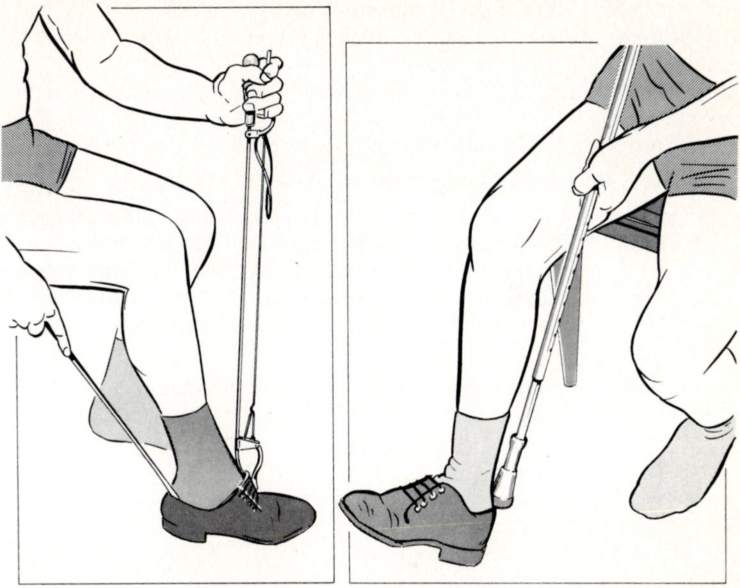

a b

Abb. **27a** u. **b** An- und Ausziehhilfe für Schuhe.

Ein individuelles Übungsprogramm für zu Hause ist aus dem klinischen Programm leicht auszuwählen.

Einige Übungen werden allgemeingültig für jeden Patienten sein. Spezielle Übungen für den einzelnen sollten gut eingeübt und vom Patienten selbst notiert werden.

Sportliche Betätigung kann in leichter Form, möglichst unter Entlastung der Beine, fortgesetzt oder aufgenommen werden. Neben dem Schwimmen und Wasserballspiel z. B. Radfahren.

Dosierung der Behandlung

Im Vorstadium der Koxarthrose und bei leichtem Befund kann die Behandlung ambulant durchgeführt werden. Die ärztlich verordneten Maßnahmen werden so verteilt, daß sie neben dem Alltagsleben verkraftet werden können. Die Behandlung findet 2- bis 3mal wöchentlich statt. Therapeutischer Reiz und Ruhe sollen abwechseln und einander entsprechen. Oft muß der Patient davon überzeugt werden, daß viel nicht viel hilft und die verschiedenen Maßnahmen sinnvoll über die Woche zu verteilen sind.

Beispiele von Behandlungskombinationen:
- Wärme, Massage, Traktion, krankengymnastische Übungsbehandlung.
- Unterwassermassage, Bewegungstherapie im Wasser, Elektrotherapie.
- Schwimmen, Traktion, krankengymnastische Übungsbehandlung.

Andere Kombinationen sind möglich.

Bei stärkerem Befund mit röntgenologisch sichtbaren Veränderungen am Gelenk mit Bewegungseinschränkungen und Muskelatrophien ist eine 4- bis 6wöchige stationäre Behandlung angezeigt. Sie kann auch in einer spezialisierten Kureinrichtung erfolgen. Der Patient sollte dem Alltags- und Berufsleben für die Zeit der Behandlung entzogen werden.

Entlastung des Hüftgelenkes und allgemeine Entspannung bilden eine Art Grundtherapie, auf die sich die physikalische Therapie einschließlich der krankengymnastischen Maßnahmen aufbaut.

Lagerung in der Laschenextension (Abb. **28**)
- Temporäre Druckentlastung der Gelenkflächen während der Zeit der Bettruhe.

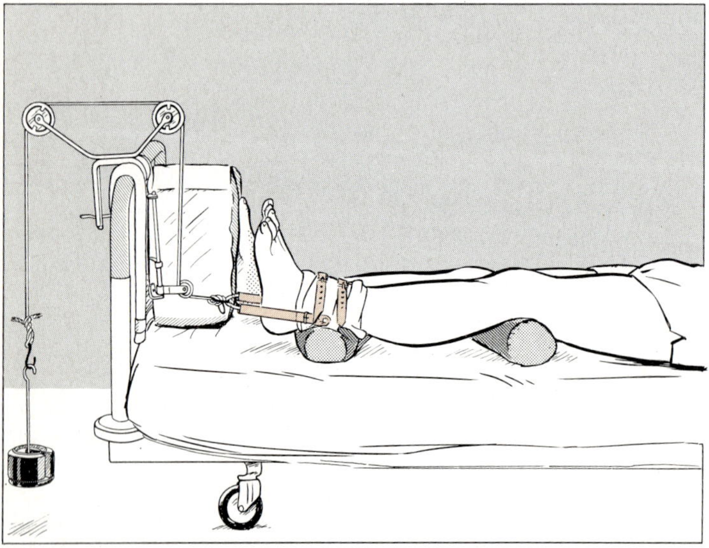

Abb. **28** Lagerung in der Laschenextension.

- Die Größe des Gewichtes und die jeweilige Dauer der Traktion bestimmt der Arzt.
- Unterlagerungen von Knie und Ferse dürfen nicht bremsend wirken und werden regelmäßig hierauf überprüft. Ebenso ist darauf zu achten, daß die Schnur mit dem Gewicht frei gleitet.
- Die Traktion muß für den Patienten beschwerdefrei sein.

Passive Dauerzüge zur Behebung von Kontrakturen sind beim arthrotischen Gelenk nicht indiziert. Knorpel und Knochen können durch die Einwirkung von Scherkräften zusätzlich geschädigt werden.
Bei nachgewiesener Muskelverkürzung können dosierte Dehnübungen Anwendung finden. Dabei darf kein Gelenkschmerz auftreten.

Lagerung des Beines während der Bettruhe, insbesondere nach Hüftoperationen

Rückenlage

- Hüftgelenk:
  Flexion/Extension: Die Beugestellung so gering wie möglich halten (Abb. **29a** u. **b**). Sie erfolgt in der Regel ausreichend beim Üben und beim Sitzen. Bei freier Streckung zeitweise in Nullstellung lagern.
  Abduktion/Adduktion ca. 20 Grad Abduktion. Verwendung des Abduktionskeils, Kontrolle des Beckengeradstands.
  Innenrotation/Außenrotation: möglichst Nullstellung. Bei Insuffizienz der Innenrotatoren Unterlagerung der Trochanter- und proximalen Oberschenkelgegend mit Keil.
- Kniegelenk für Flexion/Extension: geringe Unterlagerung, der Stärke des Fersenpolsters entsprechend. Zeitweise in Nullstellung lagern.
- Oberes und unteres Sprunggelenk: Nullstellung, Fersenpolster und Fußkasten. Die Bettdecke darf nicht auf den Zehen lasten.

Sind diese Stellungen infolge von Kontrakturen nicht erreichbar, werden die Lagerungen so abgewandelt, daß sie unter Muskelentspannung und Beschwerdefreiheit der Idealstellung möglichst nahe kommen.

Auch bei der Anwendung von Schienen, z. B. der Keeler-Schiene, soll eine Dauerlagerung in Hüftflexion vermieden werden, besonders dann, wenn der Patient zu aktivem Lagewechsel noch nicht fähig ist.

Es muß peinlich darauf geachtet werden, daß das Becken nicht mit Hüftbeugung in eine nachgiebige Matratze sinkt und nicht durch Hochstellen des Bettkopfteiles Dauersitzen erzielt wird (Abb. **30**). Junge Patienten liegen flach. Bei älteren Patienten ist es günstiger, Kopf- und Brustkorb mit einem Keilkissen anzuheben. Es wird mehrmals täglich umgelagert, und die Atemübungen werden intensiviert. Sobald wie möglich wird zeitweise die Bauchlage eingenommen.

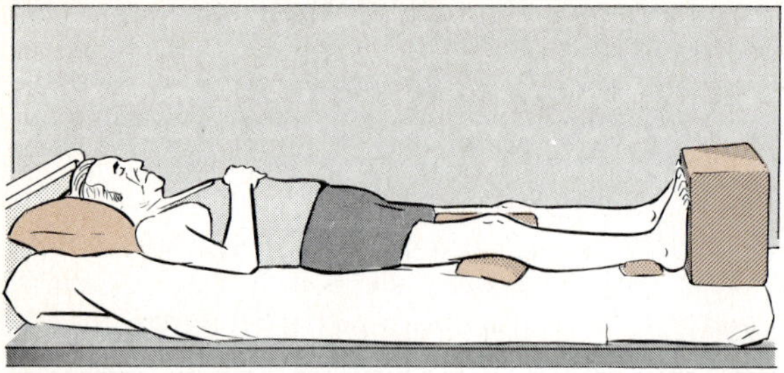

a

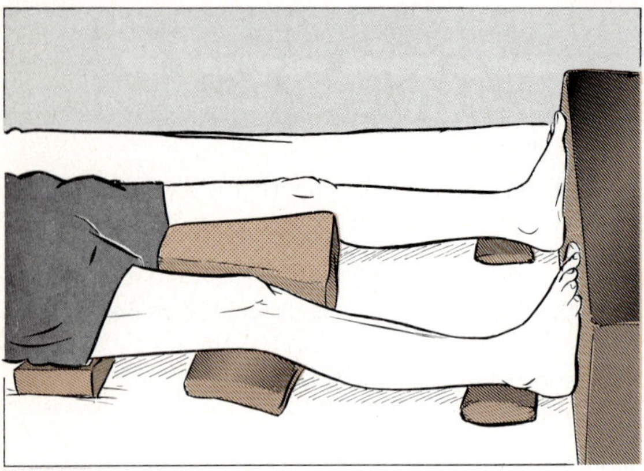

b

Abb. **29a** u. **b** Lagerung des Beines, besonders nach Hüftoperation.

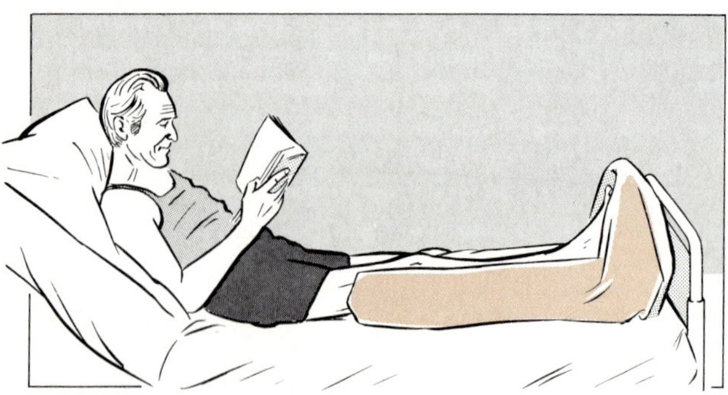

Abb. **30** Falsche Lagerung.

Bei starker Außenrotationsfehlstellung des Hüftgelenkes infolge von Muskelinsuffizienz oder bei postoperativer Luxationsgefahr bei totalem Gelenkersatz kann eine Unterschenkelgips-Liegeschale mit Querholz angelegt werden.

Die Schale wird aus einem zunächst zirkulär angelegten Gips geschnitten und gut gepolstert. Die Lage des Querholzes bestimmt die gewünschte Korrekturstellung. Um Kniebeschwerden vorzubeugen, ist eine geringe Unterlagerung des Kniegelenkes oberhalb des Gipsrandes erforderlich (Abb. **31**). Es muß auch bedacht werden, daß Fuß und Unterschenkel durch den Gips fixiert sind und plötzliche starke Drehbewegungen des Oberkörpers sich gefährdend auf das operierte Hüftgelenk auswirken können.

Seitlage
In der Seitlage soll das operierte Bein oben liegen, es wird nicht adduziert. Hierauf ist besonders beim künstlichen Gelenkersatz zu achten, auch während des Umlagerns wird die Abduktionsstellung beibehalten.

Korrekte Ausführung:
Zur Herstellung einer stabilen Lage wird das untere (gesunde oder nichtoperierte) Bein in Hüft- und Kniegelenk gebeugt. Das obenliegende (operierte) Bein wird möglichst gestreckt in Hüft- und Kniegelenk hinter das untere Bein auf einen Schaumgummiblock passender Größe gelagert (Abb. **32**). Material, das zusammengedrückt werden oder verrutschen kann, ist als Unterlage ungeeignet (z. B. doppeltes Kopfkissen).

Der Gummiblock kann bei Rückenlage den Fußkasten ersetzen und

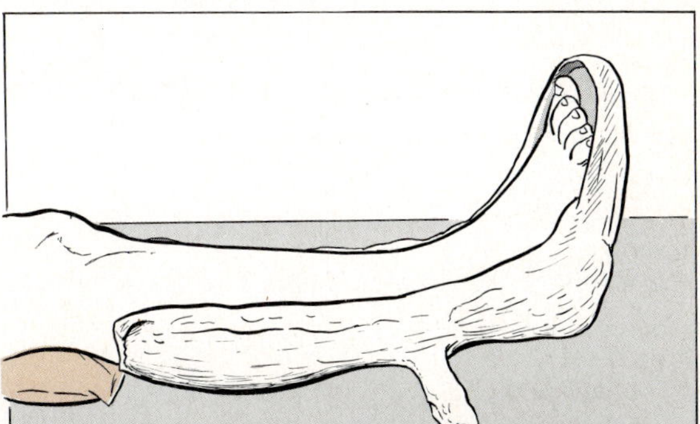

Abb. **31** Unterlagerung des Kniegelenks bei Unterschenkelgips-Liegeschale.

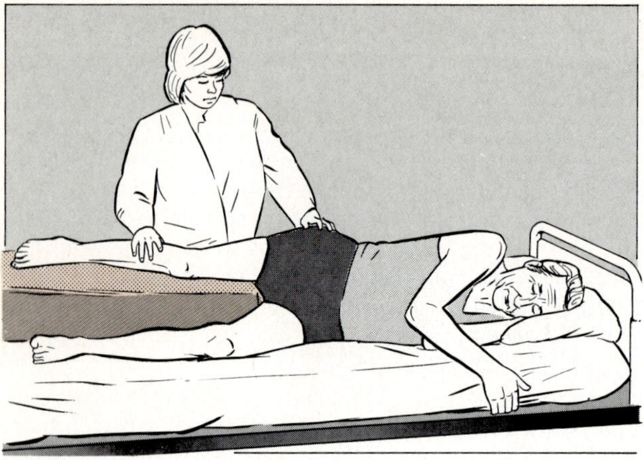

Abb. **32** Stabile Seitenlage nach Hüftoperation.

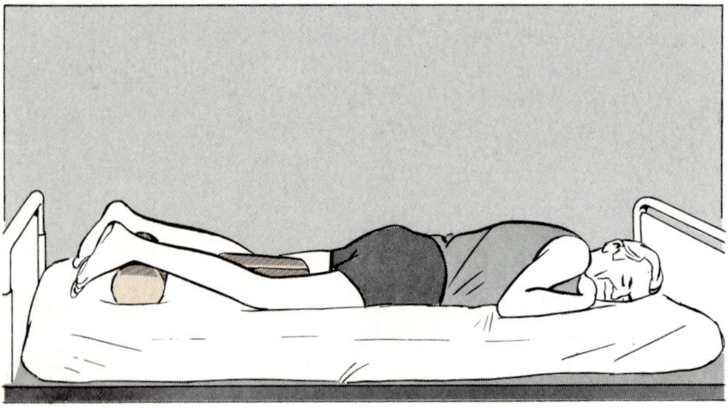

Abb. **33** Bauchlage nach Hüftoperation.

den Plantarbewegungen des Fußes Widerstand bieten (Wadenmuskelpumpe).

Bauchlage

- Hüftgelenk für Flexion/Extension: Nullstellung. Besteht eine Beugekontraktur, ausreichende Unterlagerung (Abb. **33**). Abduktion/Adduktion: ca. 20 Grad Abduktion mit Abduktionskeil. Innenrotation/Außenrotation: Nullstellung.

- Kniegelenk für Flexion/Extension: Beugestellung, abhängig von der Länge des Fußes.
- Fußgelenke: Nullstellung. Unterlagerung mit Rolle, kein Zehendruck.

Bei jeder Lagerung ist darauf zu achten, daß die Beckenkämme in gleicher Höhe stehen. Die korrekte Beckenstellung ist dem Patienten bewußt zu machen. Sie ist immer wieder herzustellen und mehrmals täglich zu kontrollieren.

Alle Umlagerungen dienen der Dekubitusprophylaxe und gleichzeitig als Übungsausgangsstellung.

Operative Behandlung der Koxarthrose

Jeder Tag, der zwischen der stationären Aufnahme und der Operation liegt, soll für eine präoperative krankengymnastische Behandlung und Vorbereitung auf das postoperative Stadium genutzt werden. Der Patient lernt, was am Tag nach der Operation von ihm verlangt wird und vermag dann Übungsaufträge leichter auszuführen.

Befund präoperativ

Eingehende krankengymnastische Befunderhebung und -notierung erlaubt die Beurteilung der Leistung in der postoperativen Phase, umgrenzt die Anforderungen, die gestellt werden können, und zeigt die erreichbaren und anzustrebenden Ziele auf:

- Atmung:
  z. B. Atemrhythmus, -richtung, -behinderung, -geräusche, Beweglichkeit der Rippen, Einsatz von Atemhilfsmuskeln.

Thrombosegefährdung:
z. B. Schwellung der Beine, Krampfadern, Schmerzen, Müdigkeit der Beine.

- Kreislaufregulationsstörungen:
  z. B. Schwindel bei schnellem Lagewechsel.
- Allgemeiner Kräftezustand und Mobilität:
  - Gelenkbeweglichkeit der unteren Extremität (Notierung der Winkelmaße).
  - Muskelkraft, Durchführen eines Muskeltests für alle Hüft- und Beinmuskeln; zunächst grobe Kraft von Funktionsgruppen, bei Schwächen und Seitendifferenzen Zuordnung zu den Kraftgraden des Muskelstatus (0–5).
  - Abweichungen vom normalen Gangablauf.
  - Benutzen von Hilfsmitteln, welcher Art und wie.
  - Schwierigkeiten bei Alltagsbewegungen.

Gesichtspunkte und Maßnahmen präoperativ

Die Maßnahmen unterscheiden sich dabei nicht wesentlich von den Maßnahmen der konservativen oder postoperativen Behandlung und sind dort abzuleiten.

- Abbau erhöhter Spannungszustände in der Muskulatur.
- Mobilisieren aller Gelenke einschließlich des zu operierenden Gelenkes.
- Kräftigen der Hüft- und Beinmuskeln.
- Beeinflussen fehlerhafter Gangabläufe.
  Bei schwerem präoperativem Befund mit vollem Verlust der Hüftgelenkfunktionen setzt der Patient beim Gehen vermehrt die Knie- und Sprunggelenke sowie die Wirbelsäule ein. Derartig extreme Zustände, die auch doppelseitig vorliegen können, sind krankengymnastisch präoperativ meistens nicht zu bessern.
- Beheben vermeidbarer Bewegungsfehler bei Alltags- und Gebrauchsbewegungen.
- Korrigieren beim Einsatz von Hilfsmitteln, Abbau unnötiger Hilfsmittel.

Zur Vorbereitung auf das postoperative Stadium:

- Erlernen aktiver Techniken zur Pneumonie- und Thromboseprophylaxe, z. B. Handhabung des Totraumvergrößerers, Abhusten, Einsatz der Wadenmuskelpumpe.
- Üben von Spannen und Entspannen. Erfahren passiver Bewegung.
- Erlernen von Spannungsübungen einzelner Muskeln und Muskelgruppen.
- Erlernen aktiv unterstützter Bewegungen.
- Vorüben des Lagewechsels im Bett für Topfen, Betten, Aufsetzen, Aufstehen. Spezielle Griffe beim Umlagern und Drehen sind zu beachten. Kraftvolles Hochziehen am Bettgalgen unter Spannung von Bauch- und Rückenmuskeln (Abb. **34**), En-bloc-Verlagerungen des Körpers an die Bettkante oder quer zum Bett, ohne Bewegung der Hüftgelenke, z. B., um aus dem Überhang des Unterschenkels die Kniebeugung zu üben; desgleichen Aufsetzen und Aufstehen mit nur geringer Beteiligung der Hüftgelenke.
- Vorüben des Gehens im Gehwagen oder mit Unterarmstützen unter Entlastung oder Teilbelastung; Üben des Nachstellschrittes an der Treppe.

Befund postoperativ in den ersten Tagen der Bettruhe

Er ist abhängig von der Art der Narkose, dem Alter und Allgemeinzustand des Patienten und der Schwere der Operation.

- Schmerzen vorwiegend im Wundgebiet,

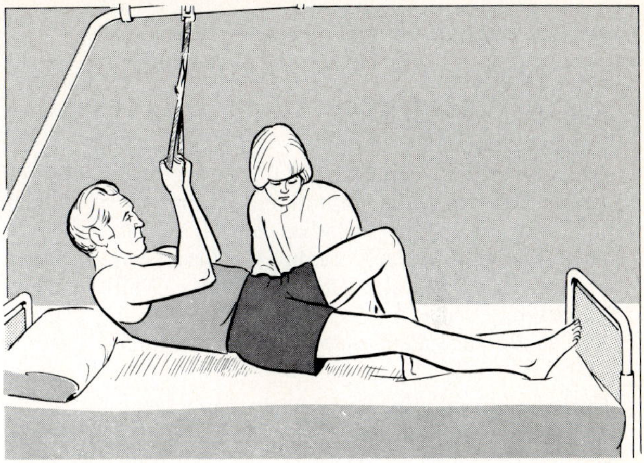

Abb. **34** Hochziehen am Bettgalgen unter Spannung von Bauch- und Rückenmuskeln, Abstützen des gesunden Beines.

- Pneumoniegefahr,
- Thrombosegefahr,
- Kreislaufregulationsstörung,
- Bewegungsarmut,
- Gefahr der Gelenkkontraktur infolge Ruhigstellung der operierten Extremität,
- Dekubitusgefahr.

Gesichtspunkte postoperativ in den ersten Tagen

- Lagerungskontrolle,
- Pneumonieprophylaxe,
- Thromboseprophylaxe,
- Dekubitusprophylaxe,
- Kreislaufanregung,
- Mobilisation aller von der Operation nicht betroffenen Extremitäten und der Wirbelsäule,
- Kräftigung der nichtbetroffenen Muskeln,
- Funktionsschulung im operierten Bereich, je nach Art der Operation.

Maßnahmen postoperativ in den ersten Tagen

- Schmerzlinderung:
  wundentlastende, beschwerdefreie Lagerung, Umlagerungen.
- Pneumonieprophylaxe:
  Maßnahmen zur Vertiefung der Atmung und Sekretlösung, z. B. *passiv:* Hautreizgriffe, Vibrationen, Klopfungen, Abklatschungen mit Eiswasser, mäßige Dehnlagerungen;
  aktiv: Atmung mit dem Totraumvergrößerer, Nasenatmung, Stenoseatmung, Belüftung aller Thoraxabschnitte, Mitbewegen der Arme, Abhusten.
  Äußere Bedingungen: saubere Luft, entspannte Lage, keine Abkühlung.
- Thromboseprophylaxe und Kreislaufanregung:
  permanentes Tragen von paßgerechten Antiemboliestrümpfen.
  Hochstellen des Bettendes.
  Statische Kontraktionen für alle Beinmuskeln (Auslassen operativ durchtrennter Muskeln), schnelle und kräftige Bewegungen von Füßen und Zehen, Wadenmuskelpumpe. Aktives Bewegen gegen Widerstand für nichtbetroffene obere und untere Extremitäten.
  Frühes Aufstehen mit zusätzlichem Wickeln der Beine über die Antiemboliestrümpfe.
  Das Wickeln der Beine erfolgt grundsätzlich beim Aufstehen und beim Heraussetzen, solange ein Bein entlastet wird und bis durch ausreichende Belastung die Muskelpumpe wieder voll einsetzt und Schwellungen nicht mehr auftreten.
  Bei erhöhter Thrombosegefahr bleiben die Strümpfe in den ersten Tagen auch beim Üben liegen.
  Das operierte Bein wird sorgfältig und fachgerecht gewickelt.
- Dekubitusprophylaxe:
  Wenn möglich Umlagerungen in Rücken-, Seit- und Bauchlage mehrmals täglich. Absprache der Lagerungszeiten zwischen Pflegepersonal und Krankengymnasten. Jede Lagerung ist auch Übungsausgangsstellung.
- Bewegungsförderung und Muskelkräftigung der nichtbetroffenen Extremitäten und der Wirbelsäule:

  Es kann statisch und dynamisch geübt werden, in isolierten einachsigen Bewegungen oder in komplexen Bewegungsmustern. Die Beteiligung des operierten Hüftgelenkes ist zu vermeiden.
  Das nichtoperierte Bein sowie Fuß und Knie der operierten Seite werden vom ersten Tag an intensiv auf das Stehen und Gehen vorbereitet. Hierzu eignen sich das Bewegen gegen Widerstand für alle Fußmuskeln, besonders für den M. triceps surae, statische Kontrak-

tionen für den M. quadriceps und den M. glutaeus der operierten Seite, Widerstand auf der gesunden Seite.
Eigentraining des Patienten für Arme und Oberkörper mit Geräten wie Mantel, Impander und Expander, z. B. Einhängen einzelner Expanderstränge am Bettgalgen zum gezielten Kraft- und Ausdauertraining aller Muskeln, die beim Abstützen eingesetzt werden.
- Funktionsschulung im operierten Bereich:
Für jedes Operationsverfahren werden zwar allgemeingültige Behandlungsrichtlinien aufgestellt, die Handhabung erfolgt jedoch individuell. Der Krankengymnast soll über den Operationshergang unterrichtet sein und zusätzliche Angaben des Operateurs für die krankengymnastische Nachbehandlung unmittelbar erfahren.

Varisierungsosteotomie (VO) bei Jugendlichen und Erwachsenen

Lagerung: in der Keeler-Schiene bei 20 Grad Abduktion.

1. Tag postoperativ: Lagerungskontrolle: Beibehaltung der Hüftabduktion bei korrekter Beckenstellung. Übliche Allgemeinbehandlung.

Nach 2 Tagen: zusätzlich statische Kontraktionen für alle Beinmuskeln; Widerstandsübungen für beide Füße, aktive Übungen für das nichtoperierte Bein.

Nach 3 Tagen: nach Entfernung der Drainage zusätzlich aktiv-unterstützte und aktive Übungen für das operierte Bein.

Nach 6 Tagen: Gehbeginn mit 2 Unterarmstützen im Dreipunktgang, zunächst mit 5 kg Belastung, steigernd entsprechend der zunehmenden Muskelkraft. Beinlängenvergleich und ggf. Längenausgleich durch Absatzerhöhung.

Nach 2 Wochen: zwei Tage nach dem Fädenziehen Beginn der Bewegungstherapie im Wasser.

Nach 4 Wochen: Gehen mit 20 kg Belastung, Entlassung. Die Übungsbehandlung wird ambulant fortgesetzt.

Nach 6 Wochen: Röntgenkontrolle. 30 kg Belastung, volle Belastung möglichst erst nach 12 Wochen.

Weiterhin regelmäßige Übungsbehandlung, bis Beweglichkeit, Muskelkraft und -ausdauer sowie das Gangbild zufriedenstellend sind.

Metallentfernung erfolgt ca. 1 Jahr postoperativ.

Unter Berücksichtigung der Wundverhältnisse sind vom 2. postoperativen Tag an aktive Übungen uneingeschränkt möglich. Der Gehbeginn erfolgt 1 Tag postoperativ mit 2 Unterarmstützen für ca. 7 Tage. Die gesteigerte Übungsbehandlung erstreckt sich über 1–2 Wochen stationär und wird im Bedarfsfall ambulant weitergeführt.

Trochanterversetzung

Varisierungsosteotomie oder/und Chiari-Beckenosteotomie führen zum Hochstand des Trochanters. Ursprung und Ansatz der pelvitrochantären Muskulatur werden angenähert; das kann zur Insuffizienz der Muskulatur führen. Die Insuffizienz kann so ausgeprägt sein, daß trotz intensivster Übungsbehandlung kein zufriedenstellendes Kräftigungsergebnis zu erreichen ist und der Gang hinkend bleibt. Damit ist eine Indikation zur Trochanterversetzung gegeben. Der Trochanter wird um ca. 2 cm nach kaudal verlagert.

Postoperative Behandlung

Bei übungsstabiler Fixation des Trochanters:

Lagerung in 30–40 Grad Abduktion.

Nach 1 Tag: Lagerungskontrolle. Übliche Allgemeinbehandlung.

Nach 7 Tagen: unter Beibehaltung der Abduktion aktiv unterstütztes Üben von Hüftbeugung und -streckung. Die pelvitrochantäre Muskulatur wird weder aktiv noch passiv beansprucht. Die Kniebeugung kann in Rückenlage, Bauchlage oder aus dem Überhang geübt werden. Gehbeginn mit 5 kg Belastung.

Nach 3 Wochen: Belastungssteigerung auf 15 kg.

Nach 6 Wochen: Röntgenkontrolle. Intensivierung der Übungsbehandlung, auch aktives Üben von Ab- und Adduktion. Belastungssteigerung auf 30 kg. Die Behandlung wird ambulant fortgesetzt.

Nach 12 Wochen: nach erneuter Röntgenkontrolle Vollbelastung.

Künstlicher Gelenkersatz

Das Ziel des künstlichen Gelenkersatzes ist Schmerzfreiheit. Erst in zweiter Linie werden Funktionsverbesserungen angestrebt.

Präoperativ bestehende Kontrakturen (Flexion/Abduktion/Außenrotation) werden durch den Gelenkersatz selten vollständig behoben. Stärkere Muskelverkürzungen bestehen weiter, wenn sie nicht operativ beseitigt wurden. Stark insuffiziente Muskeln sind nicht schnell und beim älteren Menschen selten ausreichend aufzutrainieren.

Bei Schmerzfreiheit ist der Patient allerdings in der Regel bereit, durch intensives Üben Kraft, Bewegungs- und Gehfähigkeit zu verbessern. Übermäßiger Eifer sollte hierbei gebremst werden. Es kommt darauf an, den Patienten möglichst über Jahre hinweg beschwerdefrei zu erhalten, auch bei mäßiger Funktion.

Präoperative Behandlung s. Koxarthrose (S. 313).

Postoperative Behandlung

Lagerung: in den ersten Tagen Abduktionslagerung in der Keeler-Schiene. Nach Entfernung der Drainage Lagerung wie bei Koxarthrose beschrieben.

Nach 1 Tag: übliche Allgemeinbehandlung zum Kreislauftraining, Embolie- und Thromboseprophylaxe einschließlich Stehen vor dem Bett im Gehwagen. Übungen für beide Füße und das nichtoperierte Bein. Statische Kontraktionen für alle Oberschenkel- und Hüftmuskeln des operierten Beines sowie aktiv-unterstützte Flexion und Extension. Die Behandlung beginnt sehr schonend, auf Naht und Drainage wird Rücksicht genommen.

Nach 2 Tagen: nach Drainageentfernung Intensivierung der Behandlung. Umlagerungen des Patienten werden zum Üben genutzt. Bei jedem Lagewechsel wird auf die Beibehaltung der Hüftabduktion geachtet. Die Übungen erfolgen in einachsigen Bewegungen. Es unterbleiben alle Bewegungen über die Schmerzgrenze; passives Angehen von Kontrakturen sowie Adduktion und Außenrotation über die Nullstellung hinaus. Komplexbewegungen der PNF-Technik sind ungeeignet. Die Kniebeugung wird bei Seit- oder Bauchlage oder an der Bettkante gübt, dabei wird die Einschränkung der Beugung infolge Tractus-iliotibialis-Schmerzes berücksichtigt. Mit fortschreitender Wundheilung nimmt er ab.

Gehbeginn mit Sohlenkontakt, abhängig vom Zustand des Patienten und vom Vorüben, im Gehwagen oder mit 2 Unterarmstützen. Die Belastungssteigerung beim Gehen hängt von Prothesentyp und der Art der Implantation ab und wird vom Arzt angegeben.

Unzureichende Hüftbeugung wird beim Sitzen mit einem passenden Kissen, in der Art des Arthrodesenkissens, ausgeglichen. Bei kurzfristigem Sitzen an der Bettkante werden die Füße mit Fußkasten unterstützt (Abb. **35**). Das Sitzen im Lehnstuhl ist vorzuziehen.

Nach 2 Wochen: zwei Tage nach dem Fädenziehen Bewegungstherapie und Gehen im Wasser.

Der stationäre Aufenthalt beträgt postoperativ bei komplikationslosem Verlauf ca. 3–4 Wochen. Ambulante Weiterbehandlung wird empfohlen. Mit zunehmender Kraft der Hüft- und Beinmuskulatur allmählicher Übergang zur Vollbelastung, in der Regel nach ca. 6 Wochen.

Abweichungen von diesem Programm kommen z. B. in folgenden Fällen vor:

- Zugang zum Gelenk mit temporärem Abmeißeln des Trochanter major:

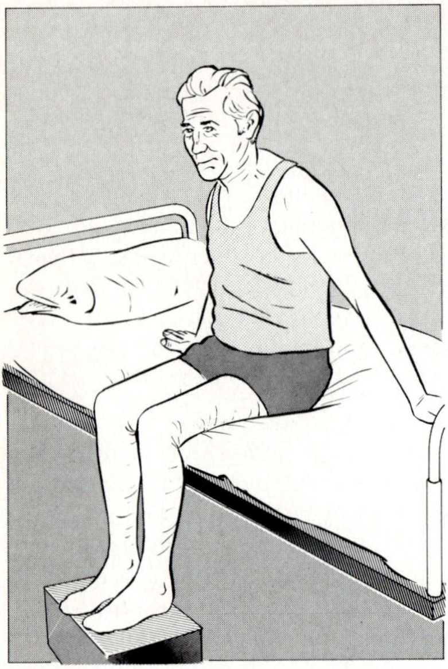

Abb. **35** Sitzen auf der Bettkante mit Fußkasten.

In den ersten 5 Wochen lediglich aktiv-unterstützte Bewegungen der Flexion und Extension unter Beibehalten der Abduktionsstellung. Es unterbleiben alle Ab- und Adduktions- sowie Rotationsbewegungen, desgleichen statische Kontraktionen für die Hüftabduktoren. Nach einer Woche steht der Patient auf und beginnt mit Sohlenkontakt zu gehen. Nach 6 Wochen normales Programm.

- Zugang zum Gelenk mit Ablösen der pelvitrochantären Muskulatur:
  in den ersten 3 Wochen wie bei der Trochanterablösung, danach normales Programm.
- Spezialversorgungen, z. B. bei ausgeprägter Protrusio acetabuli und bei Endoprothesenwechsel:
  Der Operateur gibt besondere Anweisungen für Lagerung und Nachbehandlung.

Hüft-Kopf-Hals-Resektion (Girdlestone) oder TEP-Entfernung

Postoperative Behandlung

Lagerung: kontrollierte Lagerung wie beschrieben (S. 327).

Nach 1 Tag: übliche Allgemeinbehandlung. Statische Kontraktionen für alle Beinmuskeln.

Nach 3 Tagen: nach Entfernung der Drainage zusätzlich einmal täglich Kniebeugung an der Bettkante, ohne Bewegung in der Hüftregion.

Nach 1 Woche: Stehen vor dem Bett ohne Belastung.

Nach 2 Wochen: Abhängig vom Vorüben Gehen ohne Belastung mit der notwendigen Gehhilfe.

Nach 3 Wochen: aktiv-unterstützte Bewegungen der Flexion und Extension im Hüftgelenk. Intensivierung der aktiven Übungen für das gesunde Bein, für Fuß und Knie des operierten Beines.

Nach 6 Wochen: Röntgenkontrolle. Gehbeginn mit 5 kg Belastung, langsame Steigerung.

Nach 7–8 Wochen: Versorgung mit angemessenem Beinverkürzungsausgleich. Bei zufriedenstellender Mobilisierung Entlassung. Die Übungsbehandlung und Gehschulung wird ambulant fortgesetzt.

Nach 12 Wochen: Verlaufskontrolle. Belastung nach dem Vermögen des Patienten. Stockunterstützung ist in der Regel notwendig.

Bei völlig unbefriedigendem Ergebnis evtl. Versorgung mit einer Gardemin-Gocht-Bandage zur äußeren Stabilisierung der Hüftregion in der Standbeinphase. Diese Versorgung sollte überlegt eingesetzt werden. Sie ist lästig und wird vom Patienten meistens nicht gut angenommen.

Bei der TEP-Entfernung aufgrund eines Infektes ändert sich das krankengymnastische Programm: längere Ruhigstellung zugunsten der Infektbeherrschung.

Hüftarthrodese, Entknorpelungsarthrodese

Präoperative Behandlung

Krankengymnastische Befunderhebung, aus der sich folgende präoperative Behandlungsgesichtspunkte ergeben können:
- Erzielen freier Beweglichkeit in Kniegelenk und Fußgelenken;

- weitmögliche Mobilisation der Wirbelsäule, insbesondere der Lendenwirbelsäule;
- Kräftigung aller Bein- und Rumpfmuskeln.

Weitere Gesichtspunkte s. bei Koxarthrose präoperativ (S. 331).

Postoperative Behandlung

Ruhigstellung im Becken-Bein-Fuß-Gips.

Arthrodesenstellung des Hüftgelenkes: Adduktion 0 Grad, Flexion 15–20 Grad, Außenrotation 10–20 Grad.

Nach 1 Tag: Allgemeinbehandlung zur Pneumonie- und Thromboseprophylaxe. Arm- und Rumpfmuskeltraining.

Nach 6 Wochen: Der Gips wird geschalt. Kniegelenkmobilisation (ohne jede Hüftbewegung) für 2 Tage. Anlegen einer langen Gipshose. Gehübungen unter Teilbelastung. Zur Kompensation der fehlenden Kniebeugung Schuherhöhung auf der anderen Seite.

Nach 7 Wochen: Entlassung.

Nach 12 Wochen: Der Gips wird geschalt. Röntgenkontrolle. Erneut Kniemobilisation für 2 Tage. Anlegen einer langen Gipshose. Üben der vollen Belastung. Entlassung.

Nach 16 Wochen: Der Gips wird geschalt. Röntgenkontrolle. Bei festem Durchbau Freigabe zur Übungsbehandlung und Gangschulung. Bei mangelndem Durchbau weiter wie oben für 4–6 Wochen.

Gesichtspunkte der Übungsbehandlung nach Gipsentfernung

Sie gleichen denen der präoperativen Behandlung. Das arthrodesierte Hüftgelenk wird bei jeder geänderten Übungsausgangsstellung erneut unterlagert und ruhiggehalten. Die Mobilisationsbehandlung kann auch im Bewegungsbad durchgeführt werden. Langsame Ausführung der Bewegungen, Vermeiden des Wasserwiderstandes ist in den ersten Tagen angebracht. Später ist Schwimmen möglich.

Gehtechnik

Durch die Gelenkversteifung bilden Becken und Femur der betroffenen Seite eine Bewegungseinheit.

Voraussetzung für ein weitgehend unauffälliges Gangbild ist eine gute Beweglichkeit von Fuß und Knie der operierten Seite sowie Hyperextension des gesunden Hüftgelenkes und freie Beweglichkeit der Lendenwirbelsäule.

Das Vorbringen des betroffenen Beines erfolgt über Kyphosierung der Lendenwirbelsäule (Beckenextension) bei Hyperextension und Rotation auf dem gesunden Standbein. Zum leichteren Durchschwung sollte das Bein um 1–2 cm kürzer sein.

Kraftvoller Einsatz von Fuß und Knie kompensiert die fehlende Hüftextension in der Abrollphase des Beines.

Sonstige Hüftgelenkerkrankungen

Coxa valga, Coxa vara, Protrusio acetabuli und idiopathische Hüftkopfnekrose unterliegen als Präarthrose bzw. in fortgeschrittenen Fällen als Koxarthrose den Prinzipien der Koxarthrosebehandlung.

Technische Gehhilfen

Gehwagen

Die große Unterstützungsfläche bietet dem Patienten Sicherheit. Das ständige Weiterrollen erlaubt dagegen kein korrektes Teilbelasten (Abb. **36**). Vor der Belastung des erkrankten Beines sollte daher der Gehwagen gestoppt werden, um festes Abstützen der Arme zu ermöglichen.

Die zusätzliche Benutzung von Achselstützen führt oft dazu, daß sich der Patient hineinhängt, die Stützmuskulatur nicht einsetzt und das zu

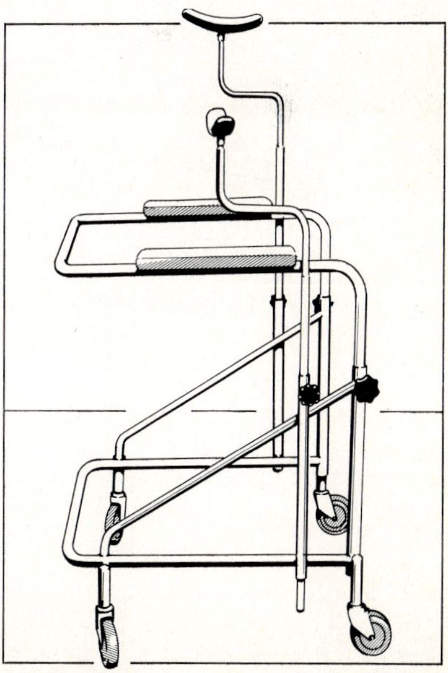

Abb. **36** Gehwagen.

entlastende Bein mehr als erwünscht oder sogar voll belastet. Die Achselstützen sollten Ausnahmefällen vorbehalten sein.

Der Gehwagen sollte bei alten, sehr schwachen und hinfälligen Patienten zu Hilfe genommen werden, bei Gleichgewichtsmangel und bei großer Angst. Auch am 1. Tag nach Hüft- oder Beinoperationen, wenn sich präoperativ keine Übungsgelegenheit mit anderen Hilfsmitteln bot.

Gehbarren

Der Gehbarren ist die ideale Hilfe, um Schwierigkeiten bei den ersten Gehversuchen zu meistern. Er bietet die größte Sicherheit (Abb. **37**), und der Patient ist gezwungen, die Stützmuskulatur der Arme und des gesunden Beines einzusetzen.

Der Patient kann zu Steh- und Gehübungen sich selbst überlassen werden, er kann sich zwischendurch zum Ausruhen hinsetzen. Es kann unter Entlastung, Teil- und Vollbelastung geübt werden. Der Drei- und Vierpunktgang kann ausgeführt werden. Dabei sind die Holme allerdings zum Stützen, nicht aber zum Vorwärtsziehen gedacht.

Vom Gehbarren ist es in der Regel leicht, auf Unterarmstockstützen überzugehen. Zunächst erfolgt der Übergang auf einen Barrenholm und eine Unterarmstockstütze, danach auf zwei Unterarmstockstützen.

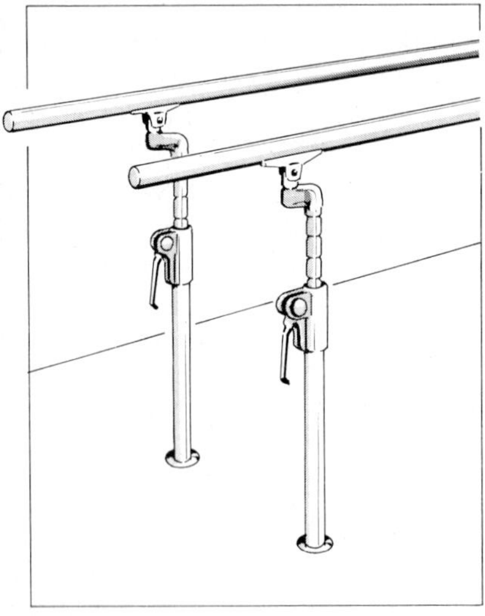

Abb. **37** Gehbarren.

Gehbock und reziprokes Gehgestell

Sie werden eingesetzt, wenn das Gehen mit Unterarmstützen nicht gelingt. Im Vergleich zum Gehwagen ist die Unterstützungsfläche verringert, das Weiterrollen fällt weg, aber es bleibt genügend Sicherheit (Abb. **38a** u. **b**). Diese Gehhilfen sind beim alten Patienten recht beliebt, besonders auch bei beinamputierten alten Damen. Sie kommen damit im häuslichen Bereich gut zurecht. Nur auf der Treppe sind die Hilfen unbrauchbar.

Achselstützen

Sie sollten nur im Notfall Anwendung finden, d. h., wenn Hand und Ellenbogen aus irgend einem Grund stützunfähig sind, z. B. wenn neben der Hüfterkrankung eine Hemiplegie besteht, bei Dreifachamputation (beiderseits Oberschenkel- und einseitig Armamputation). Eventuell müssen Spezialhandgriffe oder zusätzliche Halteschlaufen angebracht werden.

Durch das dichte Führen am Körper ist die Unterstützungsfläche verhältnismäßig klein. Das Gehen mit zwei Achselstützen (Abb. **39**) erfordert eine gute Gleichgewichtshaltung, erlaubt aber keinen normalen Gangablauf. Es fehlt auch die Kontrolle über die Belastung des Beines, wenn der Patient sich hineinhängt. Schultergelenke und Schultergürtel werden fehlbelastet. Nervendruckschädigungen in der Achsel sind möglich.

Unterarmstützen

Bei guter Schulung kann mit ihnen (Abb. **40**) jede gewünschte Teilbelastung am besten eingehalten werden. Die fixierte Stellung des Handgelenkes in leichter Dorsalflexion ergibt einen festen Faustschluß um den Handgriff, die Stützmuskeln von Hand, Arm und Schultergürtel können kraftvoll eingesetzt werden. Die korrekte Höheneinstellung ist allerdings wichtig (S. 345).

Vierpunktgehhilfe

Wie beim Handstock fehlt hier die Unterarmunterstützung, das Handgelenk ist freigegeben. Durch die vier Stützpunkte steht dieser Stock aber stabil (Abb. **41**). Trotz der „Sperrigkeit“ eine gern angenommene Hilfe der älteren Patienten. Diese Gehhilfe ist auch an der Treppe brauchbar, wenn die Stufen nicht zu schmal sind.

„Rheumatiker-Gehhilfe“

Spezialstütze mit Unterarmauflage und Handgriff (Abb. **42**), eine Notlösung, wenn die Hand zum Stützen nicht benutzt werden kann, die Ellenbogenstreckung eingeschränkt oder ausgefallen ist. Diese Ausfälle bilden eine große Einbuße an Stützkraft und Festigkeit. Die Geh-

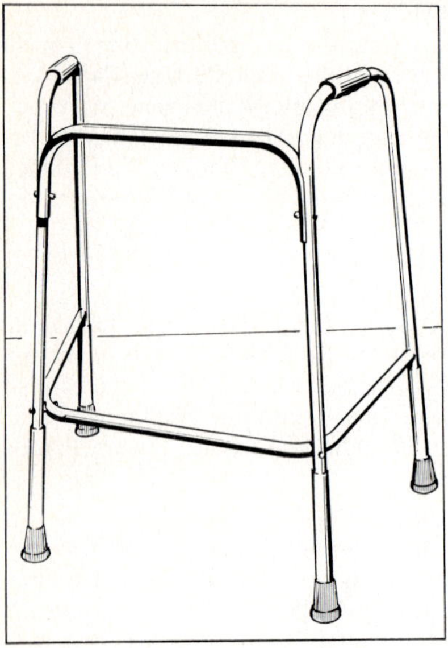

a

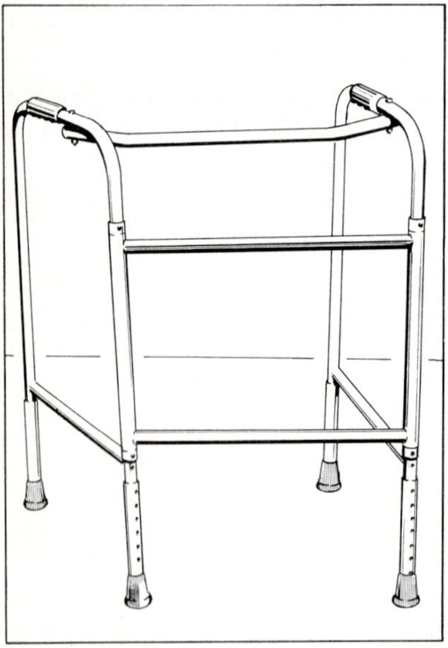

b

Abb. **38 a** Gehbock,
b reziprokes Gehgestell.

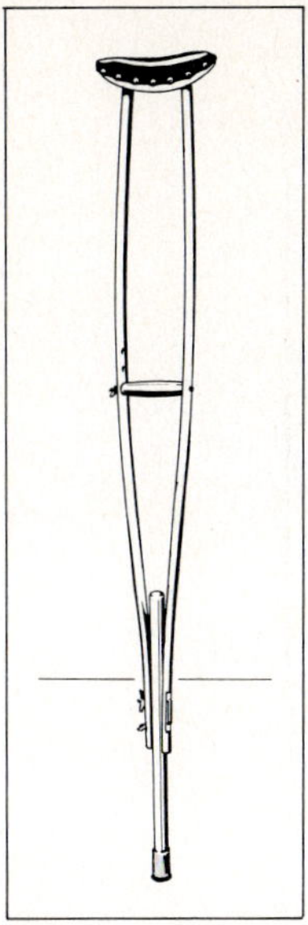

Abb. **39** Achselstütze.

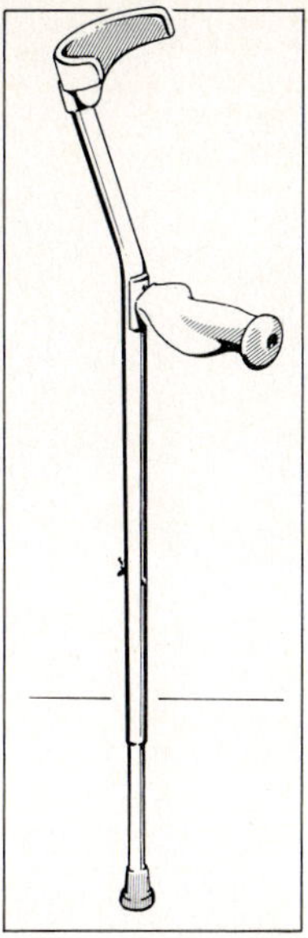

Abb. **40** Unterarmstütze.

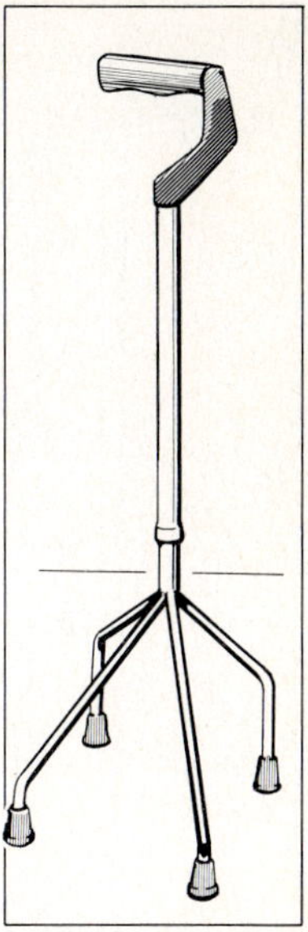

Abb. **41** Vierpunktgehhilfe.

hilfe ist wackelig und unsicher. Ungünstig ist auch die notwendige Fixierung des Unterarmes an die Schale mittels Klettenverschlußschlaufen. Leider ist es aber für manche Patienten die einzige Unterstützungsmöglichkeit beim Gehen, besonders für den Rheumatiker.

Handstock

Das Handgelenk ist freigegeben. Zur Stabilisierung muß der Patient wesentlich mehr Muskelkraft einsetzen, sowohl der Stütz- als auch der Beinmuskulatur. Mit zwei Handstöcken (Abb. **43**) ist noch Teilbelastung möglich. Ein Handstock wird in der Regel erst bei Vollbelastung zur Unterstützung schwacher Muskulatur eingesetzt.

Höheneinstellung von Handgriff oder Handlauf

Die Hand steht bei herabgezogenem Schulterblatt und leicht gebeugtem Ellbogen etwa in Höhe des Trochanter major (bei normalen Proportionen).

Ein zu hoher Handlauf beansprucht die Stützmuskulatur zu stark, der Schultergürtel wird hochgedrückt, was zu schmerzhaften Verspannun-

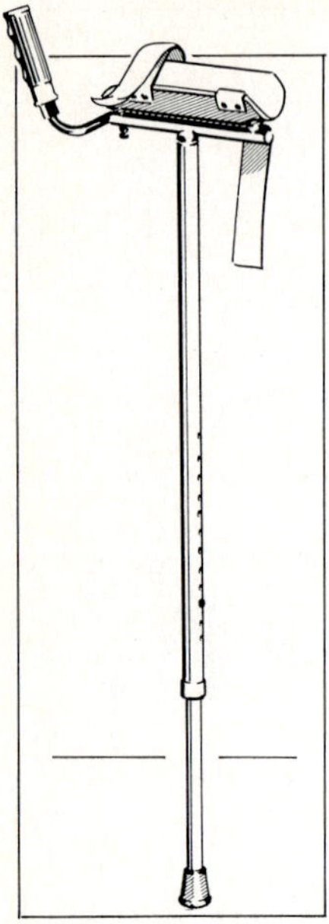

Abb. **42** „Rheumatiker-Gehhilfe".

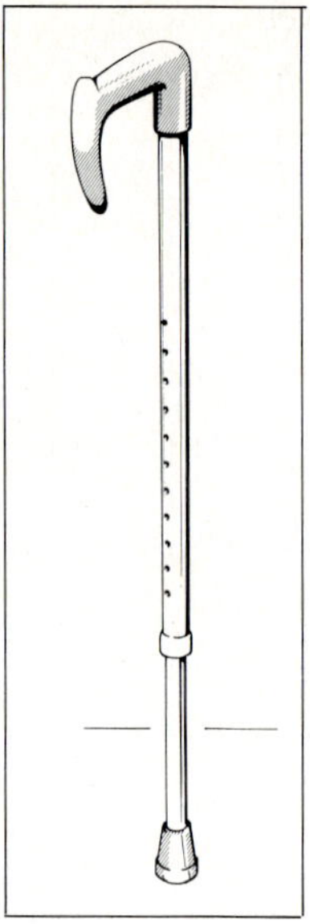

Abb. **43** Handstock.

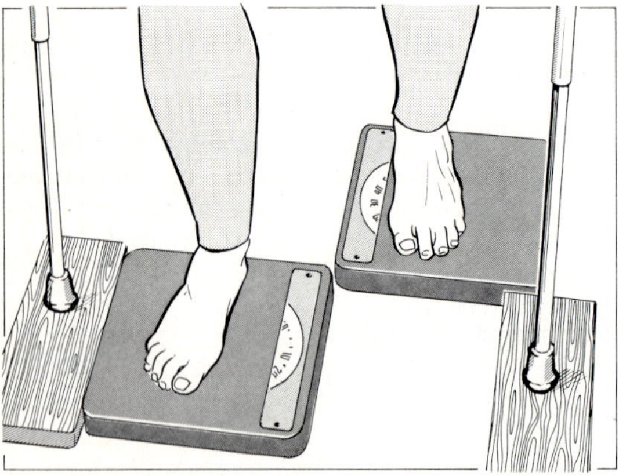

Abb. **44** Belastungsbestimmung.

gen und zu raschem Ermüden der Muskulatur führt. Bei zu niedrigem Handlauf kann sich die Muskulatur nicht ausreichend kontrahieren, der Rücken wird gebeugt und schmerzt.

Anatomischer Handgriff

Die Hand wird unterstützt durch eine der Anatomie angepaßte Auflage, besonders des Daumenballens (Abb. **40**). Der Griff ist für Unterarmstütze und Handstock im Handel erhältlich. Im Bedarfsfall kann ein Handgriff auch individuell nach Gipsabdruck angefertigt werden.

Wann werden Gehhilfen eingesetzt?

- Wenn Knochen oder Gelenk nicht voll belastbar sind. Der Arzt entscheidet über das Ausmaß der Belastung.
- Wenn Knochen oder Gelenk voll belastbar sind, die Muskulatur aber zu schwach ist.

Entlastung und Teilbelastung

Entlastung

Das betroffene Bein hat keinen Bodenkontakt, „Hüpfen auf dem gesunden Bein". Handgriffe oder Handlauf sollten hierbei um 1–2 cm höher gestellt werden, eine Hilfe für die Stützmuskulatur.

Teilbelastung

Sie beginnt mit der Bodenberührung und endet bei der Vollbelastung. Die Belastungshöhe des betroffenen Beines erfolgt in Kiloangaben durch den Arzt.

5-Kilo-Belastung entspricht z. B. dem leichten Sohlenkontakt mit dem Boden. Dabei wird der gesamte Abrollvorgang über Fuß und Bein simuliert.

Höhere Kilobelastungen werden unter Verwendung von zwei Personenwaagen (oder einer aufwendigeren Einrichtung) vorgeübt und kontrolliert (Abb. **44**).

Teilbelastetes Gehen erfolgt im Drei- oder Vierpunktgang mit zwei Unterarmstützen oder anderen Gehhilfen (s. auch Band 1, Grundlagen).

Das Gehen mit einer Unterarmstütze auf der Gegenseite entlastet das Hüftgelenk um ca. 30% des Körpergewichtes. Wird die Unterarmstütze durch einen Handstock ersetzt, so steigt die Belastung des Hüftgelenkes kaum, die Körperhaltung wird aber wesentlich verbessert.

Jeder Einsatz von Gehhilfen muß trainiert, korrigiert und überprüft werden.

Treppegehen

Die Treppe bildet keine Erschwernis bezüglich der Belastung, besonders dann nicht, wenn ein Geländer zur Verfügung steht. Gehhilfen können eingesetzt werden. Das Treppegehen kann somit früh in die Gangschulung aufgenommen werden und sollte häuslichen Gegebenheiten angepaßt sein.

Zurückhaltung ist geboten im Falle von Kreislaufschwäche, Insuffizienz der Stützmuskulatur, Quadrizepsschwäche oder Quadrizepsausfall, fortgeschrittener Gonarthrose und ähnlichem.

Knie

Krankengymnastische Befunderhebung

Typische bei zahlreichen Krankheitsbildern anzutreffende Kniegelenkbefunde sind:
- Gelenkerguß,
- Kontraktur,
- Muskelatrophie,
- Instabilität.

Gelenkerguß

Abhängig von der Stärke des Ergusses besteht Bewegungseinschränkung. Wenn gleichzeitig ein Reizzustand vorliegt, finden sich auch die anderen Zeichen der Entzündung mehr oder weniger ausgeprägt.

Ergußprüfung

Lagerung des Kniegelenkes in weitmöglicher Streckung bei entspanntem M. quadriceps. Eine Hand des Therapeuten umschließt den Schienbeinkopf von kaudal und drückt in kranialer Richtung gegen den Gelenkspalt. Die andere Hand umschließt das distale Ende des Oberschenkels oberhalb der Kniescheibe und komprimiert den oberen Rezessus der Gelenkkapsel. Mit dem Zeigefinger kann nun die Patella auf der vermehrt angesammelten Gelenkflüssigkeit zum „Tanzen“ gebracht werden (Abb. **45**). Bei einer Flexionsstellung von 25–35 Grad hat die Kniegelenkkapsel durch weitgehende Entspannung ihren größten Rauminhalt. Bei einem starken Erguß nimmt das Gelenk von selbst diese Stellung ein.

Auch bei stärkeren Schmerzen beugt der Patient automatisch das Kniegelenk und legt das Bein zusätzlich im Hüftgelenk in Beugung und Außenrotation zur Vergrößerung der unterstützenden Auflagefläche.

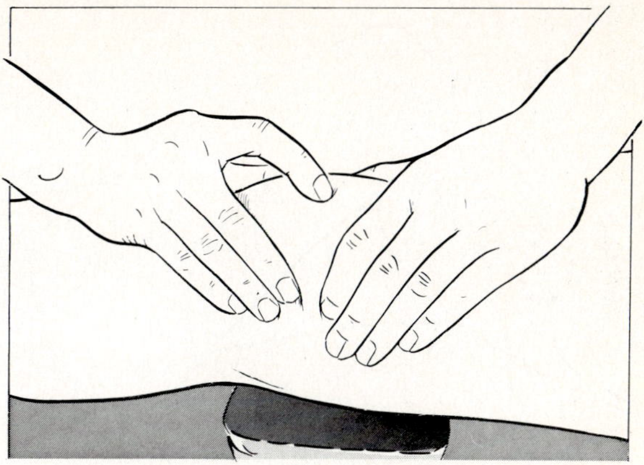

Abb. **45** Ergußprüfung.

Die Schwellung der Kniegelenkkapsel kann einen Erguß vortäuschen. Das Gelenk ist dicker als normal, der Umfang vergrößert. Das Tanzen der Patella ist jedoch nicht auslösbar. Die Schwellung fühlt sich nicht weich und nachgiebig, sondern teigig und fest an, sie liegt besonders im unteren Bereich der Kapsel.

Die *Kapselschwellung* ist krankengymnastisch nicht beeinflußbar, sie bildet aber keine Kontraindikation für Bewegungsübungen in allen Richtungen und in vollem Ausmaß.

Kontraktur des Kniegelenkes

Der Befund gibt Hinweise auf die Ursachen, die zur Kontraktur führen, d. h., welche Gewebestrukturen das Gelenk veränderten:

- Intra- und periartikulär gelegene passive Gewebe (Ligamente, Kapsel, Menisken):
  Ist die Kapsel betroffen, rangiert in der Regel die Bewegungseinschränkung in die Flexion vor der Einschränkung in die Extension (Kapselmuster nach Cyriax). Das Gelenkspiel ist eingeschränkt.
- Gelenküberziehende aktive Gewebe (Muskeln mit Sehnen):
  In diesem Fall findet sich bei passiver Prüfung ungenügende Dehnfähigkeit und bei Dehnung Schmerzhaftigkeit der geprüften Muskeln. Das Gelenkspiel kann frei sein.

Bei der Kniegelenkkontraktur kann das Patellaspiel eingeschränkt sein, bei der Streckkontraktur besonders nach distal.

Bei starker Beuge- oder Streckkontraktur sind häufig auch die Rotationsbewegungen eingeschränkt.

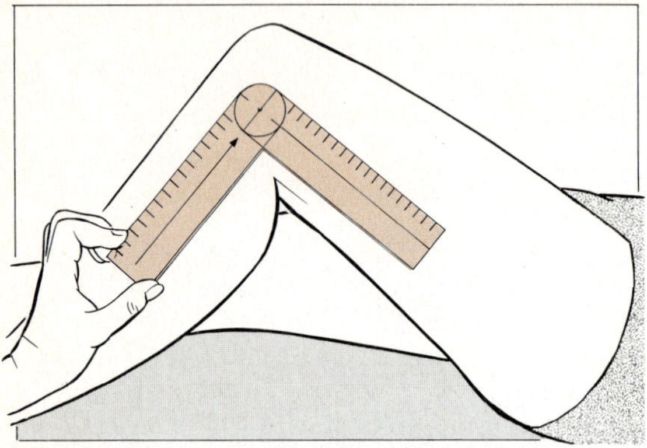

Abb. **46** Messung der Bewegungsausschläge im Kniegelenk.

Messung der Bewegungsausschläge
Die Messung von Extension und Flexion im Kniegelenk erfolgt bei gebeugtem Hüftgelenk in Rückenlage oder im Sitz an der Bankkante (Abb. **46**). Auf Ausweichbewegungen des Beckens mit Änderung der Femurstellung ist zu achten.

Die Prüfung der Rotation erfolgt in Rückenlage des Patienten bei Hüft- und weitmöglicher Kniebeugung vergleichend zur gesunden Seite. Bei 90 Grad Kniebeugung ist die Rotationsbewegung am größten und dann auch im Sitz auf dem Hocker mit Sohlenkontakt zum Boden gut zu prüfen.

Atrophie der Kniestreckmuskulatur

Auffällig ist immer wieder die rasche Atrophie des M. quadriceps bei Schmerzzuständen im Kniebereich und nach Ruhigstellungen, besonders in seinem medialen Anteil, dem M. vastus medialis. Verantwortlich dafür sind Schmerz- und Dehnungsrezeptoren in der Gelenkkapsel. Die von ihnen ausgehenden Impulse führen zu Tonusherabsetzung und Aktivitätsverlust der Kniestrecker bei gleichzeitiger Tonussteigerung der Kniebeuger.

Die ausgeprägte Atrophie des M. vastus medialis wird auch in einem anderen Zusammenhang erklärt: Ein verkürzter M. rectus femoris tritt gemeinsam mit dem M. vastus lateralis, mit dem er die gleiche Zugrichtung hat, in Antagonismus zum M. vastus medialis. Die Patella wird bei jeder Quadrizepsspannung nach lateral gezogen. Ohne die Dehnung des M. rectus auf seine normale Länge können alle krankengymnastischen Bemühungen zur Kräftigung des M. vastus medialis erfolglos sein. Die Übungen verstärken dann vielmehr den Zug der lateralen Quadrizepsanteile, die Atrophie des M. vastus medialis nimmt weiter zu.

Dieses Kräfteungleichgewicht innerhalb des M. quadriceps verursacht zugleich ungleichen Druck auf das Patellagleitlager, bedeutsam besonders bei der Chondropathia patellae.

Der atrophierte M. vastus medialis erholt sich nur sehr langsam (das gleiche gilt für den M. sartorius). Auch bei passiv freier Gelenkbeweglichkeit besteht oft das sog. *aktive Streckdefizit,* das über lange Zeit erhalten bleibt.

Die Atrophie der Kniestrecker begünstigt eine Beugekontraktur. Die Kontraktur ihrerseits läßt die Muskelatrophie weiter fortschreiten.

Umfangmessungen am Bein
Sie erfolgen im Zusammenhang mit Muskelatrophie und Gelenkerguß. Die Meßstellen werden für den Seitenvergleich markiert.

- Oberschenkel:
  Anlegen des Meßbandes bei entspanntem M. quadriceps 10 und 20 cm oberhalb des medialen Gelenkspaltes quer zur Gliedmaßenachse.
- Kniegelenk:
  Gemessen wird in Höhe des Kniegelenkspaltes.
- Unterschenkel:
  Gemessen wird 15 cm unterhalb des Kniegelenkspaltes oder an dickster Stelle der Wade.

Instabilität des Gelenkes

Instabilität in der Gelenkführung zeigt sich als Hypermobilität in eine oder mehrere Bewegungsrichtungen.

Die Kniegelenkführung erfolgt nicht über die knöchernen Gelenkpartner, sondern über Menisken, Kapseln, Bänder, Muskeln und Sehnen.

Sind diese passiven und aktiven Gewebe unversehrt, so ist das Kniegelenk besonders in annähernd gestreckter Stellung unter Belastung vollständig stabil. Auch in anderen Positionen bleibt die Fähigkeit zur Feststellung erhalten.

Erheblicher Kraftaufwand der Muskeln ist zur Stabilisation des Kniegelenkes erforderlich. Alle Muskeln, die das Gelenk überziehen, sind an der Stabilisierung beteiligt, teilweise durch direkte Verbindung zur Gelenkkapsel.

Wesentlich beteiligt sind auch der M. tensor fasciae latae und der M. glutaeus maximus durch ihre gemeinsame Sehnenplatte, den Tractus iliotibialis als stärksten Teil der Fascia lata.

Muskeln, die das Knie stabilisieren:

An der Innenseite:
- M. vastus medialis,
- Muskeln des Pes anserinus (M. gracilis, M. semitendinosus und M. sartorius),
- M. semimembranosus,
- M. gastrocnemius, medialer Kopf.

An der Außenseite:
- M. vastus lateralis,
- Muskeln des Tractus iliotibialis,
- M. biceps femoris,
- M. popliteus,
- M. gastrocnemius, lateraler Kopf.

An der Rückseite:
- M. gastrocnemius, beide Köpfe,
- M. popliteus,
- M. biceps femoris, Pes-anserinus-Muskeln.

An der Vorderseite:
- M. quadriceps mit allen Anteilen.

Nicht zu vernachlässigen ist der kraftvolle Einsatz der Fußmuskulatur.

Alle Muskeln werden im Seitenvergleich auf ihre Kraft geprüft.

Krankheitsbilder

Scheibenmeniskus

Ursache. Entwicklungsstörung, vor allem des äußeren Meniskus, der statt Halbmondform als Knorpelscheibe verbleibt, die die Gelenkflächen auch in ihrem Zentrum voneinander trennt.

Symptome. Oft keine Symptome, bis durch Degeneration oder Trauma eine Schädigung des Scheibenmeniskus eintritt, die dann die typische Meniskussymptomatik verursacht (s. Band 6, S. 137).

Andererseits kann es bereits im Kindesalter zu fühl- und hörbarem Schnappen kommen. Die Diagnose läßt sich arthroskopisch oder arthrographisch erhärten.

Therapie. Operative Entfernung.

Chondropathia patellae

Synonyme: Chondromalacia patellae, retropatellare Chondropathie, retropatellare Arthrose.

Ursache. Anpralltrauma, Patellafraktur, Patellasubluxation und -luxation. Bedeutung haben Formvarianten der Patella und/oder der korrespondierenden Femurgelenkfläche, die durch überhöhten Anpreßdruck der Lateralfacette und verminderte Druckbelastung der medialen Facette Gelenkknorpelschäden verursachen können.

Symptome. Oft schon vom Jugendlichen wird Knieschmerz geklagt. Die hinter der Patella oder im ganzen Gelenk empfundenen Beschwerden werden durch Berg- und Treppensteigen verstärkt, wobei Abwärtsgehen zumeist die stärksten Beschwerden auslöst. Sitzen bei gebeugtem Kniegelenk bedingt gleichartiges Beschwerdebild, so daß der Betroffene versucht, die Beine im Sitzen auszustrecken.

Die Verschiebung der Patella gegen die Femurkondylen führt zu Knorpelreiben unterschiedlicher Ausprägung. Bei gleichzeitigem Druck auf die Patella wird ebenso wie bei Perkussion ein Schmerz angegeben. Bei passiver Seitverschiebung der Patella kann die aus dem Gelenk heraustretende Gelenkfacette isoliert palpiert werden, wobei oft ein Schmerz auszulösen ist. Reizzustände des Gelenkes mit Gelenkkapselverdickung und Ergußbildung können bestehen. Schmerzbedingte Schonung des Gelenkes führt zur Muskelverschmächtigung, insbesondere des medialen Kopfes des M. quadriceps.

Tangentialröntgenbilder der Patella zeigen unter Umständen Höhenminderung des Gelenkspaltes, subchondrale Sklerosierung und arthrotische Randosteophyten (Abb. **47**). Dysplasien des Femoropatellargelenkes werden deutlich. Die Kongruenz oder Inkongruenz des Femoropatellargelenkes kann beurteilt werden. Der durch die Patellagelenkfacetten gebildete Winkel beträgt im Normfall 120–140 Grad. Bei der femoropatellaren Dysplasie reduziert sich dieser Winkel.

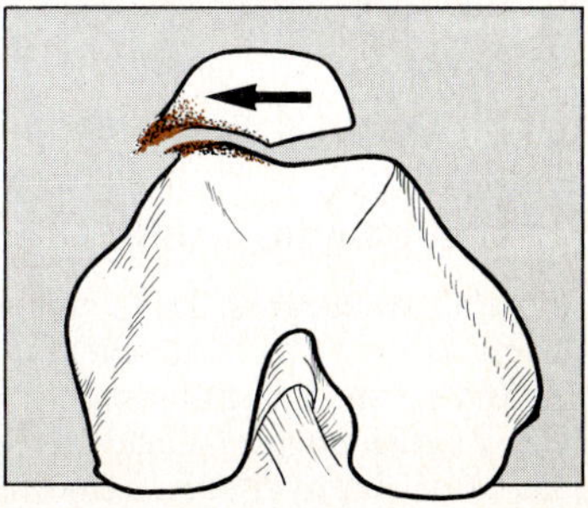

Abb. **47** Arthrose im Femoropatellargelenk (lateral betont) bei habitueller Patellaluxation.

Therapie. *Konservativ:* bei Übergewicht Gewichtsreduktion. Krankengymnastik. Physikalische Maßnahmen wie Fango-, Moor- und Paraffinpackungen, Kurzwelle und Iontophorese, Ichthyolsalbenverbände. Bei entzündlichen Reizzuständen Kälteanwendung und medikamentös Antiphlogistika, aber auch Versuch der kausalen Therapie bei Gelenkknorpelschädigung durch in den Knorpelstoffwechsel eingreifende Medikamente.

Operativ: bei geringgradiger lateraler Druckschädigung im Femoropatellargelenk Spaltung der lateralen Retinakula, d. h. der Bandverbindungen zwischen lateralem Patellarand und M. vastus lateralis (lateral release), zusätzlich ggf. Abtragung veränderter Knorpelschichten. Bei stärkerer Patellagelenkflächenschädigung zusätzlich Ventralisierung der Tuberositas tibiae mit der Ansatzzone des Lig. patellae (Operation nach Bandi), wodurch die Patella in ihrem Gleitlager angehoben und so der Druck im femoropatellaren Gelenk vermindert wird. Bei stärkster Schädigung der Patellagelenkfläche Anbohrung des subchondralen Knochens (Operation nach Pridie). Das vorsprossende Gefäßbindegewebe kann unter postoperativer Bewegungsübung durch Metaplasie in Faserknorpel übergehen. Bei höchstgradiger Femoropatellararthrose Gelenkflächenersatz oder Patellektomie.

Kniescheibenverrenkung

Synonym: Patellaluxation.

Ursache. Wir unterscheiden die angeborene Kniescheibenverrenkung, die anlagebedingte, habituelle Kniescheibenverrenkung, die erworbene und die rezidivierende Kniescheibenverrenkung.

Angeborene Patellaluxation

Ursache. Entwicklungsfehler, Störung des Muskelgleichgewichts, Fehlbildung von Patella und Femurkondylen.

Symptome. Häufig doppelseitig, bereits bei Geburt vorhandene Verrenkung neben dem lateralen Femurkondylus.

Therapie s. habituelle Luxation.

Anlagebedingte, habituelle Patellaluxation

Ursache. Abflachung des lateralen Femurkondylus, Patellahochstand, Formvarianten der Kniescheibe, Torsionsfehler des Oberschenkels, Genu valgum, konstitutionelle Bindegewebsschwäche, unphysiologische Zugrichtung der Quadrizepsmuskulatur, also vorgegebene Dysplasie oder Instabilität im Femoropatellargelenk.

Symptome. Erstluxation ohne auffällige äußere Veranlassung. Bei Alltagsbewegungen kommt es zur Teilverrenkung oder vollständigen Verrenkung der Kniescheibe. Die Reposition erfolgt bei Kniestreckung oft spontan. Betroffen sind vorwiegend Mädchen im späteren Kindesalter.

In ausgeprägten Fällen gleitet die Kniescheibe regelmäßig bei zunehmender Beugung über den abgeflachten lateralen Femurkondylus aus ihrem Lager. Bei anderen Patienten ist lediglich die Kniescheibenverschieblichkeit durch Muskel-, Bänder- und Kapselschwäche erhöht.

Die Luxation ist fast immer mit Schmerzen und unterschiedlich ausgeprägter Ergußbildung verbunden. Gehäufte Luxationen führen zu schmerzhaften Reizzuständen und schließlich zu einer Femoropatellararthrose.

Therapie. *Konservativ:* Die Reposition gelingt meist unproblematisch, oft spontan durch Streckung. Nach der ersten Luxation Gipsimmobilisierung über 3–4 Wochen, um durch eventuelle Kapsel-Band-Schrumpfung eine Wiederholungsluxation zu verhindern.

Operativ: Mehrfache Patellaluxationen erfordern operative Behandlung, um sekundäre Gelenkschäden zu vermeiden und die Gebrauchsfähigkeit des Beines wieder herzustellen.
- Passive Fesselung der Kniescheibe nach Krogius: Mobilisierung eines halbmondförmigen Streifens aus dem medialen Anteil der fibrösen Kniegelenkkapsel, der lateral um die Patella geführt und unter korrigierendem Zug vernäht wird. Weitere passive Korrektur durch Verschluß des medialen Defektes.
- Aktive Fesselung der Kniescheibe durch Sehnenplastik nach Lanz.
- Verpflanzung der Grazilissehne auf den medialen Patellarand. Anspannung des M. gracilis medialisiert danach die Patella.
- Verlagerung der Tuberositas tibiae nach Roux (vor allem bei ausgeprägtem Genu valgum) nach medial und vorn.
- Korrektur eines Knieachsenfehlers.
- Korrektur eines Oberschenkeltorsionsfehlers.

Erworbene Patellaluxation

Ursache. Unfall, Lähmung.

Symptome. Ohne Vorerkrankungen bedarf es eines erheblichen Unfallereignisses, das zu ausgeprägter Kapselzerreißung und entsprechend starkem Bluterguß führt.

Therapie. Reposition, Punktion des Ergusses, Gipsimmobilisierung für 3–4 Wochen.

Rezidivierende Patellaluxation

Ursache. Vorwiegend theoretische Abgrenzung der wiederholten Luxation nach *erworbener* Patellaluxation, vor allem bei unzureichender Behandlung oder ausgedehnten Kapsel-Band-Verletzungen der Erstluxation. Mit zunehmender Häufung der Luxationen verwischen sich die Unterschiede zur habituellen Luxation.

Angeborene Kniegelenkluxation

Ursache. Entwicklungsstörung. (Die erworbene, meist unfallbedingte Kniegelenkverrenkung wird – sofern sie nicht zu einer Verletzung des Gefäßnervenbündels geführt hat – von den traumatischen Band- und Binnenschäden des Kniegelenkes beherrscht, s. Band 6, S. 125.)

Symptome: Alle Übergänge vom angeborenen Genu recurvatum über die Subluxation bis zur vollständigen Luxation. Vor allem Verrenkung des Unterschenkels nach vorn.

Therapie. Geschlossene, notfalls operative Reposition in den ersten Lebenstagen.

Genu recurvatum

Ursache

Angeboren:
- bei kongenitaler Kniegelenkluxation,
- Bindegewebsschwäche (konstitutionelles Genu recurvatum).

Erworben:
- Überdehnung der hinteren Kniegelenkkapsel und der Kniebänder durch lang bestehende Ergüsse und Extension am Unterschenkel, schlaffe Lähmungen (Knie kann nur in Rekurvationsstellung stabilisiert werden), Spitzfuß (Knie wird beim Aufsetzen des Beines in Rekurvation gedrückt) und Verkürzung des gegenseitigen Beines.
- Epiphysäre Wachstumsstörungen bei Fehlbelastung, Entzündung, Tumor, Trauma.
- Trauma ohne Wachstumsstörungen (Bandverletzungen, in Fehlstellung verheilte kniegelenknahe Frakturen).

Ist Rekurvationsstellung des Kniegelenkes eingetreten, so wird die Band- und Kapselschwäche verstärkt, die Rekurvationsstellung nimmt zu. Liegt starke Verkürzung eines Beines ohne Ausgleich vor, so wird häufig als weniger anstrengende Haltung am gesunden Bein die Überstreckstellung gewählt. Kapsel-Band-Überdehnungen und Entstehung eines Genu recurvatum sind die Folge. Ist Genu recurvatum primär nicht Folge von Weichteilveränderungen, sondern von Formänderungen der Femurkondylen und/oder des Tibiakopfplateaus, so kann es sekundär durch Überbeanspruchung zu Kapsel-Band-Überdehnungen kommen.

Symptome. Abnorme Überstreckfähigkeit des Kniegelenkes, aus der durch Überdehnung und Lockerung des Bandapparates ein Schlotterknie entstehen kann. Unsicherheit beim Stehen und Gehen, schmerzhafte Reizzustände und später typische Symptome der Kniegelenkarthrose werden geklagt.

Therapie. *Konservativ:* angeborenes Genu recurvatum: sofort nach der Geburt Redression im Sinne der Kniebeugung, Fixation der erreichten Stellung im Oberschenkelgipsverband, später auch Schalen und Schienen.

Leichte Formen eines erworbenen Genu recurvatum: Kräftigung der Kniebeugemuskulatur.

Ausgeprägtere Fälle: insbesondere beim Vorliegen von Lähmungen Versorgung mit Apparaten, die die Überstreckung blockieren. Behandlung ursächlicher Erkrankungen und Behandlung der Sekundärerscheinungen wie Reizzustände des periartikulären Gewebes und Gonarthrose.

Operativ: in ausgeprägten Fällen stellungskorrigierende Osteotomie, zumeist im Bereich des Tibiakopfes.

Weichteiloperationen (Kapselraffungen, Sehnenverkürzungen, Muskelverpflanzungen) haben keinen dauerhaften Erfolg. Beim Vorliegen einer nicht konservativ behandelbaren Kniegelenkarthrose kommen Arthrodese oder Gelenkersatz in Betracht.

Genu varum

Synonym: O-Bein

Ursache. *Angeboren:* Physiologisches (vorübergehendes) Genu varum des Neugeborenen. Bindegewebsschwäche. Systemerkrankungen.

Erworben: Belastungsdeformität bei Rachitis (oft gleichzeitig Coxa vara, Femur varum, Crus varum), bei Osteoporose, bei umschriebenem Stabilitätsverlust des Knochens (z. B. Morbus Paget).

Fehlwachstum durch asymmetrische Funktionen der (entzündlich, traumatisch oder neoplastisch geschädigten) Wachstumsfuge; bei Schädigung des Knieaußenbandapparates und nach in Fehlstellung verheilten kniegelenksnahen Brüchen.

Symptome. O-förmige Verbiegung eines oder beider Beine mit Scheitelpunkt der Verkrümmungen im Kniegelenk. Das Ausmaß der Deformität wird durch den Winkel zwischen Femur und Tibia oder durch Messung des Kniebinnenabstandes bei Innenknöchelschluß (im Stehen und im Liegen) bestimmt.

Kommt es im Verlauf des 1. Lebensjahres nicht spontan zur Achsennormalisierung, so kann zunehmende Belastung die Fehlform verstärken. Mit zunehmendem Lebensalter Überlastung des inneren Kniegelenkspaltes bis hin zur medialen Kniegelenkarthrose.

Therapie. *Konservativ:* Behandlung der Grunderkrankung. Schuhaußenranderhöhung zur Entlastung des inneren Kniegelenkspaltes. Bei schwerer Rachitis kann die Beinachse nach manueller Korrektur im Gips ausgegradet werden, wenn damit vor der medikamentösen antirachitischen Therapie begonnen wird.

Operativ: Korrekturosteotomie (Abb. **48**).

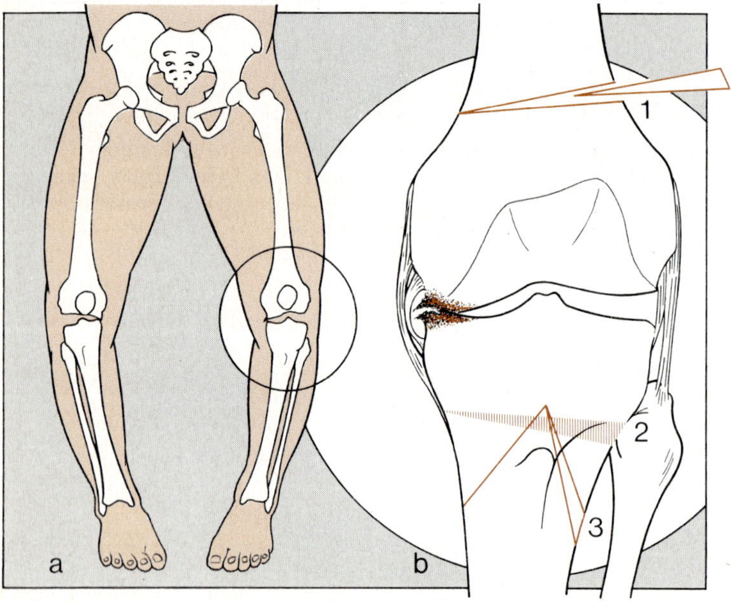

Abb. **48** Genu varum. Durch Überlastung typische Varusgonarthrose im medialen Kniegelenkanteil, Korrekturosteotomie zum Ausgleich der Fehlstellung und Fehlbelastung, suprakondylär (1) und im Tibiakopfbereich (2) als Keilosteotomie und im Sinne der Pendelosteotomie (3) möglich.

Genu valgum

Synonym: X-Bein.

Ursache. Bindegewebsschwäche. Systemerkrankungen. Erworben als Belastungsdeformität oder Epiphysenfehlwachstum wie bei Genu varum.

(Im frühen Kindesalter besteht physiologisch ein X-Bein: umwegige Entwicklung. Aus dem Säuglings-O-Bein entsteht das X-Bein des Kleinkindes und dann erst die gerade Beinachse. Die Valgusstellung im Ellenbogengelenk und Kniegelenk ist bei Frauen – sekundäres Geschlechtsmerkmal – größer als bei Männern.)

Symptome. Häufigste Fehlstellung des Kniegelenkes. Bei gestrecktem Bein und bei Berührung der Femurkondylen divergieren die Unterschenkel. Das Ausmaß der Deformität wird durch den Winkel zwischen Femur und Tibia oder Messung des Innenknöchelabstandes (im

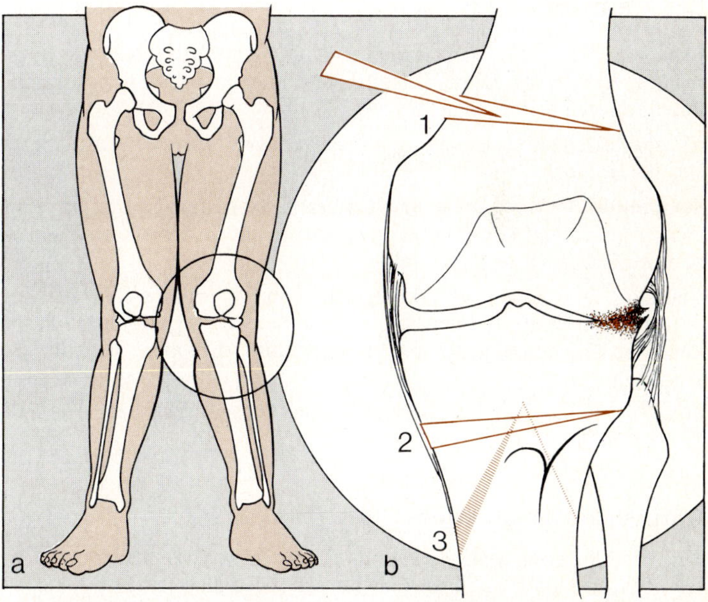

Abb. **49** Genu valgum. Durch Überlastung typische Valgusgonarthrose im lateralen Kniegelenkanteil. Korrekturosteotomie zum Ausgleich der Fehlstellung und Fehlbelastung suprakondylär (1) und im Tibiakopfbereich (2) als Keilosteotomie und im Sinne der Pendelosteotomie (3) möglich.

Stehen und Liegen) bestimmt. Häufige Kombination mit Knick-Senk-Fuß und Genu recurvatum.

Klassische Form der präarthrotischen Deformität.

Therapie s. auch Genu varum. Die *konservative* Therapie kann die Ursache nicht beseitigen, behandelt die Symptome, z. B. durch Entlastung des äußeren Kniegelenkspaltes mittels Schuhinnenranderhöhung.

Operativ: Korrekturosteotomie, insbesondere bei Kindern als Pendelosteotomie (Abb. **49**). Beim Erwachsenen wird nach Möglichkeit eine übungsstabile Osteosynthese durchgeführt, um Immobilisierungsschäden zu verhüten (Plattenosteosynthese, Fixateur externe). Die Korrektur eines starken X-Knies findet oft ihre Grenze an der Dehnung des N. fibularis. Beim Vorliegen einer ausgeprägten Gonarthrose kommt der teilweise oder vollständige Ersatz des Gelenkes oder die Arthrodese in Frage.

Crus varum

Ursache. Angeboren bei Systemerkrankungen. Erworben als Belastungsdeformität (z. B. bei Rachitis) und nach in Fehlstellung verheilten Unterschenkelbrüchen.

(Abzugrenzen davon ist das Crus varum congenitum als eigenständiges Krankheitsbild).

Symptome. O-Verbiegung im Unterschenkel. Im Gegensatz zum Genu varum liegt der Scheitelpunkt also nicht im Kniegelenk. Kompensatorischer Knick-Platt-Fuß.

Therapie. *Konservativ:* in leichten Fällen im Wachstumsalter korrigierende Gipsschalen, die nachts getragen werden, ergänzt durch krankengymnastische Behandlung. Bei Rachitis Etappenkorrektur (s. Genu varum).

Operativ: korrigierende Osteotomie, um Achsenfehler über 15 Grad zu vermeiden:

Crus varum congenitum

Ursache. Angeborene Ossifikationsstörung im unteren Schienbeindrittel. Zunächst findet sich im Säuglingsalter lediglich eine Antekurvation und Varusstellung. Unter der Belastung kommt es zu Umbauzonen und Spontanfraktur. Die Gefahr der Pseudarthrosenbildung ist groß. Es entwickelt sich dann die sog. angeborene Unterschenkelpseudarthrose.

Symptome. Meist einseitig. Charakteristische Antekurvation im Unterschenkeldrittel. Bei Pseudarthrose abnorme Beweglichkeit.

Therapie. *Konservativ:* vorsichtige Redression. Bruchverhütung durch Schienung. Entlastung einer Pseudarthrose im Apparat.

Operativ: Die Erfolgsaussichten für die Überbrückung einer Defektpseudarthrose durch autoplastisches Knochentransplantat steigen mit zunehmendem Lebensalter bis zur Pubertät.

Kniearthrose

Synonym: Gonarthrose.

Ursache s. Kap. 7, Alterungsvorgänge am Bewegungsapparat. Häufigste Ursache sind Achsenfehler (s. Genu valgum).

Symptome. Reibegeräusche, Schmerzen, rezidivierende Reizzustände. Schonungsatrophie, fortschreitende Kniedeformität.

Therapie. *Konservativ:* Schmerzbekämpfung, Detonisierung verspannter Muskulatur, Verbesserung der Beweglichkeit, Kontrakturverhütung, Kräftigung insuffizienter Muskulatur, Vermeiden des Mißverhältnisses von Last- und Belastbarkeit.

Operativ: achsenkorrigierende Maßnahmen. Teilersatz oder vollständiger Ersatz des Kniegelenkes.

Krankengymnastische Behandlung

Allgemeine Richtlinien

Gesichtspunkte

- Unterstützung der Ergußresorption,
- Mobilisation des Kniegelenkes,
- Kräftigung der Beinmuskulatur,
- Stabilisierung des Gelenkes.

Maßnahmen

Gelenkerguß

- Ruhigstellung:
  Art und Dauer richten sich nach der Schwere des Befundes, z. B. Anlegen einer Schiene oder lediglich vorübergehend Bewegungs- und Belastungsverbot.
- Lagerung unter Kontrolle:
  Eine durch Schmerz oder Erguß bedingte Flexionsstellung wird

nicht passiv reduziert, etwa durch Auflegen eines Sandsackes. Sie wird vielmehr durch Unterlagerung eines in der Größe passenden Polsters über die Entspannung der Muskulatur möglichst gering gehalten. Das Bein ist dabei in Rotations-0-Stellung der Hüfte zu lagern. Fehlhaltungen, die die Innen-oder Außenseite des Gelenkes vermehrt belasten, sind auszuschalten. Der Fuß steht in Nullstellung und liegt auf einem Fersenring oder einem schmalem Polster unter der Achillessehne. Regelmäßige Umlagerungen, z. B. im Vierstundenrhythmus, sind zweckmäßig. Auch bei der Benutzung einer Schiene sind diese Richtlinien zu beachten. Eventuell Hochlagerung des Beines durch Schrägstellen des Bettes. Mit der Verringerung der Flexionsstellung wird auch die Unterlagerung reduziert.

- Umschläge:
  Mit Alkohol, Eis oder Salben. Sie sind zu erneuern, sobald der Umschlag die Temperatur des Gelenkes angenommen hat, und können vom Patienten selbst gewechselt werden.
- Krankengymnastische Ergußbehandlung:
  Spannungsübungen, insbesondere für die streckseitige Muskulatur des Kniegelenkes, möglichst unter Verwendung von Eis in Form eines Wickels oder durch Abtupfen mit einem Eisbeutel. Die Spannungsübungen werden langsam und rhythmisch durchgeführt: allmähliches Anspannen des Muskels bis zur stärksten Kontraktion, die erreichbar ist – diese Spannung über mehrere Sekunden halten – langsames Lösen der Kontraktion, Pause und Wiederholung. Die Patella wird nicht ruckartig oder schnellkräftig über ihr Gleitlager gezerrt. Dies gilt immer, besonders aber bei bereits bestehender arthrotischer Veränderung des Patellagleitlagers oder bei der Chondropathia patellae.

Kontrollmessung: vor und nach jeder Behandlung Anlegen des Meßbandes in Höhe Kniegelenkspalt, Umfangmessung und Notierung für die graphische Darstellung über den Behandlungsverlauf.

Der Patient führt die Spannungsübungen auch selbständig durch, jeweils 15 Übungen mehrmals täglich.

Die Spannungsübungen werden intensiviert durch gleichzeitigen aktivdynamischen Einsatz der Fuß- und Hüftmuskulatur, z. B. mit Übungen der PNF-Technik. Unter ständiger Beibehaltung der weitmöglichen Kniestreckung können alle Beinmuster mit Drehpunkt Hüftgelenk konzentriert und exzentrisch geübt werden. Die Widerstände werden der Kraft angepaßt und nicht zu hoch dosiert, um Einwirkung von Hebelkräften auf das Kniegelenk zu vermeiden.

Die Beugung im Kniegelenk wird stark vernachlässigt, oder sie unterbleibt ganz, solange der Erguß besteht.

Der Kompressionsverband als zusätzliche Maßnahme beim Kniege-

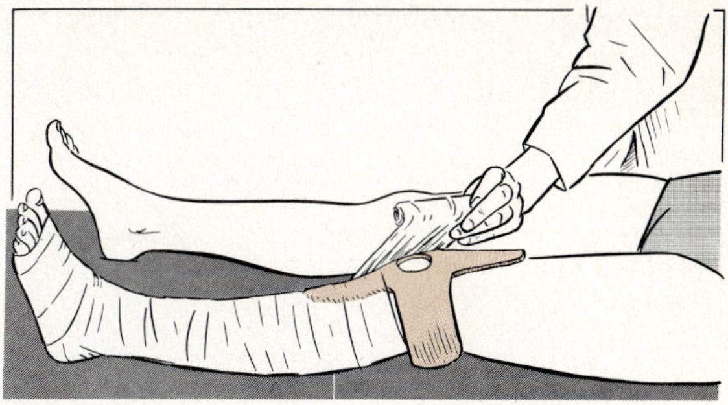

Abb. **50** Kompressionsverband bei Kniegelenkerguß.

lenkerguß: Ein Ring oder Kreuz aus Filz oder Schaumgummi umschließt die Patella (Abb. **50**) und wird mit einer elastischen Binde fest, aber nicht abschnürend angewickelt. Der Verband wird zur krankengymnastischen Behandlung entfernt und danach stets wieder angelegt. Während der Bettruhe und beim Aufstehen und Gehen bleibt er liegen, desgleichen bei den selbständigen Spannungsübungen des Patienten. Er wird weggelassen, wenn der Erguß behoben ist.

- Elektrotherapeutische Maßnahmen:
  z. B. Galvanisation, diadynamische Ströme, Ultraschall, Dezimeterwelle.
  Punktion des Kniegelenkes: unter aseptischen Bedingungen zur Entlastung des Kniegelenkes bei therapieresistentem Gelenkerguß. Anschließend Kompressionsverband. Nachbehandlung wie oben.

Kontraktur

Als erstes ist ein eingeschränktes Patellaspiel zu lösen; die weitere Gelenkmobilisation wird dadurch erleichtert. Normalerweise läßt sich die Patella bei entspannter Muskulatur und annähernder Nullstellung des Gelenkes leicht und ohne Widerstand nach kranial und kaudal nach medial und lateral verschieben. Ist dies nicht der Fall, wird sanft mobilisiert mit Daumen und Zeigefingern oder den Griffen der manuellen Therapie (Abb. **51 a–c**), ohne Druck auf das Gleitlager und ohne abruptes Brechen von Widerstand.

Ist das Gelenkspiel eingeschränkt, finden ebenfalls die Griffe der manuellen Therapie Anwendung. In dieser Hinsicht wird auch das Tibiofibulargelenk überprüft. Eingeschränkte Rotationsbewegungen werden vorsichtig mobilisiert.

Halbstündige Umlagerungen mit der *Kniebeugebank* (volle Streckung

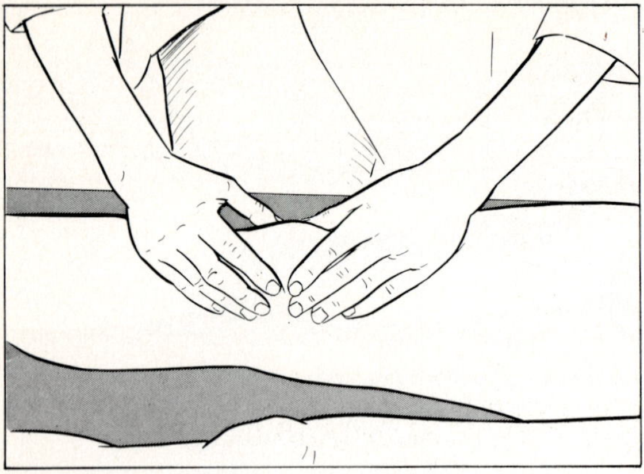

Abb. **51a**

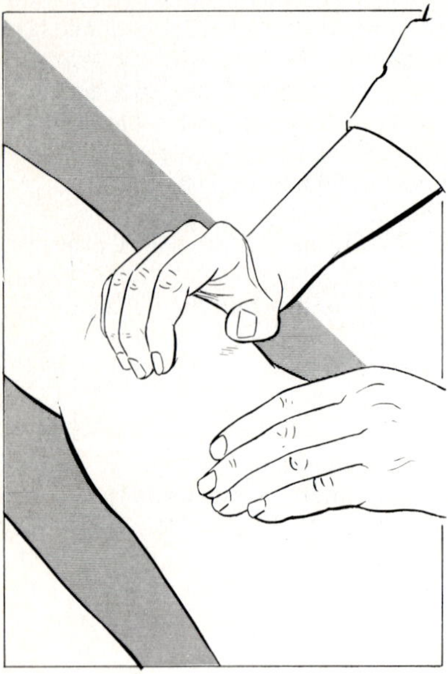

Abb. **51b**

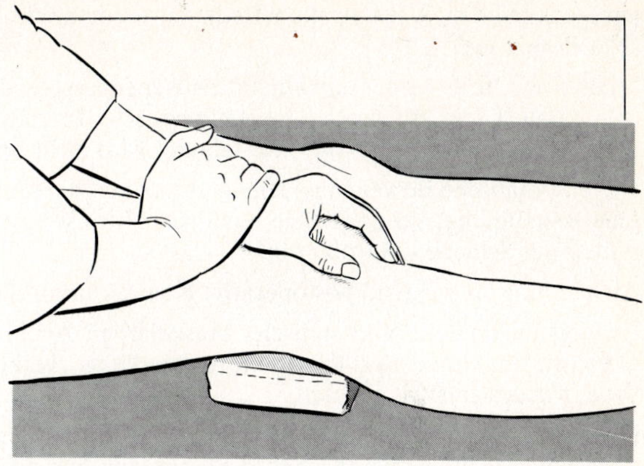

c

Abb. **51 a–c** Mobilisation der Patella.

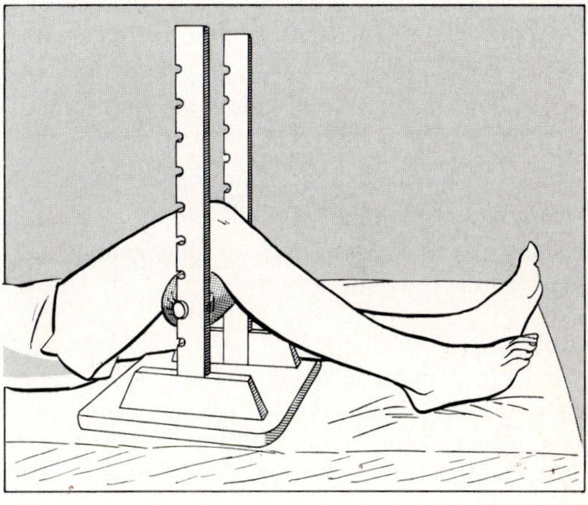

Abb. **52** Kniebeugebank.

und langsam gesteigerte Beugung) unterstützen bei rücksichtsvoller Handhabung (kein Quengeln) die Mobilisation (Abb. **52**).

Die automatische Bewegungsschiene mit Elektromotor:

Sie führt das gelagerte Bein passiv in die Knieflexion und -extension.

Vorteile: gleichmäßige, automatische Bewegung. Dabei können Bewegungsumfang und -geschwindigkeit sowie Pausendauer individuell angepaßt werden. Bei korrekter Bedienung eine milde Form rein passiver Bewegung.

Nachteile: Oft ist keine individuelle Längenanpassung des Oberschenkels möglich, die entsprechende Auflagefläche ist zu kurz. Die volle Streckung des Kniegelenkes (Nullstellung) wird nicht erreicht.

Die automatische Bewegungsschiene unterstützt die krankengymnastische Behandlung, sie ersetzt sie nicht! Der Krankengymnast muß die Arbeit der Schiene kontrollieren.

Anwendung vorwiegend postoperativ, Kontrakturvorbeugung.

Es folgt dynamische und statische Muskelarbeit zur Mobilisation des Gelenkes im Sinne der Kontrakturbehandlung, Verkürzte Muskeln werden rücksichtsvoll gedehnt.

Die Maßnahmen zur Kontrakturbehandlung werden durch Eisanwendung unterstützt, neben der Schmerzlinderung nun auch zur Muskelstimulation.

Auf Wärmeanwendung zur Vorbereitung der Mobilisation einschließlich der Bewegungstherapie im warmen Wasser reagiert das Knie oft nicht gut, besonders dann, wenn es zu Reizergüssen neigt.

Neben den Griffen der manuellen Therapie, der schonendsten passiven Maßnahme zur Mobilisation, die zu Beginn der Behandlung eingesetzt wird, haben aktive Maßnahmen den Vorrang.

Sind sie nicht ausreichend, kann versuchsweise ein passiv-aktiver Dauerzug mit Gewicht Anwendung finden.

Nähere Ausführungen, auch zu Quengelung und Mobilisation in Narkose s. Kap. 8, Kontrakturen.

Atrophie

Das Knie ist in seiner Muskelführung und in den Muskelverbindungen zu seinen Nachbargelenken so kompliziert, daß der Krankengymnast sich mit der topographischen und funktionellen Anatomie besonders gründlich auseinandersetzen muß, wenn er gezieltes Muskeltraining betreiben will.

Alle über das Kniegelenk ziehenden ein- und zweigelenkigen Muskeln sind ihrer genauen Funktion nach zu beüben. Dabei kann sich die Funktion mit geänderter Winkelstellung im Knie ändern. Übungsausgangsstellungen sind überlegt zu wählen.

Zwar steht die insuffiziente Kniestreckmuskulatur im Vordergrund, aber um Muskelgleichgewicht herzustellen, müssen auch alle anderen Beinmuskeln auf volle Kraft trainiert werden, insbesondere die Fußmuskeln. Sehr geeignet sind hierbei die Brunkow-Stemmführungen.

Instabilität

Jedes Muskeltraining wirkt stabilisierend, insbesondere aber die Kräftigung der Muskeln, die unmittelbar mit den passiven Geweben des Gelenkes Verbindung haben oder deren Sehnen durch Lage und Ansatz der Verstärkung bestimmter Kapselareale und Bänder dienen.

Muskelkräftigende und stabilisierende Übungen für das Kniegelenk sind in vollem Ausmaß erst im Stand unter Belastung möglich.

Solange der M. quadriceps jedoch so insuffizient ist, daß das gestreckte Bein aus Rückenlage nicht kraftvoll von der Unterlage abgehoben werden kann (zu tolerieren ist ein aktives Streckdefizit von höchstens 10–15 Grad), ist die Belastung beim Stehen und Gehen problematisch und die Stabilisation nicht möglich.

In dieser Zeit erfolgt das Gehen, je nach Grad der Instabilität, mit zwei Unterarmstützen unter Teilbelastung im Drei-, Vier- oder Zweipunktgang oder mittels eines Handstockes auf der kontralateralen Seite. Die Gangphasen werden korrekt simuliert.

Vorübungen zur Stabilisation können ebenfalls unterstützt durch die Arme im Barren oder vor der Sprossenwand erfolgen.

Ist die Instabilität durch intensives Muskeltraining nicht zu beseitigen, die muskuläre Gelenkführung nicht wiederzugewinnen, wird eine äußere Stabilisation durch Schiene oder Apparat notwendig.

Operatives Vorgehen, um die Instabilität zu beseitigen, kann an Kapseln, Bändern oder Muskeln erfolgen, z. B. Verlagerung oder Versetzung eines Muskelansatzes zur Änderung von Zugrichtung und Spannung. Dieser Muskel bedarf anschließend einer besonders intensiven und wiederholten Kräftigung durch Übung. Sie kann durch regelmäßige Elektrogymnastik ergänzt werden.

Übungsbeispiele

– Isolierte Spannungsübung für den M. quadriceps:
  Ausgangsstellung Rückenlage, die Kniekehle wird mit einem kleinen Kissen unterlagert. Eine Hand des Therapeuten liegt dicht oberhalb der Patella auf dem M. quadriceps, die andere auf Zehen und Fußrücken.

  Ausführung:
  Zehen und Fuß gegen Widerstand heben, während die Ferse auf der Unterlage liegen bleibt. Hochziehen der Patella gegen sanften Druck des Therapeuten, Kniekehle drückt in das Polster. Ferse bleibt weiterhin liegen (Abb. **53a**). Soll die Spannung durch einen Bewegungsimpuls im Sinne der Streckung eingeleitet werden, wird die Ferse leicht angehoben. In diesem Fall ist eine stärkere Knieun-

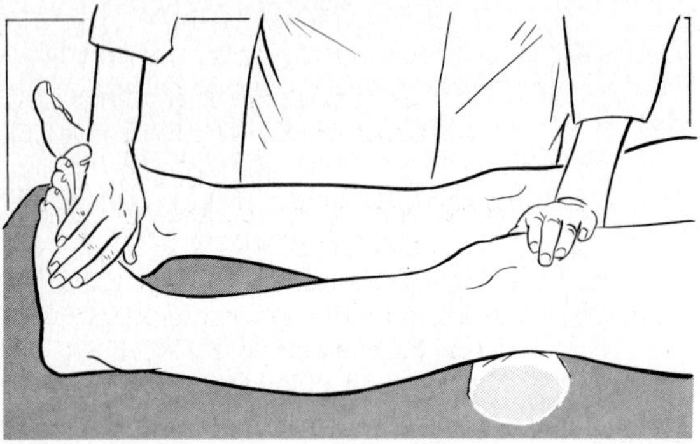

a

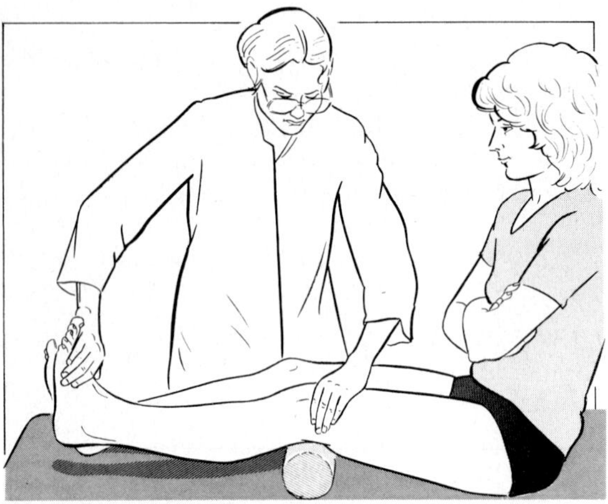

b

Abb. **53a** u. **b** Spannungsübung für den M. quadriceps.

terlagerung notwendig. Rekurvation im Kniegelenk darf nicht entstehen (Abb. **53b**).
Einfaches unkontrolliertes „Runterdrücken" der Kniekehle auf die Unterlage oder gegen die Hand des Therapeuten erfolgt überwiegend durch den Einsatz des M. glutaeus maximus. Isolierte Quadrizepsspannung ist so nicht möglich.
Bei ausgeprägter Atrophie des M. vastus medialis kommt es bei der Quadrizepsspannung zur Lateralisation der Patella. In diesem Fall

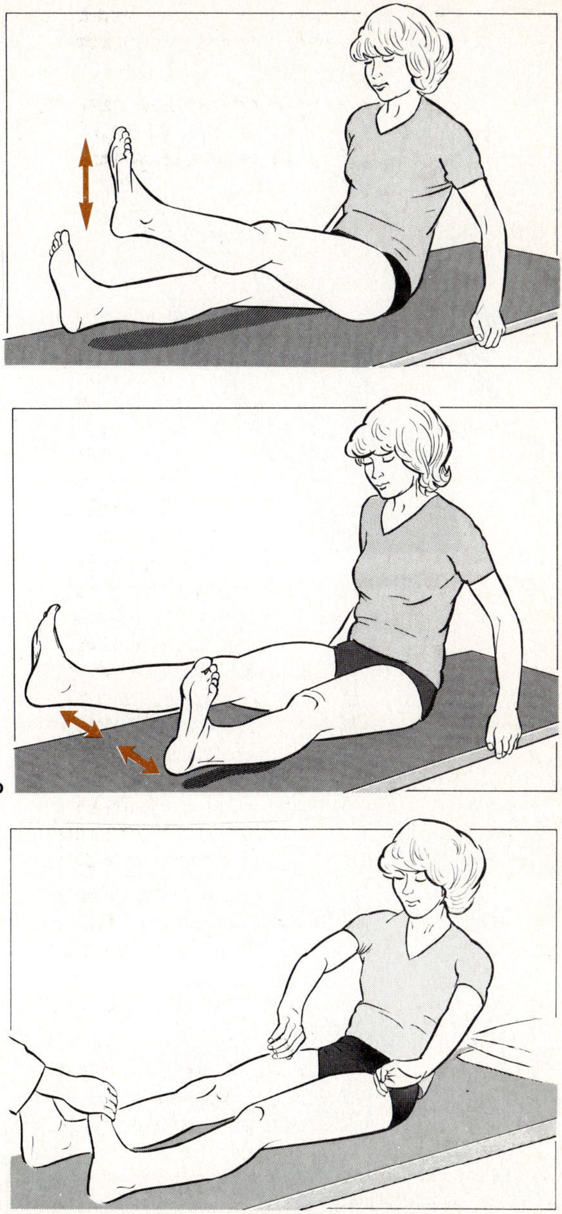

a

b

Abb. **54** c

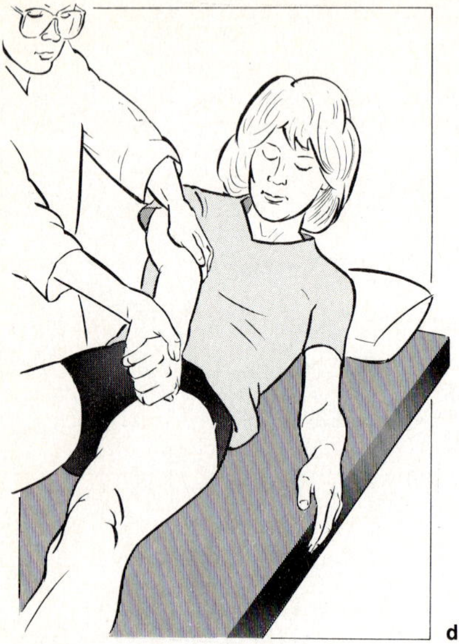

d

Abb. **54 a–d** Statisches Quadrizepstraining unter Entlastung.

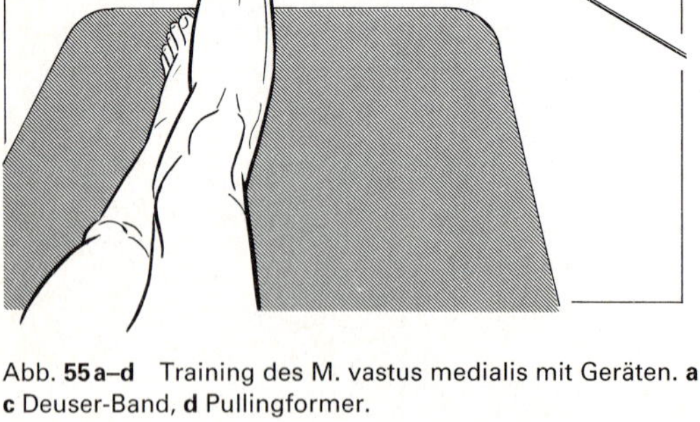

Abb. **55 a**

Abb. **55 a–d** Training des M. vastus medialis mit Geräten. **a** Expander, **b** Sandsack, **c** Deuser-Band, **d** Pullingformer.

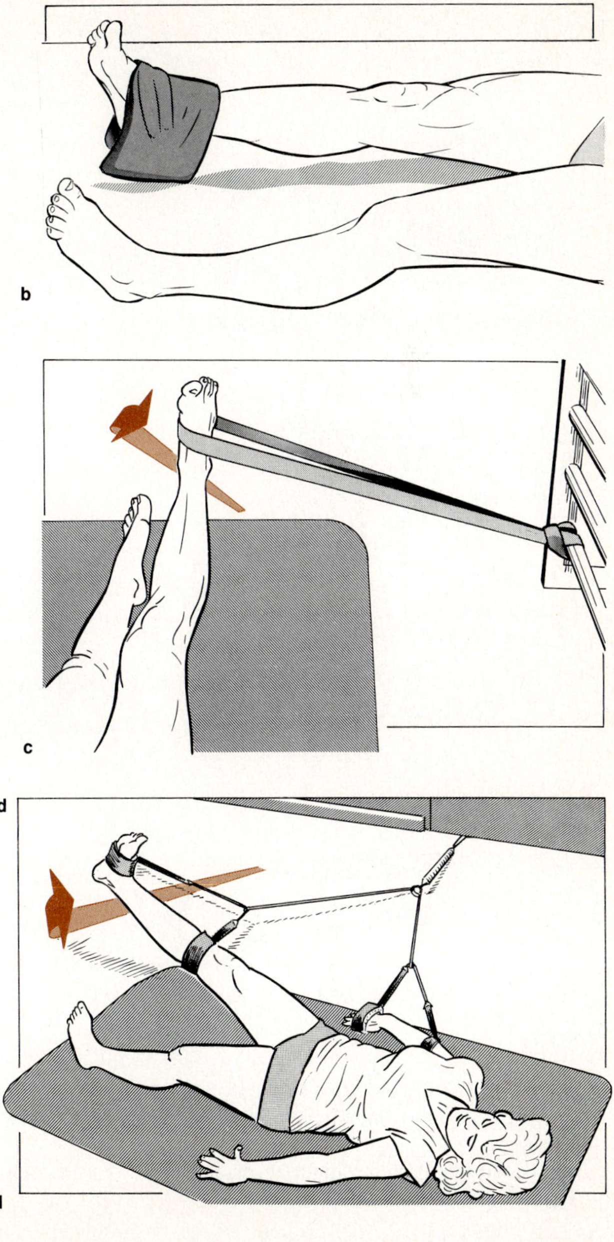

Abb. 55b–d

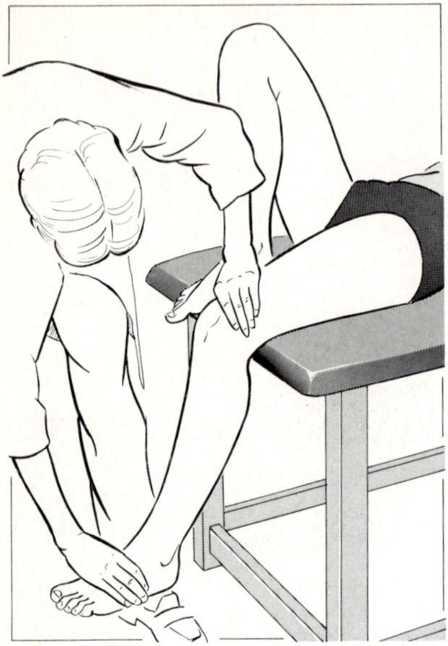

a

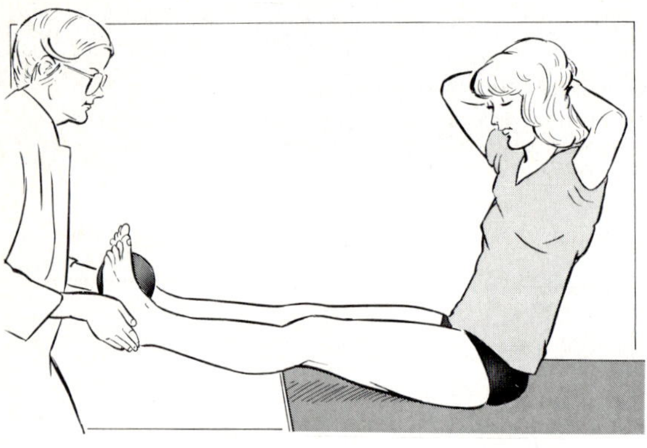

b

Abb. **56a** u. **b** Dynamische Quadrizepsübung an der Bankkante.

muß der M. rectus femoris auf seine Dehnbarkeit überprüft werden, wenn es die augenblickliche Situation gestattet (s. auch Befunderhebung).

- Statisch-dynamisches Quadrizepstraining bei Entlastung und ohne Kniebeugung (Abb. **54a–d**).

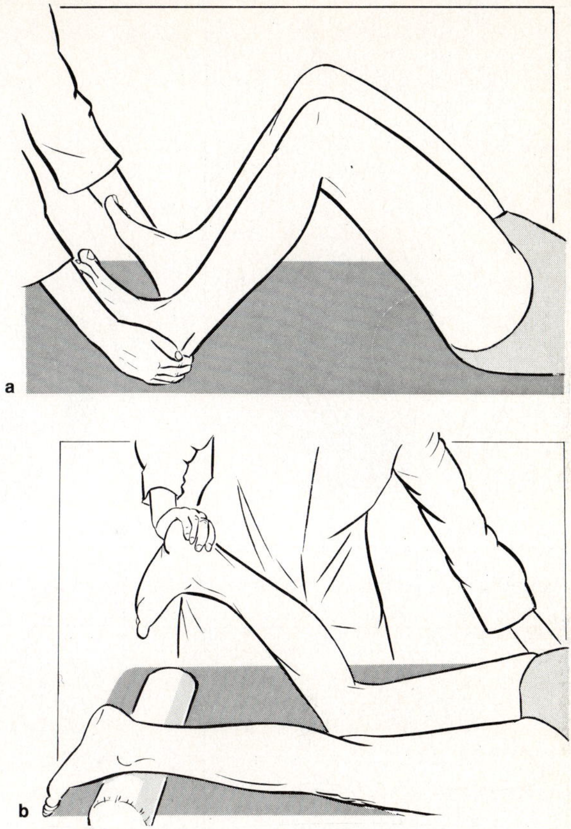

Abb. **57a** u. **b** Übung der Kniebeuger gegen manuellen Widerstand.

- Trainingsübungen für M. vastus medialis mit verschiedenen Geräten (Abb. **55a–d**).
- Quadrizepsübung dynamisch an der Bankkante (Abb. **56a** u. **b**).
- Statisch-dynamische Übung der Knieflexoren:
  alle Flexoren gemeinsam (Abb. **57a**),
  gezielt für M. gastrocnemius (Abb. **57b**).
- Stabilisierende Übung mit Teilbelastung auf dem Therapieball, kombiniert mit Stemmführungen (Abb. **58a** u. **b**).
- Stabilisierende Übungen bei voller Belastung, mit Behandler, mit Übungskreisel und -kasten (Abb. **59a–e**).

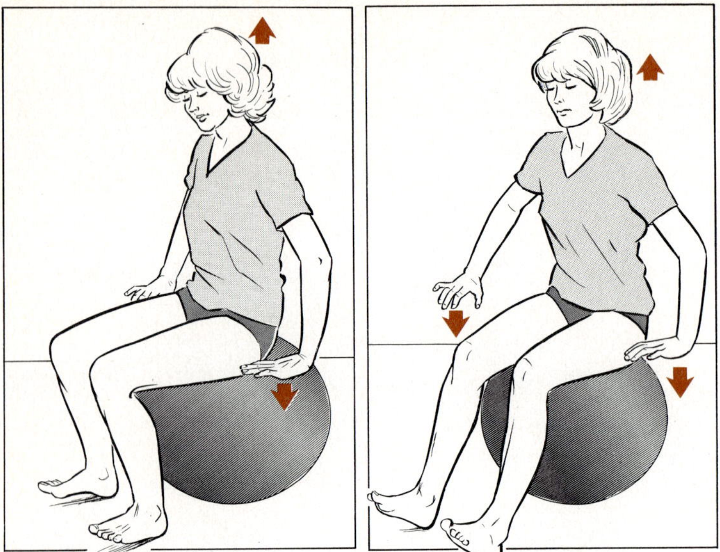

a b

Abb. **58 a** u. **b** Stabilisierende Übung bei Teilbelastung auf dem Therapieball.

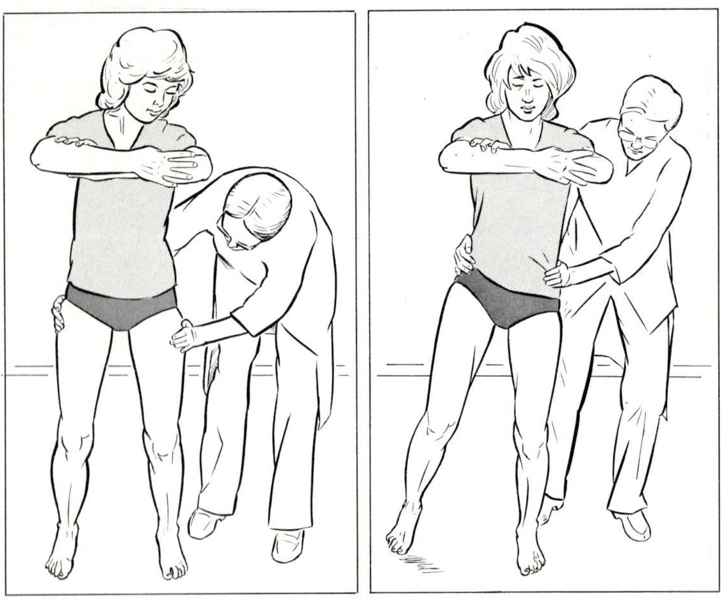

a b

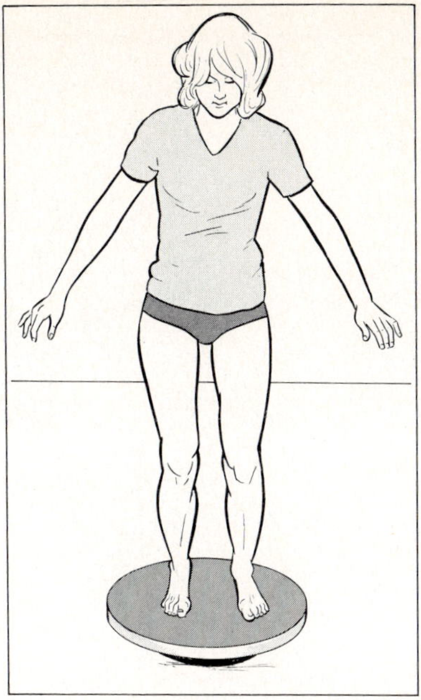
c

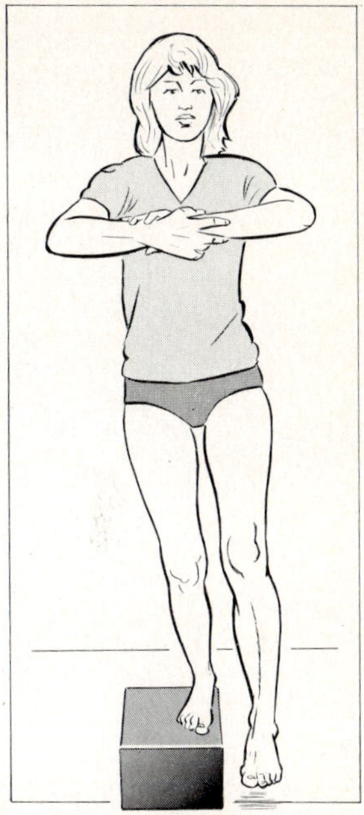
d

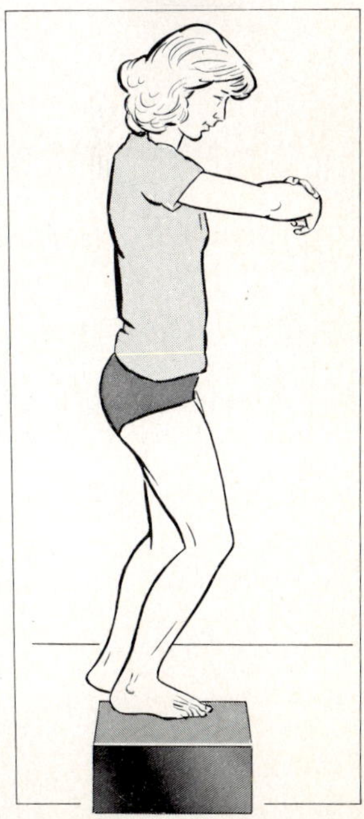
e

Abb. **59 a–e** Stabilisierende Übung bei voller Belastung.

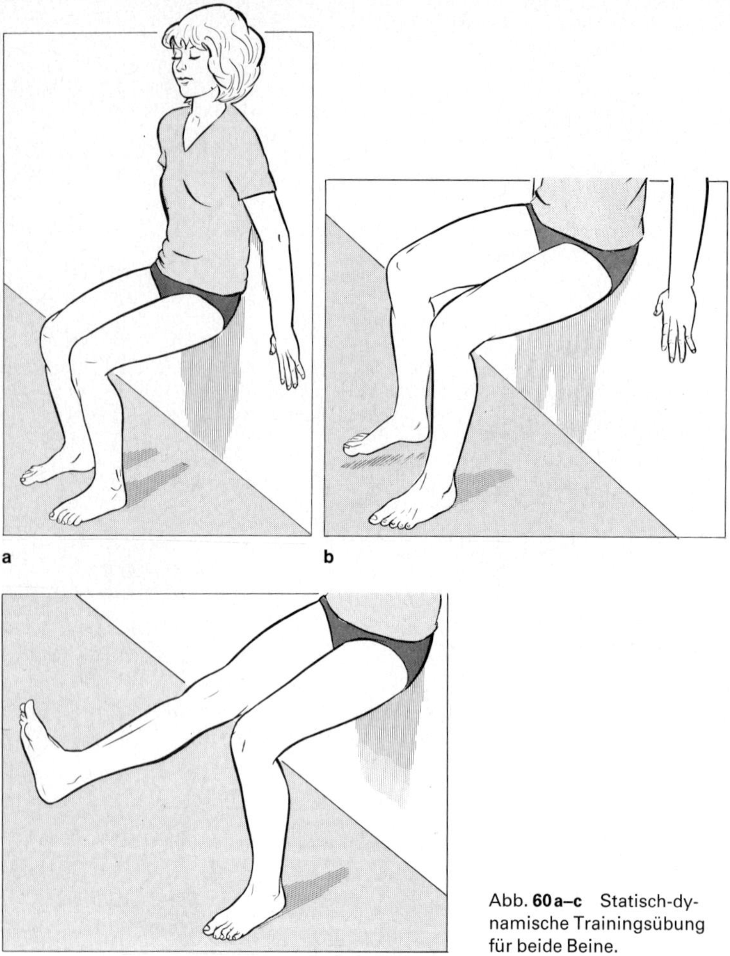

a b c

Abb. **60 a–c** Statisch-dynamische Trainingsübung für beide Beine.

- Statisch-dynamische Trainingsübung für beide Beine mit starker Belastung der gebeugten Knie (nur bei gesunden Gelenken) (Abb. **60a–c**).

Meniskektomie bei Scheibenmeniskus

Postoperative Behandlung

Sie entspricht in der Regel der krankengymnastischen Behandlung nach posttraumatischer Meniskektomie. An der Orthopädischen Universitätsklinik Heidelberg hat sich folgendes Vorgehen bewährt.

Lagerung: mit elastischer Wickelung in ca. 20 Grad Kniebeugung hochlagern.

Nach 2 Tagen: Spannungsübungen für die gesamte Beinmuskulatur, insbesondere für den M. quadriceps. Eisanwendungen und eigentätiges Üben des Patienten mehrmals täglich.

Nach 5 Tagen: Beginn mit Mobilisation des Kniegelenkes. Die Kniebeugung erfolgt nur aktiv. Als schonendes Vorgehen erweist sich die tägliche Erweiterung der Beugung um 15 Grad. Statische Muskelkontraktionen am Ende der Bewegung. Sollte ein Gelenkerguß auftreten, wird wie beschrieben verfahren.

Intensives Muskeltraining beider Beine, Brunkow-Stemmführungen. Gehbeginn mit 5 kg Belastung (Sohlenkontakt).

Nach 2 Wochen: allmählicher Übergang zur Vollbelastung, abhängig von der kraftvollen Stabilisation des Kniegelenkes und vom Ausbleiben eines Gelenkergusses. Wohldosierter Einsatz von Kraftgeräten ist möglich. Entlassung.

Vor sportlicher Betätigung soll die Beratung durch den Arzt eingeholt werden. Starke Kniebelastung wird für ein Vierteljahr ausgesetzt.

Patellaluxation

Postoperative Behandlung

Medialisation der Tuberositas tibiae, Retinakulumspaltung lateral und Retinakulumteilverlagerung von medial nach lateral.

Lagerung: Oberschenkelliegegips, Knieflexion 10–20 Grad.

Nach 4 Tagen: Gehen ohne Belastung

Nach 3 Wochen: Gipsentfernung, Röntgenkontrolle. Statische Kontraktionen für den M. quadriceps, aktiv-unterstützte Bewegungen für das Kniegelenk, Gehen mit abnehmbarer Neofrakthülse und 30 kg Belastung.

Nach 4 Wochen: aktive Bewegungsübungen, Entlassung.

Nach 6 Wochen: Röntgenkontrolle und Vollbelastung. Starke Kniebelastung und Sport erst nach 3 Monaten.

Chondropathia patellae

Konservative Behandlung

Befund

- Schmerzen, besonders bei Kniebeugung, z. B. bei langem Sitzen, längerem Verharren in der Hocke, Treppauf- und -abgehen, beim Radfahren.
- Atrophie der Oberschenkelmuskulatur, besonders des M. quadriceps.
- Leichte Ermüdbarkeit der Beine beim Gehen, Leistungsminderung.
- Reizzustand des Gelenkes im fortgeschrittenen Stadium.

Gesichtspunkte

- Schmerzlinderung,
- ggf. Beseitigung eines Reizzustandes,
- Muskelkräftigung.

Maßnahmen

Allgemeine Empfehlungen:
Dem Patienten wird angeraten, das Kniegelenk weitmöglichst zu schonen, d. h. übermäßige und überflüssige Belastungen zu vermeiden, z. B. sportliche Betätigung, die das Knie anstrengt, Bergsteigen, übermäßiges Radfahren, Schwimmen im Froschstil, Tragen schwerer Lasten, Treppauf- und -absteigen (dafür wenn möglich Rolltreppe und Aufzug benutzen), lange Märsche, langes Autofahren, Tragen hochhackiger Schuhe (dagegen häufiger Barfußgehen).

- Schmerzlinderung:
  Eisanwendung in Form von Abreibungen rund um die Patella.
  Wärmeanwendung in feuchter Form. Elektrotherapie.
- Muskelkräftigung:
  Wenn kein Reizzustand besteht und Schmerzlinderung eingetreten ist, Beginn mit aufbauendem Training für sämtliche Beinmuskeln, beginnend am Fuß; für die stabilisierenden Muskeln des Kniegelenkes in Form statischer Kontraktionen bei gestrecktem oder leicht gebeugtem Knie.
  Nach eingehender Schulung erhält der Patient ein Übungsprogramm, das er über einen vom Arzt bestimmten Zeitraum täglich zu Hause durchführt.

Zeigt die Kontrolluntersuchung ein positives Ergebnis, d. h. traten nicht vermehrt Schmerzen auf oder verringerten sich die Beschwerden, wird das Programm fortgesetzt und ggf. gesteigert.

Postoperative Behandlung

Lateral release

Lagerung: auf der Keeler-Schiene in Streckstellung.

Nach 1 Tag: aktiv-unterstützte Beuge- und Streckbewegung.

Nach 3 Tagen: statische Kontraktionen für M. quadriceps und uneingeschränktes aktives Üben.

Gehen mit Sohlenkontakt (5 kg Belastung) bei gut gewickeltem Bein.

Nach 2 Wochen: Übungen im Sinne der konservativen Behandlung steigern. Intensives Quadrizepstraining, besonders des medialen Anteils. Übergang zu voller Belastung.

Ventralisation der Tuberositas tibiae (stabile Verankerung)

Lagerung: auf der Keeler-Schiene in 20 Grad Flexion.

Nach 1 Tag: statische Kontraktionen für M. quadriceps.

Nach 1 Woche: aktiv-unterstütztes Üben der Flexion. Gehen mit Sohlenkontakt.

Nach 2 Wochen: Übungen in gleicher Weise fortsetzen. Gehen mit abnehmbarer Neofrakthülse, 20–30 kg Belastung.

Nach 6 Wochen: nach Röntgenkontrolle Beginn aktiver Übungsbehandlung und allmählicher Belastungssteigerung.

X- und O-Bein

Konservative Behandlung

Befund

Das physiologische O-Bein des Säuglings und X-Bein des Kleinkindes sind erst behandlungsbedürftig, wenn die Fehlform 30 Grad überschreitet. Unter Belastung entwickelt sich beim O-Bein ein Knick-Senk-Fuß, beim X-Bein ein Genu recurvatum und Knick-Senk-Fuß. Die Beinmuskulatur wird zunehmend insuffizient, das Kniegelenk instabil. Die Kinder werden unsicher auf den Beinen und ermüden leicht. Eventuell besteht eine allgemeine Haltungsschwäche.

Gesichtspunkte

- Fehlstellung:
  Die vorhandene Fehlstellung ist übungsmäßig nicht beeinflußbar.

Bei einer leichten Form und noch nicht abgeschlossenem Wachstum, also beim Kleinkind, ist möglicherweise eine Zunahme der Deformität aufzuhalten.

- Muskelinsuffizienz:
  allgemeine Fuß- und Beinmuskelkräftigung, gezieltes Training, je nach Fehlform. Stabilisation und Gehschulung.
- Haltungsschwäche:
  allgemeine Gymnastik und Haltungsschulung.

Maßnahmen

- Fehlstellung:
  Passive Maßnahmen, wie das früher praktizierte Wickeln der Beine über Korrekturpolster (beim X-Bein zwischen den Knien, beim O-Bein zwischen den Knöcheln) haben keine Aussicht auf Erfolg. Das gleiche gilt für Lagerungsschienen.
  Dagegen muß darauf geachtet werden, daß sich das Kind nicht in extremer Fehlstellung zum Spielen auf den Boden niederläßt, in der Fehlhaltung krabbelt und rutscht. Solche „Lieblingsstellungen" sind bequem und werden automatisch eingenommen. Sie sollen abgebaut werden. So können z. B. beim X-Bein Hocke und Schneidersitz angewöhnt und gefördert werden. Beim O-Bein kann das Kind z. B. mit geschlossenen Knien auf den Fersen sitzen.
- Muskelinsuffizienz:
  Neben dem allgemeinen Fuß- und Beinmuskeltraining sind beim X-Bein speziell die Muskeln zu kräftigen, die die Knieinnenseite stabilisieren, beim O-Bein die Muskeln der Knieaußenseite, beim Genu recurvatum vornehmlich die stabilisierenden Muskeln der Knierückseite (Abb. **61a** u. **b, 62**).

Postoperative Behandlung

Korrekturosteotomie beim Kind

Pendelosteotomie oder suprakondyläre Korrekturosteotomie, Fixation mit Kirschner-Drähten.

Lagerung: Oberschenkelliegegips.

Nach 2 Wochen: Gipswechsel und evtl. Entlassung.

Nach 6 Wochen: Gips schalen, Röntgenkontrolle, Kirschner-Draht-Entfernung. Beginn der Übungsbehandlung aus der Gipsliegeschale.

Nach 7 Wochen: Bewegungstherapie und Gehbeginn im Wasser. Die Übungsbehandlung wird im Sinne der konservativen Behandlungsprinzipien weiter aufgebaut und gesteigert. Gehen an Land mit 15 kg Belastung. Die Gipsschale liegt nur noch nachts.

Nach 12 Wochen: Röntgenkontrolle, Weglassen der Gipsliegeschale, Entlassung. Fortsetzung der Übungsbehandlung.

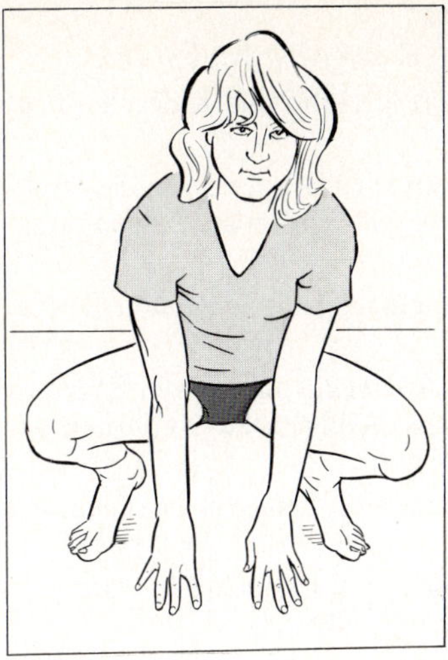

a

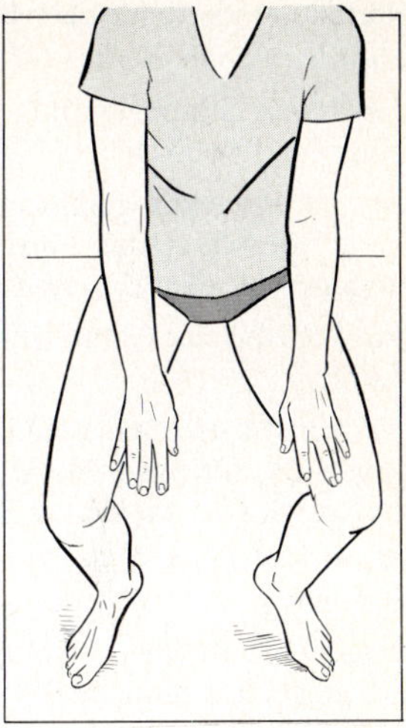

b

Abb. **61a** u. **b** X-Bein-Übung: Froschhüpfen.

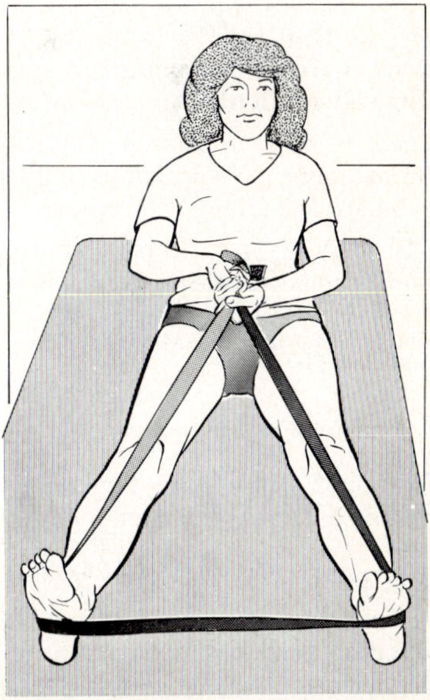

Abb. **62** O-Bein-Übung mit Deuser-Band.

Korrekturosteotomie beim Erwachsenen

Suprakondyläre Korrekturosteotomie, *Fixation mit Winkelplatte*

Lagerung: Stufenlagerung bei 90 Grad in Hüfte und Kniegelenk auf einer Funktionsschiene.

Nach 1 Tag: aktiv geführte Bewegungen zur Umlagerung in die Streckung. Bewegen der Füße gegen mäßigen Widerstand. Spannungsübungen für den M. quadriceps.

Nach 2 Wochen: Gehbeginn im Dreipunktgang mit Sohlenkontakt (ca. 5 kg).

Nach 6 Wochen: nach Röntgenkontrolle Beginn mit aktiven Übungen gegen die Schwere des Unterschenkels. Allmähliche Steigerung der Belastung bis zum halben Körpergewicht.

Nach 8 Wochen: Entlassung. Steigerung der Übungsbehandlung und Belastung.

Nach 12 Wochen: Röntgenkontrolle, Befundabhängig wird die Übungsbehandlung intensiviert fortgesetzt oder abgeschlossen.

Infrakondyläre Korrekturosteotomie *mit Fixateur externe*

Lagerung: Keeler-Schiene.

Nach 1 Tag: Spannungsübungen für den M. quadriceps. Aktiv-unterstütztes Beugen und Strecken in Knie- und Hüftgelenk (ohne Schmerz). Muskeltraining für Arme und Rumpf.

Nach 7 Tagen: Gehen ohne Belastung.

Nach 2 Wochen: Beinmuskeltraining mit gestrecktem Knie. Kniebeugung an der Bettkante.

Nach 6 Wochen: Röntgenkontrolle, ggf. Entfernung des Fixateurs. Abnehmbare Neofrakthülse, allmähliche Belastung und weiterhin Übungsbehandlung. Entlassung.

Nach 12 Wochen: Röntgenkontrolle, Weglassen der Neofrakthülse. Bewegungstherapie im Wasser und Gehschulung unter Belastung.

Gonarthrose

Konservative Behandlung

Es finden sich in allen Punkten Parallelen zur Koxarthrose, das dort Ausgeführte ist weitgehend übertragbar.

Befund

- Schmerz als Bewegungs- und Belastungsschmerz bis zur Belastungsunfähigkeit, besonders am Berg und an der Treppe.
- Gelenkschwellung, Gelenkerguß.

- Bewegungsgeräusch.
- Bewegungseinschränkungen in Flexion und Extension. Im späteren Stadium Übergreifen auf die Nachbargelenke, auf das andere Bein und die Wirbelsäule. Eine über lange Zeit bestehende Kniebeugekontraktur zieht eine Streckbehinderung im Hüftgelenk nach sich und kompensatorisch eine verstärkte Lordose der Lendenwirbelsäule. Die funktionelle Beinverkürzung führt zum Beckenschiefstand mit den negativen Folgen für die Wirbelsäule und das andere Bein.
- Muskelinsuffizienz, insbesondere des M. quadriceps. Fehlende Ausdauerleistung.
- Gelenkfehlstellungen, häufig in X- oder O-Stellung.
- Gelenkinstabilität, verminderte Standfestigkeit, Unsicherheit beim Gehen.
- Gehbehinderung, Hinken.
- Beeinträchtigung von Alltagsbewegungen.
- Überbeanspruchung anderer Körperregionen.

Gesichtspunkte

- Schmerzlinderung.
- Beseitigung eines Reizzustandes.
- Mobilisation des Gelenkes mit Normalisierung eines eingeschränkten Gelenkspiels, wenn die Gelenkveränderungen noch nicht zu weit fortgeschritten sind.
- Kräftigung insuffizienter Muskeln. Entspannung und Dehnung verkürzter Muskeln im Hüft- und Kniebereich.
- Beeinflussung von Fehlstellungen durch Korrekturlagerung während der Ruhezeit und ggf. Schienenversorgung bei der Belastung.
- Beseitigung von Gehfehlern bzw. Schulung ökonomischer Kompensationsbewegungen.
- Unterstützung und Hilfen für den Alltag. Gelenkschutz.
- Ausgleichsgymnastik für Nachbargelenke und Wirbelsäule.

Maßnahmen

- Alle krankengymnastischen Maßnahmen orientieren sich zunächst an den Schmerzen. Angezeigt sind milde Wärmeanwendungen in feuchter Form wie Packungen, Teilbäder, Dampf und anderes. Elektrotherapie. Lockernde Massage aller Fuß- und Beinmuskeln zur Beseitigung von schmerzhaften Muskelverspannungen. Schmerzlindernde Traktion.
- Beseitigung eines Reizzustands des Gelenkes in beschriebener Weise.
- Zur Gelenkmobilisation eignen sich je nach Röntgenbefund die Griffe der manuellen Therapie, dynamische Bewegungen unter Entlastung, z. B. im Bewegungsbad. Bei ausreichender Beugefähigkeit

Pendelübungen an der Bankkante, evtl. mit Bleimanschette oberhalb der Knöchel (nicht bei Gelenkinstabilität). Dosierte aktive Kontrakturbehandlung, nicht über Schmerzgrenze hinausgehend.
- Die Muskelkräftigung erfolgt vorwiegend mit statischer Muskelarbeit an den Bewegungsgrenzen von Beugung und Streckung. Intensives Muskeltraining unter Berücksichtigung von Fehlstellungen. Keine dynamischen Kniebewegungen gegen Widerstand.
- Gehschulung zur Änderung schädlicher Gangabläufe, z. B. bewußtes Einsetzen von Zehen-, Fuß- und Hüftmuskeln zur Kompensation. Volles Ausnützen verbliebener oder neu gewonnener Bewegungsfreiheiten. Leichtfüßiges Gehen üben. Übungen vor dem Spiegel zur Selbstkontrolle, nach Möglichkeit barfuß.
- Gelenkschützende Maßnahmen:
  Vermeiden von Dauerstehen, Übereinanderschlagen der Beine beim Sitzen, besonderen Kniebelastungen beim Berg- oder Treppengehen und bei sportlichen Betätigungen. Reduzierung von Körperübergewicht. Kein Tragen schwerer Lasten (Einkaufswagen für die Hausfrau). Tragen biegsamer Schuhe mit weicher Sohle. Einsatz von Stockhilfen. Radfahren mit hoher Satteleinstellung kann im Anfangsstadium der Gonoarthrose langem Gehen vorgezogen werden. Im späteren Stadium kann das Radfahren Beschwerden bereiten.

Postoperative Behandlung

Umstellungsosteotomien

Siehe Korrekturosteotomie, S. 382.

Künstlicher Gelenkersatz

Gleitflächen- oder Scharniergelenk.

Lagerung: auf der Funktionsschiene in ca. 60 Grad Beugung, druckfrei (Fibulaköpfchen!).

Nach 1 Tag: Umlagerungen in volle Streckung und zunehmende Beugung (Zeiten nach Bedarf). Gegebenenfalls Verabreichung von Schmerzmitteln. Statische Kontraktionen für M. quadriceps. Unbelastet Stehen vor dem Bett. Eventuell Ergußvorbeugung mittels Kompressionsverband.

Auch die Anwendung der automatischen (elektrischen) Bewegungsschiene ist möglich. Der Operateur gibt unter Berücksichtigung des operativen Eingriffs und der Naht den gewünschten Bewegungsausschlag (Flexion/Extension) an.

Nach 3 Tagen: Die Beuge- und Streckübungen (aktiv-unterstützt und aktiv) werden intensiviert. Quadrizepskräftigung steht im Vordergrund. Sind 90 Grad Beugung erreicht, Beginn mit Pendelübungen an der Bettkante (gewickelter Unterschenkel). Die Schiene wird weggelassen. Nachts evtl. Lagerung in der Keeler-Schiene. Gehbeginn ohne Belastung im Gehwagen oder mit 2 Unterarmstützen je nach Vorübung.

Nach 2 Wochen: bei befriedigendem Verlauf Steigerung der Belastung bis zum halben Körpergewicht.

Nach 4 Wochen: abhängig von der Muskelkraft volle Belastung. Die Art der Stockunterstützung wird nach den Beschwerden und dem Gangbild gewählt; evtl. genügt ein Handstock. Entlassung.

Nach 6 Wochen: ambulante Vorstellung mit Röntgenkontrolle und Beratung.

Bei der Endoprothese mit Scharniergelenk ist der Bewegungsausschlag in die Beugung begrenzt, meist zwischen 100 und 120 Grad.

Kniearthrodese

Präoperative Behandlung

Durch eine krankengymnastische Befunderhebung Beurteilung der Nachbargelenke des betroffenen Beines, des gesunden Beines und der Wirbelsäule.

Nach Möglichkeit Durchführung einer dem Befund angepaßten gezielten krankengymnastischen Behandlung, um die präoperative Situation zu verbessern. Im Vordergrund stehen dabei Mobilisation und Muskelkräftigung einschließlich der Stützmuskulatur der Arme.

Postoperative Behandlung

Versorgung mit Fixateur externe

Lagerung auf der Keeler-Schiene.

Nach 1 Tag: übliche Behandlung zur Pneumonie- und Thromboseprophylaxe, statische und dynamische Muskelarbeit für Oberkörper, Schultergürtel und Arme sowie für das gesunde Bein. Auf der operierten Seite aktive Fußbewegungen und Spannungsübungen für die Hüftmuskulatur.

Nach 4 Tagen: aktive Übungen für das Hüftgelenk und Gehen ohne Belastung.

Nach 6 Wochen: Röntgenkontrolle. Entfernung des Fixateurs und Anlegen einer Oberschenkelgipshülse. Im Stand Beinlängenvergleich und ggf. Schuherhöhung. Gehen mit zunehmender Belastung.

Nach 7 Wochen: evtl. Entlassung.

Nach 12 Wochen: Gipsentfernung, Röntgenkontrolle. Bei stabiler Arthrodese Vollbelastung. Nach Abschluß der Immobilisation kann gelegentlich ein kurzer stationärer Aufenthalt zur krankengymnastischen Nachbehandlung, insbesondere zur Gangschulung, erforderlich sein.

Gehtechnik bei Kniearthrodese

Die Standbeinphase bietet keine Probleme. Zum Abstoßen und Lösen des Beines vom Boden werden Fuß und Zehen kräftig gebeugt, es erfolgen ein schneller Wechsel in die Fußhebung und Durchschwingen des Beines mit Hüftflexion und leichter Lateralflexion der Lendenwirbelsäule. Die Spielbeinphase wird durch eine mäßige Beinverkürzung erleichtert. Bei größerem Beinlängenunterschied wird der hinkende Gang auffälliger. Die fehlerhafte Statik wirkt sich dann nachteilig auf das gesunde Bein und die Wirbelsäule aus.

Die neue Gehtechnik wird unter erschwerten Bedingungen des Alltags geübt, z. B. in unebenem Gelände und über Hindernisse. Abhängig vom Alter des Patienten und seinen präoperativen Akivitäten werden Geschicklichkeitsübungen ins Training eingebaut wie Leitersteigen, Hüpfen und Springen, Laufen und Rennen, Tanzen. Rhythmus ist auch hier eine hilfreiche Unterstützung zur Erziehung von Gleichmaß und Sicherheit.

Nicht zu ändern ist das Problem des ausgestreckten Beines beim Sitzen, das besonders im Anfang als störend empfunden wird. Hieran muß sich der Patient gewöhnen und seine eigenen „Tricks“ zur Kompensation herausfinden.

Selbsthilfetraining, auch im Gebrauch von Hilfsmitteln, ist nur erforderlich, wenn auch Nachbargelenke in der Funktion eingeschränkt sind. Volle Flexion im Hüftgelenk und Extension im oberen Sprunggelenk sind notwendig.

Beidseitige Knieankylosen sind eine schwer zu kompensierende Behinderung. Die Mehrbeanspruchung der Nachbargelenke sowie der oberen Extremität und der Wirbelsäule bilden eine zusätzliche Belastung besonders beim Gehen, beim Hinsetzen und Aufstehen.

Für ein Knie sollte in diesem Fall eine ausreichende Funktion, z. B. durch Gelenkersatz, wiedergewonnen werden.

Fuß

Krankengymnastische Befunderhebung

Der normal geformte Fuß trägt drei Hauptbelastungspunkte: Fersenbein, 1. und 5. Mittelfußköpfchen. Diese Knochen stellen die am weitesten plantarwärts gelegenen Punkte des aus drei Tragstrahlen aufgebauten Fußskelettes dar. Der hintere Tragstrahl besteht aus Fersenbein und Sprungbein, der vordere mediale Strahl aus Sprungbein, Kahnbein und den drei Keilbeinen sowie den drei ersten Mittelfußknochen; der vordere laterale Tragstrahl aus Fersen-, Sprung- und Würfelbein sowie dem 4. und 5. Mittelfußknochen.

Die Anordnung der Skelettanteile zueinander bedingt die Ausbildung einer medialen und einer lateralen Längswölbung sowie einer vorderen Querwölbung. Diese für die Funktion des Fußes sinnvolle Konstruktion wird durch Bänder, Sehnen und Muskeln gehalten. Es besteht damit ein hochdifferenziertes Gleichgewicht, bei dem sich geringe Veränderungen eines Teiles auf die Gesamtheit der Fußhaltung bzw. Fußform auswirken.

Muskuläre und ligamentäre Veränderungen (z. B. durch Lähmung oder Verletzung) führen zunächst zu einem Haltungsfehler. Dieser verursacht eine Fehlbelastung der Knochen und Gelenke und kann am wachsenden Skelett zum Fehlwachstum führen. Dem Zeitpunkt des Krankheitsbeginns und damit auch dem der rechtzeitigen Therapie kommt daher eine große Bedeutung zu. Störungen des muskulären Gleichgewichts müssen sich aus diesem Grunde am kindlichen wachsenden Fußskelett schwerwiegender auswirken als am ausgewachsenen Skelett.

Die Lastübertragung auf den Fuß erfolgt von der Tibia auf den Talus, von dort nach hinten auf den Kalkaneus und nach vorn über die anderen Fußwurzelknochen im wesentlichen auf die Mittelfußköpfchen.

Der wichtigste Muskel, der hierbei verhindert, daß der Kalkaneus nach medial kippt und das Längsgewölbe abflacht, ist der M. flexor hallucis longus. Seine Sehne zieht direkt unter dem Sustentaculum tali des Kalkaneus hindurch. Sie wird bei jedem Schritt reflektorisch gespannt, sobald der Fuß belastet wird.

In den vorderen Fußgelenken besteht nur eine sehr geringe Beweglichkeit. Dennoch findet eine gegenläufige Verwringung des Vorfußes zum Rückfuß statt. Sie kann am unbelasteten Fuß passiv ausgeführt werden, indem eine Hand den Kalkaneus fixiert und die andere den Vorfuß im Sinne der Pronation bewegt. Diese Verwringung findet bei jedem Schritt unter der Belastung und beim Abrollen des Fußes statt und löst sich bei der Entlastung wieder auf. Sie ist verstärkt beim Zehenstand.

Die kurzen und langen Flexoren des Fußes haben mehr Halte- als Bewegungsfunktion. Sie sind kräftiger als die Extensoren und arbeiten alle gemeinsam. Beim Stehen heften sie den Fuß an den Boden, heben beim Gehen die Ferse und stoßen den Fuß ab. Bei jedem Schritt heben sie das Körpergewicht gegen die Schwere. Ihre Spannung setzt ein und ändert sich reflektorisch mit der Bodenberührung. Sie sind ständig im Einsatz und bieten Höchstleistungen z. B. beim Sprint und beim Spitzentanz.

Besondere Bedeutung hat in diesem Zusammenhang der M. triceps surae. Seine Sehne ist die stärkste des Körpers. Beim Laufen und Springen leistet er große Arbeit gemeinsam mit den kurzen und langen Zehenbeugern. Bei der Haltefunktion im Stehen ist er jedoch ihr Gegenspieler. Beim Vorneigen des Körpers, besonders mit gestreckten Knien, ist er bestrebt, das Längsgewölbe abzuflachen, um so stärker, je weiter die lotrechte Haltung aufgegeben wird. Hierbei verstärkt sich die Arbeit der Zehenmuskeln beträchtlich, und der M. gastrocnemius muß dehnfähig sein.

Leider wird die Bedeutung des Fußmuskeltrainings in der Krankengymnastik oft ebenso unterschätzt wie in Gymnastik und Sport. Häufig steht zudem das Körpergewicht des Menschen in keinem vernünftigen Verhältnis zur Kraft seiner Fußmuskeln, die mitverantwortlich sind für die gesamte Statik.

Die Befunderhebung erfolgt am belasteten und am unbelasteten Fuß.

Am belasteten Fuß werden beurteilt:
- Zweibeinstand, dabei stehen die Füße gerade nach vorn gerichtet, fußbreit auseinander: Stellung des Fußes, Haltefunktion der Muskeln beim Versuch des Behandlers, das Gleichgewicht zu gefährden.
- Einbeinstand mit Fußstellung und Muskeleinsatz, besonders des M. tibialis posterior und der Zehenflexoren.
- Fortbewegung: Art der Fußabwicklung bei wechselndem Tempo, Balance- und Muskeleinsatz beim Gehen in Zeitlupe, Zehengang, Fersengang.
- Verhalten der Nachbargelenke, z. B. der Knie beim Fersengang. Erfolgt Überstreckung der Knie und Vorbeugung des Rumpfes mit Aufgabe der lotrechten Haltung?
- Einfluß auf Statik und Dynamik des ganzen Körpers.
- Verhalten des Fußes bei besonderen Belastungen oder Bewegungsaufträgen wie Laufen, Rennen, Hüpfen, Springen, Balancieren (z. B. Schwebebalken), Klettern (z. B. Sprossenwand).
- Schmerzzustände im Fußbereich oder in Nachbargelenken unter Belastung.

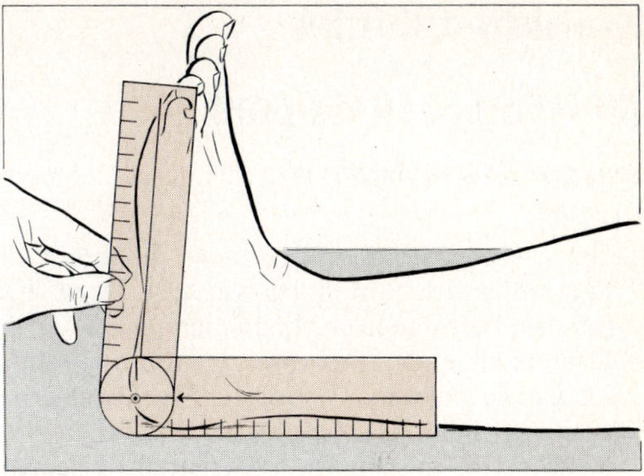

Abb. **63** Messung des oberen Sprunggelenkes.

Am unbelasteten Fuß werden beurteilt:
- Gelenkbeweglichkeit, aktiv und passiv sowie Gelenkspiel.
- Kraft aller Zehen und Fußmuskeln, besonders der Flexoren beim Halten gegen Widerstand.
- Beweglichkeit der Zehen und Füße beim Ergreifen und Aufheben von Gegenständen, Einsatz der kurzen Fußmuskeln bei Übungsaufträgen mit Gerät, z. B. Ball oder Seil.
- Schmerzzustände im Fußbereich oder in Nachbargelenken.

Jeder Krankengymnast kann aufgrund eigener Erfahrungen ein Befundaufnahmeschema zusammenstellen, das ihm erlaubt, in wenigen Minuten den Fuß in seinen Funktionen zu beurteilen.

Eine Erweiterung erfährt der Befund bei den verschiedenen Fuß- und Zehenfehlformen.

Messungen mit Gradangaben beschränken sich auf das obere Sprunggelenk. Anlegen des Winkelmessers parallel zu Unterschenkel und Fußsohle (Abb. **63**).

Das Bewegungsausmaß im unteren Sprunggelenk wird vergleichend mit der gesunden Seite oder der Norm geschätzt.

Krankheitsbilder

Angeborener Klumpfuß

Synonym: Pes equinovarus excavatus et adductus.

Ursache:

- Genschädigung: Hierfür spricht die konstante Geschlechtsverteilung (männlich zu weiblich wie 2:1). Der Erbgang ist latent rezessiv mit erhöhter Penetranz beim männlichen Geschlecht.
- Raumbeengende Prozesse in utero (Fehlbildungen, Zwillingsschwangerschaften, Tumoren, Fruchtwassermangel, Amnionstränge).
- Neuromyopathische Theorie: Durch vorbestehende Schädigung der Nervenbahnen (Myelodysplasie, Spina bifida) kommt es in deren Versorgungsgebiet zur Muskelhypoplasie.
- Es dominiert die Auffassung, daß es sich zumeist um ein Stehenbleiben auf frühembryonaler Entwicklungsstufe handelt, was exogen oder endogen bedingt sein kann. Hierfür spricht die Ähnlichkeit des Klumpfußes mit dem embryonalen Fuß in der 5.–12. Schwangerschaftswoche. Die zunächst bestehende Entwicklungshemmung der Muskulatur führt über die Störung des muskulären Gleichgewichtes bereits in utero zu charakteristischen Fehlstellungen des Fußskelettes. Beim angeborenen muskulären Klumpfuß sind bei der Geburt die einzelnen Skelettanteile noch normal geformt. Ihre Stellung zueinander ist jedoch pathologisch. Die aus der Fehlstellung resultierende Fehlbelastung führt zu Fehlwachstum. Aus der Fehlstellung des Fußes wird so eine knöchern fixierte Fehlform.

Symptome. Überwiegend doppelseitig auftretende komplexe Fußdeformität mit folgenden Einzelkomponenten:

- Der gesamte Fuß ist plantarflektiert (Pes equinus, Spitzfuß).
- Bei Supination des gesamten Fußes zeigt der Rückfuß verstärkte Varusstellung (Pes varus).
- Der Vorfuß ist gegen den Rückfuß vermehrt adduziert (Pes adductus).
- Der Vorfuß ist stärker als der Rückfuß plantarflektiert, so daß ein Hohlfuß entsteht (Pex excavatus).

Über der Außenseite des Klumpfußes, der Konvexität, sind die Weichteile überdehnt. Medial und plantar hingegen, in der Konkavität, sind Supinatoren, Plantarfaszie und M. soleus verkürzt (Abb. **64a** u. **b**).

Die Wadenmuskulatur ist schon beim Neugeborenen unterentwickelt, der Muskelbauch ist nach proximal verschoben (Klumpfußwade, Streichholzwade). Zehenbeugekontrakturen können bestehen. Bei

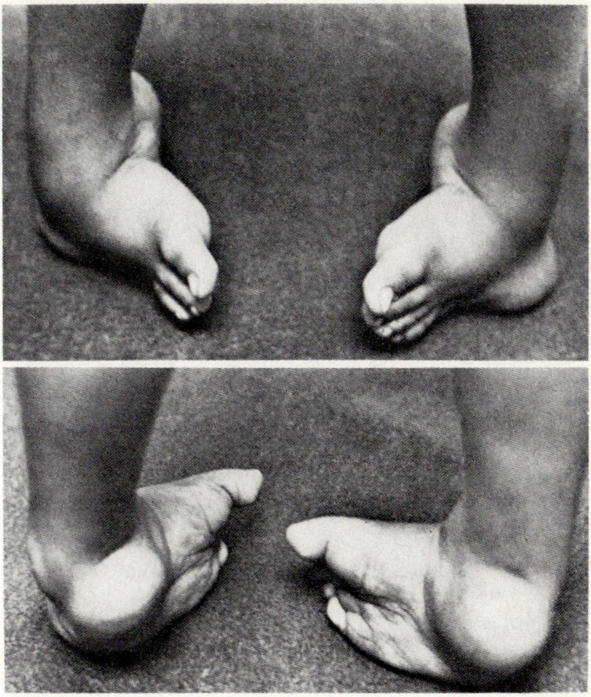

Abb. **64a** u. **b** Angeborener Klumpfuß beidseits. **a** Von vorne, **b** von hinten gesehen (aus H. Cotta: Orthopädie, 4. Aufl. Thieme, Stuttgart 1984).

Außenrotation der Tibia kann Innenrotation der Sprunggelenkgabel vorliegen. Das auf den Fuß einwirkende Muskelgleichgewicht ist gestört: Die Fibularisgruppe und die Extensoren sind geschwächt, nicht jedoch gelähmt. Die Tibialismuskelgruppe ist eher hypertrophisch und verkürzt.

Die bei der Geburt vorliegenden Formabweichungen verstärken sich beim nicht behandelten oder unzureichend behandelten Klumpfuß im Laufe des Wachstums kontiuierlich. Muskeln, Sehnen und Bänder werden zunehmend kontrakt. Bei hochgradiger Ausprägung der Deformität wird der Fuß mit dem lateralen Fußrand, in extremen Fällen mit dem Fußrücken aufgesetzt. Hornhautschwielen und Schleimbeutel entwickeln sich an den Belastungsstellen. Die resultierende Fehlbelastung des Kniegelenkes kann zu weiteren statischen Beschwerden führen. Spätfolgen können so neben arthrotischen Veränderungen im Be-

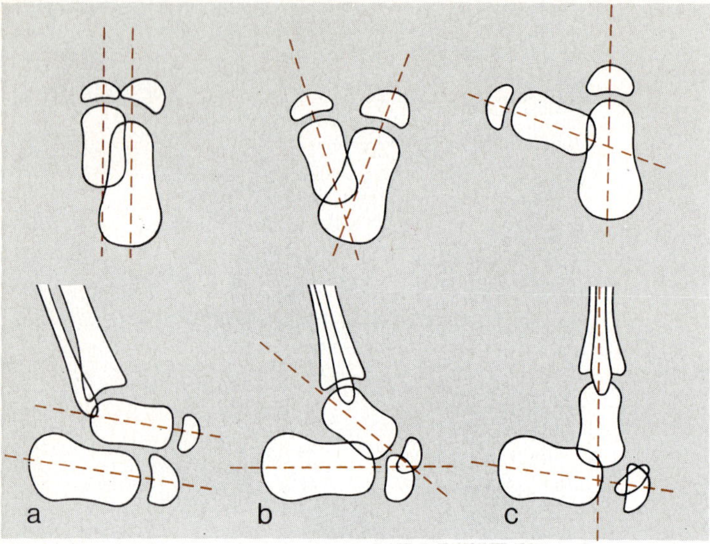

Abb. **65 a–c** Schemazeichnung der Fußwurzel. **a** Klumpfuß, **b** Normalfuß, **c** angeborener Plattfuß.

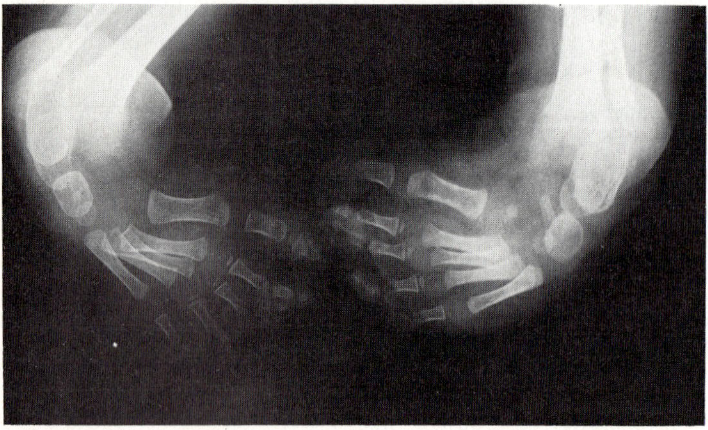

Abb. **66** Angeborener Klumpfuß beiderseits (aus H. Cotta: Orthopädie, 4. Aufl. Thieme, Stuttgart 1984).

reich des gesamten Fußes auch solche im Bereich des Kniegelenks sein.

Während am Normalskelett die Achsen von Kalkaneus und Talus im dorsoplantaren Strahlengang einen nach distal und im seitlichen Strahlengang einen nach dorsal offenen Winkel von 30–40 Grad zeigen (Abb. **65**), verlaufen sie beim Klumpfuß in beiden Strahlengängen nahezu parallel (Abb. **66**). Das Os naviculare ist unterschiedlich stark nach medial und plantar verschoben, und das Kuboid ist wie Kalkaneus und Talus supiniert. Zwischen Talus, Kalkaneus und Os naviculare besteht Subluxationsstellung.

Differentialdiagnostisch vom angeborenen Klumpfuß zu unterscheiden sind physiologische Supinationsfehlhaltungen beim Neugeborenen (Kitzeln an Fußsohle und Fußrücken führt zur aktiven Korrektur), der Klumpfuß bei neurologischen Läsionen (Spina bifida, frühkindliche Hirnschädigung, Polio, apoplektischer Insult), wobei typische neurologische Befunden und typische Anamnese vorliegen, der Klumpfuß bei Systemerkrankungen wie Arthrogryposis multiplex congenita, bei der der hochgradige und hochgradig kontrakte Klumpfuß mit anderen Mißbildungen kombiniert ist.

Therapie. Da der Klumpfuß nur in den ersten Lebenstagen weich und formbar ist, ist Frühestbehandlung entscheidend. Behandlungsziel ist eine normale Fußform bei guter Funktion der Pronatoren und Extensoren. Die Therapie ist zunächst prinzipiell konservativ.

Konservativ: frühestmöglich manuelle Redression in Kniebeugung, wobei zunächst Vorfußadduktion, Fußsupination und Varusstellung des Rückfußes korrigiert werden, bevor der Fersenbeinhochstand (ggf. operativ) angegangen wird. Bei ungenügender Korrektur des Kalkaneus besteht, „um den Spitzfuß zu beseitigen", die Gefahr, den Vorfuß nach dorsal aufzubiegen, wodurch ein Schaukelfuß entsteht.

Die durch Redression erreichte korrigierte Fußstellung wird in leichten Fällen in den ersten postnatalen Tagen mit elastischen Verbänden, im allgemeinen jedoch im Oberschenkelgipsverband fixiert, wobei das Knie rechtwinklig gebeugt ist. Gipswechsel im Abstand von 2–4 Tagen mit immer wieder vorgenommenen manuellen Redressionen (Etappenredressement). Wichtig ist die kontinuierliche Kontrolle von Zehendurchblutung und Zehenmotilität am eingegipsten Bein (Abb. **67**).

Beginnt die Behandlung verspätet beim älteren Säugling oder Kleinkind, so können außer dem obengenannten Behandlungsverfahren zwei weitere zur Anwendung kommen:

- Korrektur durch *Umstellungsgipsverbände* nach Kite: Das Prinzip der Methode liegt in einem zweigeteilten Gipsverband, bei dem der eine Teil Zehen und Fuß, der andere Teil Rückfuß, Unter- und Oberschenkel umfaßt. Aus dem Gipsverband werden, der ge-

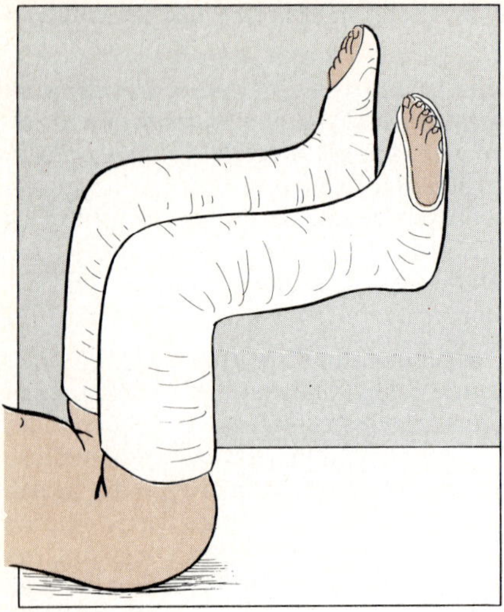

Abb. **67** Klumpfußgips, lateral bis in Höhe des Kuboids ausgeschnitten.

wünschten Korrekturrichtung entsprechend, Keile dorsal und lateral herausgeschnitten. Durch die Adaptation der Schnittränder und Übergipsen wird die gewünschte Korrekturstellung schrittweise erreicht.

- Funktionelle *Schienenbehandlung* nach Denis-Brown: Der Klumpfuß wird auf einer Fußplatte mit Klebeverbänden fixiert. Eine rechte und eine linke Fußplatte sind durch einen Steg verbunden und auf einem Drehring befestigt, so daß Hüft- und Kniegelenke bewegt werden können. Die Stellung der Fußplatten auf dem Steg ist variabel, wodurch die Fußstellung korrigiert werden kann.

Ist durch konsequente konservative Therapie über 3–4 Monate eine gute Fußstellung erreicht, so muß das Ergebnis durch Gipsschalen oder verstellbare Fußnachtschienen sowie krankengymnastische Behandlung gehalten werden. Beginnt das Kind aufzustehen, so werden Klumpfußeinlagen nach Abguß verordnet. Wichtig ist die ausführliche und sachgerechte Information der Eltern unter Hinweis auf Rezidivgefahr und Notwendigkeit weiterer aktiver Übungen und Kontrollen durch den Arzt. Die Behandlung des Klumpfußes kann erst dann als abgeschlossen gelten, wenn bei regelrechter Fußform und Fußstellung die Kraft der Pronatoren der der Supinatoren entspricht.

Operativ: Hat konservative Therapie kein ausreichendes Ergebnis erbracht oder wurde sie zu spät begonnen, so muß operativ vorgegangen werden. Ist die Deformität bereits durch Fehlform des Fußskelettes bedingt, so muß am Knochen operativ korrigiert werden.

Weichteiloperationen verfolgen zwei Ziele.

1. Durch Tenotomie, *Kapsulotomie,* Band- und *Plantarfasziendurchtrennung* werden Widerstände, die der Fußkorrektur entgegenwirken, beseitigt.
   - Hochstand des Kalkaneus: offene sagittale Z-förmige Tenotomie der Achillessehne, wobei distal der laterale Anteil am Fersenbein verbleibt. Durchtrennung der hinteren kontrakten Kapsel des Talokalkaneal- und Talokruralgelenkes. Korrektur der Kalkaneusstellung und Naht der Achillessehne bei Korrekturstellung des Fußes. Ist Korrektur nur unter Mühe erreichbar, so kann eine Drahtextension am Kalkaneus angelegt werden. Postoperativ Ruhigstellung im Oberschenkelgipsverband für 8 Wochen. Nachbehandlung durch Klumpfußnachtschienen und Klumpfußeinlagen.
   - Adduktionsstellung des Vorfußes: *mediale Fußrandentflechtung,* wobei die Sehne des M. tibialis posterior im Insertionsbereich am Os naviculare und am Os cuneiforme medial abgelöst wird. Tenotomie der Plantarfaszie und mediale Kapsulotomie der Gelenke zwischen Talus, Os naviculare und Os cuneiforme. Postoperativ Ruhigstellung in korrigierendem Gipsverband (Nachbehandlung wie oben).
2. Durch Sehnenverpflanzung wird Muskelgleichgewicht am Fuß angestrebt.
   Übergewicht der Supinatoren über die Pronatoren: Verpflanzung des M. tibialis anterior auf mittleren oder lateralen Fußrücken. Auch Verpflanzung des M. tibialis posterior auf die Außenseite des Fußrückens ist möglich. Postoperativ Ruhigstellung im Gipsverband, nach 3 Wochen Beginn mit Elektrotherapie der verpflanzten Muskeln und aktiven Übungen.

Operationen am Knochen verfolgen zwei Ziele:

1. Durch Osteotomien werden ossär fixierte Fehlformen beseitigt. Am wachsenden Skelett wird darauf geachtet, daß Wachstumszonen und Gelenkknorpel geschont werden (passiv und durch Weichteiloperationen nicht ausgleichbare Klumpfußdeformität bei Formänderungen des Fußskelettes: am noch wachsenden Skelett wird die Kuboidkeilosteotomie bzw. Kuboidexkochleation unter Schonung der Gelenke durchgeführt).
   Ist das Skelettwachstum weitgehend abgeschlossen (14. Lebensjahr), so wird neben dorsolateralen Keilosteotomien im Bereich der Fußwurzeln die subtalare Arthrodese notwendig.
2. Durch die subtalare Arthrodese wird ein stabil und schmerzfrei belastungsfähiges Fußskelett geschaffen. Postoperativ ist (nach 12

Wochen unter steigender Belastung) die das obere Sprunggelenk stabilisierende Muskulatur zu trainieren. Einlagen, evtl. orthopädische Schuhe mit doppelter Knöchelstütze unterstützen den Fuß in der postoperativen Phase bzw. bei häufiger Beanspruchung auf unebenem Gelände.

Erworbener Klumpfuß

Ursache. Lähmungen, in Fehlstellung verheilte Fußwurzelfrakturen, Narbenzug, Folgen von entzündlichen Prozessen.

Symptome s. angeborener Klumpfuß. Ausprägung der Deformität, abhängig vom Zeitpunkt der Klumpfußentstehung.

Therapie. Rechtzeitig Prophylaxe bei gefährdeten Erkrankungen durch aktive oder passive Übungen, gegebenenfalls Lagerung in Gipsschale oder Orthese.

Sichelfuß

Synonyme: Pes adductus, Metatarsus varus.

Ursache. Fehlhaltung in utero. Meist Restdeformität nach Klumpfußbehandlung.

Symptome. In leichten Fällen nur Adduktionsstellung der Großzehe (Metatarsus varus). Die Kontraktur schreitet mit dem Wachstum fort und behindert die Schuhversorgung.

Therapie. *Konservativ:* manuelle Redression wie beim Klumpfuß, später Nachtschienen, fersenumfassende Einlagen mit medial vorgezogenem Innenrand. Erhebliche Rezidivneigung.

Operativ: mediale Kapseldiszision im Gelenk zwischen erstem Mittelfußknochen und erstem Keilbein. Tenotomie des M. abductor hallucis. Anschließend Gipsimmobilisierung für 6 Wochen, dann Nacht(außen)schienen und Einlagen mit medial vorgezogenem Innenrand.

Bei fixierten Fehlformen: Korrekturosteotomie der Metatarsalia I–V basisnah.

Angeborener Hackenfuß

Synonyme: Pes calcaneus congenitus.

Ursache. Muskelungleichgewicht.

Abzugrenzen ist die Hackenfußhaltung des Neugeborenen. Sie ist häufig. Auch hier kann der Fußrücken der Unterschenkelvorderseite angelegt werden, die Plantarflexion ist jedoch frei und das Fußgewölbe erhalten. Dieser Befund bessert sich meist in den ersten Lebenswochen.

Symptome. Ein- oder doppelseitig, kombiniert mit anderen Deformitäten vorkommende Fußfehlform mit stark vermehrter Dorsalextension im oberen Sprunggelenk (bis zum Anschlag des Fußrückens an den Unterschenkeln) und stark behinderter Plantarflexion des Fußes.

Therapie. *Konservativ:* wie beim Klumpfuß frühzeitige manuelle Redression und korrigierende Oberschenkelgipsverbände in Kniebeugung, später Nachtschienen und krankengymnastische Behandlung.

Erworbener Hacken- und Hackenhohlfuß

Synonym: Pes calcaneus, Pes calcaneus excavatus.

Ursache. Teilweiser oder vollständiger Ausfall der Wadenmuskulatur, Narbenzug am Fußrücken, Versteifung des oberen Sprunggelenkes in Fehlstellung.

Symptome. Steilstellung des Fersenbeins, vermehrte Dorsalextension bei verminderter Plantarflexion, so daß Zehenstand unmöglich ist. Funktionelles Überwiegen, später auch Verkürzung der Fußsohlenmuskulatur. Das Fußlängsgewölbe ist vermehrt ausgeprägt. Bei dem Versuch das verstärkte Längsgewölbe passiv auszugleichen, spannen sich Fußsohlenmuskulatur und Plantaraponeurose stark an. Stampfendes Gangbild. Schmerzhafte Schwielen in der Fersenregion durch Überlastung. Entwicklung einer Fußwurzelarthrose.

Therapie. *Konservativ:* im Kindesalter durch redressierende Gipsbehandlung.

Operativ: subtalare Arthrodese mit stellungskorrigierender Keilosteotomie des Fersenbeins. Sehnen funktionstüchtiger Muskeln (Mm. peronaei, M. tibialis posterior, M. flexor hallucis longus, M. flexor digitorum) können auf die Achillessehne verpflanzt werden.

Ballenhohlfuß

Ursache. Muskelungleichgewicht, insbesondere bei Myelodysplasie, progressiver Muskeldystrophie, spastischen Lähmungen.

Abzugrenzen ist der *„hochgesprengte Fuß“* mit hohem Spann, der als Normvariante aufgefaßt wird.

Symptome. Vermehrung des Längsgewölbes. Dadurch erscheint der Fuß gedrungen und verkürzt, der Großzehenballen nach plantar vorgewölbt. Bei dem Versuch, das Fußlängsgewölbe passiv abzuflachen, spannt die Plantaraponeurose.

Klauenhohlfuß. Sonderform mit Krallenstellung der Zehen und Luxation in den Zehengrundgelenken. Unelastisches Gangbild.

Therapie. *Konservativ:* in leichten Fällen Dehnungsübungen, Einlagenversorgung mit Entlastung schmerzhafter Druckstellen. In ausgeprägten Fällen auch orthopädische Schuhe.

Operativ: Aufbiegen des Fußlängsgewölbes durch Tenotomie der Plantaraponeurose. Bei ausgeprägten Deformitäten Keilosteotomie und subtalare Arthrodese.

Spitzfuß

Synonym: Pes equinus.

Ursache. *Angeboren:* Lagenanomalien in utero (selten).

Erworben:
- Spitzfußkontraktur bei langdauernder Fehlhaltung des Fußes, z. B. Druck der Bettdecke bei langem Krankenlager, im Gipsverband und kompensatorisch bei Beinverkürzung.
- Lähmungen:
  - schlaff bei Poliomyelitis und peripheren Nervenverletzungen,
  - spastisch bei infantiler Zerebralparese, Apoplexie, Hirnverletzungen.
- Posttraumatisch:
  - Narbenzug,
  - Fehlwachstum nach Schädigung von Wachstumsfugen,
  - in Fehlstellung verheilte Frakturen.

Symptome. Der plantarflexierte Fuß kann weder aktiv noch passiv über Nullstellung dorsalextendiert werden. Bei vermehrtem Fußlängsgewölbe wird der Fuß im Bereich der Zehen und Zehenballen aufgesetzt, wo es zu schmerzhaften Schwielenbildungen und zur Vorfußverbreiterung kommt. Durch Aufsetzen des Fußes mit der Spitze und Überstreckung des Kniegelenkes besteht die Gefahr der Entstehung eines Genu recurvatum. Die funktionelle Verlängerung des betroffenen Beines kann über Beckenschiefstand zur statischen Skoliose führen. Um beim Gehen nicht über den Vorfuß zu stolpern, wird der Unterschenkel stärker angehoben (Steppergang).

Therapie. *Konservativ:* Prophylaxe durch regelrechte Lagerung des Fußes in Gipsschale, krankengymnastische Übungen, Sicherung des Fußes vor Bettdeckendruck, Dehnung verkürzter Weichteile durch manuelle Redression.

Bei gleichzeitiger Beinverkürzung kann der Spitzfuß zum Ausgleich der Verkürzung dienen, so daß man auf korrigierende Maßnahmen verzichtet und einen orthopädischen Schuh oder Innenschuh verordnet. Schuh- und Apparateversorgung können insbesondere bei schlaffen und spastischen Lähmungen erforderlich werden.

Operativ: Achillotenotomie mit Durchtrennung der hinteren Kapsel des oberen und evtl. des unteren Sprunggelenkes. Bei spastischen Lähmungen wird Verkürzung und überhöhte Tonisierung der Plantarflektoren durch Myotomien und Eingriffe an den die Muskeln versorgenden motorischen Nerven behoben. Bei schlaffen Lähmungen kommen Sehnenplastiken und die Sehnenfesselung (Tenodese) in Frage. Beim knöchern versteiften Spitzfuß kann eine Korrektur nur durch Osteotomie herbeigeführt werden. Arthrodesen werden durchgeführt, um durch andere konservative oder operative Verfahren nicht stabilisierbare Gelenke mit schmerzhaften Arthrosen schmerzfrei zu stabilisieren.

Angeborener Plattfuß

Synonym: Vertical talus.

Ursache. Unbekannt.

Symptome. Schaukelfuß, Tintenlöscherfuß: Vorfuß dorsalflektiert, abduziert und proniert. Charakteristischer Röntgenbefund. Zum angeborenen Klumpfuß entgegengesetzte Deformität.

Therapie. *Konservativ:* Frühbehandlung durch manuelle Redression und Gipsretention. Später korrigierende Schienen und Einlagen.

Operativ: Achillessehnenverlängerung, Durchtrennung der hinteren Kapsel (des Talokrural- und Talokalkanealgelenkes).

Wegen Rezidivneigung kontinuierlich und sorgfältig überwachte Versorgung mit Nachtschienen, Einlagen und Krankengymnastik.

Spreizfuß

Synonym: Pes transversoplanus.

Ursache. Bindegewebsschwäche. Überhöhte Vorfußbelastung durch unzweckmäßiges Schuhwerk, hohe Absätze, Übergewicht. Polyarthritis.

Symptome. Abflachung des Quergewölbes und Tiefertreten der Metatarsalköpfchen II–IV ist mit einer Spreizung der Mittelfußknochen und damit Vorfußverbreiterung verbunden. Durch die Spreizung ändert sich die Zugrichtung der an den Sehnen inserierenden Zehen. Das dadurch bedingte Muskelungleichgewicht bedingt sekundäre Zehendeformitäten (Hallux valgus, Krallen- und Hammerzehen). Häufigste Belastungsdeformität des Fußes.

Therapie. *Konservativ:* Behandlung der Ursachen. Kräftigung der Zehen- und Fußsohlenmuskulatur. Bei kontraktem Spreizfuß Fußbettung (Einlagen).

Operativ: Behandlung der Sekundärdeformitäten wie Hallux valgus, Hammer- und Krallenzehen. Bei polyarthritischem Spreizfuß evtl. Teil- oder Vollresektion der Zehengrundgelenke.

Knick-Senk-Spreiz-Fuß

Ursache. Verminderte Tragfähigkeit (konstitutionelle Bindegewebs- und Muskelschwäche, Lähmungen, Überlastungen), kompensatorische Knickfußbildung bei O-Bein, entzündliche oder traumatische Deformierung des Fußskelettes.

Symptome. Die Knickfußbildung beginnt mit belastungsabhängig auftretender Innendrehung der Knöchelgabel, die den Talus bei insuffizienter muskulärer und ligamentärer Fisierung mitnimmt. Mit der Subluxation im Talokalkanealgelenk gleitet der Talus nach medial und plantar, wobei er den Kalkaneus in Valgusstellung (Knickfuß) drängt. Der dem Boden aufliegende Vorfuß gerät in Abduktionsstellung, und bei weiterem Fortbestehen des Mißverhältnisses zwischen Belastung und Belastbarkeit wird der mediale Tragstrahl aufgebogen, das Fußlängsgewölbe abgeflacht (Knick-Senk-Fuß). Die zunächst noch passiv ausgleichbare Fehlhaltung wird bei dauernder Fehlbelastung beim Kind zur knöchern fixierten Fehlform, die passiv nicht mehr ausgleichbar ist. In der Adoleszenz kommt es zu Fehlbelastungen der Gelenke und damit zu entzündlichen Reizzuständen, beim Erwachsenen zur ligamentären Kontraktur mit Frühbarthrose. Der hochgradig deformierte, kontrakte Plattfuß des Erwachsenen bereitet oft wesentlich weniger Beschwerden als der noch gering deformierte Senkfuß mit beginnender muskulärer Kontraktur. „Nicht das Plattfüßigsein, sondern das Plattfüßigwerden macht Beschwerden.“

Therapie. Verhütung von Überlastungen. Die Verkümmerung der Fußsohlen- und Zehenmuskulatur ist als Zivilisationsschaden anzusehen. Das Kleinkind soll nicht zum Stehen und Gehen gedrängt werden.

Bei „entzündlich kontraktem“ Adoleszenten-Knick-Platt-Fuß: vorübergehende Ruhigstellung, antiphlogistische Therapie, Einlagenunterstützung, zunehmendes Belastungstraining.

Im Erwachsenenalter bei starken, nicht beherrschbaren Beschwerden Einlagenversorgung, orthopädischer Schuh, gegebenenfalls subtalare Arthrodese.

Hallux valgus

Synonym: Schiefzehe.

Ursache. Spreizfußfolge, Verletzungen, Lähmungen.

Symptome. Meist doppelseitige Zehendeformität bei Spreizfuß. Frauen sind häufiger als Männer betroffen. Die Großzehe ist im Grundgelenk nach lateral subluxiert (abduziert und proniert). Durch die spreizfußbedingte Adduktion des ersten Mittelfußstrahles und die durch Schuhdruck und Zug der Beugesehnen bedingte Abduktion der Großzehe prominiert das Köpfchen des 1. Mittelfußknochens medial, und es kommt hier zum Schuhkonflikt mit chronischen Reizzuständen, Kapselentzündung, schließlich zu Osteophyten. Die Valgusstellung der Großzehe kann so ausgeprägt sein, daß sie sich im Schuh über oder unter die 2. oder 3. Zehe schiebt (Abb. **68a–c**).

Therapie. *Konservativ:* Fußgymnastik, bequeme Schuhe mit flachem Absatz, korrigierende Nachtschiene. Wiederherstellung des vorderen Fußquergewölbes durch Spreizfußeinlage. In ausgeprägten Fällen orthopädische Schuhe.

Operativ: Bei jüngeren Patienten subkapitale Korrekturosteotomie des Os metatarsale I, Verlagerung des M. abductor hallucis und mediale Kapselraffung (Abb. **69b**).

Bei hochgradiger Deformität und stärkeren arthrotischen Veränderungen im Großzehengrundgelenk
- modifizierte Operation nach Brandes: ⅓-Resektion der Großzehengrundphalanx, distal gestielter Kapselperiostlappen wird im Sinne einer Interpositionsplastik in den Resektionsspalt eingeschlagen. Abtragung der Exostose am Mittelfußköpfchen (Abb. **69c**).
- Resektion des Köpfchens des Metatarsale I, Interpositionsplastik wie bei Operation nach Brandes.
- Einfaches Abtragen der medial vorspringenden „Exostose" als Palliativoperation (Abb. **69a**).

Nach den beiden ersten Operationen Ruhigstellung im Gipsverband, Streckzug durch den Großzehennagel für 12 Tage, dann Spreizfußeinlagen und Nachtschienen.

Hallux rigidus

Ursache. Arthrose, Wachstumsstörungen oder Entzündung im Großzehengrundgelenk.

Symptome. Einschränkung der Hebung im Großzehengrundgelenk mit zunehmender Einsteifung in Beugestellung. Erhebliche Behinderung beim Abrollen des Fußes.

Therapie. Wie Hallux valgus.

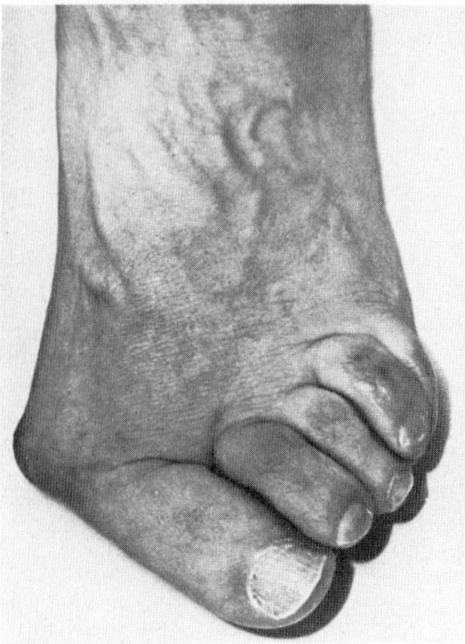

a

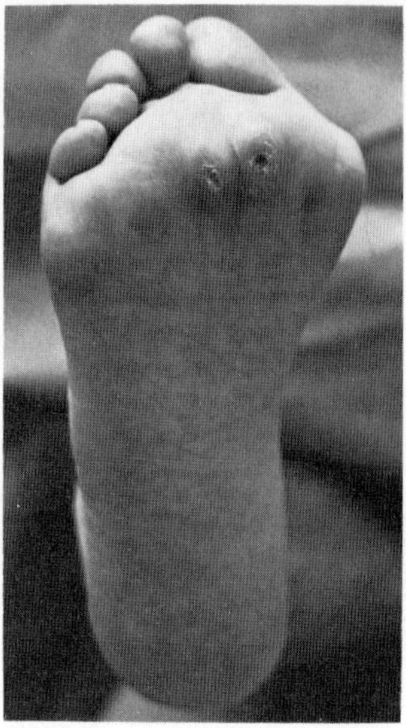

b

c

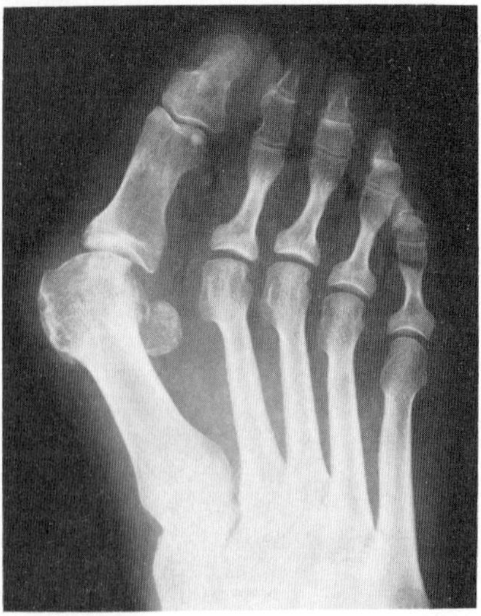

Abb. **68 a–c** Spreizfuß. **a** Mit Hallux valgus und Krallenzehenbildungen. **b** Typische Schwielen der Fußsohle. **c** Beginnende Arthrose im Großzehengrundgelenk (aus H. Cotta: Orthopädie, 4. Aufl. Thieme, Stuttgart 1984).

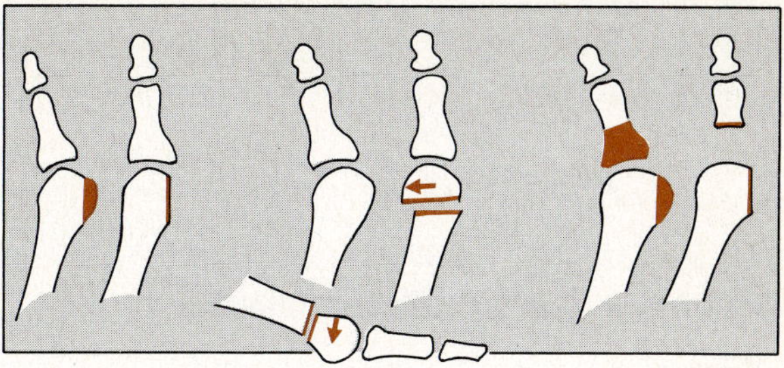

Abb. **69a–c** Schematische Darstellung des Prinzips verschiedener bewährter Operationen beim Hallux valgus. **a** Einfaches Abtragen der nach medial vorspringenden „Exostose" des Metatarsale I, Korrektur der Großzehenstellung mit Hilfe eines distal gestielten Kapselperiostlappens (nur Palliativoperation in leichten Fällen). **b** Subkapitale Osteotomie des Metakarpale I. Durch Verschiebung des abgesetzten Köpfchens nach lateral und plantar lassen sich gleichzeitig der Hallux valgus, der Spreiz- und Plattfuß korrigieren. **c** Wie **a** und Teilresektion der Grundphalanx der großen Zehe nach Brandes-Keller, wohl die am häufigsten angewandte Methode (aus P. Pitzen, H. Rössler: Kurzgefaßtes Lehrbuch der Orthopädie, 14. Aufl. Urban & Schwarzenberg, München 1980).

Krallenzehe, Hammerzehe

Ursache. Erzwungene Zehenfehlhaltung bei zu engen Strümpfen und Schuhen, Spreizfußkomplikation. Entzündung der Zehengelenke bei chronischer Polyarthritis. Störung des muskulären Gleichgewichts.

Symptome. Von Krallenzehen (Abb. **70a**) oder Klauenzehen spricht man, wenn beim gebeugten Mittel- oder Endgelenk eine Überstrekkung im Grundgelenk vorliegt. Subluxation und Luxation im Grundgelenk sind möglich. Die Zehenkuppen erreichen beim Stehen und Gehen den Boden unter Umständen nicht mehr. Durch Schuhdruck entstehen streckseitig über den Zehengelenken oft hochgradig schmerzhafte Schwielenbildungen.

Bei der Hammerzehe (Abb. **70b**) ist das Grundgelenk gestreckt, während das Endgelenk oder das Mittelgelenk – oft rechtwinklig – gebeugt sind. Auch hier können Schwielen über der Streckseite der Zehengelenke entstehen, aber auch an der Kuppe der Hammerzehe. Ist die Großzehe befallen, spricht man vom Hallux malleus.

Therapie. *Konservativ:* Korrektur des Spreizfußes durch Einlage. Training der Zehenmuskulatur. Entlastung der Hühneraugen durch Filzringe oder Gummiringe.

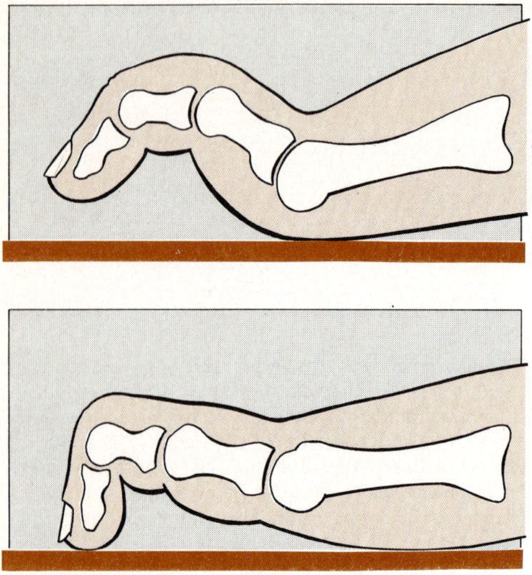

a

b

Abb. **70** **a** Krallenzehe, **b** Hammerzehe.

Operativ: Resektionsarthroplastik durch Resektion des (Grundglied-) Köpfchens und Raffung der Strecksehne.

Digitus quintus varus superductus

Ursache. Meist angeboren, gelegentlich Spreizußdeformität wie bei Hallux valgus.

Symptome. Bei starker Adduktion der 5. Zehe durch Schuhdruck und Strümpfe prominiert das Köpfchen des Metatarsale V. Die 5. Zehe kann über oder unter die übrigen geschlagen sein.

Therapie. *Konservativ:* bei Kleinkindern Redressionen, wachstumslenkende Pflasterverbände, Nachtschiene, Spreizfußeinlagen.

Operativ: subkapitale Korrekturosteotomie des 5. Mittelfußknochens und Verschiebung des Metatarsalköpfchens nach medial.

Morton-Neuralgie

Synonym: Metatarsalgie.

Ursache. Quetschung und Neurombildung der Plantarnerven.

Symptome. Stechende Schmerzen im Bereich der Fußsohlen durch Nerveneinklemmung zwischen den Metatarsalköpfchen II, III und IV.

Therapie. *Konservativ:* Spreizfußeinlage.

Operativ: Neuromexstirpation.

Dorsaler Fußhöcker

Ursache. Randwulstbildungen der dorsalen Gelenkfacetten zwischen Kahnbein und medialem Keilbein (vor allem bei Hohl- und Senkfuß).

Symptome. Vorwölbung auf dem Fußrücken mit Schuhkonflikt. Früharthrose.

Therapie. *Konservativ:* Druckentlastung im Schuh.

Operativ: Abmeißeln der Randwülste, gegebenfalls Exstirpation der Schleimbeutel.

Haglund-Exostose

Ursache. Formvariante des Fersenbeins, bei der die hintere obere Kante des Kalkaneus besonders kräftig ausgebildet ist.

Symptome. Durch Schuhdruck wird die Gegend des Achillessehnenansatzes gereizt, was zu Entzündungen und Schwielenbildungen führen kann.

Therapie. *Konservativ:* Vermeidung des Schuhdrucks (durch seitliche Abpolsterung oder Entfernung der Fersensteifkappe).

Operativ: Abmeißelung der sog. Exostose.

Fersensporn

Ursache. Knöcherne Ausziehung im Rahmen einer Insertionstendopathie am Usprung der kurzen Fußmuskeln (unterer Fersensporn) oder am Ansatz der Achillessehne (hinterer, oberer Fersensporn).

Symptome: Der Fersensporn liegt in der Verlaufsrichtung einer Sehne. Er drückt nicht gegen die Fußsohle! Er bereitet nur selten Beschwerden, obwohl er bei 20% der Erwachsenen nachzuweisen ist.

Therapie. Aufrichtung des Längsgewölbes durch Einlage. Gegebenenfalls zusätzliche Druckentlastung durch Locheinlage, die den schmerzhaften Bereich ausspart.

Marschfraktur

Ursache. Ermüdungsbruch eines oder mehrerer Mittelfußknochen.

Symptome. Zunehmende Schmerzen im Vorfußbereich. Oft im Frühstadium negatives Röntgenbild, später Fissur oder Frakturlinie und spindelförmiger Kallus.

Therapie. Entlastung über 3–4 Wochen, dann langsam zunehmende Belastungssteigerung.

Achillodynie, Paratenonitis achilleae

Ursache. Degenerative Veränderungen im Sehnengleitgewebe und in den Sehnenfasern.

Symptome. Beschwerden im Bereich des Achillessehnenansatzes. Schwellungen und Überwärmung im Sehnenverlauf. Tastbare spindelförmige Auftreibung. Sehneninsertion am Knochen druckschmerzhaft.

Therapie. Vorübergehende Entlastung (Absatzerhöhung beidseits). Durchblutungsförderung (z. B. Histamin-Iontophorese), evtl. vorübergehende Ruhigstellung. Bei hartnäckigen Beschwerden operative Revision des Sehnengleitlagers.

Achillessehnenruptur

Ursache. Geschlossene Ruptur der Achillessehne im gefährdeten mittleren Bereich. Hier ist der Sehnenquerschnitt am kleinsten, ein Grenzbereich der Durchblutung, die vom Sehnenursprung und vom Sehnenansatz ausgeht.

Symptome. Oft reißt die Sehne unter laut hörbarem Knall bei größeren Beanspruchungen. Nach häufigeren Vorschäden sind auch geringere Belastungen ausreichend. Auch bei völlig durchgerissener Achillessehne sind unbelastet Plantarreflexionsbewegungen möglich durch die Sehne des M. plantaris (s. auch Band 6, S. 159).

Therapie. *Konservative* Behandlung erfordert mehrwöchige Ruhigstellung (wie nach operativer Behandlung) und riskiert eine relative Sehnenverlängerung. *Operative* Therapie erlaubt im Frühstadium End-zu-End-Adaptation. Danach Oberschenkelgips in 30 Grad Kniebeugung und Spitzfußstellung für 3 Wochen, dann Unterschenkelgips für weitere 3 Wochen, dann Absatzerhöhung um 2 cm (beidseits) für ¼ Jahr und langsame Belastungssteigerung.

Krankengymnastische Behandlung

Angeborene Fußdeformitäten beim Säugling

- Klumpfuß,
- Spitzfuß,
- Hackenfuß,
- Plattfuß,
- Sichelfuß.

Die Befunde sind oben bereits ausführlich beschrieben.

Gesichtspunkte

- Dehnung verkürzter, kontrakter Muskeln,
- Mobilisation von Gelenken,
- Herstellung von Muskelgleichgewicht,
- Übungsanleitung für die Eltern.

Maßnahmen konservativ

Bei leichtem Befund mit weichem, nachgiebigem Fuß, bei dem der Arzt auf eine Korrektur durch Gipsfixierung verzichtet:
- manuelle Redression (s. dort);
- aktive Übungsbehandlung;
- anschließende Bandagierung mit elastischen Binden, wenn erforderlich;
- ggf. Nachtschiene.

Die Behandlung wird in dieser Reihenfolge mehrmals täglich wiederholt.

Die Mutter wird eingehend geschult. Sie übernimmt bei ausreichender Geschicklichkeit und Bereitschaft den Hauptanteil der Behandlung, sobald die Bandagierung nicht mehr notwendig ist.

Manuelle Redressionen

Sie werden mit schlüssigem Griff rücksichtsvoll, aber intensiv ausgeführt.

Klumpfuß

Zuerst erfolgt die Korrektur des Rückfußes aus der Varus- in die Valgusstellung, danach mit der anderen Hand die Korrektur des Vorfußes aus der Adduktion/Supination in die Abduktion/Pronation, zuletzt wird versucht, den Fersenhochstand durch Herabziehen auszugleichen (der schwierigste Teil).

Spitzfuß (selten)
Herabziehen des Fersenbeines zur Dehnung der Achillessehne. Die dehnenden Finger liegen hinten am Fersenbein, die Hand fixiert die gesamte Fußsohle. Häufiger Fehler: Es wird nur der Vorfuß aufgebogen.

Hackenfuß
Herabziehen des ganzen Fußes durch dorsalen Griff auf dem Fußrükken dicht unterhalb der Knöchelgabel. Eine bestehende Valgusstellung des Rückfußes und Pronation des Vorfußes werden mitkorrigiert.

Plattfuß
Selten ist ohne Gipskorrektur auszukommen. Zur Vorbereitung werden mehrmals täglich die redressierenden Griffe angewendet. Zuerst Korrektur der Plantarflexion des Kalkaneus, danach Verminderung einer besonders ausgeprägten Dorsalflexion, Pronation und Abduktion des Vorfußes.

Sichelfuß und Ballenhohlfuß
Sie sind krankengymnastisch kaum oder gar nicht beeinflußbar. Korrekturerfolge sind nicht zu erzielen. Passives Durchbewegen einzelner Fußabschnitte im Sinne der manuellen Therapie kann Kontrakturen vorbeugen. Aktivierung aller Fußmuskeln.

Aktive Übungsbehandlung beim Säugling

Unter Ausnutzung reflektorischer Zusammenhänge (extero- und propriozeptive Reize) werden einzelne insuffiziente Muskeln oder Muskelgruppen gezielt zur Kontraktion angeregt.

Die Reizung kann punktförmig oder streichend auf der Haut erfolgen. Zum Auslösen der Reize bedient man sich der Fingerkuppen, stumpfer oder spitzer Hohlstäbchen, weicher oder härterer Pinsel und Bürstchen und ähnlichem. Die Wahl richtet sich nach dem Ergebnis, Wechsel ist angebracht.

Bei den verschiedenen Deformitäten gibt es erfahrungsgemäß günstige oder typische Stellen, um die gewünschte Muskelkontraktion zu erreichen.

Klumpfuß
Fußaußenkante bzw. äußere Fußsohle, von der Ferse zur kleinen Zehe; zwischen 3., 4. und 5. Zehe; an der Unterschenkelaußenseite.

Spitzfuß
Fußsohle, Plantarseite der Zehenendglieder oder auch Fußrücken und Schienbeinkante.

Hackenfuß
Fußsohle (besonders unter der Ferse), unter Kleinzehenballen beginnend quer über die Fußsohle zur Ferse. Griff in den M. gastrocnemius.

Knickfuß, Plattfuß
Fußinnenrand; Mitte medialer Fußsohle; zwischen 1. und 2. Zehe; unter der Ferse.

Diese Angaben gelten nicht grundsätzlich. Die Reizpunkte müssen individuell gesucht werden.

Fußdeformitäten beim Säugling oder Kleinkind können auch durch die Behandlung nach Vojta erfolgreich korrigiert werden.

Aktive Übungsbehandlung beim Kleinkind

Sobald das Kind bewußte Reaktionen und eigene Aktivitäten zeigt, ist das Auslösen reflektorischer Kontraktionen nicht mehr nötig. Jetzt kann man mit Bewegungsaufträgen arbeiten. Dem Kleinkind werden spielerische Anreize zur Bewegung der Zehen und des Fußes im Sinne der Korrektur geboten. Spielzeug, verlockend und geeignet in Größe, Form, Materialbeschaffenheit und Farbe, wird eingesetzt zum Rollen, Schieben, Greifen, Heben, zum Zusammenspiel von Fuß und Hand sowie beiden Füßen.

Während mit dem Säugling auf dem Behandlungstisch geübt wurde, empfiehlt sich für das Kleinkind die Matte. Der Bewegungsraum wird vergrößert, die Belastung der Füße langsam vorbereitet. Teilbelastung erfolgt im Sitz auf dem Knie des Therapeuten, auf der Rolle, dem Schemel oder dem Ball und in der Fortbewegung auf dem Dreirad ohne Pedale. Der Krankengymnast gibt auch jetzt durch gezielte Reizgriffe manuelle Unterstützung im Sinne der Korrektur.

Das Kind wird verständiger und lernt Übungsaufträge zum gezielten Training einzelner Muskeln auszuführen. Manuelle Widerstände in bestimmte Bewegungsrichtungen können eingesetzt werden. Die Schwierigkeit für den Behandler liegt jetzt darin, die Aufmerksamkeit des Kindes zu erhalten.

Sobald das Kind läuft, sind Übungen gegen das Körpergewicht wesentlich sinnvoller. Die Beschaffenheit des Bodens spielt nun eine Rolle. Möglichkeiten zum Balancieren reizen besonders die kurzen Fußmuskeln zum Einsatz. Auch unter der Belastung ist auf Korrektur zu achten.

Klumpfuß
Abrollen über den medialen Fußstrahl, Balancieren auf dem Schwebebalken, Gehen in der Hocke, Füße überkreuzt aufsetzen und anderes.

Spitzfuß
Abrollen von der Ferse zum Vorfuß, Vorwippen der Knie, Hocke mit Fersenkontakt zum Boden, Bergaufgehen, Schaukelbrett.

Hackenfuß
Abrollen von den Zehenspitzen zur Ferse, Zehenstand und Zehengang, Bergabgehen.

Knick- und Plattfuß
Abrollen über den äußeren Fußsohlenrand mit Anpressen der Zehenkuppen an den Boden, Arbeit der kurzen Fußmuskeln und des M. flexor hallucis longus.

Die Stimulation der betreffenden Muskeln erfolgt durch Verlagerung des Körperschwerpunktes in bestimmte Richtungen, von einem Bein auf das andere usw.

Behandlung nach Korrektur in Gipsverbänden

Befund

- Der Fuß befindet sich in Mittelstellung oder Überkorrekturstellung.
- Er ist in dieser Haltung in der Regel nicht kontrakt.
- Verkürzte und verspannte Muskelstränge können vorhanden sein.
- Es besteht Insuffizienz aller Fuß- und Beinmuskeln.
- Allgemeiner Bewegungsmangel.

Gesichtspunkte

- Mobilisation des Fußes;
- Erhaltung des Redressionsergebnisses, Verhinderung eines Rezidivs;
- gezielte Kräftigung der korrigierenden Muskulatur;
- Kräftigung der gesamten Beinmuskulatur;
- allgemeine Säuglingsgymnastik.

Maßnahmen

Wie beschrieben.

Klumpfuß

Postoperative Behandlung

Weichteileingriffe
Achillessehnenverlängerung

Lagerung: Oberschenkelliegegips in Korrekturstellung bei 70–80 Grad Kniebeugung.

Nach 2, 8 und 14 Tagen Gipswechsel.

Nach 3 Wochen: Gipswechsel und Abguß für Klumpfußnachtschiene, ggf. Klumpfußeinlagen. Entlassung.

Nach 6 Wochen: Gipswechsel mit Probe der Nachtschiene.

Nach 8 Wochen: Gipsentfernung, Anlegen der Nachtschiene. Beginn der Übungsbehandlung mit Anleitung der Eltern: Mobilisierung des Kniegelenkes, Beinmuskelkräftigung allgemein, sorgfältige Klumpfußbehandlung, dem Alter des Kindes angepaßt. Regelmäßige Beratung der Eltern und Übungskorrektur. Ärztliche Kontrolle zunächst alle 3 Monate.

Sehnenversetzung des M. tibialis anterior

Lagerung: Gipsbehandlung und Schienenanfertigung zunächst wie bei Achillotenotomie.

Nach 3 Wochen: Beginn mit Reizstromtherapie für den verpflanzten Muskel und aktiver Übungsbehandlung. Intensive Klumpfußbehandlung wie beschrieben.

Nach 6 Wochen: Belastungsbeginn.

Knocheneingriffe

Keilosteotomie und subtalare Arthrodese nach abgeschlossenem Knochenwachstum

Lagerung: Oberschenkelliegegips.

Nach 2 Tagen: Röntgenkontrolle und Gipswechsel.

Nach 2 Wochen: Röntgenkontrolle, Unterschenkelliegegips, Entlassung.

Nach 6 Wochen: Röntgenkontrolle, Gipsentfernung, Abguß für orthopädischen Schuh (oder fersenumfassende Einlagen). Anlegen eines Unterschenkelgehgipses. Zur Entfernung der Fixationsdrähte stationäre Aufnahme.

Nach 12 Wochen: Gipsentfernung, Röntgenkontrolle, Schuhanpassung. Übungsbeginn mit Mobilisation aller Zehengelenke und des oberen Sprunggelenkes. Allgemeine Beinmuskelkräftigung. Gehschulung.

Die normalen Entwicklungsphasen des kindlichen Fußes

Aus dem scheinbaren Plattfuß des Neugeborenen entwickelt sich im 2. Lebensjahr ein scheinbarer Knickfuß.

Dieser ist notwendig für die Gleichgewichtshaltung des Kleinkindes beim Gehbeginn. Zur selben Zeit und aus dem selben Grund entwickeln sich eine X-Bein-Stellung und Einwärtsdrehung der Füße.

Mit dem 5.–6. Lebensjahr beginnen diese physiologischen Scheinfehlhaltungen zu verschwinden.

Sie sind zu keiner Zeit Anlaß zu krankengymnastischer Behandlung.

Erworbener Knickfuß, Plattfuß und Knick-Platt-Fuß

Konvervative Behandlung

Am häufigsten sieht der Krankengymnast diese Fehlformen als Folge verminderter Tragfähigkeit und Überlastung des Fußes im Kindes-, Jugendlichen- und Erwachsenenalter.

Der gesunde Fuß paßt sich ohne Schwierigkeiten allen Unebenheiten des Bodens an. Er muß aber ständig gefordert werden, um diese Fähigkeit zu bewahren. Der lebenslang im Schuh eingezwängte muskelschwache Fuß ist nicht dazu in der Lage. Zur Erhaltung oder Wiedergewinnung ausreichender Muskelkraft bedarf es ständiger Übung:
- unbewußt, indem dem Fuß genügend Freiheit zu natürlicher Bewegung gelassen wird;
- bewußt durch regelmäßiges Muskeltraining.

Die Eltern werden auf die dringende Notwendigkeit natürlicher Bewegungsfreiheit als Teil der täglichen Pflege des Kinderfußes hingewiesen, d. h. Ausziehen von Schuhen und Strümpfen beim Spiel, barfußgehen, -laufen, und -klettern auf natürlich gewachsenem Boden und über Hindernisse. Wenige ausgewählte Übungen werden gezeigt, die zu Hause täglich durchgeführt werden. Nur in schwereren Fällen ist regelmäßige krankengymnastische Behandlung notwendig.

Vom Erwachsenen sind Übungen zur Kräftigung der Fuß- und Beinmuskeln nach kurzer Anleitung leicht zu erlernen, wenn ihm die wesentlichen Grundsätze erläutert werden. Allerdings ist nur bei regelmäßigem Üben und damit dauerhaften Einfluß der Korrektur mit einem Therapieerfolg durch Fußgymnastik zu rechnen.

Befund bei ausgeprägten Deformitäten im späteren Stadium
- Leichte Ermüdbarkeit der Füße und Beine,
- Schmerzen,
- Muskelüberdehnungen und -schwächen,
- Muskelverspannungen und -verkürzungen,
- Bewegungseinschränkungen,
- fehlerhafter Gangablauf,
- Auswirkung auf angrenzende Gelenke bis zur Wirbelsäule.

Die Muskelschwächen betreffen alle Zehen- und Fußbeuger sowie die Mm. tibiales anterior und posterior. Die Muskeln sind gleichzeitig überdehnt.

Die Muskelverspannungen und -verkürzungen betreffen häufig den M. fibularis und die Zehenstrecker.

Die Ursache für Schmerzen muß geklärt sein, bevor physikalische Maßnahmen und Übungsbehandlung einsetzen. Bei entzündlichen

Vorgängen oder einer fortgeschrittenen Arthrose der Fußwurzelknochen ist die Übungsbehandlung nicht indiziert. Durch Ruhigstellung werden zunächst die Schmerzen beseitigt, anschließend wird über statische Kontraktionen allmählich mit der Muskelkräftigung begonnen, die zur Übungsbehandlung aufgebaut wird.

Gesichtspunkte
- Schmerzlinderung;
- Mobilisation bewegungseingeschränkter Gelenke, Dehnung verkürzter Muskeln;
- Kräftigung der Muskulatur, Schulung der Haltefunktion und Ausdauer;
- Förderung vermehrter, auch ungewohnter Fußbewegungen;
- Gehschulung bei fehlerhaftem Gangablauf;
- Anregung zu allgemeiner gymnastischer oder sportlicher Betätigung mit Training aller Bein-, Bauch- und Rückenmuskeln.

Maßnahmen
Die Behandlung erfolgt
- ohne Belastung,
- mit Teilbelastung,
- mit Vollbelastung.

Ohne Belastung
Warme Fußbäder oder Wechselfußbäder nach Kneipp dienen der Entspannung schmerzhaft verkrampfter Muskeln. Die Anschaffung von zwei Gefäßen, ähnlich den Kneippschen Fußbadewannen, ist sinnvoll, da der Wasserstand bis unter das Knie reichen soll. Im warmen Wasser werden Zehen und Fußgelenke aktiv bewegt.

Fußmassage (Abb. **71a** u. **b**), die auch die kurzen Fußmuskeln erreicht, kann nach Erlernen vom erwachsenen Patienten selbst durchgeführt werden. Dies gilt nur begrenzt für die Griffe der manuellen Therapie zur Dehnung geschrumpfter Kapselanteile und Bänder. Die Dehnung verkürzter Muskeln kann bei Schmerzen auch unter Eisanwendung erfolgen. Ebenso kann das Muskeltraining mit kräftigem Bewegen der Zehen- und Fußgelenke im kurzen Eistauchbad beginnen, jedoch nur bei warmen Füßen.

Gezieltes Training einzelner insuffizienter Muskeln (Abb. **72**) oder Muskelgruppen gegen angepaßten manuellen Widerstand kann zu Übungen der PNF-Technik überleiten. Insbesondere die Streckmuster des Beines mit Betonung des Zehen- und Fußeinsatzes in plantare Richtung sind angezeigt.

Verschiedene Hilfsmittel und Geräte können zur unbelasteten Fußgymnastik herangezogen werden (Abb. **73a–e**): Murmeln oder Kiesel-

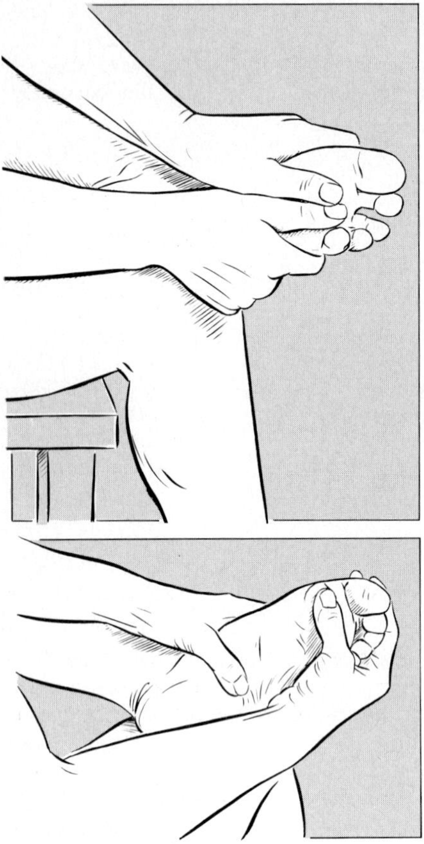

a

b

Abb. **71a** u. **b** Fußmassage.

steine, Holzstäbchen, Klötzchen, Papier und Tücher, elastische Gummibänder, Gymnastikseil, -ball und -reifen. Der Phantasie sind keine Grenzen gesetzt. Ungewohnte Beweglichkeit von Zehen und Fußgelenken wird wiedergewonnen, besonders die kurzen Fußmuskeln werden zur Arbeit angeregt. Gleichzeitig wird auf aktivem Weg die Durchblutung gefördert. So sind diese Übungen auch geeignet, Schmerzen zu lindern, die durch Muskelschwäche und -verspannungen auftreten. Sie sind notwendige Vorübung für die Gymnastik mit Belastung, die im Sinne der Haltearbeit des Fußes effektvolleres Üben erlaubt.

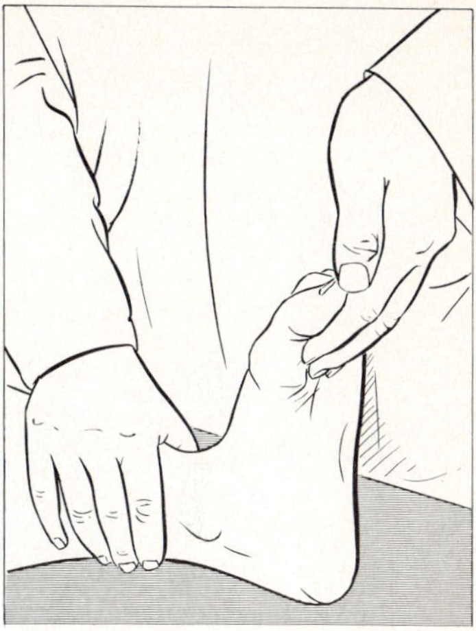

Abb. **72** Gezieltes Training des M. flexor hallucis longus.

Mit Teilbelastung
Sitz auf dem Schemel, Hocker oder Therapieball.

Knie- und Hüftgelenke stehen rechtwinklig, die Fußsohlenbelastung ist gleichmäßig:

z. B. betontes Spannen des Quer- und Längsgewölbes. Der Fuß wird „kürzer", unter Beugung der Zehengrundgelenke bei gestreckten Mittel- und Endgelenken nähern sich die Zehenkuppen der feststehenden Ferse.

Aus derselben Ausgangsstellung Abdrücken des Fußes in den hohen Zehenstand. Erschweren der Übung durch Sandsackwiderstand auf dem distalen Oberschenkel oder kräftiges Aufstützten der Hände (Abb. **74a**). Gleichzeitig festes Anspannen der Gesäßmuskeln und Aufrichten des Oberkörpers in die lotrechte Haltung.

Beim Einbeinkniestand bleibt der Fuß unter Spannung der Gewölbe fest am Boden, während der Behandler durch manuelle Widerstände die Balance gefährdet (Abb. **74b**).

Mit Vollbelastung
Auch hierbei gilt das Prinzip: Erhaltung der Fußgewölbespannung bei Verlagerung des Körpergewichtes. Stabilisierung durch Behandler oder Partner bei verschiedenen Schrittstellungen, Balancieren auf dem Schaukelbrett oder Übungskreisel.

Der hohe Zehenstand wird nur bei ausreichender Muskelkraft geübt (Abb. **75**), zuerst unterstützt, z. B. vor der Sprossenwand, im Gehbarren oder mit Abstützung eines Beines auf Hocker oder Stuhl.

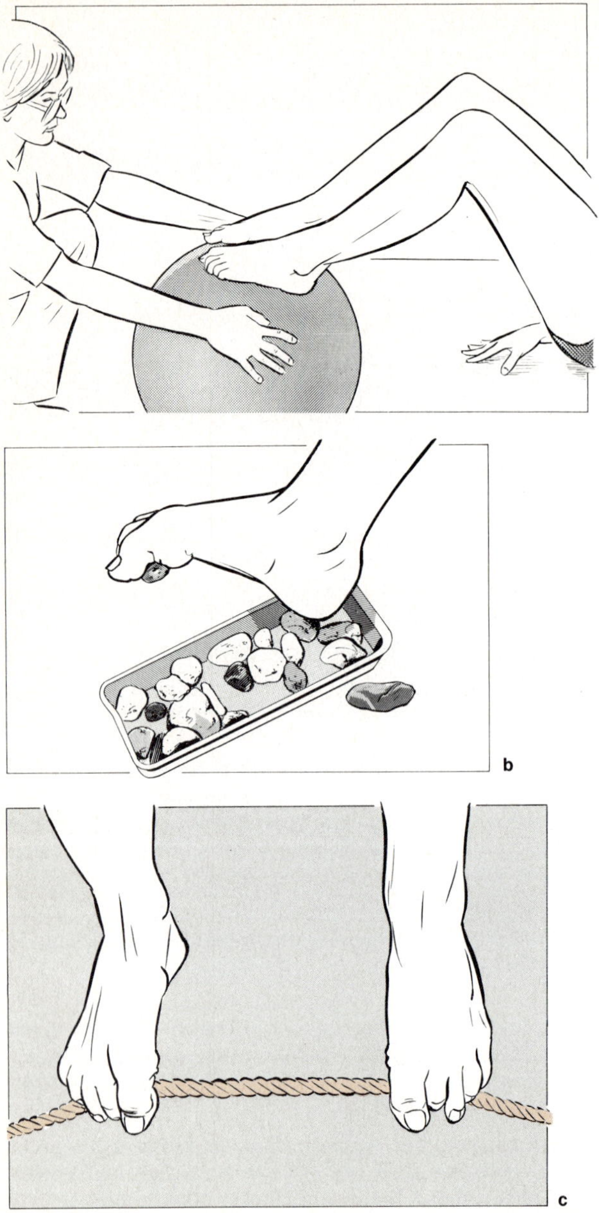

a

b

c

Abb. **73**

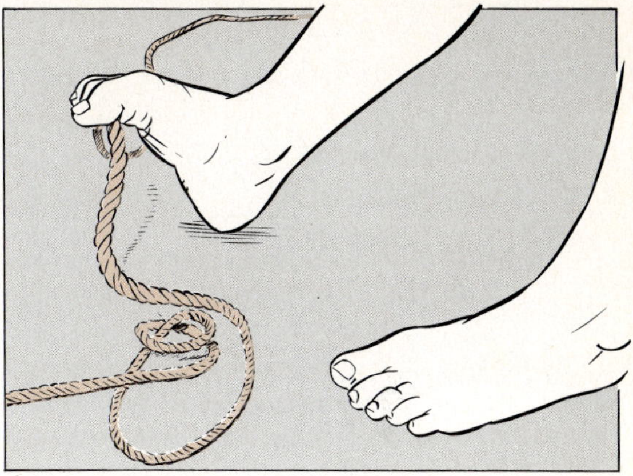

d

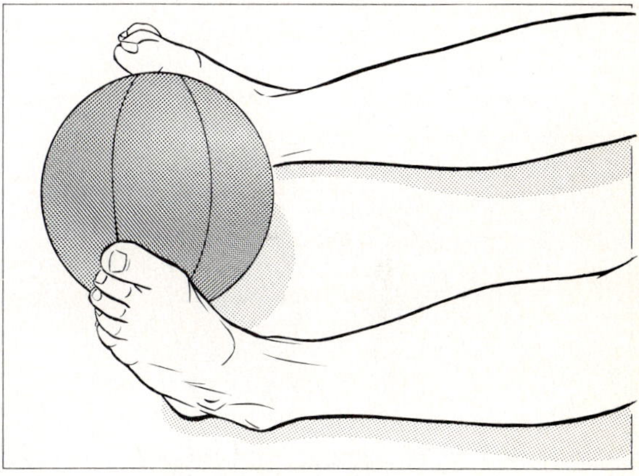

e

Abb. **73 a–e** Fußgymnastik ohne Belastung mit Hilfsmitteln.

Beim hohen Zehenstand gerät die Ferse in kräftige Supination. Das Körpergewicht liegt bei korrekter Ausführung über dem senkrecht stehenden ersten Mittelfußstrahl (Abb. **76**). Muskeleinsatz: M. flexor hallucis longus, alle kurzen Fußsohlenmuskeln, M. tibialis posterior und M. triceps surae. Besonders beim kindlichen Fuß soll der hohe Zehenstand systematisch geübt werden. Auch der Jugendliche sollte sich diese Fähigkeit bewahren.

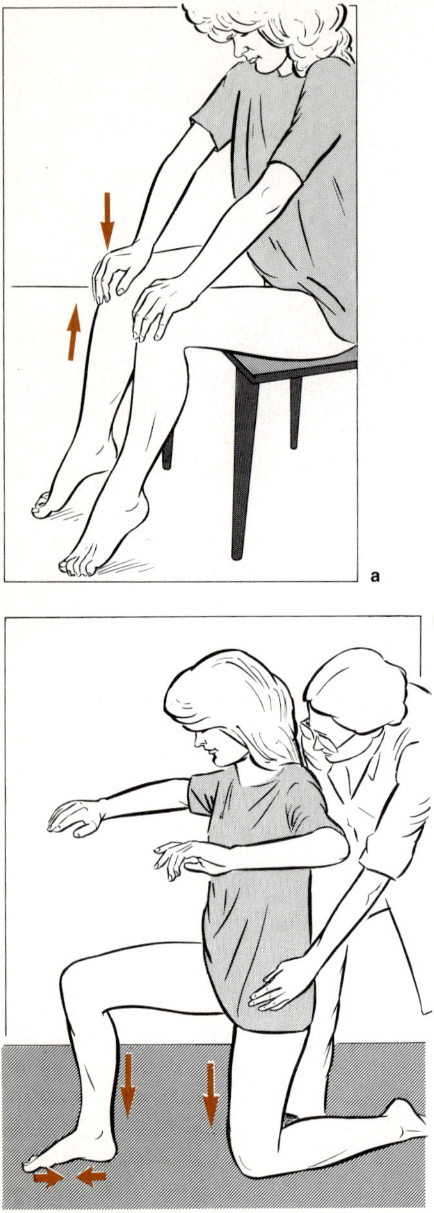

a

b

Abb. **74a** u. **b** Fußgymnastik mit Teilbelastung.

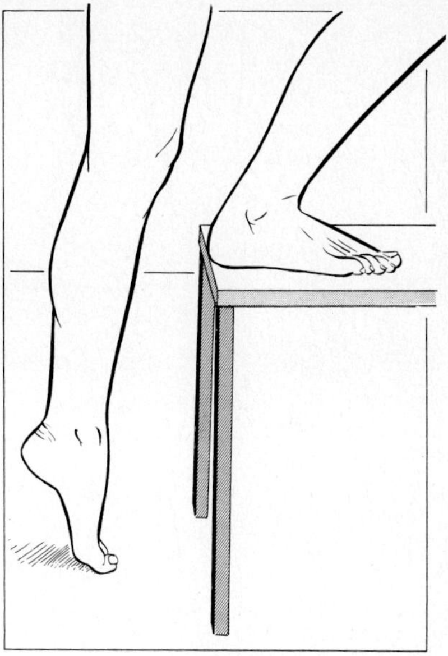

Abb. **75** Hoher Zehenstand mit Abstützung eines Beines.

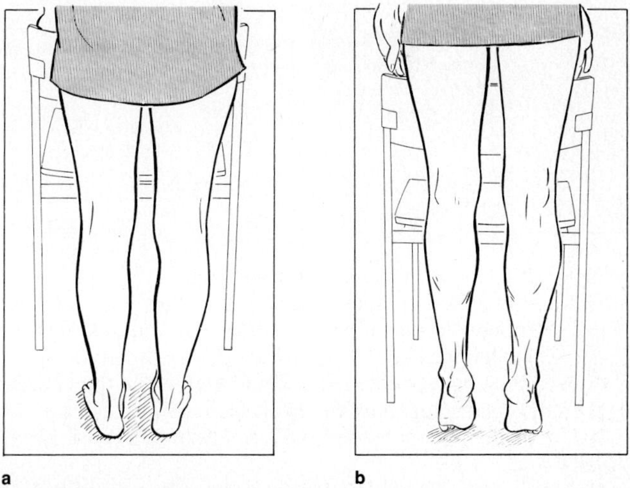

Abb. **76a** u. **b** Hoher Zehenstand

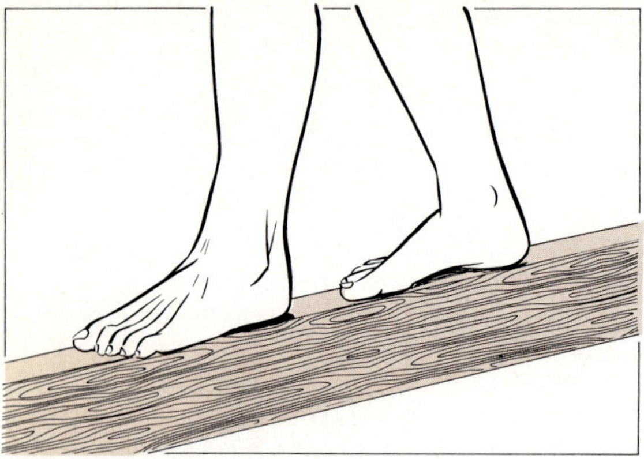

a

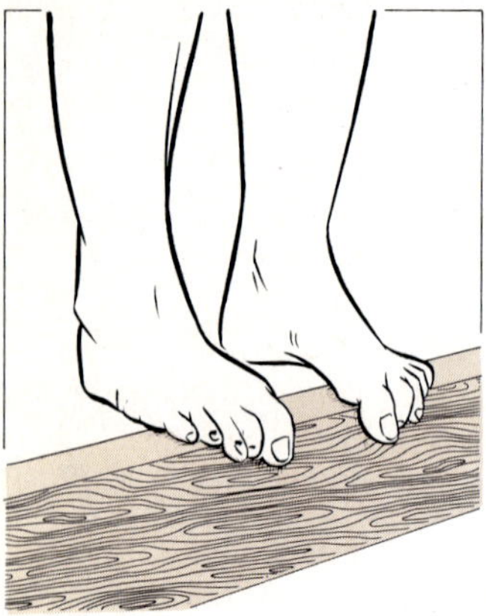

b

Abb. **77 a** u. **b** Gehen auf dem Schwebebalken.

Beispiele für Übungen in der Fortbewegung:
- Gehen mit betonter Spannung des Längsgewölbes und Belastung des lateralen Fußsohlenrandes. Aber nicht mit gekipptem Fuß auf der Außenkante gehen!
- Anwendung bei verschiedenen Gangarten in Zeitlupe, z. B. Schleichen, Storchengang, Ausfallschritt, Gehen in der Hocke.
- Balancieren auf dem Schwebebalken (Abb. **77 a** u. **b**), vorwärts und seitwärts.
- Hüpfen auf der Matte, im Freien auf der Wiese mit Betonung des Zehenabdrucks, d. h. federnd, nicht stampfend.

- Treppaufwärtsgehen mit Hochfedern auf die Zehenspitzen.
- Barfußgehen in unebenem Gelände, Steilhang aufwärts, je steiler um so besser.
- Förderung des spontanen Fußeinsatzes bei Schrittkombinationen, Wechsel von Gehrichtung, -tempo, Körperhaltung. Rhythmische Unterstützung (Tamburin, Musik, Barfußtanz auf natürlichem Boden).

Neben der Übungsbehandlung ist die richtige Beratung des Patienten oder der Eltern wichtig.

Es wird empfohlen, Schuhe mit beweglicher weicher Sohle zu tragen, sie mehrfach am Tag zu wechseln, auch die Absatzhöhe. Kein Einengen des Fußes in wenig paßgerechte oder spitze Schuhe. Das gleiche gilt für zu kleine und enge Strümpfe.

Für die Übungsanleitung der Eltern sind wenige effektvolle und leicht verständliche Übungen auszuwählen. Um Behandlungserfolge zu erzielen, sind Kontrollvorstellungen bei Arzt und beratendem Krankengymnasten ratsam.

Kontrakte Fehlformen

Knickfuß
Der Rückfluß ist in Pronation fixiert, in den anderen Anteilen ist der Fuß formbar.

Plattfuß
Das Längsgewölbe kann weder passiv noch aktiv (Zehenstand) hergestellt werden.

Knick-Platt-Fuß
Der fixierte Plattfuß kann auch nicht mehr supiniert werden.

Sind die Kontrakturen einer manuellen Mobilisierung zugänglich, ohne daß Schmerzen auftreten, kann versuchsweise und vorsichtig mit physikalischen Maßnahmen und Übungsbehandlung begonnen werden.

Bei vollständig ausgebildeter Fehlform des Fußes, die keinerlei Beschwerden verursacht, werden lokale mobilisierende Maßnahmen unterlassen. Statische Auswirkungen in Form von Beschwerden in den angrenzenden Gelenken bis hinauf zur Wirbelsäule werden in die krankengymnastische Befunderhebung einbezogen und symptomatisch behandelt.

Postoperative Behandlung

Die krankengymnastischen Maßnahmen in der postoperativen Phase unterscheiden sich nicht von denen der konservativen Behandlung. Ihr zeitlicher Einsatz und ihre Dosierung richten sich nach dem operativen Eingriff, dem postoperativen Verlauf und dem individuellen krankengymnastischen Befund.

Die Behandlung hat die Erhaltung der Operationsergebnisse zum Ziel.

Zur Unterstützung können Nachtlagerungsschienen, Einlagen oder orthopädische Schuhe eingesetzt werden.

Operation nach Schede-Niederecker bei kindlichem Knick- und Knick-Platt-Fuß

Lagerung: Oberschenkelliegegips.

Nach 2–4 Tagen: Gipswechsel.

Nach 2 Wochen: Gipswechsel, Entlassung.

Nach 6 Wochen: ambulant Gipswechsel und Abguß für Innenschuh. Unterschenkelgehgipsverband.

Nach 12 Wochen: Gipsentfernung, Schuhanpassung und -lieferung. Übungsbeginn mit Mobilisation des Fußes und intensiver Kräftigung des versetzten Muskels.

Operation beim Knick-Platt-Fuß des Erwachsenen
Arthrodese des unteren Sprunggelenkes nach Grice

Lagerung: Oberschenkelliegegips.

Nach 2–4 Tagen: Gipswechsel.

Nach 2 Wochen: Gipswechsel und Entlassung.

Nach 6 Wochen: ambulant Gipswechsel, Röntgenkontrolle. Bei zufriedenstellendem Befund Abguß für Innenschuh. Unterschenkelgehgips.

Nach 12 Wochen: Gipsentfernung, Schuhanpassung und -lieferung. Krankengymnastische Übungsbehandlung ist in der Regel nicht erforderlich, ausgenommen bei auffallender Muskelschwäche der Beine. Gehschulung.

Spreizfuß

Befund

- Brennender Schmerz in der vorderen Fußsohle bei übermüdetem Fuß. Druckschmerz unter den Köpfchen der Metatarsalia II–IV.
- Flexionseinschränkung in den Zehengrundgelenken.
- Muskelschwäche und evtl. Überdehnung der Großzehenbeuger und insbesondere der Mm. lumbricales. Zeichen starker Insuffizienz ist das Auftreten von Muskelkrämpfen bei ungewohnter Übungsbeanspruchung. Diese verschwinden, sobald der Muskel wieder an Aktivität gewöhnt ist.

Gesichtspunkte

- Schmerzbeseitigung,
- Mobilisation der Zehengrundgelenke und des Quergewölbes,
- Muskelkräftigung.

Maßnahmen

- Wärme oder wechselwarme Fußbäder, in denen die Zehen ausgiebig bewegt werden, beseitigen das Brennen der Fußsohle, fördern die Durchblutung und entspannen die Muskulatur.
- Massage der kurzen Fußmuskeln, Verschieben der Metatarsalia gegeneinander (Abb. **78a**), passives Formen des Quergewölbes (Abb. **78b**).
- Spezielle Übung der Mm. lumbricales und des M. flexor hallucis brevis: Beugen der Zehengrundgelenke bei gestreckten Mittel- und Endgelenken. Während die Zehenkuppen fest am Boden haften, hebt sich das Quergewölbe. Auch gegen Widerstand zu üben, z. B. Heranziehen eines beschwerten Handtuches (Abb. **79**).
- Allgemeine Fußgymnastik.

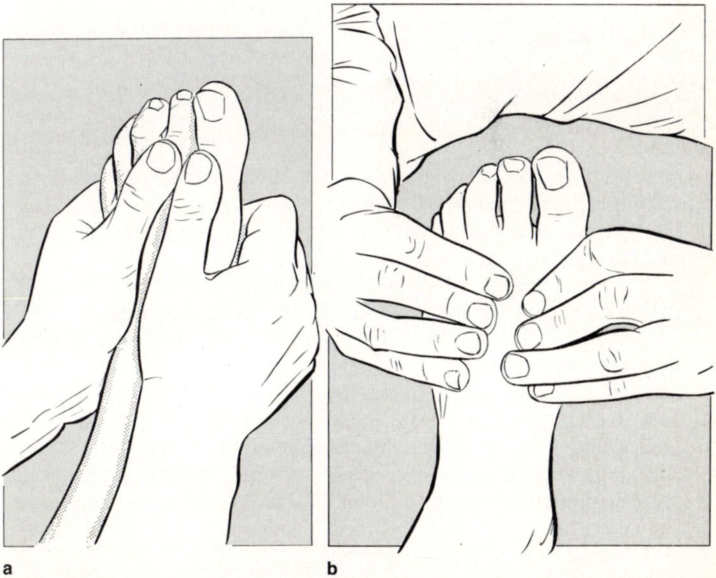

a **b**

Abb. **78a** u. **b** Passive Behandlung bei Spreizfuß.

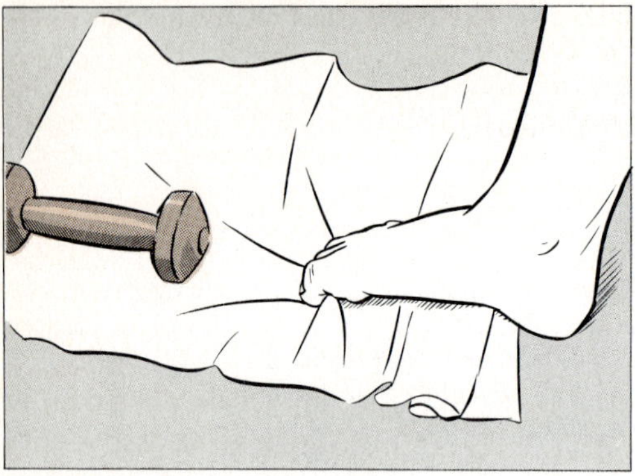

Abb. **79** Aktives Üben bei Spreizfuß.

Die Übungen werden unbelastet oder teilbelastet durchgeführt. Als einzige Maßnahme ist die Übungsbehandlung nur prophylaktisch ausreichend. Der ausgebildete Spreizfuß erhält zusätzlich eine unterstützende Einlage.

Hallux valgus

Konservative Behandlung

Befund

- Druckschmerz an der Medialseite des 1. Metatarsalköpfchens, verstärkt auftretend bei Reizzuständen.
  Der Schmerz ist dann stechend, bohrend, oft anfallartig auftretend und für den Betroffenen unerträglich.
- Bewegungsschmerz, unbelastet und belastet, bei bereits bestehender arthrotischer Veränderung im Großzehengrundgelenk.
- Eingeschränkte Beweglichkeit in Abspreizrichtung, aber auch in Beugung und Streckung.
- Schwäche des M. abductor hallucis, Verkürzung des M. abductor hallucis.
- Fehlstellung der Großzehe. Mit zunehmender Fehlstellung ungünstiger und verstärkender Zug des M. extensor hallucis longus durch seine veränderte Lage zum Gelenk. Das Abrollen über die Großzehe ist behindert.

Gesichtspunkte

- Schmerzlinderung;

- Dehnung des verkürzten M. adductor hallucis und evtl. des M. extensor hallucis longus;
- Kräftigung des M. abductor hallucis;
- passive Stellungskorrektur der Großzehe.

Maßnahmen

Nur im Anfangsstadium der Deformierung ist die ausdauernde, täglich konsequent durchgeführte Übungsbehandlung sinnvoll, um die Entwicklung einer schweren Fehlform möglichst zu verhindern.

Neben der gründlichen Behandlung des Spreizfußes einschließlich Tragen von Spreizfußeinlagen kommen zu dieser Zeit nur wenige Handgriffe zur Anwendung.

- Schmerzlinderung: lokale Eisabreibung.
- Muskeldehnung: unter Minitraktion bei außenrotierter Zehe passive Dehnung des M. adductor hallucis. Besteht noch keine Subluxation, kleine Gleitbewegung nach lateral zur Verhinderung der lateralen Kapsel- und Bandschrumpfung.
- Muskelkräftigung: aktive Medialisierung der Großzehe durch isolierte Kontraktion des M. abductor hallucis (Abb. **80**).
- Passive Stellungskorrektur: regelmäßiges Tragen einer Hallux-Nachtschiene (Abb. **81**) und einer speziellen Sandale (Abb. **82**) stundenweise am Tag. Eventuell Anwendung des Zehenkeils (Abb. **83**). Vermeidung enger Strümpfe und Schuhe.

Postoperative Behandlung

Operation nach Brandes

Lagerung: Fixierung der korrigierten Großzehe über Drahtextension in Gipsschuh.

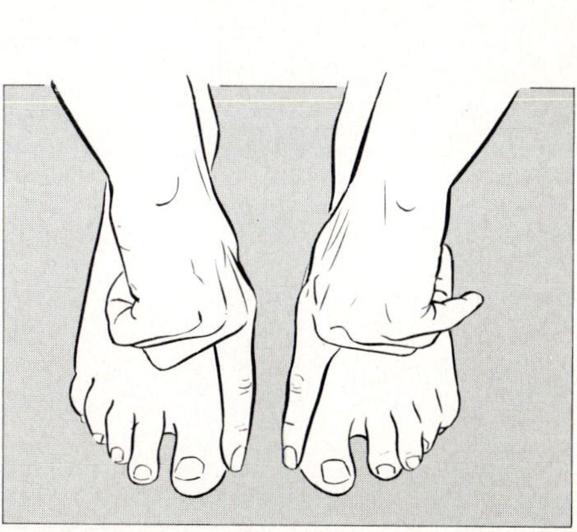

Abb. **80** Muskelkräftigung bei Hallux valgus.

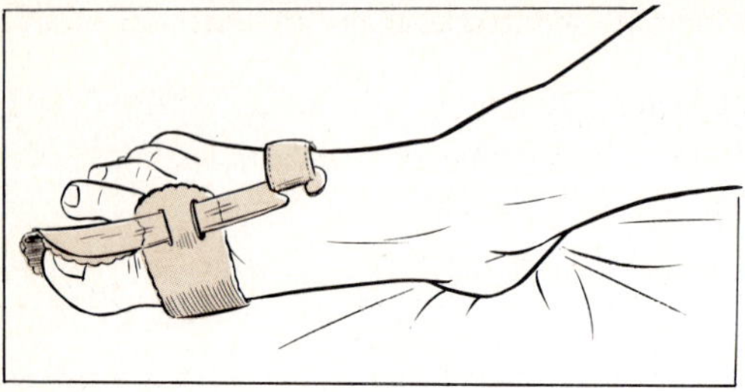

Abb. **81** Hallux-Nachtschiene.

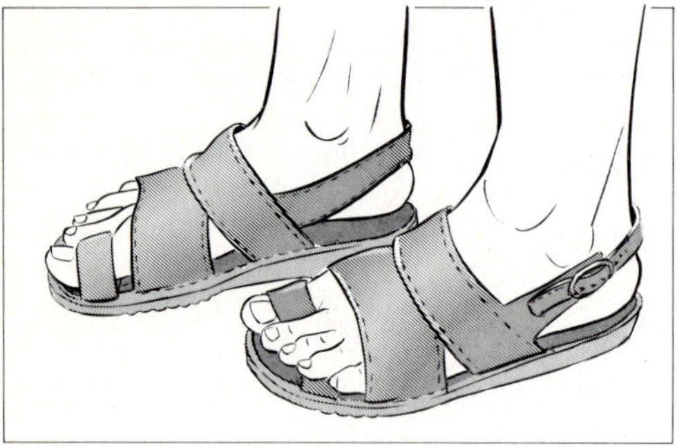

Abb. **82** Hallux-Spezialsandale.

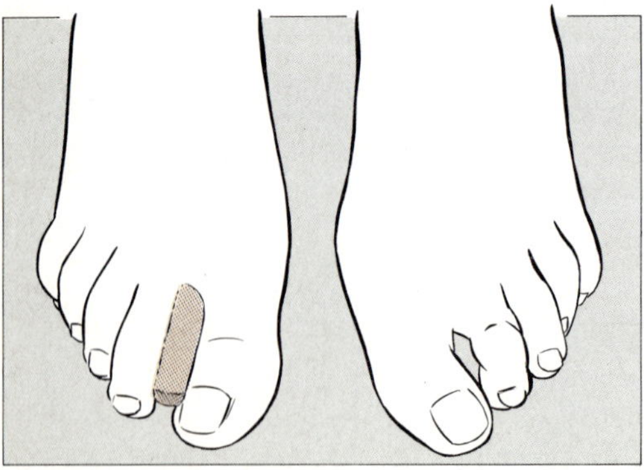

Abb. **83** Zehenkeil.

Nach 2 Tagen: Beine bewegen und umlagern. Aufsetzen, kurzfristig auch an der Bettkante.

Nach 12 Tagen: Entfernung des Gipsschuhs, Anlegen der Hallux-Nachtschiene, die für mindestens 3 Monate getragen wird, d.h., bis die erreichte Korrekturstellung narbig gesichert ist.

Übungsbeginn mit allgemeiner Mobilisation des Fußes. Bewegung der Großzehe nur aktiv und ausschließlich in Flexion/Extension. 20 Grad Extension und 10 Grad Flexion sind ausreichend. Keine Übung von Ab- und Adduktion. In dieser Ebene unterbleibt jede Art der Mobilisation. Die Übungsbehandlung ist kurz und dient lediglich der Vorbereitung auf das Abrollen beim Gehen.

Nach 14 Tagen: Gehbeginn. In der ersten Woche mit Unterarmstützen und allmählich zunehmender Belastung. Da der Fuß noch angeschwollen sein kann, Tragen einer weiten Sandale.

Nach 3 Wochen: nach Abschwellen des Fußes Abguß für Spreizfußeinlage.

Entlassung. Selbsttätig intensive Fußgymnastik.

Korrekturosteotomie am Metatarsale I

Lagerung: Unterschenkelliegegips.

Nach 1 Tag: Aufstehen, unbelastet gehen.

Nach 2 Wochen: Gipswechsel und Röntgenkontrolle. Entlassung.

Nach 6 Wochen: ambulant Gipswechsel und Abguß für Einlagen.

Nach 10 Wochen: Gipsentfernung, Einlagenanpassung und -lieferung. Übungen zur Mobilisation aller Fuß- und Zehengelenke, Anleiten des Patienten zum Selbstüben. Im Vordergrund steht die Kräftigung des M. abductor hallucis wie in der konservativen Behandlung.

Hallux rigidus

Konservative Behandlung

Befund

- Kontrakte Flexionsstellung im Großzehengrundgelenk.
- Abrollbehinderung, evtl. schmerzhaft.
- Schwäche der Großzehenheber.

Gesichtspunkte

- Mobilisation des Großzehengrundgelenkes;
- Schmerzlinderung;
- Muskelkräftigung.

Maßnahmen

- Schmerzlinderung über die Mobilisation des Gelenkes: Eisabreibung, Traktion und Gleiten aus der manuellen Therapie, Dehnen des M. flexor hallucis longus und brevis;
- aktive und Widerstandsübungen für M. extensor hallucis longus und brevis;
- allgemeine Fußgymnastik.

Postoperative Behandlung

- Operation nach Brandes. Postoperativer Verlauf wie bei Hallux valgus. Intensive Kräftigung der Großzehenheber.

Krallen- und Hammerzehen

Konservative Behandlung

Befund

- Beugestellung in Mittel- oder Endgelenken der Zehen, mehr oder weniger kontrakt. Häufig Hallux valgus und Spreizfuß;
- Muskelverkürzungen;
- Muskelschwächen;
- Druckschmerz, verstärkt bei Schwielenbildung (Hühnerauge).

Gesichtspunkte

- Kontrakturbeseitigung oder Erhaltung der Gelenkbeweglichkeit.
- Kräftigung der Mm. extensores digitorum longi und der Mm. lubricales.

Maßnahmen

- Traktion und Gleiten aus der manuellen Therapie, Dehnen der Zehenbeuger.
- Aktive und Widerstandsübungen für die langen Zehenstrecker.
- Spreizfußbehandlung und allgemeine Fußgymnastik.
- Temporäres Anlegen von Hohmann-Zügeln mit Leukoplast. Beseitigung von Hühneraugen und ggf. Anbringen von Filzringen, bis die Fehlstellung und damit die Druckgefahr beseitigt ist.
- Spreizfußeinlagen.
- Vermeidung von Schuhdruck.

Postoperative Behandlung

Operation nach Hohmann

Lagerung: korrekt angelegter Zügelverband, der täglich kontrolliert und ggf. korrigiert und erneuert wird. Vorsicht vor Abschnürung. Hochlagerung des Beines.

Nach 2 Tagen: Aufstehen, kurze Gänge zum Kreislauftraining. Beine bewegen und hochlagern.

Nach 3 Wochen: Entfernung des Zügelverbands. Ist der Fuß genügend abgeschwollen, Abguß für Spreizfußeinlage. Entlassung. Keine lokale Übungsbehandlung. Fortsetzen von Fußgymnastik gegen Spreizfuß und allgemeine Muskelschwäche.

Nach 6 Wochen: ärztliche Kontrolle, Einlagenanpassung und -lieferung.

Marschfraktur

Nach der Ruhigstellung im Unterschenkelgips Beginn mit mobilisierenden Handgriffen für alle Fuß- und Zehengelenke sowie Fußgymnastik im Sinne der Übungsbehandlung von Spreiz- und Knick-Platt-Fuß (s. dort). Kräftigung aller Unterschenkel- und Beinmuskeln.

13. Typische orthopädische Eingriffe

G. Koester, H. Cotta und G. Rompe

Operative Eingriffe an Sehnen

Die Wiedervereinigung von Sehnen erfordert eine dreiwöchige Ruhigstellung und Entlastung über weitere drei Wochen (Ausnahme: Beugesehnennaht mit dynamischer Schienung).

Sehnendurchtrennung (Tenotomie)

- Geschlossene Sehnendurchtrennung: Ein sichelförmiges Messer (Tenoton; griech. Tenon = Sehne; tome = Schnitt) wird durch die Haut gestochen und um die Sehne herumgeführt und dann durch die Sehne zurückgezogen (Abb. **1**).
- Offene Sehnendurchtrennung: operative Freilegung der Sehne z. B. zur dosierten Einkerbung oder stufenförmigen (Z-förmigen) Sehnenverlängerung (Abb. **2**).

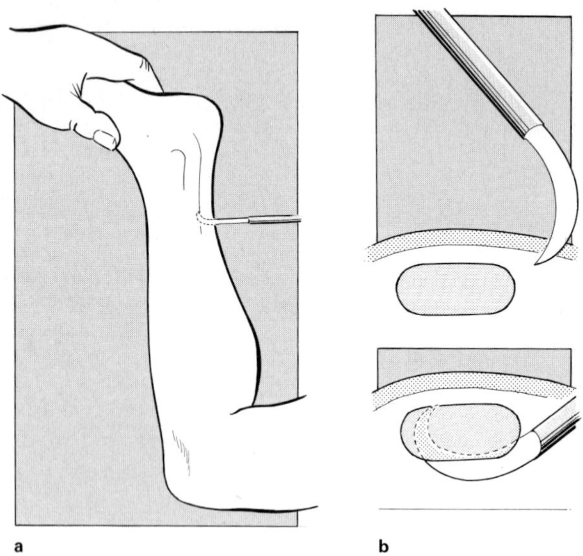

Abb. **1a** u. **b** Subkutane Tenotomie der Achillessehne (nach Lange).

Sehnennaht

- End-zu-End-Naht (Abb. **3**).
- Ausziehnaht: End-zu-End-Naht unter Verwendung von 2 Drähten, die die Entfernung des Nahtmaterials nach erfolgter Sehnenheilung erlaubt („pull out wire") (Abb. **4**).
- Freie Sehnentransplantation: zur Überbrückung eines Sehnendefektes durch End-zu-End-Naht mit den beiden Sehnenstümpfen. Verwendet wird nach Möglichkeit körpereigenes Sehnenmaterial (Sehne des M. palmaris longus oder M. plantaris).
- Gestieltes Sehnentransplantat: Verlagerung eines Sehnensatzes nach Abtrennung von der physiologischen Ansatzstelle auf die Sehne eines (gelähmten) Muskels oder zum Ersatz eines Bandes (z. B. Radialisersatzplastik: Verlagerung von Handgelenkbeugern bei Radialislähmung auf Hand- und Fingergelenkstrecker) (Abb. **5**).
- Griffelschachtelplastik: Sehnenverlängerung durch Abspaltung eines Teiles einer kräftigen Sehne (Abb. **6**).
- Beugesehnennaht mit dynamischer Schienung: End-zu-End-Naht mit zusätzlicher zirkulärer Adaptionsnaht unter Verzicht auf eine völlige Ruhigstellung. Stattdessen wird durch eine „dynamische Schienung" eine Beugestellung im Handgelenk und in den Fingergrundgelenken gesichert und damit die Dehiszenz der Nahtstelle verhindert. Der verletzte Finger wird durch einen Gummizügel, der

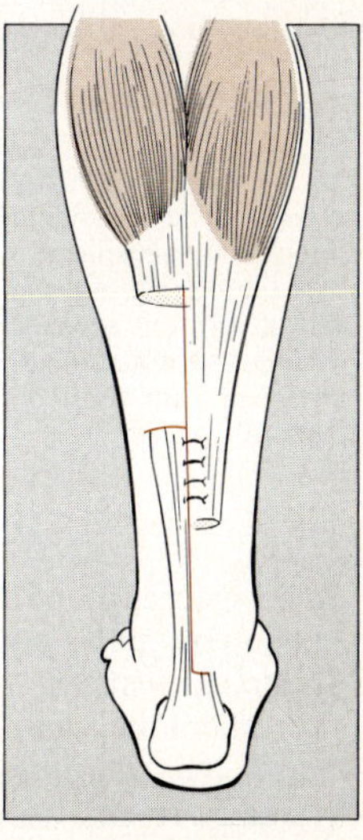

Abb. **2** Z-förmige Verlängerung der Achillessehne in der Sagittalebene.

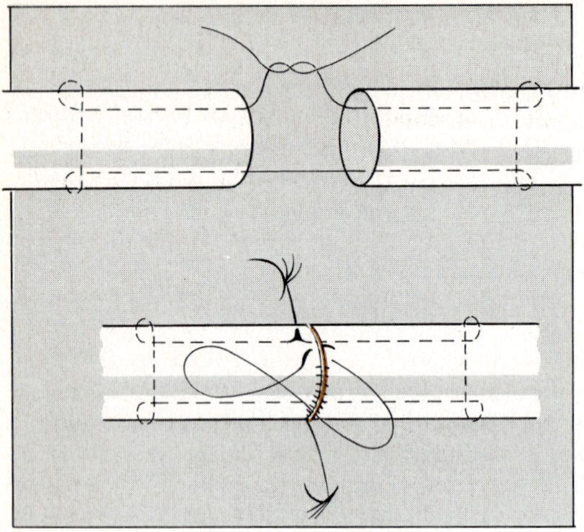

Abb. 3 Schematische Darstellung der End-zu-End-Sehnennaht.

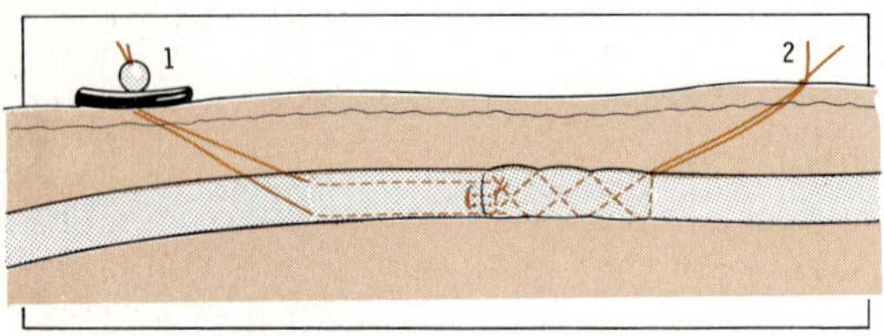

Abb. 4 Ausziehnaht nach Bunnell. Es werden zwei Drähte verwendet. Draht 1 dient zur eigentlichen Sehnennaht und wird nach der Verankerung im einen Sehnenende doppelläufig senkrecht durch das andere Sehnenende hindurchgestochen und schließlich durch die Haut nach außen geführt und über einem Knopf verknotet. Draht 2 wird mit einer Schlaufe an die Basis der Verankerung von Draht 1 angeschlungen und auf kürzestem Weg über die Haut verknotet. Nach Sehnenheilung wird Draht 1 am Knopf durchtrennt und mittels Draht 2 herausgezogen (nach Buck-Gramcko).

am Fingernagel befestigt wird, passiv in Beugestellung gehalten. Er kann und muß (sofort postoperativ) aktiv bis an die Fingerschiene gestreckt werden, wobei zur Vermeidung von Beugekontrakturen vor allem die vollständige Streckung des Mittelgelenkes angestrebt wird. Die Beugung erfolgt passiv durch den Gummizügel (s. auch Band 6, Traumatologie, S. 257) (Abb. **7**).

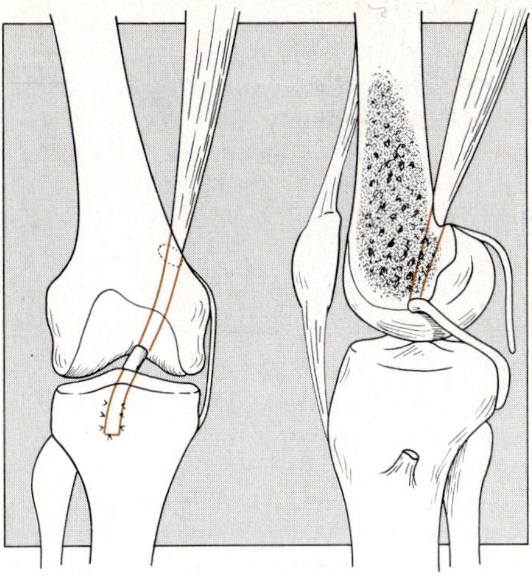

Abb. **5**

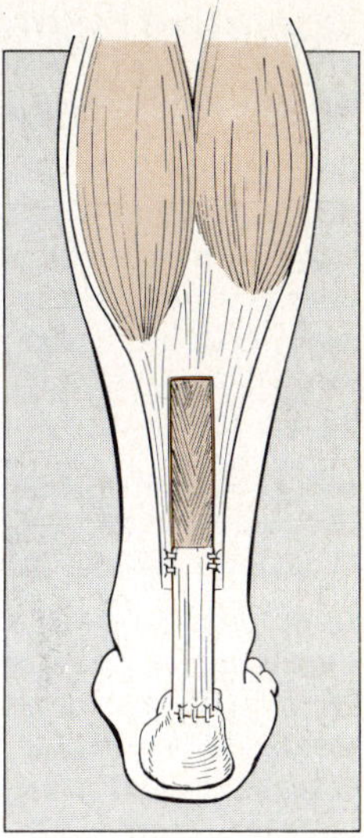

Abb. **6**

Abb. **5** Hintere Kreuzbandplastik nach Lindemann. Die am Ansatz abgetrennte Grazillissehne wird als Ersatz des hinteren Kreuzbandes durch einen Bohrkanal im Femurkondylus geführt und an der Hinterfläche des Schienbeins befestigt (nach Lange).

Abb. **6** Griffelschachtelplastik. Das zentrale Drittel des Sehnenspiegels wird herausgeschnitten und wie der Deckel eines Griffelkastens nach kaudal verschoben (nach Lange).

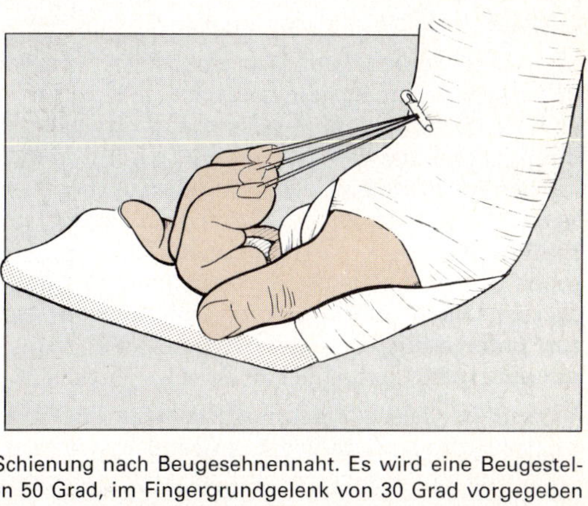

Abb. **7** Dynamische Schienung nach Beugesehnennaht. Es wird eine Beugestellung im Handgelenk von 50 Grad, im Fingergrundgelenk von 30 Grad vorgegeben (nach Buck-Gramcko).

Operative Eingriffe am Knochen

Knochendurchtrennung (Osteotomie)

Die operativ gesetzte Osteotomie (griech. osteon = Knochen; tome = Schnitt, Sägung) wird zur planmäßigen Korrektur (Korrekturosteotomie, Umstellungsosteotomie, Varisierungsosteotomie) angeborener oder erworbener knöcherner Fehler vorgenommen. Sie wird mittels Meißel, Bohrer, Säge oder Laser durchgeführt und linear (plan) keilförmig, bogenförmig, stufenförmig oder V-förmig gestaltet (Abb. **8a–e**).

Die Heilungsvorgänge der Osteotomie sind denen des Knochenbruches vergleichbar und abhängig von Alter, Lokalisation, Neben- und Grunderkrankung. Zur Frakturheilung s. Band 6, S. 20.

In der Mehrzahl der Fälle wird eine Osteotomie durch *übungsstabile Osteosynthese* (Näheres s. Band 6, S. 24) versorgt, vorzugsweise durch Druckplattenosteosynthese, Marknagelung oder Fixateur externe. So werden Gipsverbände, die die angrenzenden Gelenke beeinträchtigen, vermieden, und es kann postoperativ mit aktiv-unterstützten Übungen begonnen werden. Die weitere Belastungssteigerung richtet sich nach dem röntgenologischen Verlauf. Teilbelastung ist im allgemeinen nicht vor der 12. Woche zulässig. Frühere Teilbelastung ist bei ausschließlicher Druckbeanspruchung der Osteotomiefläche möglich.

Gelegentlich muß auf eine übungsstabile Osteosynthese verzichtet werden. die *adaptierende Osteosynthese* (Näheres s. Band 6, S. 25) mit nicht übungsstabiler innerer Fixation durch Kirschner-Draht, Platten, Nägel, Schrauben kann nur dann die Verlagerung der Fragmentenden gegeneinander verhindern, wenn sie durch eine äußere Fixation (Gipsverband, Fixateur externe) überbrückt wird.

Verzichtet werden kann auf eine innere Fixation, wenn die Osteotomie breitflächig in spongiosareichem Knochen vorgenommen wurde (z. B. im Schienbeinkopf oder knapp oberhalb der Oberschenkelkondylen [suprakondylär], s. Abb. **8b, c** u. **e**). In diesem Knochen ist mit rascher Überbrückung der breiten Knochenwunde zu rechnen. Der Verzicht auf eine innere Stabilisation erspart den Zweiteingriff zur Entfernung des Osteosynthesematerials. Besonders bei jüngeren Personen erfolgt die äußere Ruhigstellung im Gipsverband. Sobald knöcherner Durchbau röntgenologisch erkennbar wird, folgt die Freigabe zur Teilbelastung und entsprechend dem röntgenologischen Verlauf die weitere Steigerung der Belastungsfähigkeit.

Versenktes Osteosynthesematerial wird durchschnittlich nach 1 Jahr wieder entfernt, denn durch das Implantat werden Kraftlinienfluß und Elastizität des Knochens verändert. Vor allem nach der *Entfernung von Platten und Schrauben* ist die Stabilität des Lagers deutlich vermin-

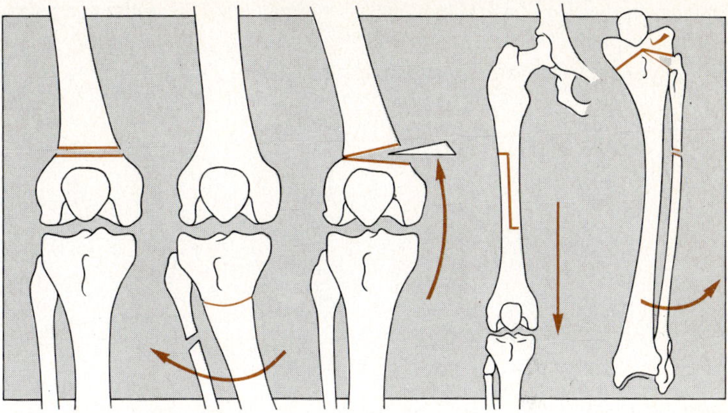

Abb. **8a–e** Osteotomie. **a** Linear, **b** bogenförmig, **c** keilförmig, **d** stufenförmig, **e** V-förmig (Pendelosteotomie) (nach Lange).

dert (Schraubenkanäle!), die Belastbarkeit wegen der Gefahr einer Refraktur beeinträchtigt.

Beim Fixateur externe erfolgt die Metallentfernung sobald als möglich, d. h., sobald knöcherne Heilung nachgewiesen ist.

Verlängerungsosteotomie

Die einzeitige Verlängerungsosteotomie erfolgt meist stufenförmig (Z-förmig, s. Abb. **8d**) und wird durch Osteosynthese übungsstabil versorgt. Die Osteosynthese ist um so schwieriger, je ergiebiger die Knochenverlängerung wird, und die (verkürzten) Weichgewebe, insbesondere Nerven und Gefäße, tolerieren die abrupte Dehnung schlecht.

Die mehrzeitige Verlängerungsosteotomie über äußere Spanner erlaubt mittels des Wagner-Apparates oder mit dem Ringfixateur nach Ilisarov eine tägliche Distanzerweiterung um 0,5–2 mm bei gleichzeitiger äußerer Fixation (Abb. **9a–b**). So wird die Weichteildehnung über einen größeren Zeitraum verteilt und erlaubt bei gehöriger äußerer Fixation Verlängerungen von 5–10 cm. Nach Erreichen der gewünschten (oder machbaren) Verlängerung ist eine äußere oder innere (Abb. **9c–e**) Stabilisierung bis zum röntgenologisch nachgewiesenen strukturellen Durchbau des „Verlängerungsknochens" erforderlich.

Statt der Verlängerungsosteotomie kann auf der Gegenseite eine Verkürzungsosteotomie durchgeführt werden. Die Verkürzung gelingt in

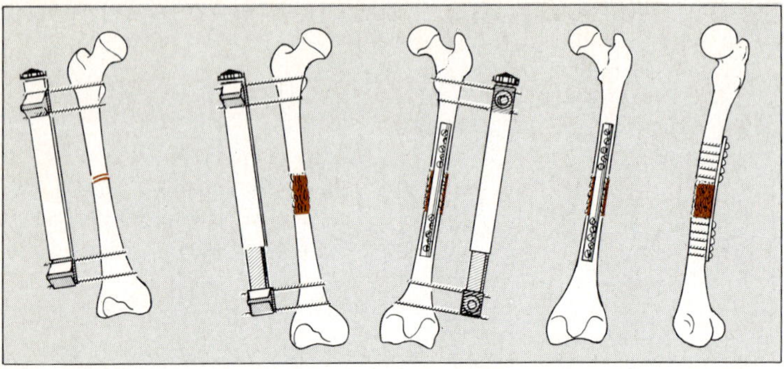

a b c d e

Abb. **9a–e** Verlängerung des Oberschenkels mit Distraktionsapparat nach Wagner.

der Regel einzeitig (z. B. durch Z-Osteotomie oder Varisierungsosteotomie) mit übungsstabiler Kompressionsosteosynthese. An den Beinen ist die Verkürzungsosteotomie mit einer Verringerung der Körpergröße verbunden. Verkürzungen um mehr als 2 cm bedeuten für die Muskeln, deren Ursprung und Ansatz genähert werden, eine deutliche Schwächung und erfordern deshalb intensives Muskeltraining.

Operative Eingriffe an Gelenken

Arthrotomie

Die operative Eröffnung eines Gelenkes (Arthrotomie; griech: arthron = Gelenk) erfolgt, um krankhafte Veränderungen im Gelenk darzustellen, zur Entfernung eines Gelenkergusses und freier Körper (Osteochondrosis dissecans) oder zur Entnahme (und mikroskopischen oder bakteriellen Untersuchung) von Gelenkbestandteilen.

Bei Kontrakturen wird die Beweglichkeit durch Spaltung der Gelenkkapsel (Kapsulotomie) verbessert, bei Schlottergelenken und Bandläsionen werden Kapsel und überdehnte Bänder gerafft, zerrissene Bänder plastisch wiederhergestellt (d. h. unter Verwendung von körpereigenem – Sehne, Faszie, Hautstreifen – oder körperfremdem Material – lyophilisierte Dura).

Postoperative Ruhigstellung bei der einfachen Arthrotomie bis zur Wundheilung (8–10 Tage). Bei kontrakturlösenden Eingriffen postoperative Lagerung in der besterreichten Stellung und aus dieser bereits am nächsten Tage aktiv-unterstützte Übungen. Nach gelenkstabilisierenden Eingriffen (Kapselraffung, Bandplastik) ist je nach Art des Eingriffs eine mehrwöchige absolute Ruhigstellung erforderlich.

Arthrolyse

Operative Lösung (griech. lysis = Lösung, Lockerung) von Gelenkversteifungen durch Verlängerung kontrakter Sehnen, ausgedehnte Resektion der Kapsel unter möglichster Schonung der Bänder mit dem Ziel, ein Gelenk aus einer ungünstigen Kontrakturstellung in eine funktionell günstigere Stellung zu überführen und gleichzeitig die Beweglichkeit zu verbessern.

Postoperative Lagerung, in der der ursprünglichen Kontraktur entgegengesetzten bestmöglichen Stellung und Umlagerung 4- bis 6mal täglich in die erträgliche Endstellung der neugeschaffenen Beweglichkeit (zur Verhütung von Verklebungen). Aktiv-unterstützte Übungen ab 5. Tag, freies Bewegen, auch passive Behandlungstechniken wie bei Kontrakturenbehandlung ab 3. Woche.

Arthroskopie

Die Gelenkspiegelung (griech. skopein = hineinschauen) erlaubt den Einblick in ein Gelenk von einem kleinen Hautschnitt. Sie erlaubt mit unterschiedlichen Optiken einen Einblick in Gelenkanteile, die bei der üblichen Arthrotomie nicht eingesehen werden können. Zum Beispiel gibt eine mediale Arthrotomie des Kniegelenkes einen guten Überblick über die vorderen ⅔ des medialen Meniskus und den Gelenkknorpel in diesem Bereich. Kniescheibengelenkfläche und Kreuzbänder können teilweise eingesehen werden. Nahezu nichts läßt sich über die äußere Hälfte des Kniegelenkes und über den Zustand des Hinterhorns am Innenmeniskus aussagen.

Bei uncharakteristischem klinischem Kniegelenkbefund hat es sich deshalb bewährt, die Operation mit einer Arthroskopie zu beginnen und entsprechend dem arthroskopischen Befund den Zugang zum Gelenk zu wählen.

Die transarthroskopische Operation wird unter Arthroskopbeobachtung mit Instrumenten ausgeführt, die über einen zusätzlichen Hautschnitt eingebracht werden.

Die einfache Arthroskopie bedarf keiner Ruhigstellung oder besonderen Nachbehandlung. Die Hautwunde wird genäht und steril abgedeckt.

Arthrodese

Die operative Gelenkversteifung (griech. desis = Bindung, Versteifung) wird, wenn möglich unter Resektion des Gelenkknorpels und Kompression der Gelenkenden durch innere (Abb. **10** u. **16**) oder äußere (Abb. **11**) Fixation durchgeführt.

Wo eine exakte Kompression der polyachsischen Gelenkflächen nicht möglich ist (Arthrodese des unteren Sprunggelenkes – subtalare Arthrodese) erfolgt die Ruhigstellung im Gips.

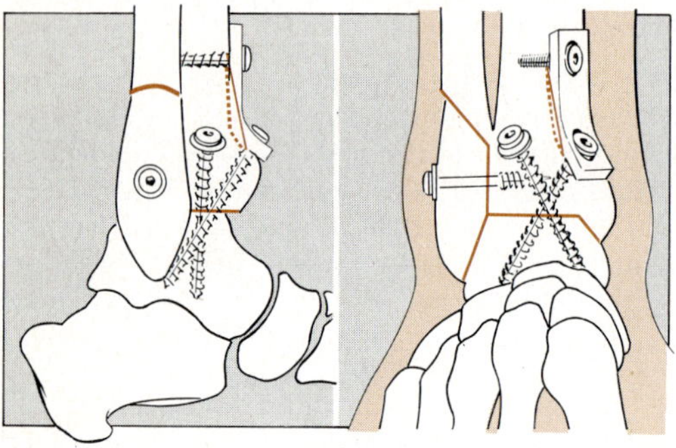

a **b**

Abb. **10a** u. **b** Arthrodese des oberen Sprunggelenkes mit interner Fixation (nach Baumgartner).

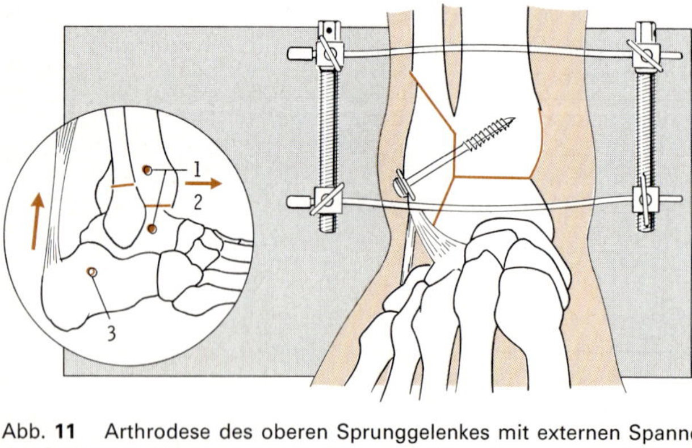

Abb. **11** Arthrodese des oberen Sprunggelenkes mit externen Spannern. 1 Lage der Steinmann-Nägel ventral in Tibia und Talus. Zuggurtungseffekt der Achillessehne, 2 Ventralisation der Tibia. 3 Platz für den dritten Steinmann-Nagel bei instabiler Situation (nach Baumgartner).

Durch Anfrischen (Aufrauhen) der entknorpelten Gelenkflächen und Einbringen von Spongiosa in den Resektionsspalt wird der knöcherne Durchbau erleichtert.

Die Heilung erfordert durchschnittlich 16 Wochen, in denen – wie bei der Osteotomie- und Frakturheilung – Scher- und Biegebeanspruchungen unerwünscht, Druckbeanspruchung (axiale Stauchung) aber für die Knochenbildung erwünscht sind.

Versteifungen im Bereich der Wirbelsäule werden Spondylodese genannt. Sie erfolgen zwischen den Wirbelkörpern (ventrale Spondylodese) und/oder zwischen den kleinen Wirbelgelenken (dorsale Spondylodese). Die Aufrichtung und Stabilisierung wird erreicht durch Metallimplantate, die über Haken an Wirbelbögen und Wirbelgelenken angreifen (z. B. Harrington-Instrumentarium, Abb. **55**, S. 157), oder über Schrauben in den Wirbelkörpern (z. B. Instrumentarium nach Cotrel und Dubousset, Abb. **12**).

Arthroplastik

Gelenkbildende (griech. plastos = geformt) Eingriffe bestanden früher in der operativen Wiederherstellung der Gelenkform eines knö-

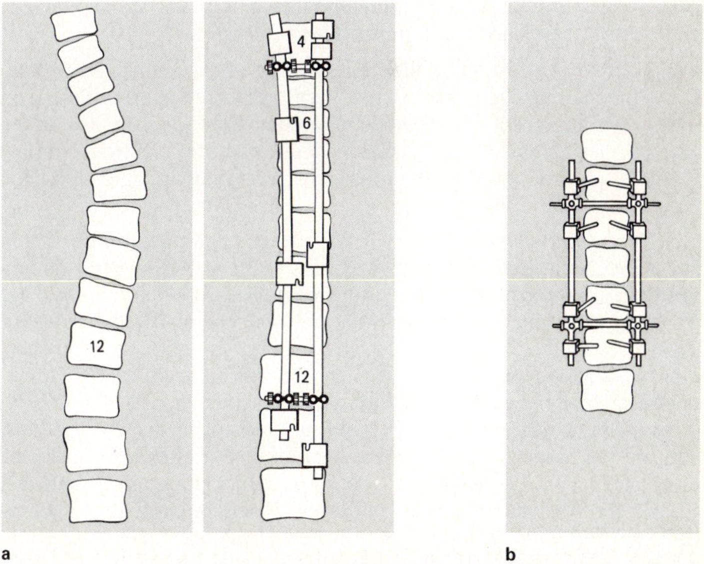

a **b**

Abb. **12** Spondylodese nach Cotrel-Dubousset bei Skoliose.

chern versteiften Gelenkes nach dessen Gelenkknorpelverlust. Die Erfolgsaussichten sind wesentlich schlechter (Versteifung, Instabilität) als beim heute üblichen künstlichen Gelenkersatz, für den alloplastische Implantate verwendet werden (s. folgenden Abschnitt).

Alloplastische Implantate

Als Biomaterialien werden Werkstoffe bezeichnet, aus denen Implantate (lat. implantare = einpflanzen) hergestellt werden. Weil es sich dabei um körperfremde Stoffe handelt, spricht man auch von Alloplastik (griech. allos = fremd, plastos = geformt). Zu unterscheiden sind:

- Kurzzeitimplantate, deren Funktion im Körper nicht länger als 1–2 Jahre erforderlich ist (z. B. Implantate zur Fixierung bzw. Stabilisierung von Knochenfragmenten während des Heilungsprozesses nach Knochenbrüchen, Osteotomien, Arthrodesen), und
- Langzeitimplantate, die ihre Funktion lebenslänglich erfüllen sollen (Implantate als Ersatz von Gelenken, Bändern, Gefäßen).

Alloplastische Implantate werden vom körpereigenen Gewebe als Fremdkörper behandelt; dementsprechend entwickelt sich eine Fremdkörperreaktion in dem das Implantat umgebenden Gewebe, d. h. ein Bindegewebsmantel, mit dem sich der Körper gegen das Implantatlager abschirmt. Fremdmaterial wird vom körpereigenen Gewebe nicht akzeptiert, sondern höchstens toleriert.

Die Testung der Biomaterialien auf Körperverträglichkeit ist deshalb wichtigste Voraussetzung für deren Verwendung. Körperbeständigkeit und -verträglichkeit von Metallimplantaten ergeben sich aus deren Korrosionseigenschaften. Korrosion nennt man die elektrochemische Zersetzung eines Werkstoffes durch Ionenaustausch (z. B. zwischen Körpermilieu und Werkstoff).

Als *Kurzzeitimplantate* dienen Drähte, Nägel, Schrauben und Platten zur Anpassung, Befestigung und Stabilisierung von Knochenfragmenten bei Frakturen, Osteotomien und Arthrodesen (Abb. **13–16**). Der Verbund zwischen Fixationsmaterial und Knochen wird als *Osteosynthese* bezeichnet. Da sich an den Knochenfragmentgrenzen zunächst eine Resorption entwickelt, sind bei der Osteosynthese die Bruchenden nicht nur berührend aneinander zu schienen. Erst die *Druckosteosynthese* sichert Knochenberührung auch nach der Resorptionszeit und verhindert, daß das Osteosynthesematerial die Bruchflächen auseinanderhält (s. Band 6, Abb. 7a–c Druckplattenosteosynthese, S. 25). *Endopathesen* (griech. endon = innen; prosthesis = Hinzufügung) sind *Langzeitimplantate.* In der Orthopädie steht dabei der Gelenkersatz an erster Stelle (Abb. **17–19**).

Zum vollständigen (Totalendoprothese) und teilweisen Ersatz stehen

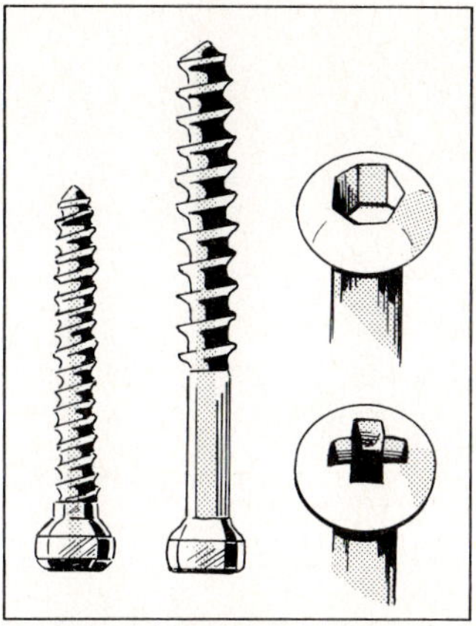

a b c

Abb. **13 a–c** Schrauben. **a** Kortikalisschraube, **b** Spongiosaschraube, **c** Innensechskant und Philips-Kreuzschlitz.

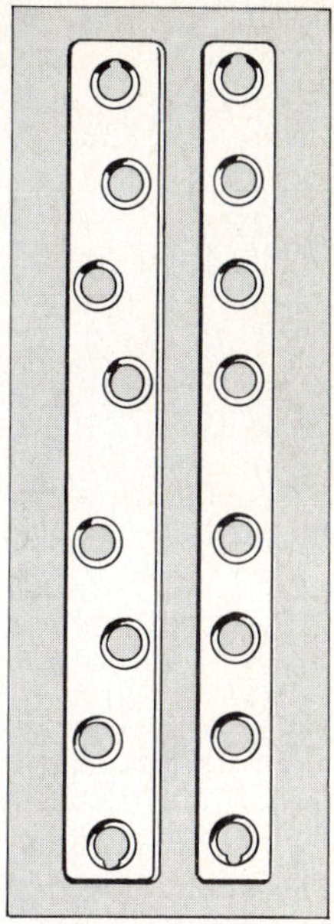

a b

Abb. **14 a** u. **b** Gerade Platten. **a** Breite Platte, **b** schmale Platte.

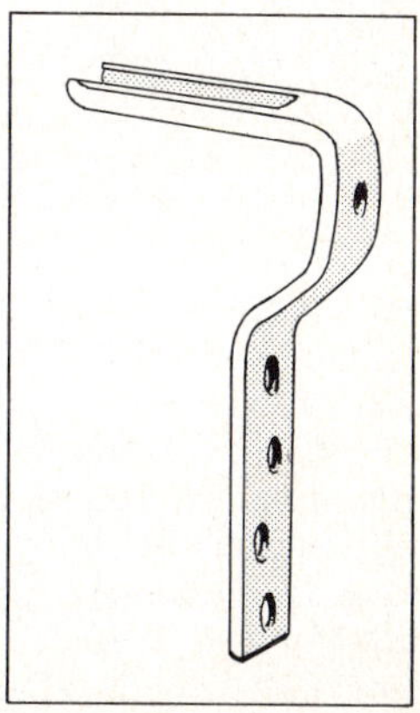

Abb. **15** Winkelplatte. Standardhüftplatte für Erwachsenen 90 Grad.

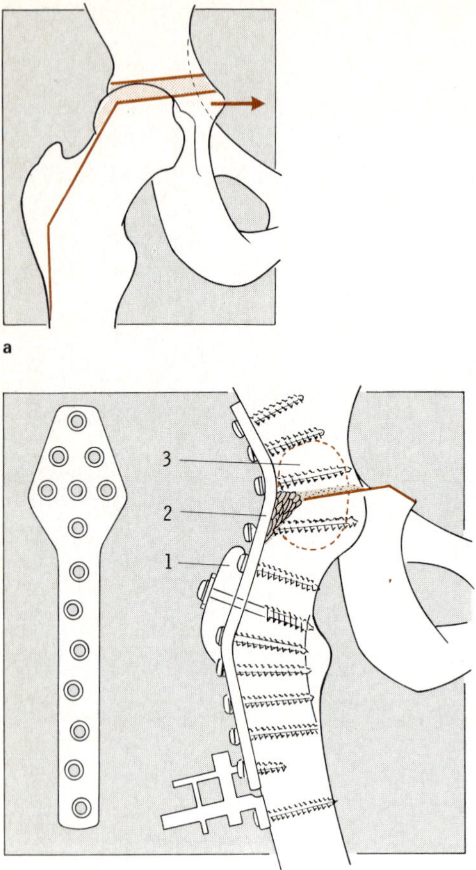

Abb. **16a–c** Hüftarthrodese. **a** Planung der Osteotomie (Variante mit Bekkenosteotomie). **b** Aufsicht der Kreuzplatte. **c** Trochanter major, 1 durch die Platte mit Malleolarschraube fixiert, 2 Spongiosaanlagerung, 3 alternative Möglichkeit zur Trochanterfixation (nach Baumgartner).

für alle Körpergelenke Endoprothesen zur Verfügung. Sie werden aus Metall, Kunststoff, Keramik oder Kohlenstoff hergestellt. Auf lange Sicht bieten Korrosion, Materialermüdung und der Abrieb an den Gleitflächen Probleme, die sich im Körper als Deformierung und Bruch der Implantate oder verstärkte Fremdkörperreaktion des Implantatlagers bemerkbar machen und zur *Implantatlockerung* führen können. Die schmerzfreie Funktion eines künstlichen Gelenkes ist nur gewährleistet, solange die Prothese absolut fest im Knochen verankert ist.

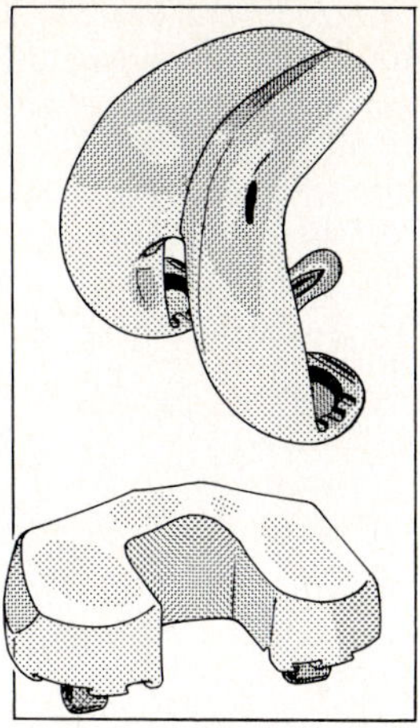

Abb. **17** Gleitflächenersatz für das Kniegelenk (Schlittenendoprothese).

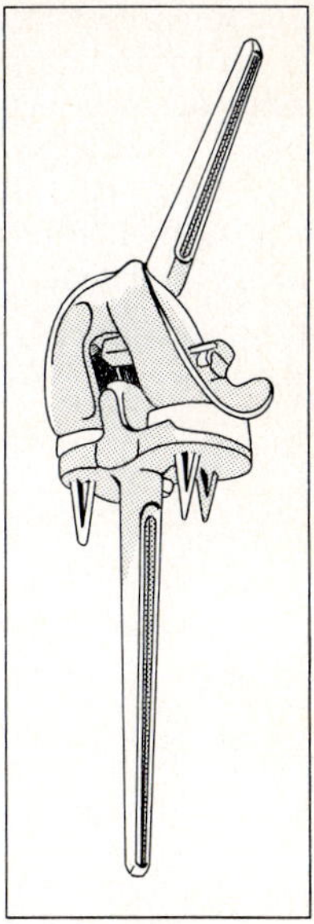

Abb. **18** Achsengeführte Kniegelenktotalendoprothese.

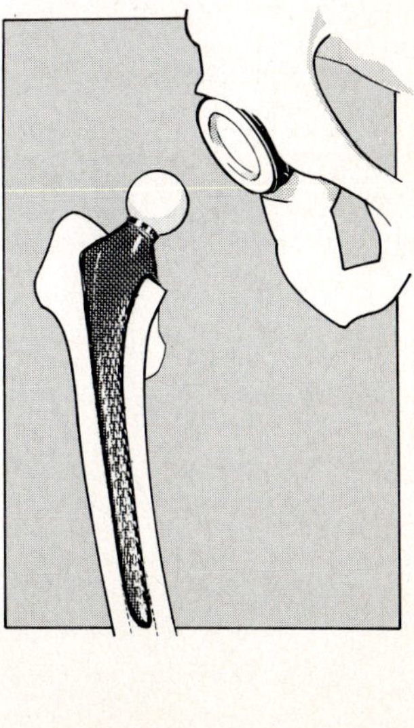

Abb. **19** Hüfttotalendoprothese zur zementlosen Fixation.

Endoprothesen werden entweder mit Knochenzement verankert, oder es wird versucht, auf den Knochenzement zu verzichten und eine direkte Verankerung der Endoprothese im Knochen zu erreichen durch grobe Oberflächenstrukturen, feinporige Aufrauhungen usw. Dabei wird erwartet, daß unter Druckbeanspruchung Knochen an die Unregelmäßigkeiten und Poren der Implantatoberfläche heranwächst und so das Implantat dauerhaft fixiert.

Je später belastet wird, desto besser kann sich das körpereigene Implantatlager ausbilden.

14. Amputationen, Prothetik, Orthetik

G. KOESTER und E. MARQUARDT

Krankengymnastische Befunderhebung

Rehabilitation beruht nie auf der Leistung eines einzelnen. Sie ist stets an die enge Zusammenarbeit vieler Berufsgruppen im Team gebunden, in dem gemeinsamen Bestreben, dem Behinderten eine möglichst umfangreiche Wiedereingliederung in Familie, Gesellschaft und Beruf zu ermöglichen. So betrachtet, ist selbst die Amputation niemals Ausdruck einer Kapitulation, sondern sie stellt den Anfang gezielter rehabilitativer Maßnahmen dar, innerhalb derer die Krankengymnastik wichtige Aufgaben zu erfüllen hat.

Bei den Amputationen werden vor allem in der Frühphase mit der Möglichkeit frühestmöglicher prothetischer Versorgung große Anforderungen an den Krankengymnasten gestellt. Dieser Versorgung wird deshalb ein eigener Abschnitt gewidmet.

Grundsätzlich sollte bei Amputationen nicht nur die Tatsache des Defektes festgehalten werden. Es kommt entscheidend auf die *Restfunktion* des verbliebenen Gliedmaßenteiles und auf die Funktionsfähigkeit der erhaltenen Gliedmaße an. Da jede Amputation auch eine kompensatorische Mehrbeanspruchung der Rumpfmuskulatur bedeutet, sind auch Wirbelsäulenhaltung und -funktion bei Behandlungsaufnahme zu dokumentieren.

Bei Patienten mit Orthesen ist vor Behandlungsbeginn abzuklären, ob (passive) Belastbarkeit ohne den orthopädischen Apparat gegeben ist. Im übrigen gilt auch hier das für die Amputation bereits Gesagte über die Bedeutung der Restfunktion der betroffenen und der Funktionsfähigkeit der nichtbetroffenen Gliedmaßen.

Orthopädische Versorgung

Amputationen

Das Wort „Amputation“ (lat. amputare = ringsum beschneiden, abschneiden, verkürzen) wird für die Absetzung von Teilen unseres Körpers verwendet. Von einer Exartikulation (engl. disarticulation) sprechen wir dann, wenn die Extremität bzw. ein Teil der Extremität in einem Gelenk abgesetzt wird.

Die Indikation für eine Amputation ist zumeist eine vitale, z. B. infolge Unfalls oder Krankheit (arterielle Verschlußkrankheit, bösartige Tumoren, nicht beherrschbare Infektion u. a.); sie kann auch bei bestimmten Fällen von erworbenen und angeborenen Deformitäten funktionell begründet sein.

Die obere Extremität ist an der Gesamtzahl der Amputationen mit etwa 10%, die untere mit etwa 90% beteiligt. Nach R. Baumgartner (1973) hat sich der Anteil der Beinamputationen wegen arterieller Durchblutungsstörungen in der Schweiz innerhalb von 40–50 Jahren von 31% auf 90% erhöht. Wir können davon ausgehen, daß weltweit in den Industrienationen der Anteil der arteriellen Verschlußkrankheit bei Amputationen zwischen 80 und 90% liegt. Als Ursachen dafür seien u. a. unsere Eßgewohnheiten, gepaart mit Bewegungsmangel, die Zuckerkrankheit, starkes Rauchen und die höhere Lebenserwartung genannt.

Bei den infolge bösartiger Tumoren amputierten Patienten haben wir es zumeist mit Kindern und Jugendlichen, bei den Unfallverletzten mit Jugendlichen und Angehörigen des mittleren Lebensalters zu tun; dagegen handelt es sich bei den infolge arterieller Verschlußkrankheit Amputierten in der überwiegenden Zahl um vorzeitig gealterte oder über 60jährige Patienten, die zumeist auch an einer arteriellen Verschlußkrankheit des noch erhaltenen Beines, an einer koronaren Herzkrankheit, am Diabetes mellitus, an urologischen und auch zerebralen und allgemein in der Behandlung zu beachtenden geriatrischen Problemen leiden.

Die Amputationstechnik wurde während der letzten Jahre entscheidend weiterentwickelt. Kurz zusammengefaßt stehen subtile plastisch-chirurgische Verfahren mit Myoplastik (Dederich, Burgess), Myodese (Weiss) oder Osteomyoplastik (Ertl) im Vordergrund. Bei der Myoplastik handelt es sich um die Vereinigung antagonistischer Muskelgruppen vor dem knöchernen Stumpfende, bei der Myodese (Abb. **1**) um die Fixierung der Muskelstümpfe am Knochenende mittels durch Bohrkanäle gezogener Nähte. Die Stumpfmuskeln arbeiten nach derartigen Amputationen annähernd physiologisch. Dadurch werden für das Tragen und Beherrschen der Prothese sowie für die Belastbarkeit des Stumpfes und für die Strumpfdurchblutung günstige Bedingungen geschaffen. An der unteren Extremität werden wir allerdings nur bei Rückfußstümpfen (z. B. nach Le Fort oder Spitzy modifizierten Pirogoff-Stümpfen, Syme-Stümpfen oder nach Knieexartikulationen) volle Endbelastbarkeit erwarten können.

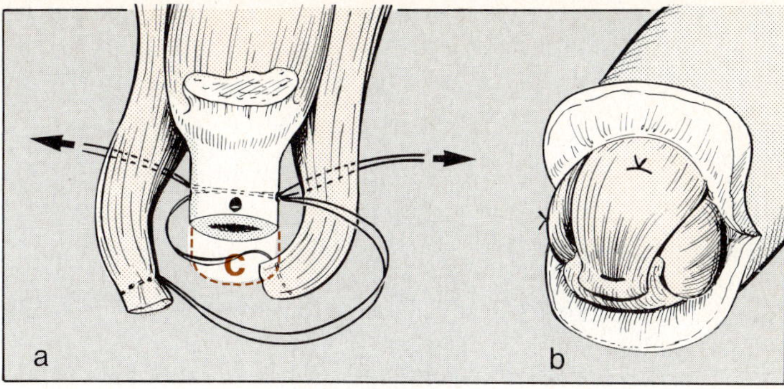

Abb. **1a** u. **b** Myoplastische Stumpfdeckung (hier Myodese).

Wichtig ist, daß die Höhe der Absetzung weder an der unteren noch an der oberen Extremität von einem Amputationsschema, sondern ausschließlich vom Unfallgeschehen bzw. von der Grundkrankheit abhängt. Nachamputationen aus prothesentechnischen Gründen gibt es heutzutage nicht mehr.

Besondere Operationsverfahren an der oberen Extremität sind:
- Krukenberg-Plastik (Abb. **2a** u. **b**), d. h. die plastische Umformung des Unterarmstumpfes in ein sensibles aktives Greiforgan (Krukenberg 1917); diese Operation dient der funktionellen Verbesserung von Unterarmstümpfen bei doppelseitigem Handverlust und wirkt sich besonders für den blinden Ohnhänder segensreich aus.
- Winkelosteotomie des distalen Humerus. Sie bringt für den langen Oberarmstumpf den Gewinn einer schulterfreien und rotationsstabilen Anpassung der Prothese, wodurch das volle Bewegungspotential des Schultergelenks und des Schultergürtels auf die Prothese übertragen werden kann (Abb. **3a** u. **b**, **5a** u. **b**; Marquardt 1972).
- Strumpfkappenplastik mit autologem Knorpel-Knochen-Transplantat. Sie ist die Methode der Wahl bei drohender Knochendurchspießung von Oberarmstümpfen sowie an der unteren Extremität von Unterschenkelstümpfen im Wachstumsalter. Die Stumpfkappenplastik führt zu einem partiell endbelastbaren Stumpf und dient unter fortgesetztem Endbelastungstraining der Vermeidung weiterer Nachamputationen (Abb. **4a** u. **b**; Marquardt 1975, 1981).

Postoperativ wird sowohl an der oberen als auch an der unteren Extremität die frühestmögliche prothetische Versorgung angestrebt. Das Schicksal des Amputierten wird nicht allein vom Lebensalter und der Ursache der Amputation, von der Höhe der Absetzung und der Zahl der notwendigen Amputationen, von der Amputationstechnik, der

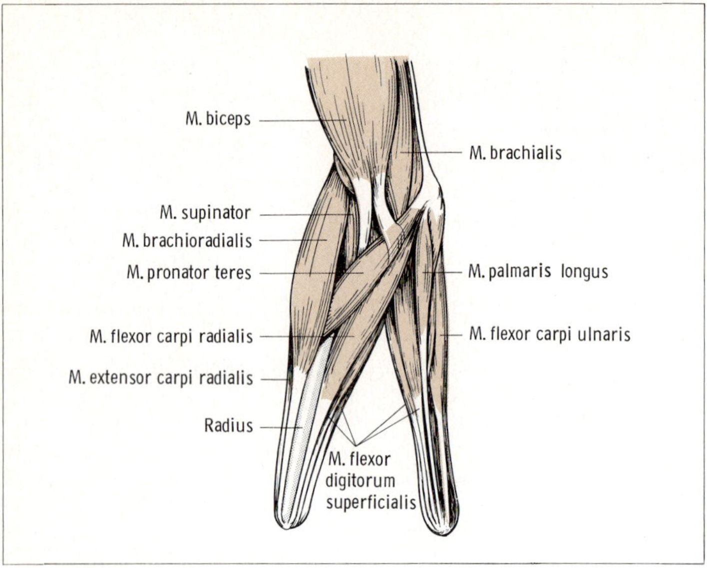

a

b

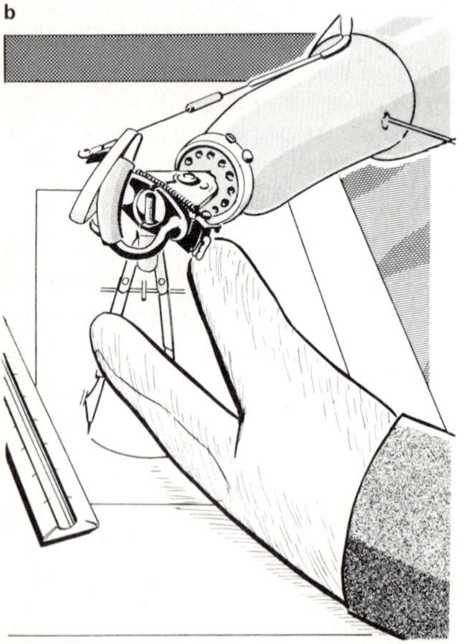

Abb. **2a** Krukenberg-Plastik. **b** Zusammenwirken zwischen aktivem Greifarm mit Kurzköcher und Standardhook rechts und einer Krukenberg-Plastik links.

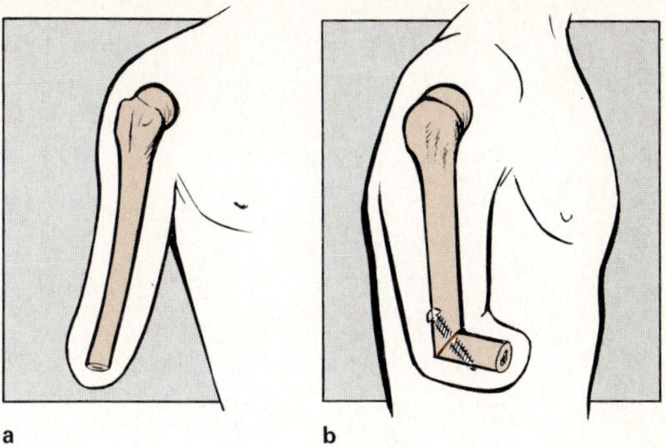

Abb. **3** Langer Oberarmstumpf **a** vor und **b** nach Winkelosteotomie nach Marquardt.

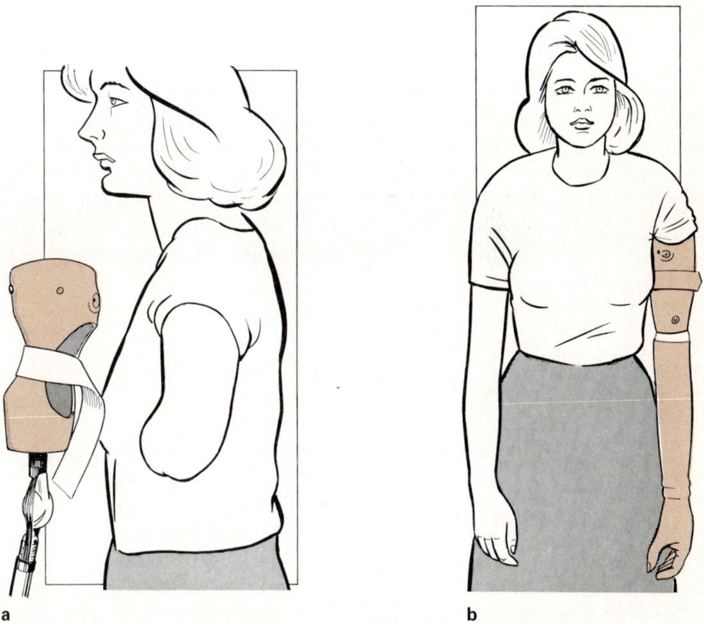

Abb. **4a** u. **b** Nach Winkelosteotomie schulterfreie Anpassung einer myoelektrischen Oberarmprothese. **a** Einseitig Oberarmamputierte nach Winkelosteotomie. Rohrskelett der Prothese noch unverkleidet. **b** Dieselbe Person mit angelegtem fertiggestelltem Kunstarm.

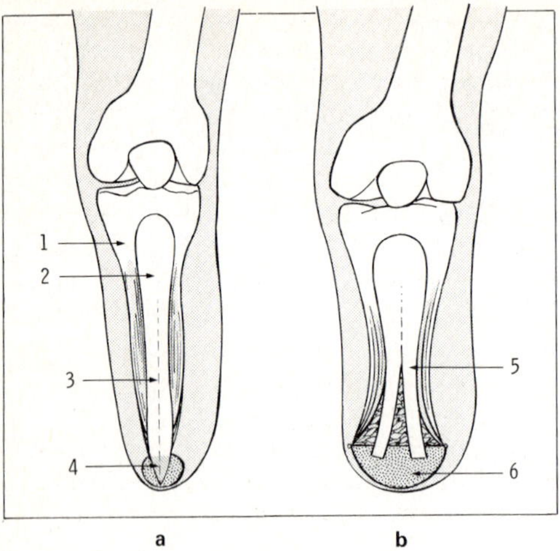

Abb. **5a** u. **b** Stumpfkappenplastik.
a 1 Schienbeinstumpf, 2 Schienbeinvorderkante, 3 longitudinale Osteotomie, 4 Stumpfspitze in Schleimbeutel hineinragend kurz vor der Perforation.
b Die Knochenpfeiler werden vorsichtig auseinandergebogen (5) und in ein Knorpel-Knochen-Transplantat (z. B. Fibulaköpfchen, Spina iliaca posterior, wenn möglich aus Amputat) (6) eingestemmt, mit Periost-Muskel-Nähten und temporär mit 2 gekreuzten Kirschner-Drähten fixiert.

Wundheilung und der Prothesenversorgung, sondern in besonderer Weise von der psychischen Verarbeitung der veränderten Körperlichkeit und von dem weiteren Ablauf der Rehabilitation bestimmt. Neben den die Amputation durchführenden Arzt treten in sinnvoller Koordination die Vertreter folgender medizinischer Fachgebiete: Krankengymnastik, Beschäftigungstherapie, Orthopädietechnik; hinzu kommen der Sozialarbeiter, der Psychologe, der Pädagoge und der Berufsausbilder.

Frühestmögliche prothetische Versorgung Beinamputierter

Beim jungen Amputierten, z. B. nach Tumor oder Trauma, mit möglichem primären Wundverschluß wird noch auf dem Operationstisch ein die vorspringenden Knochenteile (z. B. Patella, Fibulaköpfchen) und das Stumpfende entlastender sowie das nächsthöhere Gelenk mitruhigstellender Gipsschaft angelegt. Der Gipsschaft des Oberschenkelamputierten muß am Tuber ossis ischii, der des Unterschenkelamputierten am Lig. patellae gut anmodelliert sein, damit eine Störung der Wundheilung infolge Stumpfendbelastung vermieden wird. Danach wird an dem Gipsschaft mit Hilfe einer zusätzlichen Gipsbinde oder mit Klebeband eine Modularprothese statisch korrekt angebracht. Wir nennen dies eine postoperativ prothetische *Sofortversorgung*. Am 1.

postoperativen Tag beginnen wir mit dem Aufstehen vor dem Bett. Der Amputierte wird je nach Kräftezustand von zwei Personen unterstützt, er benutzt den Gehwagen oder zwei Unterarmstützen. Am 2. Tag folgen, wenn möglich, die ersten Schritte, vom 4. postoperativen Tag an wird die Prothese bei den Steh-, Balance- und Gehübungen zunehmend belastet.

Sollte der Stumpf in den Schaft hineinrutschen, so muß dies zur Katastrophe führen. Die Überwachung des Sitzes dieses Schaftes ist somit eine wichtige Aufgabe des die Gehschule durchführenden Krankengymnasten.

Bei exaktem Sitz des Gips- bzw. Kunststoffschaftes ist der postoperative Wundschmerz im allgemeinen geringer als bei der altherkömmlichen Behandlung. Die Sofortversorgung mit dem frühen Steh- und Gehbeginn läßt Kontrakturen vermeiden. Die für die Balance und das Gehen mit der endgültigen Prothese wichtigen Muskelkoordinationen spielen sich unmittelbar nach der Amputation ein. Muskelkräftige Patienten ohne Durchblutungsstörungen können bald vom Gehwagen auf Unterarmstützen und Gehstöcke übergehen; sie machen sich nach unseren Erfahrungen mit ihren Übungsprothesen sehr bald selbständig. Dennoch verlangt die Sofortversorgung eine *sorgfältige Überwachung* des Patienten. Bei Temperaturanstieg, Pulsbeschleunigung oder zunehmenden Schmerzen ist sofort der behandelnde Arzt zu benachrichtigen, der Gips zu schalen und die Wunde zu kontrollieren.

Nach der Wundheilung, nach Ziehen der Fäden (etwa 3 Wochen post operationem) wird ein neuer Gipsköcher angefertigt, der das nächsthöhergelegene Gelenk nicht mehr mitruhigstellt. Speziell das zuvor ruhiggestellte Gelenk wird unter Anleitung des Krankengymnasten jetzt täglich aktiv bewegt. Die Übungsprothese ist jetzt abnehmbar gestaltet (Abb. **6a** u. **b**).

Die Gehschulung beginnt mit Übungen im Stand zur Prothesengewöhnung, zur Erhöhung der Standsicherheit und zur Förderung des Gleichgewichts. Sie geht über in spezielle Übungen und Techniken, die sich nach den verschiedenen Amputationshöhen und Prothesentypen richten.

Übungsprothesen sollten mit den gleichen künstlichen Gelenken ausgestattet sein wie die nachfolgende endgültige Prothese. Letztere können Unfallpatienten bereits 6–8 Wochen nach der Amputation erhalten. Bei Tumorpatienten ist es ratsam, wegen der Stumpfschwankungen noch bis zur Beendigung der zytostatischen Behandlung zu warten, ohne daß damit ein entscheidender funktioneller Verlust in Kauf genommen würde.

Bei in zytostatischer Behandlung stehenden Amputierten müssen wir bedenken, daß unter dieser Therapie während der Gehschule hohe

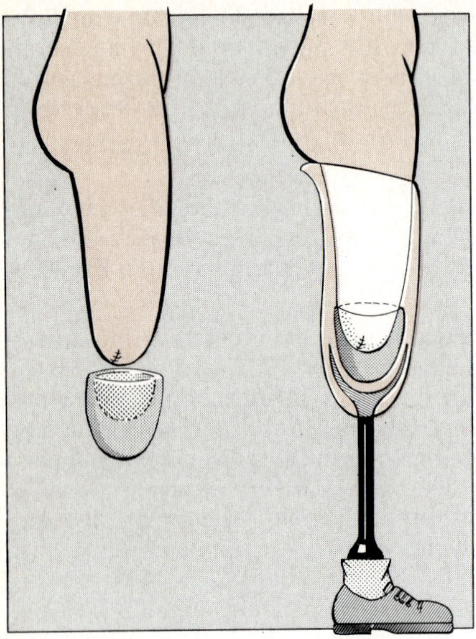

Abb. **6a** u. **b** Frühversorgung nach Oberschenkelamputation mit Kontaktkissen (noch ohne Kniegelenk).

Pulsfrequenzen auftreten können (Frequenzen bis zu 160/min wurden telemetrisch beobachtet). Der die zytostatische Behandlung durchführende Kinderarzt oder Internist sollte dem Orthopäden und Krankengymnasten mitteilen, welche Pulsfrequenz nicht überschritten werden darf, um bleibende Herzschädigungen zu vermeiden. Die gleiche Pulskontrolle ist während der Gehschule bei jedem Patienten mit arterieller Verschlußkrankheit erforderlich.

Die prothetische Sofortversorgung von Patienten mit arterieller Verschlußkrankheit, ganz besonders nach feuchtem Brand, haben wir in der soeben beschriebenen Weise für den Oberschenkelamputierten zugunsten der frühestmöglichen prothetischen Versorgung verlassen, d. h., die Übungsprothese wird erst angefertigt, wenn sich zeigt, daß die Wunde primär heilt.

Für den wegen arterieller Verschlußkrankheit (AVK) Knieexartikulierten und Unterschenkelamputierten ist die prothetische Sofortversorgung mit der von A. Russek in den 50er Jahren an der New York University entwickelten „Bypass"-Prothese zu empfehlen (Abb. **7a–c**). Dabei hängt der gewickelte oder mit einem Zinkleim- oder dünnen Gipsverband versorgte Knieexartikulations- oder Unterschen-

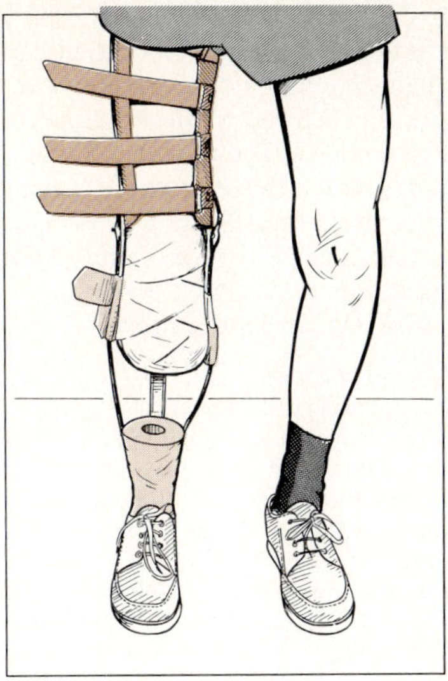

a

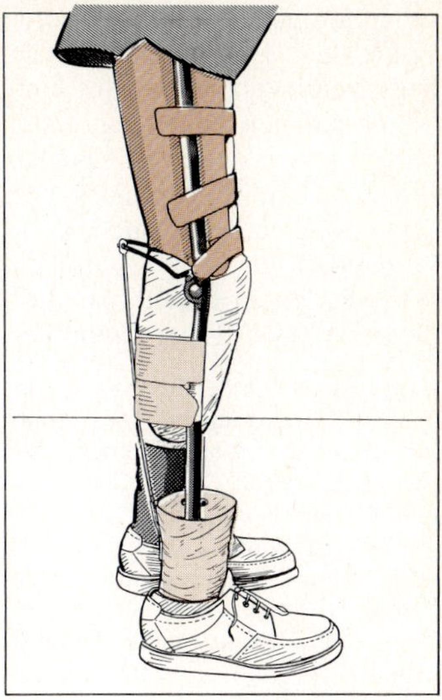

b

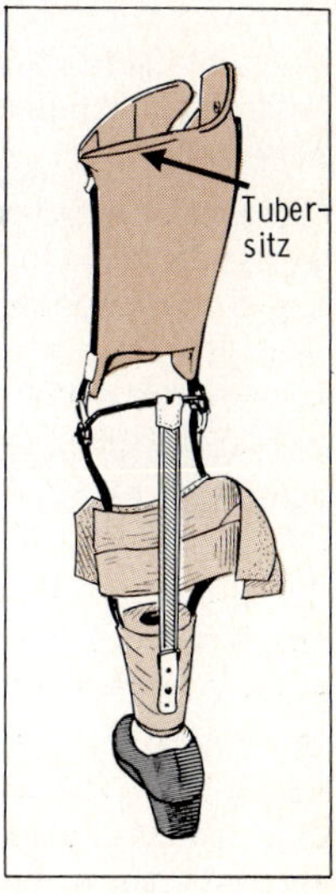

c

Abb. **7a–c** Bypass-Prothese nach dem Prinzip der Thomas-Schiene.

kelstumpf völlig unbelastet unterhalb eines mit Tubersitz und vorderer Schnürung versehenen Oberschenkelköchers. An den Femurkondylen und, wenn vorhanden, am Unterschenkelstumpf vorbei führen zwei Metallschienen, in die ein Kniegelenk mit Schweizer Sperre eingearbeitet ist. Am Ende der Schienen befindet sich ein beweglicher Prothesenfuß. Dem Prinzip nach entspricht diese „Orthoprothese" einer Thomas-Schiene mit sperrbarem Kniegelenk und Prothesenfuß. Der Gipsabguß für den Oberschenkelschaft mit Tubersitz sollte beim AVK-Patienten bereits vor der Amputation genommen sein, so daß die Prothese nach der Amputation sofort zur Verfügung steht.

Eine andere Art der frühestmöglichen Versorgung wurde durch das von Redhead 1973 entwickelte CET-(controlled environment treatment-)Verfahren möglich. Der Stumpf befindet sich dabei in einem sterilen durchsichtigen Kunststoffsack, der mit gefilterter Luft oder Gas aufgeblasen wird. Der Druck und die Temperatur und zu einem gewissen Grad die Feuchtigkeit können kontrolliert werden, wobei der Druck für die Ödemkontrolle wichtig ist. Mit dem ohne zu schnüren nach proximal abgedichteten Verbandsack kann der Amputierte in ein Gehgestell mit Tubersitz hineinsteigen, mit dessen Hilfe die Frühmobilisierung beginnen kann. Inzwischen liegen darüber sehr günstige Ergebnisse vor; wir selbst haben damit im Gegensatz zur Bypass-Prothese keine Erfahrungen sammeln können. Der Vorteil dieser Methode ist die Kontrollierbarkeit der Wunde während der Steh- und Gehübungen.

Wird der Gips- oder Kunststoffköcher der Übungsprothese erst nach abgeschlossener Wundheilung angefertigt, so ist durch Rückgang des Ödems ein baldiges Aufpolstern oder eine baldige Neuanfertigung notwendig.

Ganz gleich, ob prothetische Früh- oder Sofortversorgung, der Patient wird, falls keine medizinische Kontraindikation besteht, am Tage nach der Amputation bereits das Bett verlassen. Zuvor muß der Stumpf kunstgerecht gewickelt sein, es sei denn, daß bereits ein leichter Gipsköcher oder ein faltenloser Zinkleimverband das Ödem kontrolliert.

Die Aufsteh- und Tragezeiten der Übungsprothese richten sich nach Herz- und Kreislaufbefund, nach dem Allgemeinbefinden des Patienten und nach dem Zustand des Stumpfes. Außerhalb der Tragezeiten der Übungsprothese sollte der Stumpf entweder kunstgerecht gewikkelt werden, oder es wird ein Kompressionsstumpfstrumpf oder ein zusätzlicher leichter Gipsköcher über den Stumpf gezogen.

Besonders bei geschwächten und antriebsarmen geriatrischen Patienten sind Übungsprothesen indiziert, um zu erproben, ob überhaupt eine Prothesenversorgung möglich ist oder ob nur noch bzw. zusätzlich ein Rollstuhl in Frage kommt. Voraussetzung für einen solchen Test ist, daß die Übungsprothese einen guten Sitz, einen exakten statischen Aufbau und mit der endgültigen Prothese vergleichbare Funktionen besitzt. Andernfalls sind Fehlbeurteilungen unvermeidbar.

Prothesen der unteren Extremitäten

Bei Amputationen einzelner Zehen geben wir eine das Fußgewölbe stützende Einlage mit Zehenausgleich. Beim Verlust sämtlicher Zehen wird eine durchgehende Metalleinlage mit Abrollung erforderlich. Auf der Einlage wird der Zehenausgleich und ein Korklederfußbett befestigt. Vom Metatarsalstumpf an bis zum sehnen- und muskelplastischen Chopart-Stumpf (Marquardt 1973) kommen wir mit einer Fußprothese aus, die im orthopädischen Schuh oder in einem entsprechenden Innenschuh untergebracht wird. Lisfranc- und Chopart-Stümpfe, bei denen eine Tenomyoplastik nicht möglich war, machen durch die zwangsläufig entstehende Spitzfuß- und Supinationskontraktur ernsthafte Versorgungsprobleme. Die in den Bereich der Endbelastung gelangende Narbe muß durch Abstützung der Prothese am Lig. patellae entlastet werden. Dadurch entsteht eine Überlänge, die auf der Gegenseite einen erheblichen Verkürzungsausgleich erfordert. Der endbelastungsfähige, nach Le Fort oder Spitzy modifizierte Pirogoff-Stumpf sowie der Syme-Stumpf bedürfen der prothetischen Versorgung, wobei der modifizierte Pirogoff-Stumpf wegen der unveränderten Fersenbelastungsfläche eine bessere Endbelastungsfähigkeit erreicht als der Syme-Stumpf. Bei letzterem wird der Hautmuskellappen der Ferse an der Amputationsfläche der Tibia und Fibula (dicht oberhalb des oberen Sprunggelenkes) fixiert.

Der *Unterschenkelstumpf* wird je nach seiner Beschaffenheit in einem hartwandigen oder in einem mit Schaumkunststoff und z. T. mit Leder gepolsterten Vollkontaktköcher aus Kunststoff oder Holz, in einem distal offenen Kunststoff-, Holz- oder Lederschaft, evtl. mit distalem elastischem Kontaktkissen, und bei empfindlichen Stümpfen in einem federnden Innentrichter gefaßt. Dabei werden die vordere Schienbeinkante, das Fibulaköpfchen und andere vorspringende Knochenteile sorgfältig entlastet. Das Körpergewicht wird in der Hauptsache am Lig. patellae aufgenommen, jedoch bei Prothesen mit federndem Innentrichter (Abb. **8a** u. **b**) oder anderweitig gewünschter Stumpfentlastung von einem Oberschenkelschaft abgefangen.

In der Schwingphase wird die Prothese mit Hilfe einer Bandage (z. B. bei der PTB-Prothese = patella tendon-bearing prosthesis) oder mittels einer suprakondylären, z. T. auch suprapatellaren Verriegelung (z. B. KBM-[Kondylenbettung-Münster-] oder PTS-[prothèse tibiale supracondylienne-]Prothese) und deren Weiterentwicklungen (Abb. **9a–e**) an der restlichen Extremität gehalten. Die konventionellen Unterschenkelprothesen mit Oberschaft (Abb. **10**) werden in absehbarer Zeit nur noch unter bestimmten Indikationen, wie z. B. bei erheblich empfindlichen Stümpfen oder bei zusätzlichem Kniebandschaden, indiziert sein. Es gelingt heutzutage, sowohl Sportler als auch geriatrisch

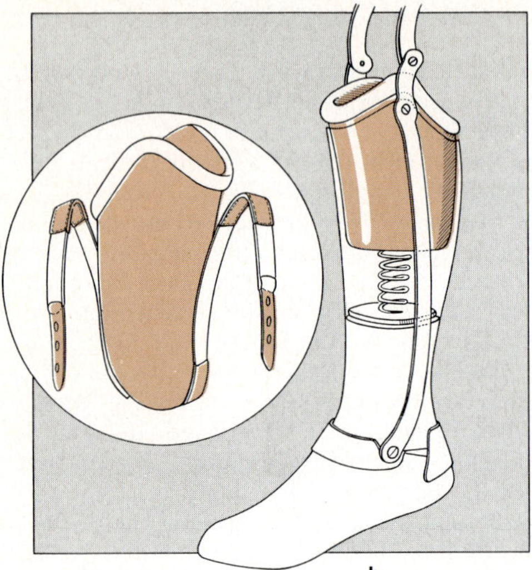

a b

Abb. **8a** u. **b** Prothese mit federndem Innentrichter. **a** Gummifederung, **b** Metallfederung.

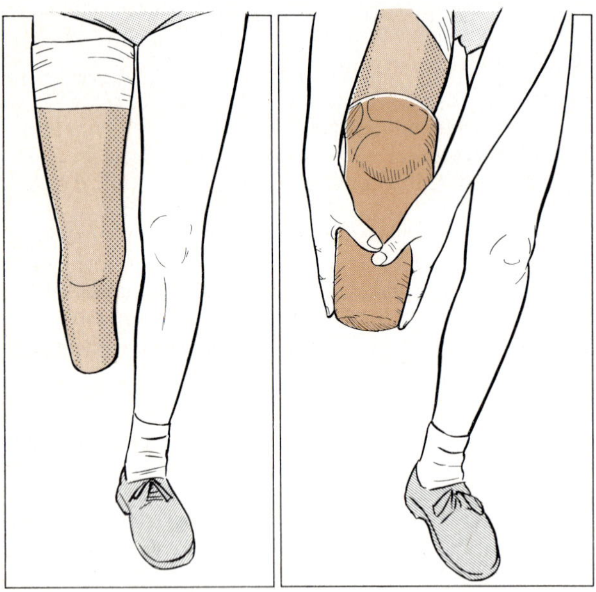

a b

Abb. **9a–e** Botta-Prothese nach dem PTS-Prinzip. **a** Stumpfstrumpf über dem Stumpf; **b** darüber Weichwandinnentrichter; **c** u. **d** darüber äußerer Schaft (üblicherweise kommt ein Strumpf dazwischen). **e** Patient mit angelegter Prothese.

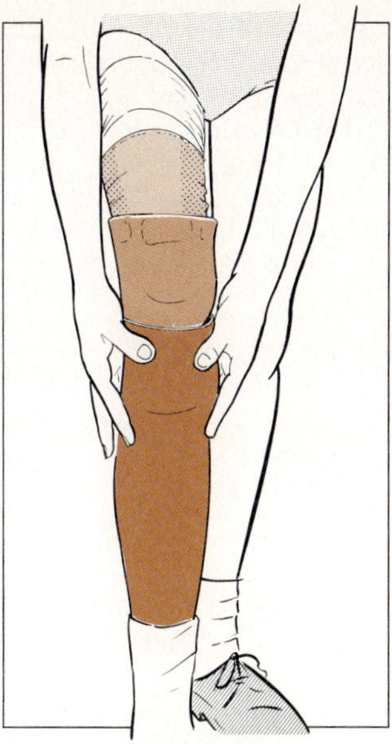

c

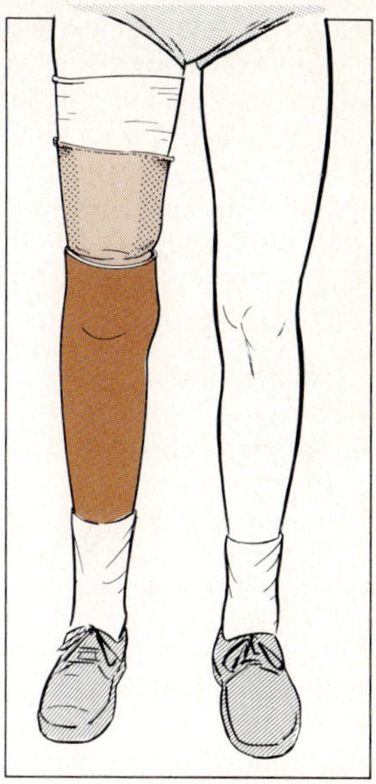

d

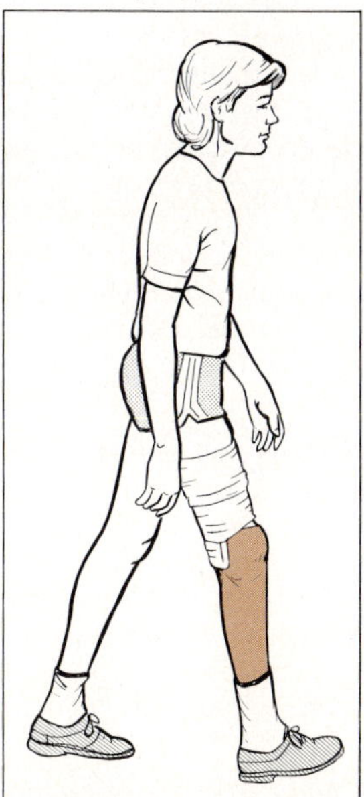

e

Abb. **9c–e**

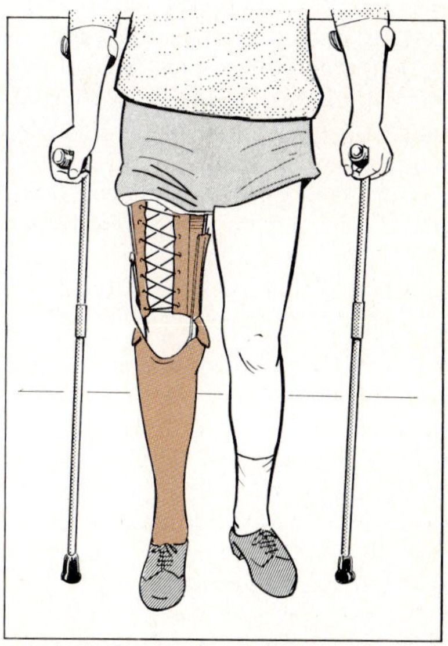

Abb. **10** Konventionelle Unterschenkelprothese mit Lederoberschaft.

Amputierte mit modernen Unterschenkelkurzprothesen erfolgreicher als mit konventionellen Prothesen zu versorgen. Der unterschenkelamputierte Skiläufer kann mit konventioneller Prothese wegen der Schienenkniegelenke nur Beuge- und Streckbewegungen im eigenen Kniegelenk ausführen, während zum Skilaufen auch muskulär gut geführte Rotationsbewegungen erforderlich sind; diese erlaubt aber nur die Kurzprothese. Eine erhöhte Unfallgefährdung ist nach R. Baumgartner (persönliche Mitteilung) bei entsprechendem Muskeltraining und guter Muskelführung nicht gegeben.

Zusätzlich zur suprakondylären Verriegelung wird sich die kräftige Unterschenkelmuskulatur bei einer entsprechenden Schaftanpassung im Köcher verspannen und die Prothese in der Schwingphase am Stumpf fixieren. Als Prothesenfüße werden je nach den kosmetischen und/oder funktionellen Anforderungen der relativ leichte und kosmetisch ansprechende SACH-Fuß (solid ankle cushion heel) oder ein- und mehrachsige Füße Verwendung finden.

Während der letzten Jahre hat durch Fortschritte der Amputations- und Orthopädietechnik die *Knieexartikulation* (Abb. **11a** u. **b**) gegenüber der Oberschenkelamputation an Bedeutung gewonnen. Sie stellt gegenüber der Oberschenkelamputation den wesentlich weniger belastenden Eingriff dar (keine Durchtrennung großer Muskelquerschnitte, keine Durchtrennung des Knochens). Es resultiert ein endbelastbarer Stumpf, an den die Prothese wegen der erhaltenen Kondylen rotationsstabil und selbsttragend angepaßt werden kann. Die Endbelastbarkeit des Stumpfes wird im Weichwandinnentrichter voll ausgenutzt. Der Außenschaft wird distal hart und proximalwärts weich gegossen, und zwar ohne Tubersitz. Dies erlaubt einen gegenüber der Oberschenkelamputation wesentlich erhöhten Tragekomfort der Prothese sowohl beim Stehen und Gehen als auch beim Sitzen. Die neuen Gelenkkonstruktionen verlagern die Knieachse in die Höhe der Femurkondylen zurück, wodurch das kosmetische Problem beim Sitzen weitgehend gelöst ist.

Das *Oberschenkelkunstbein* wird mit einem Vollkontakt- oder mit einem Haftschaft aus Kunststoff oder Holz ausgerüstet. Abb. **12** zeigt eine Oberschenkelprothese mit Holzschaft im Rohbau, der Tuberaufsitz ist nicht sichtbar. Demgegenüber treten die Leder- oder Leichtmetallschäfte in den Hintergrund. Wichtig für die Haftung der Prothese am Stumpf ist die Form des Schaftes, in dem sich die Stumpfmuskulatur verspannen kann. Der Schaft einer gut angebrachten Haftprothese sollte in der Schwingphase nicht vom Stumpf rutschen, auch wenn das Ventil weggelassen wird.

Die Rotationsstabilität der Oberschenkelprothese wird durch die quadrolaterale oder durch eine querovale Zweckform (Abb. **13c**) des obe-

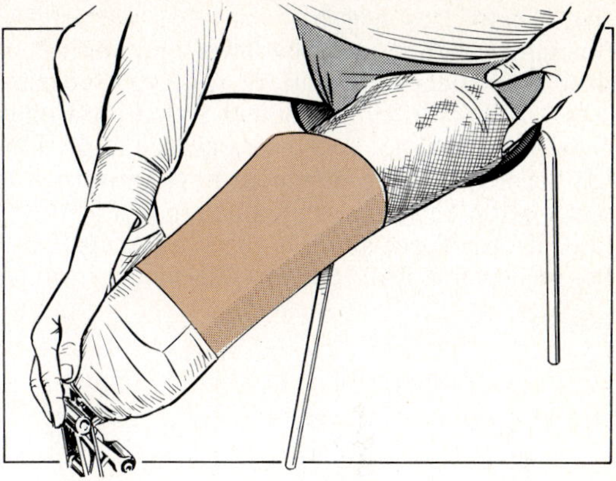

a

b

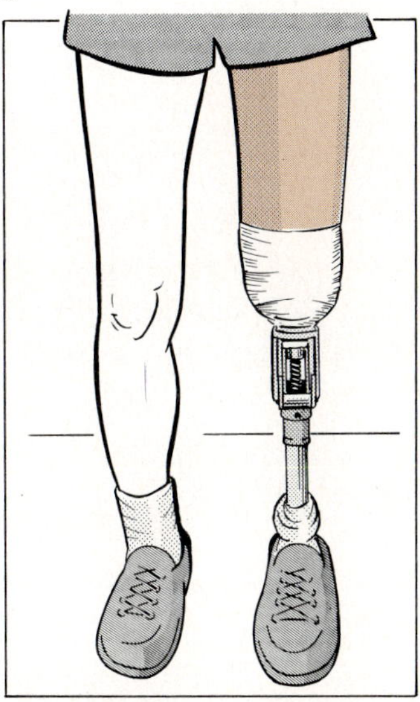

Abb. **11 a** u. **b** Versorgung bei Knieexartikulation (im Rohbau ohne Kosmetikverkleidung).

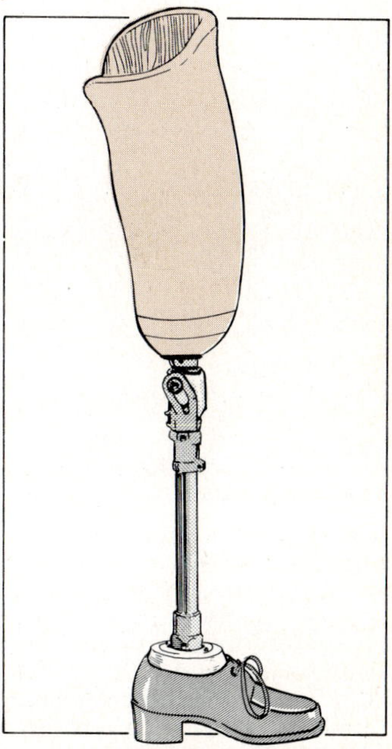

Abb. **12** Oberschenkelprothese mit Holzschaft im Rohbau.

ren Schaftringes gewährleistet. Das Körpergewicht wird je nach Stumpfbeschaffenheit, Schaftform und statischem Aufbau der Prothese mehr oder weniger stark vom sog. Tubersitz, bei in physiologischer Adduktion eingebettetem Stumpf zusätzlich von der lateralen Schaftwand und bei *Vollkontaktschäften* (Abb. **13a–b**) von der gesamten Schaftwand aufgenommen. Im Gegensatz zum Vollkontaktschaft hängt beim „Saug"- oder besser Haftschaft das distale Stumpfende frei in dem vom Ventil luftdicht abgeschlossenen Köcher. Hier kommt es bei zu engem Schaft leicht zu Zirkulationsstörungen. Ein elastisches

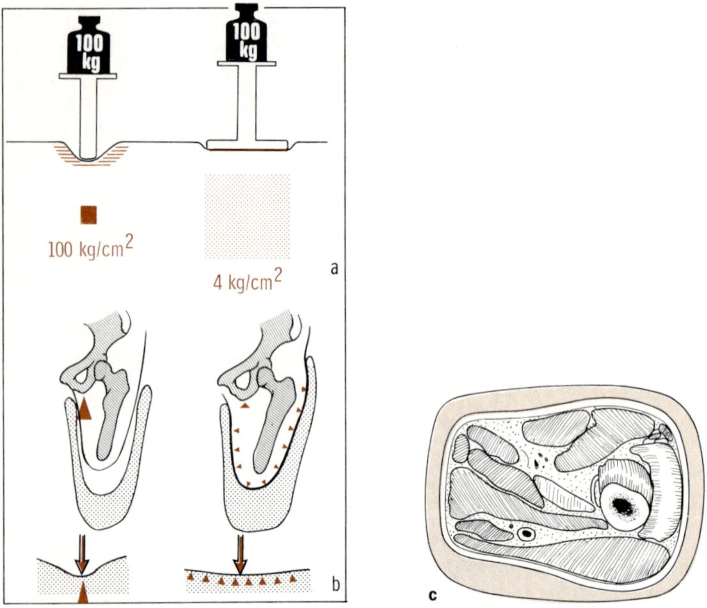

Abb. **13a–c** Kraft und Druck. **a** Eine große Kraft, konzentriert auf eine kleine Oberfläche ruft einen starken Druck hervor. Ein starker Druck wird vom Gewebe schlecht vertragen. Eine gleich große Kraft verteilt auf eine große Oberfläche, verursacht einen geringen Druck, der vom Gewebe gut vertragen wird. **b** Klassischer Schaft und Vollkontakt. Der klassische Köcher (links) umfaßt nicht vollständig den Stumpf; dieser schwimmt und es fehlt an Stabilität. Das gesamte Körpergewicht liegt auf dem Tuber ossis ischii. Der Vollkontaktschaft (rechts) verteilt die Kraft auf eine große Oberfläche, der Druck ist minimal und wird gut vertragen; keine zusätzliche Bandage nötig. **c** Quadrolateraler Köcher. Wenn die Stumpfmuskeln sich kontrahieren, gibt es keine zylindrische Form, sondern eine viereckige; aus diesem Grund ist ein moderner Köcher nicht oval sondern eckig (nach Rippstein).

Stumpfkontaktkissen (s. Abb. **6**) kann nach Änderung des Schaftes den venösen Rückfluß verbessern.

Narbige muskelatrophische oder kurze und kontrakte Stümpfe bedürfen der zusätzlichen Sicherung, z. B. durch einen Beckengurt, oder, besonders bei alten Patienten, durch einen über die Schulter führenden Tragegurt. A. Bähler (1979) hat nachdrücklich gefordert, gerade beim Patienten mit arterieller Verschlußkrankheit keinen starken Druck auf das Trigonum femorale vom Prothesenschaft her auszuüben.

Der korrekte statische Aufbau des Kunstbeines ist neben der Schaftgestaltung sowie der individuellen Auswahl der Kniegelenk- und Fußpaßteile für die Funktion von ausschlaggebender Bedeutung. Die Auswahl der Kniegelenkskonstruktion richtet sich weitgehend nach dem Alter und der Aktivität des Patienten. Für den statischen Aufbau verdienen Beuge- und Abduktionskontrakturen des Hüftgelenkes besondere Beachtung. Der dynamische Aufbau wird durch die Modulartechnik mit austauschbaren Gelenken, Rohrskelett und entsprechenden Adaptern erleichtert; die Kosmetikverkleidung verbessert das Aussehen und fühlt sich hautähnlich an.

Die Standardversorgung des einseitig *Hüftexartikulierten* stellt die sog. kanadische Hüftexartikulationsprothese von McLaurin dar. (Abb. **14a** u. **b**). Eine den gleichseitigen Beckenkamm exakt fassende Beckenhalbschale wird mit einem Lederriemen zwischen Beckenkamm und Trochanter major der Gegenseite fixiert. Bei einseitigen Hemipelvektomien ist ein den gegenseitigen Beckenkamm und den unteren Rippenbogen mit einschließender vollständiger Beckenkorb anzufertigen. Durch die von McLaurin eingeführte anteriore Positionierung der künstlichen Hüftgelenkachse und die im Stand leicht rückverlagerte Kniegelenkachse wird ein sicheres Stehvermögen ohne zusätzliche Sperrvorrichtungen erreicht. Die von der Lendenwirbelsäule ausgehenden Beckenbewegungen werden zur Einleitung der Schwingphase oder zur Sicherung der Standphase über den halben oder vollständigen Beckenkorb auf das Kunstbein übertragen. Bemerkenswert ist, daß das Gehen mit dem kanadischen Exartikulationsbein zumeist in kurzer Zeit und problemlos erlernt wird.

Doppelseitig Hüftexartikulierte bzw. Kinder mit doppelseitigen Amelien oder Phokomelien der unteren Gliedmaßen werden mit Spezialprothesen für Rotationsgang oder bei normalen oberen Gliedmaßen für Durchschwunggang versorgt. So wird z. B. das beinlos geborene Kind im 12. Lebensmonat mit Hilfe eines Beckenkorbes und darunter an einem Rohrskelett befestigte Stubbies (Abb. **15**) auf die Beine gestellt.

Damit kann das Kind an einem Tisch stehen, spielen oder sich im

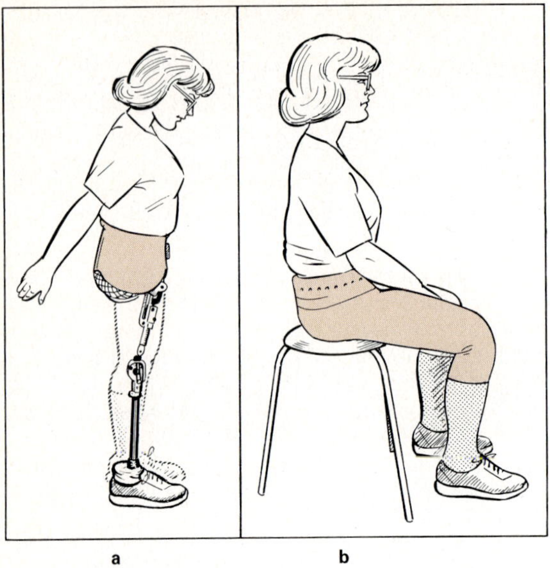

Abb. **14a** u. **b** Hüftexartikulationsprothese nach McLaurin.

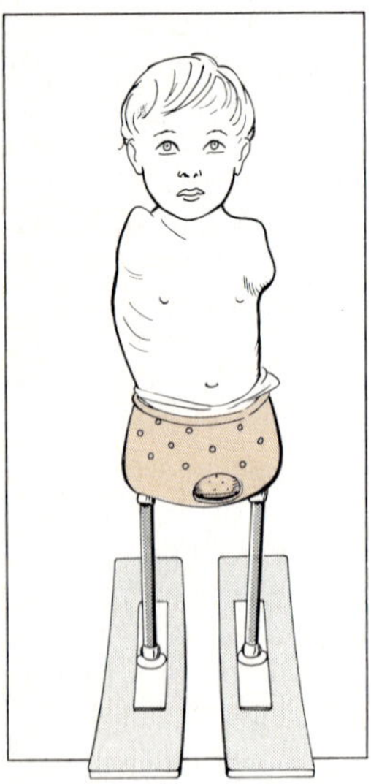

Abb. **15** Stubby-Prothese für vierfache Amelie. Fortbewegung im Rotationsgang.

Rotationsgang fortbewegen. Sind die oberen Extremitäten normal entwickelt, erlernt das beinlose Kleinkind den Durchschwunggang mit speziell dafür angefertigten Prothesen, zunächst noch ohne Hüft- und Kniegelenk, vom 4.–6. Lebensjahr an mit Hüft- und Kniegelenkeinheiten in einer Parallelogrammkonstruktion. Diese Konstruktion erlaubt den Durchschwunggang (Abb. **16a** u. **b**), gewährleistet Standsicherheit und bewirkt bei Rückverlagerung des Körperschwerpunktes die für das Sitzen notwendige Flexion der gekoppelten Hüft- und Kniegelenke. Mit Hilfe von zwei Unterarmstützen können mit diesen Prothesen Geländeunebenheiten, Steigungen, Bürgersteige, Treppen usw. gut überwunden werden. Traumatisch Beinlose erhalten diese Prothese sofort nach Wundheilung.

Bei schweren Schäden aller vier Extremitäten sollten Spezialprothesen für Rotationsgang verordnet werden. Doppelseitig Hüftexartikulierte, Drei- und Vierfachamputierte bzw. entsprechend Fehlgebildete benötigen zusätzlich einen Elektrorollstuhl bzw. Elektrospezialfahrzeuge,

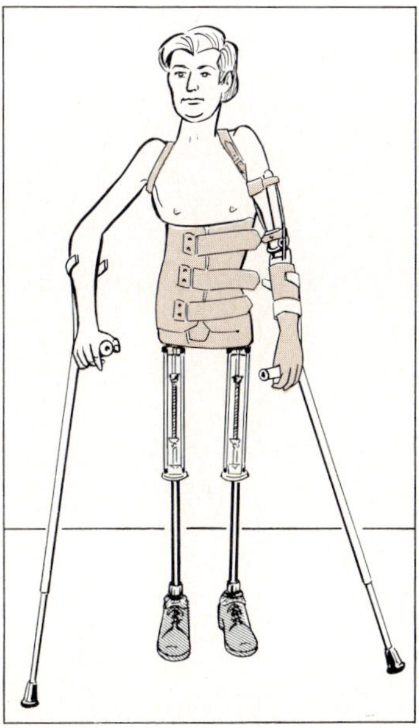

a

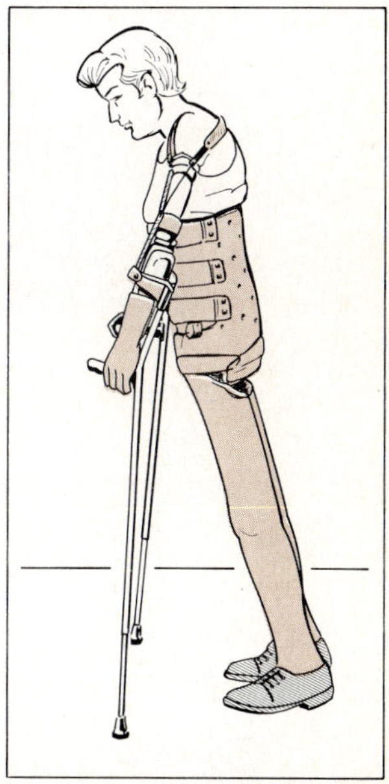

b

Abb. **16a** u. **b** Beidseitige Amelie der unteren Extremitäten und transversaler Defekt des linken Armes. Prothesenausrüstung für Durchschwunggang (hoher Beckenkorb wegen Skoliose).

die z. B. beim Vierfachgeschädigten den Einstieg in Bodenhöhe und das maschinelle Anheben auf Sitzhöhe erlauben. Die Steuerung wird der Behinderung entsprechend individuell angepaßt.

Prothesen bzw. Orthoprothesen für Gliedmaßenfehlbildungen der unteren Extremitäten verlangen Spezialkenntnisse, die im Rahmen dieses Buches nicht besprochen werden können (vgl. Baumgartner 1977, Atlas of Limb Prosthetics 1981).

Wichtig ist zu wissen, daß ein Kind mit angeborenen Fehlbildungen der unteren Extremitäten altersentsprechend auf die Beine kommt, d. h. etwa im 12. Lebensmonat. Vorbereitende Operationen sind insbesondere beim Tibiadefekt, z. T. auch beim Fibuladefekt erforderlich (Abb. **17a** u. **b**). Sie sollten vor Gehbeginn durchgeführt sein. Die Prothese darf in derartigen Fällen weder einen unförmigen und schweren Apparat noch eine verkleinerte Erwachsenenprothese darstellen, sondern sie hat die Besonderheiten der statischen und dynamischen Entwicklung des Kindes zu berücksichtigen (Marquardt u. Martini 1979).

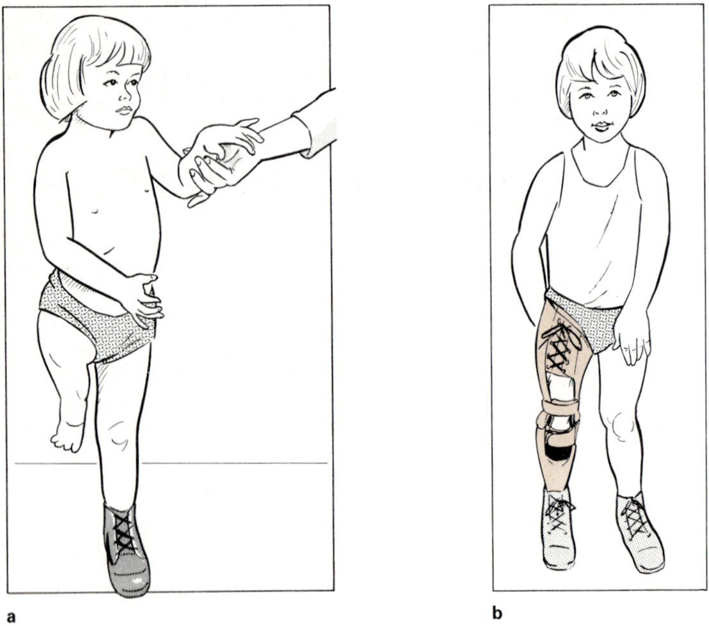

a **b**

Abb. **17a** u. **b** Kind mit Orthoprothese bei subtotalem Femurdefekt, totalem Fibuladefekt und fibularem Fußstrahldefekt rechts.

Bei sämtlichen Beinamputierten und entsprechend angeboren Fehlgebildeten ist während der Behandlungszeit zu erproben, welche Gehleistungen ihnen zugemutet werden können. Dies trifft besonders für geriatrische sowie für unter zytostatischer Behandlung stehende Amputierte, ferner für Mehrfachamputierte und Mehrfachbehinderte zu. Daraus ergibt sich die Indikation für die zusätzliche Versorgung mit einem Rollstuhl oder mit einem Selbstfahrerrollstuhl. Auch sollte die Frage der entsprechenden Umrüstung des Pkw noch während des Klinikaufenthalts eingeleitet oder durchgeführt werden. Für in Ausbildung oder im Berufsleben stehende Amputierte sind die entsprechenden Rehabilitationsmaßnahmen rechtzeitig während des Klinikaufenthaltes einzuleiten, so daß eine evtl. notwendige Umschulung nahtlos an die klinische Behandlung angeschlossen werden kann.

Prothetische Sofort- und Frühversorgung Armamputierter

War bei der Amputation ein primärer Wundverschluß möglich, so wird noch auf dem Operationstisch ein entsprechend gepolsterter Gipsköcher anmodelliert, der das proximal der Amputation befindliche Gelenk mitruhigstellt. Am Tage nach der Amputation wird die Übungsprothese mit Hilfe von Klebeband am Gipsköcher befestigt, die Kraftzugbandage wird angeschlossen, in der Abteilung für Beschäftigungstherapie wird mit der Prothesenschulung begonnen (Abb. **18**). Der Krankengymnast übt die Beweglichkeit der nicht ruhiggestellten Gelenke, die Balance und die Körperhaltung. Etwa 3 Wochen post amputationem kann bereits der Abguß für die endgültige Prothese genommen werden. Drei Wochen benötigt die Muskelplastik zur Heilung. Danach wird bei Unterarmamputierten zusätzlich die Pro- und Supination, bei Oberarmamputierten die Beweglichkeit im Schultergelenk trainiert. Die Entlassung mit der fertiggestellten Prothese und mit abgeschlossenem Prothesen- und Selbsthilfetraining sollte etwa 6–8 Wochen nach der Amputation möglich sein.

Nich in jedem Krankenhaus, in dem eine Armamputation vorgenommen wird, kann eine prothetische Sofortversorgung durchgeführt werden. Die frühestmögliche prothetische Versorgung sollte aber in jedem Fall unser Ziel sein. Wurden Hauttransplantationen durchgeführt oder mußte die Amputationswunde wegen Infektionsgefahr offen bleiben, so wird der Gipsköcher erst nach der Wundheilung anmodelliert. Dadurch kommt es zu einer Verschiebung des Behandlungsverlaufs gegenüber der Sofortversorgung, beim Kind um etwa 2–3 Wochen, beim Erwachsenen um etwa 4 Wochen. Nach funktionsverbessernden plastischen Operationen, z. B. nach der Krukenberg-Plastik, nach ei-

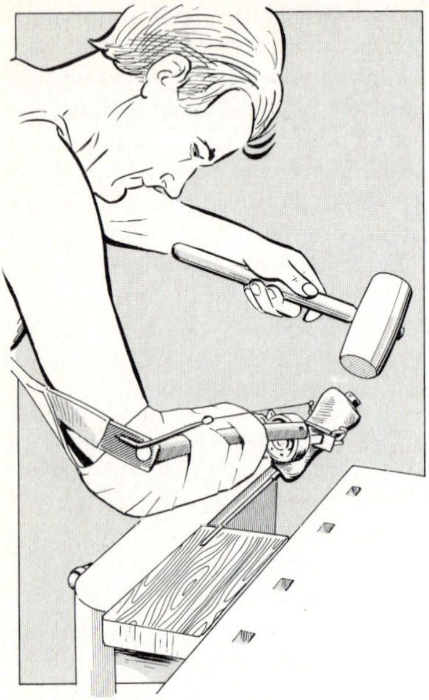

Abb. **18** Beschäftigungstherapeutisches Armprothesentraining mit postoperativer Übungsprothese.

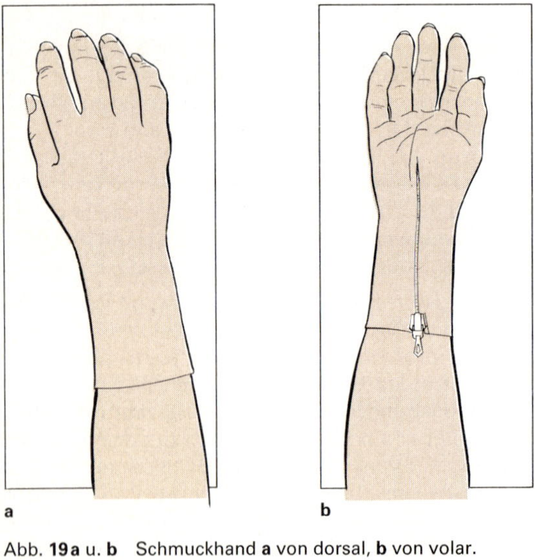

a **b**

Abb. **19a** u. **b** Schmuckhand **a** von dorsal, **b** von volar.

ner Winkelosteotomie oder einer Stumpfkappenplastik, sind prothetische Sofort- oder Frühversorgungen nicht möglich. Da es sich dabei aber meist um beiderseits Amputierte handelt, sollte die Gegenseite noch vor der plastischen Operation prothetisch versorgt und der Patient in seiner Selbständigkeit geschult sein.

Die prothetische Erstversorgung ist zumeist der aktive Greifarm. Bioelektronisch gesteuerte (z. B. myoelektrische) Prothesen werden üblicherweise als Sekundärversorgung verordnet, Myoelektrische Primärversorgungen sind aber durchaus möglich und dann sinnvoll, wenn von vornherein die Indikation für eine myoelektrische Prothese gegeben ist, z. B. für Öffentlichkeitsarbeit, wenn ein fester Griff bei guter Kosmetik benötigt wird. Vorbereitende Krankengymnastik s. S. 489.

Etwa in der 5.–6. Woche nach der Amputation wird beim prothetisch Frühversorgten der Abguß für die endgültige Prothese genommen; nach Fertigstellung der Prothese im Rohbau beginnt das unumgänglich notwendige Prothesentraining. Die Armprothesenschulung in Kombination mit dem Selbsthilfetraining einschließlich des Einsatzes technischer Hilfen ist ein wichtiges Spezialgebiet der Beschäftigungstherapie, auf das im Rahmen dieses Buches nicht eingegangen werden kann. Wir verweisen auf die entsprechende Spezialliteratur, z. B. Jentschura 1979, Trebes u. Mitarb. 1970.

Armprothesen

Als Gliedmaßenersatz für die obere Extremität unterscheiden wir zwei Hauptgruppen, nämlich die passiven und die aktiven Prothesen. Sie können in ein und derselben Versorgung kombiniert oder auch gegeneinander austauschbar zur Anwendung kommen.

Passive Prothesen

Schmuckarme und Schmuckhände

Schmuckarme bzw. Schmuckhände (Abb. **19a–c**) sind leichte Prothesen, die vorwiegend zum kosmetischen Ausgleich getragen werden.

Passive Arbeitsarme

Die passiven Arbeitsarme sind stabile Prothesen, zumeist für Unterarmamputierte, deren Handersatzstücke wie z. B. Ring, Haken, Schraubklaue, Spatenhalter (Abb. **20**) im Handanschlußgelenk gegeneinander, aber auch gegen eine passive Prothesenhand ausgetauscht werden können. Diese passiven Arbeitsarme haben sich bei Landwirten, Gärtnern und Metallarbeitern sehr bewährt.

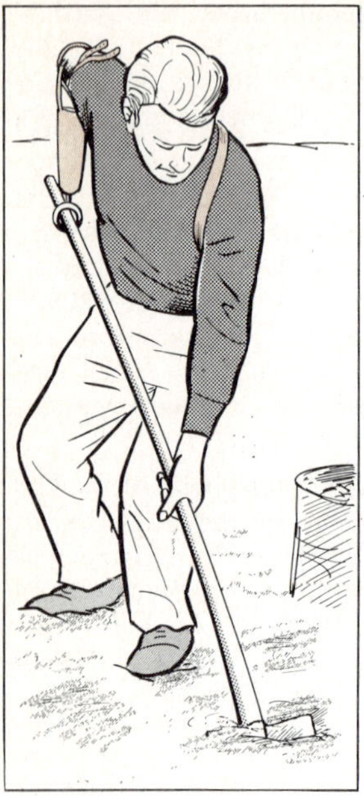

Abb. **20** Passiver Arbeitsarm.

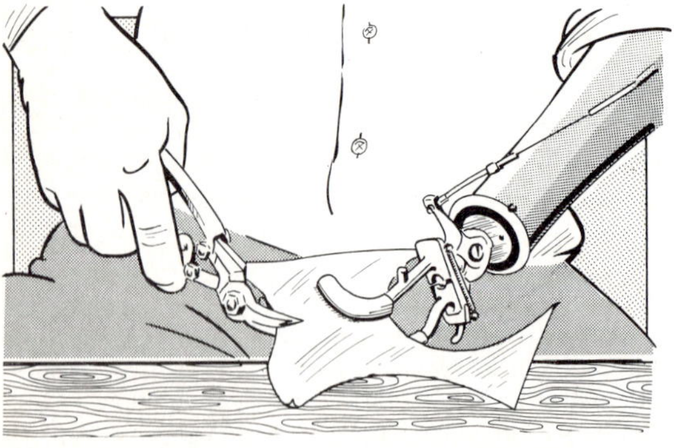

Abb. **21** Prothesentraining mit aktivem Greifarm (der deutsche Standardhook ist im Handanschlußgelenk gegen eine aktive Prothesenhand austauschbar).

Aktive Prothesen

Aktive Greifarme

Ihr Hauptmerkmal ist die Übertragung körpereigener Bewegungen, z. B. des Schultergürtels, mit Hilfe von Bowden-Zügen (Kraftzugbandage) auf die zu bewegenden Gelenke der Prothesenhand, des Greifinstrumentes (Hook) (Abb. **21**), des künstlichen Ellenbogengelenkes bzw. auf den Mechanismus der Blockierung und Entsperrung. Zur optimalen Ausnutzung der körpereigenen Kraft und zur sicheren Beherrschung der Prothese sind eine exakte Stumpfeinbettungs- und Gießharztechnik sowie eine spezielle Bandagenführung Voraussetzung. Weiteres ist für Krankengymnasten, die in der Prothesenschulung tätig sind, in der Fachliteratur nachzulesen (Kuhn 1968).

Kraftzugbandagen können auch an Sauerbruch-Kanäle, das sind durch Stumpfmuskeln bzw. durch den M. pectoralis major geführte, mit gestielten Hautlappen ausgekleidete Kanäle, angeschlossen werden, so z. B. an einen Bizepskanal zur Steuerung des Greifinstrumentes (Hook) bzw. der Prothesenhand.

Das passiv verstellbare Handanschlußgelenk ist entweder stufenweise oder rastenlos im Sinne der Rotation verstellbar und erlaubt den Austausch von Prothesenhand, Greifinstrument (Hook) und passiven Arbeitsgeräten, z. B. Tupfer für die Zeichenmaschine, aber auch Ring, Haken, Schraubklaue usw. Die prothetische Oberarmrotation geschieht in einem passiven verstellbaren Bremsgelenk und ist mit dem Ellenbogenpaßteil verbunden. Wurde jedoch am Oberarmstumpf eine distale Winkelosteotomie oder eine besonders der Ellenbogenexartikulation ähnliche Stumpfkappenplastik ausgeführt, so wird bei entsprechender Anpassung der Prothese das volle Bewegungspotential des Schultergelenkes und des Schultergürtels auf die Prothese übertragen, wodurch sich eine zusätzliche passive Verstellbarkeit im Sinne der Rotation zumeist erübrigt. Abduktion und Vorwärtsführung im künstlichen Schultergelenk der Kunstarme nach Schulterexartikulation bzw. Schultergürtelamputation (Abb. **22a** u. **b**) werden passiv bewerkstelligt. Im Vordergrund der Versorgung mit aktiven Greifarmen stehen ein- und doppelseitige Unterarmstümpfe sowie einseitige Oberarmstümpfe. Es sei betont, daß sämtliche Stumpflängen mit aktiven Greifarmen versorgt werden können, wobei jedoch die Effektivität der Prothese bei zunehmender Amputationshöhe entsprechend dem steigenden Mißverhältnis zwischen Bedarf und Möglichkeit geringer wird. Insbesondere bei hohen doppelseitigen Armamputationen wird aufgrund dieses Mißverhältnisses die Zwischenschaltung von Fremdenergie notwendig. Dabei hat die zumeist in einer Nickel-Cadmium-Batterie gespeicherte Elektrizität die Kohlensäurepneumatik weitgehend abgelöst.

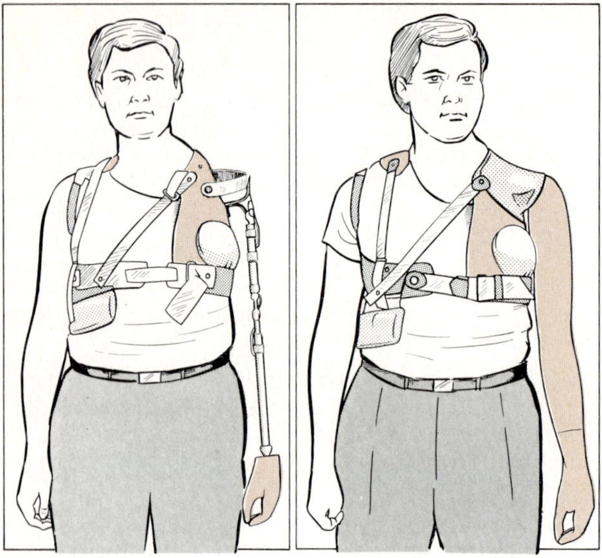

a b

Abb. **22a** u. **b** Schmuckarm mit Elektrohand bei einseitiger Schultergürtelamputation im Rohrskelettaufbau 3 Wochen nach der Amputation mit frei schwingbarem und passiv blockierbarem Schulter- und Ellenbogengelenk, passiver Oberarmrotation, passiver Handdrehung und einer über einen 2fach-Zugschalter gesteuerten Elektrohand. **b** Mit fertiggestelltem Kunstarm nach abgeschlossenem Prothesentraining.

Fremdenergieprothesen

Die Fremdenergieprothesen sind dadurch charakterisiert, daß zwischen die körpereigenen Steuerbewegungen bzw. Muskelkontraktionen und die Bewegungen der Prothese pneumatische oder elektrische Servomotoren geschaltet sind.

Bei der *Heidelberger pneumatischen Armprothese* (Häfner) dient flüssige Kohlensäure, die in einem drucksicheren Stahl- oder Aluminiumbehälter gespeichert wird, bei der *elektromechanischen Prothese* Elektrizität, z.B. aus einem Nickel-Cadmium-Akkumulator, als Kraftquelle. Ventile bzw. Mikroschalter (Zug- und Druckschalter) erlauben selbst beiderseits Schulterexartikulierten von den ihnen noch verbliebenen Schulterbewegungen her die wichtigsten Prothesenfunktionen willkürlich zu steuern (Abb. **23a** u. **b**). Daraus ergibt sich, daß die pneumatische und heutzutage zunehmend die elektromechanische

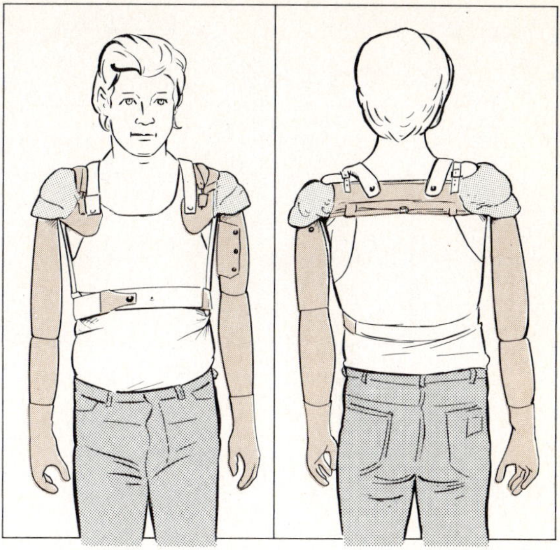

a b

Abb. **23a** u. **b** Heidelberger elektromechanische Prothese rechts und Schmuckarm links am Simpson-Rahmen für die prothetische Versorgung Armloser (hier eines beidseits Schulterexartikulierten nach Unfall). Die Prothesenfunktionen (Handöffnung und -schließung, Handdrehung, Blockierung und Entsperrung) werden über Mikrodruck- und Zugschalter von beiden Schultern aus gesteuert. Nickel-Cadmium-Akkumulator im linken Oberarmteil. Die Prothese wird ganztags getragen. – Dieser Prothesentyp ist die Weiterentwicklung der Heidelberger pneumatischen Prothese (O. Häfner); Zwischenstadium war die Hybridprothese.

Prothese besonders bei doppelseitig erworbener und angeborener Armlosigkeit sowie bei beidseitigen Phokomelien indiziert ist. Bei letzteren werden Tastventile bzw. Tastschalter verwendet. Bei doppelseitigem Handverlust hingegen ist auch heute noch die plastische Umformung des Unterarmes zu einer Greifzange nach Krukenberg die Methode der Wahl. Zusätzlich kann je nach persönlichem oder beruflichem Bedürfnis ein aktiver Greifarm mit Prothesenhand oder Standardhook eine elektromechanische, über Tastschalter gesteuerte Prothese (von der myoelektrischen äußerlich nicht zu unterscheiden) oder zum Ausgehen lediglich eine leichte Schmuckhand gegeben werden.

Die *bioelektrisch gesteuerte Armprothese* (zumeist als myoelektrische Prothese bezeichnet) ist dadurch gekennzeichnet, daß die während der Muskelkontraktion entstehenden Aktionspotentiale von Kontaktelektroden als Spannungsdifferenz abgegriffen und elektronisch verarbei-

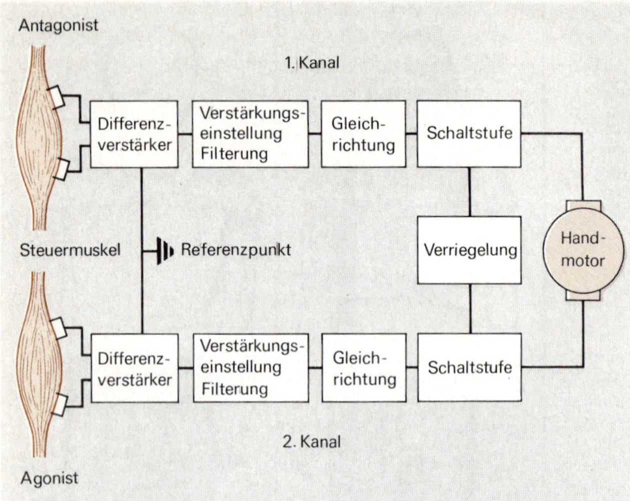

Abb. **24** Funktionsschema einer myoelektrischen (bioelektrisch gesteuerten) Prothese von H. Roesler.

tet werden (Abb. **24**). Auf das krankengymnastische Vortraining der Stumpfmuskulatur wird auf S. 489 eingegangen. Dabei müssen Agonist und Antagonist es lernen, sich isoliert zu kontrahieren und zu entspannen. Die Signale der Beuger würden auf die Strecker und umgekehrt durchschlagen und stören. Aus diesem Grunde sind elektronische Kanalverriegelungen vorgesehen, die jeweils nur einen Kanal freigeben. Ferner ist eine den individuellen Muskelaktionspotentialen angepaßte Feinaussteuerung möglich. Dieses neue Prothesensystem führt bei einer entsprechenden Armprothesenschulung zu einer optimalen „Mensch-Maschine-Koppelung".

Die Indikation für eine myoelektronisch gesteuerte Prothese besteht dann, wenn vom Amputierten eine kosmetisch ansprechbare Hand mit hoher Griffkraft benötigt wird, ohne daß mit der Prothese schwere körperliche Arbeit verrichtet werden müßte, wie z. B. bei Schreibtischberufen mit Publikumsverkehr. Für handwerkliche Arbeiten, z. B. Basteln, Kochen und andere Hausarbeiten steht ein gegen die Elektrohand austauschbarer Elektrogreifer zur Verfügung.

Wie bei den aktiven Greifarmen so kommt es auch bei den pneumatischen, den elektromechanischen und den bioelektronisch gesteuerten Armprothesen auf eine exakte Einbettungs- und Gießharztechnik an.

Auf die einzelnen Prothesentypen für die verschiedenen Amputationshöhen und ihre Besonderheiten in bezug auf die Einbettungstechnik und Schaftgestaltung kann im Rahmen dieses Lehrbuches nicht näher eingegangen werden. Wir verweisen auf Marquardt u. Roesler 1980.

Die Prothesenversorgung und -schulung von Kindern mit Amputationen der oberen Gliedmaßen oder angeborenen Stümpfen erfolgt entwicklungsgerecht mit dem Alter des Kindes entsprechend angepaßten Prothesen und technischen Hilfen. Die Prothesenschulung wird in jedem Fall mit einer der Entwicklung des Kindes entsprechenden Förderung in den Aktivitäten des täglichen Lebens kombiniert. Einzelheiten darüber sind in der Spezialliteratur nachzulesen, z. B. bei Baumgartner (1977) sowie im Atlas of Limb Prosthetics (1981).

Orthesen

Unter Orthesen verstehen wir vielfältige orthopädische Schienen, Apparate und Korsette, ferner sollten in unserem Zusammenhang auch die Einlagen abgehandelt werden. Die Versorgung mit Orthesen steht zunächst in einem engen Zusammenhang mit der krankengymnastischen Behandlung, wie aus der Indikationsstellung für Orthesen deutlich hervorgeht. So sind Orthesen aus folgenden Gründen angezeigt:

- *Verhütung* von Kontrakturen, Fehlstellungen und Deformitäten. In diesem Zusammenhang seien z. B. genannt: Lagerungsschalen bei rheumatischen Erkrankungen, bei Lähmungen oder Myopathien; Klumpfußnachtschienen in der Nachbehandlungszeit zur Verhütung eines Rezidivs. Diese Orthesen werden während der Behandlung abgelegt.
- *Korrektur* von
  - Fehlhaltungen,
  - Kontrakturen,
  - Deformitäten.

Beispiele bei *Fehlhaltungen:*
die das Fußgewölbe aufrichtende Einlage beim lockeren kindlichen Knickfuß; dabei wird eine echte Korrektur angestrebt, die nur durch die zusätzliche krankengymnastische Behandlung gesichert werden kann.

Bei *Kontrakturen:*
- die Quengelschiene zur Behandlung ischämischer Handgelenks- und Fingerkontrakturen;
- die Klumphandschiene, die einmal als passive Quengelschiene, zum anderen zur Erhaltung eines durch Redression oder Operation erzielten Ergebnisses zur Anwendung kommt.

Bei *Deformitäten:*
das Milwaukee-Korsett nach Blount, das Boston-Korsett und ähnliche aus der Skoliosetherapie nicht mehr wegzudenkende Korsette, die zunächst Heilmittel-, später, wenn es nur noch um Stützung geht, Hilfsmittelcharakter haben. Über Skoliosekorsette wird ausführlich an anderer Stelle dieses Buches berichtet.

Entlastung
Beispiele:
- die Entlastung eines Fersensporns oder anderer schmerzhafter Knochenvorsprünge mit Hilfe der die Fußform haltenden und die empfindlichen Teile vom Druck befreienden Einlage bzw. im orthopädischen Schuh;
- die sog. Thomas-Schiene bzw. deren Weiterentwicklung nach Volkert (Abb. **25**): In der Belastungsphase oder beim Stehen wird das Körpergewicht zur Entlastung des Hüftkopfes am Tuber ossis ischii abgefangen. Liegen jedoch entzündliche Prozesse vor oder besteht eine Falschgelenkbildung, so muß im großen Apparat die Entlastung mit der Ruhigstellung verbunden werden.

Ruhigstellung
Beispiele: das Spondylitiskorsett, die Arthrodesenhülse, der Arthrodesenstiefel.

In abgeschwächter Form wird das Prinzip der Ruhigstellung in der Ballenabrollung am Schuh bei schmerzhaft eingeschränkter Dorsalflexion der Großzehe (Hallux rigidus) angewandt.

Verkürzungsausgleich
Beispiele: orthopädische Stiefel und Orthesen mit Verkürzungsausgleich, Orthoprothese.

Bei Beinverkürzungen und Prothesenversorgungen, aber auch bei Orthesen, die der Entlastung und Ruhigstellung dienen, muß zur Vermeidung statischer Wirbelsäulenveränderungen der Verkürzungsausgleich gewährleistet sein. Bei starken Verkürzungen fehlgebildeter Gliedmaßen werden Wuchslenkung. Führung und Stabilisierung, wenn notwendig auch Entlastung der fehlgebildeten Gließmaße in einer Orthese erreicht, unter der zum Ausgleich der Verkürzung eine Prothese befestigt wird; wir nennen eine derartige Kombination zwischen Orthese und Prothese folgerichtig Orthoprothese (s. Abb. **17**).

Temporäre und Dauerstabilisierung eines oder mehrerer Gelenke zur Ermöglichung der Funktion einer gelähmten Extremität
Beispiele:
- temporäre Stabilisierung des Schulter- und Ellenbogengelenkes in verstellbarer Arbeitsstellung mit Hilfe sog. Außensperren (Abb. **26**);
- Dreiring-Schreibhilfe bei Lähmungen der Finger (Abb. **27**);

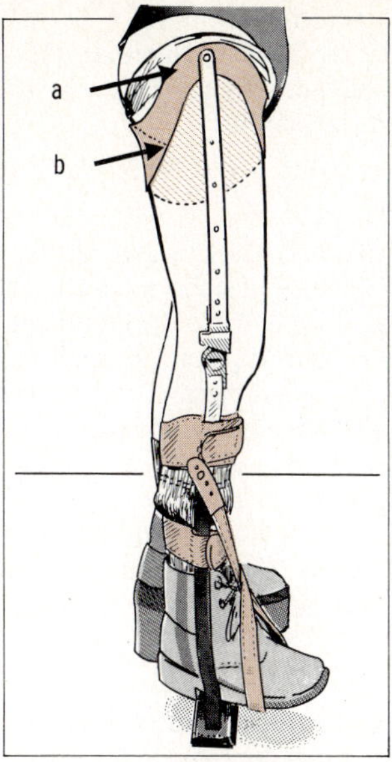

Abb. **25** Eine individuelle Druckverteilung und Entlastung im Hüftgelenk kann indikationsnotwendig mit dem Schienensystem der Mainzer Hüftgelenksorthese nach Volkert erreicht werden. Justierungen führen zu größerer Flächendeckung im Hüftkopfbereich.

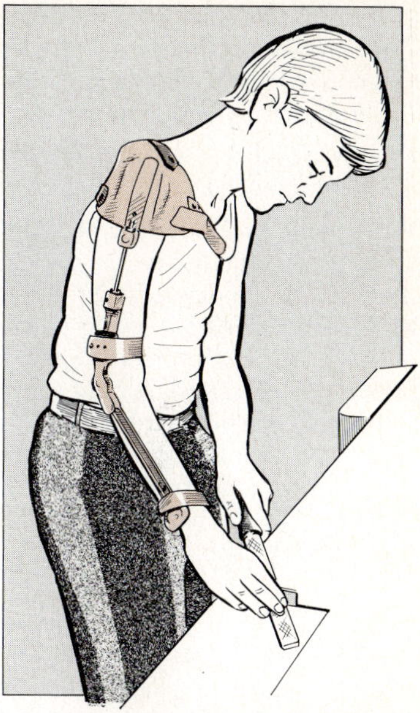

Abb. **26** Lähmungsapparat für die obere Extremität mit Hosmer-Außensperre zur Blockierung des Ellenbogengelenkes, Schulterkappe wegen Deltoideuslähmung und seitlichem Stab zur passiven Oberarmrotation. Bei dem Patienten bestehen noch Restfunktionen an der rechten Hand.

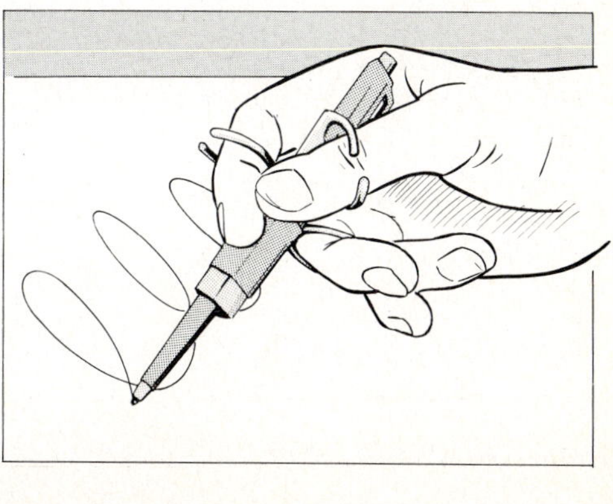

Abb. **27** Dreiring-Schreibhilfe.

- temporäre Sperrung des Kniegelenkes in Streckstellung, z. B. mit der Schweizer Sperre; die Ausschaltung der Beweglichkeit im unteren Sprunggelenk und ein Spitzfußzügel am beweglichen oberen Sprunggelenk bei Lähmung der unteren Extremität.

Diesen Beispielen ist der Funktionsgewinn durch die Stabilisierung nicht beherrschbarer Gelenke gemeinsam.

Ist der Gelähmte oder der Muskeldystrophiker durch Schwerpunktverlagerung bzw. Achsenverlagerung fähig, Gelenke zu sichern oder auch gezielte Bewegungen auszuführen, so wird eine diese Bewegungen behindernde Orthese wenig Nutzen haben. Ein Muskeldystrophiker, der z. B. mit Hilfe leichter Spitzfüße in der Belastungsphase bzw. im Stand eine Rückverlagerung seiner Kniegelenkachse hinter die Belastungslinie erfährt, wird in der Mehrzahl der Fälle auf einen Apparat verzichten, allein schon, um Energie zu sparen. Wird der Spitzfuß jedoch vollständig beseitigt, so wird der schwache M. quadriceps des gleichen Patienten das Kniegelenk nicht mehr sichern können, der Patient wird dann erst, z. B. postoperativ, von einem Apparat abhängig.

Ersatz verlorengegangener aktiver Beweglichkeit

Das Prinzip des Ersatzes aktiver Beweglichkeit reicht vom provisorisch angelegten Spitzfußzügel (Abb. **28a–e**) über die Peronäusfeder (Abb. **29a–c**) bis zum elektronisch gesteuerten Lähmungsapparat.

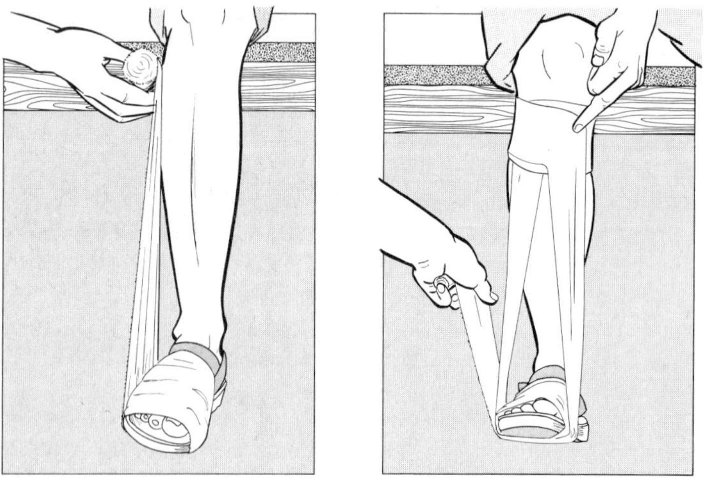

Abb. **28a** und **b**

Wir wollen dieses Prinzip am Beispiel von Lähmungen der oberen Extremität näher erläutern: Die Gewichtsverlagerung des Rumpfes, die zumeist im Sitzen auch noch Schwerstgelähmten möglich ist, wird mit Hilfe von Kugellager-Armstützen zur Ausführung von gezielten, jedoch in Ebene und Radius technisch ausgeführten Bewegungen der

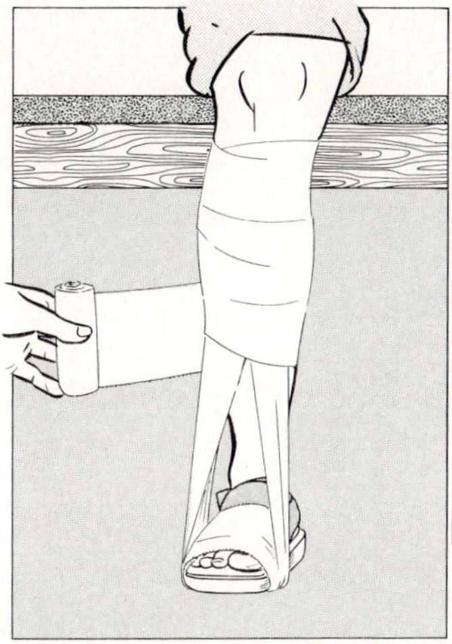
c

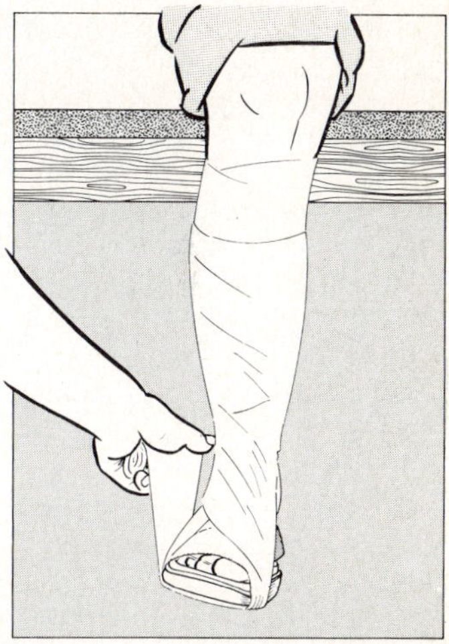
d

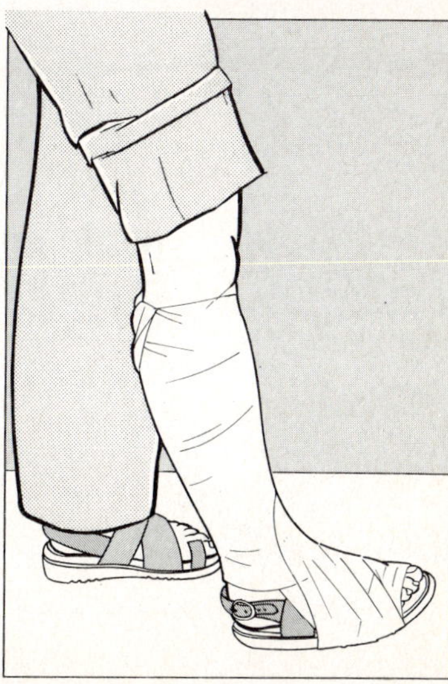
e

Abb. **28a–e** Provisorisch angelegter Spitzfußzügel.

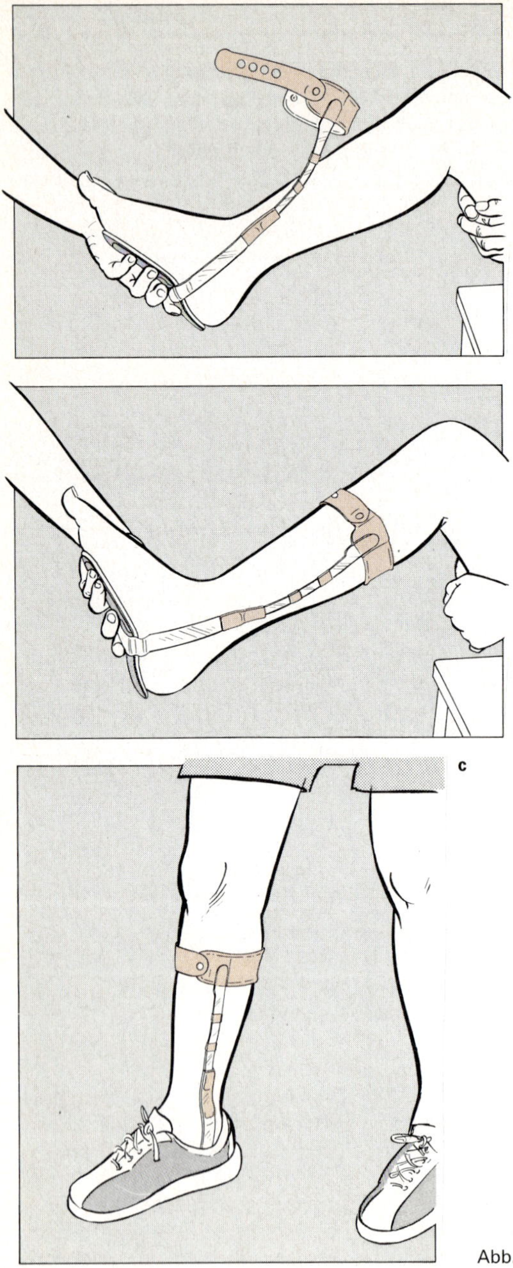

Abb. **29 a–c** Peronäusfeder.

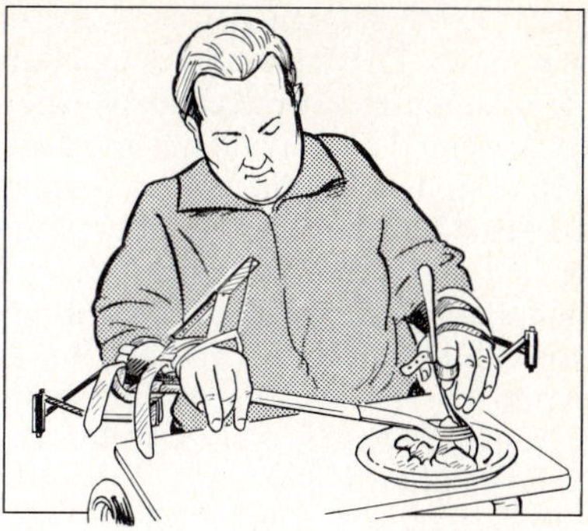

a

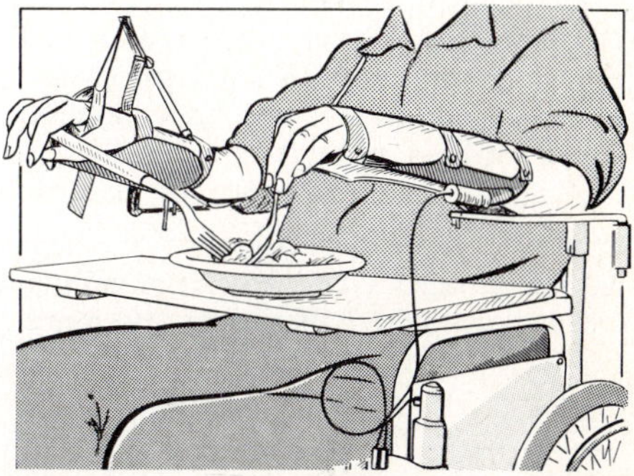

b

Abb. **30a** u. **b** Durch Poliomyelitis an allen vier Extremitäten schwer gelähmter Mann im Rollstuhl. Die Arme sind auf Kugellager-Armstützen gelagert. Linksseitig wurde die kontrakte Hand mit einem pneumatischen Lähmungsapparat versorgt.

Schulter- und Ellenbogengelenke ausgenutzt (Abb. **30a** u. **b**). Ist, wie z. B. beim Poliomyelitiker, die Tiefensensibilität erhalten, so besteht eine ausgezeichnete Kontrolle des Bewegungsablaufs, wobei sogar Richtungsänderungen in schneller Reaktion möglich sind. In einem solchen Fall müßte lediglich die ausgefallene Greif- und Haltefunktion durch Fremdkraft (Kohlensäure oder Elektrizität) ersetzt werden. Fälschlicherweise neigen wir allerdings heute dazu, diese Probleme volltechnisch lösen zu wollen.

Beispiele: Im Muskelstatus eines Patienten wird der völlige Ausfall der gesamten Schultergürtel- und Armmuskulatur festgestellt. Wegen zusätzlicher Lähmungen an den unteren Extremitäten ist der Patient auf einen Rollstuhl angewiesen. Dem Muskelstatus entsprechend werden Schulter- und Ellenbogenbewegungen, die Pro- und Supination und die Bewegungen von Hand- und Fingergelenken elektrisch oder pneumatisch von Zehen- oder Kopfbewegungen her gesteuert und ausgeführt. Die einzelnen Bewegungen laufen hintereinander oder im Programm ab. Der Patient ist in eine Maschine eingezwängt und in höchstem Grade von der Technik abhängig. Das wird nur dann erfolgreich sein, wenn dem Patienten keine andere Wahl bleibt. Wo liegt nun der Fehler in dem beschriebenen Vorgehen? Der Muskelstatus der oberen Extremitäten und des Schultergürtels reicht für die Verordnung der technischen Versorgung nicht aus. Wir müssen zusätzlich erproben, ob dem Patienten im Sitzen eine geringe Verlagerung des Rumpfes nach vorne und hinten, nach rechts und links gelingt. Dann legen wir die Arme auf Kugellager-Armstützen und erleben in den meisten Fällen, daß der Patient in den Schulter- und Ellenbogengelenken bewegen kann, und zwar nur durch Rumpfbewegungen und in den technisch vorgesehenen Ebenen, aber doch nach einiger Übung gezielt und präzise. Die psychologische Wirkung dieser Maßnahme entspricht durchaus derjenigen, die wir stets bei den ersten aktiven Bewegungen eines Gelähmten im Wasser erleben können. Der Patient gewinnt gegenüber dem vorgenannten Vorgehen an Aktivität und Reaktionsvermögen. Das Training evtl. noch innervierter oder sich erholender Muskelfasern wird gefördert. Wie bereits beschrieben braucht evtl. nur der Griff über Fremdkraft ausgeführt zu werden.

Ist der Gelähmte gehfähig, so wird eine möglichst leichte Orthese am Körper getragen (Abb. **31**). Beim vollständigen Ausfall der Muskulatur beider Schultern und Arme erweisen sich Fremdkraft-Orthesen als

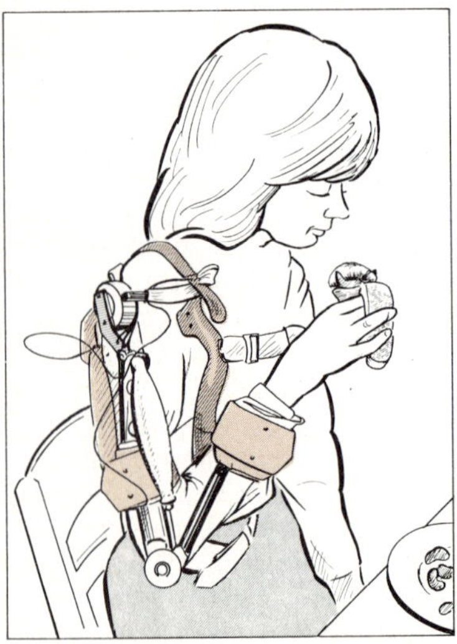

Abb. **31** Pneumatischer Lähmungsapparat bei Lähmungen der Schultergürtel- und Oberarmmuskulatur sowie geringer Paresen im Bereich der Unterarm- und Handmuskulatur.

wertvolle Hilfe. Die Orthese wird aber besonders bei zusätzlichen Paresen der Atemmuskulatur auch Last und Behinderung bedeuten. Hat die doppelseitige Armlähmung einen jungen Menschen betroffen, so darf auf das Fußtraining zum wichtigsten Handersatz nicht verzichtet werden.

Bezüglich der Verordnung von Kleidungsänderungen, technischen Hilfen für die Aktivitäten des täglichen Lebens, von Rollstühlen und Krankenfahrzeugen sowie von Kraftfahrzeugumrüstungen verweisen wir auf die Fachliteratur.

Krankengymnastische Behandlung

Vorbemerkungen

Im Vordergrund steht heute das Bemühen um die Sofortversorgung bzw. prothetische Frühversorgung nach Amputation. Auf die technischen Voraussetzungen, beinamputierte Patienten so schnell wie möglich wieder auf die Beine zu stellen und bei Armamputationen die verbliebene Muskulatur zur Prothesensteuerung zu trainieren, wurde bereits eingegangen.

Die Versorgung von Beinamputierten sollte mit einer intensiven Gehschule abgeschlossen werden.

Die prothetische Versorgung der oberen Gliedmaßen sollte eine umfangreiche Prothesengebrauchsschulung im Rahmen einer funktionellen Übungsbehandlung durch Beschäftigungstherapeuten beinhalten.

Auch die Versorgung mit Orthesen ist (bei Instabilität und Lähmungen) so früh wie möglich angezeigt. Orthesen für die untere Gliedmaße erfordern eine Gehschule, Orthesen für die obere Gliedmaße ein ergotherapeutisches Übungsprogramm.

Beinamputierte

Auf die Behandlung des Unfall- und Tumoramputierten wurde bei der Beschreibung der Sofortversorgung bereits eingegangen.

Großen Raum in der krankengymnastischen Behandlung und Gehschulung nimmt heute die Beinamputation infolge arterieller Verschlußkrankheit des geriatrischen Patienten ein. Sie soll im folgenden besondere Beachtung finden.

Die Behandlung sollte bereits vor der Amputation beginnen. Allgemeine Schwäche, kardiovaskuläre Störungen, ein Lungenemphysem oder eine chronische Bronchitis, Kontrakturen, Muskelatrophie und gestörte Koordination, Schmerz und psychische Veränderungen bedingen Kenntnisse in allen Bereichen der Krankengymnastik.

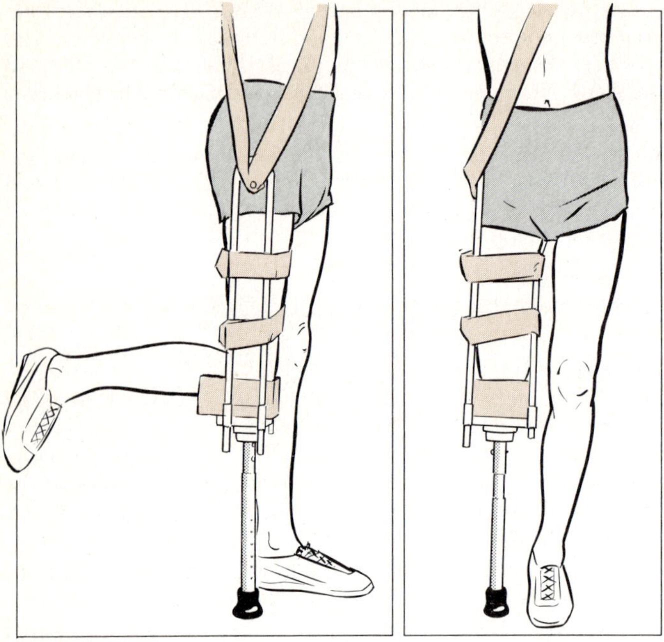

a b

Abb. **32a** u. **b** Präamputationsprothese. Das Knieruhebein von Schede in der englischen Modifikation (Vitali) zur präoperativen Gangschulung, **a** seitlich, **b** von vorne.

Die präoperative Behandlung hat die allgemeine Aktivierung des Patienten zum Ziel. Er soll möglichst vor der Amputation gehfähig sein.

Bei Mumifikation oder Gangrän des Fußes oder Unterschenkels ist allein der Schmerzen wegen eine direkte Belastung des erkrankten Beines nicht möglich. Um das Aufstehen dennoch zu erreichen, hat Vitali die sog. Präamputationsprothese, ein verstellbares und für andere Amputierte anpaßbares und wieder verwendbares Knieruhebein vorgeschlagen. Der Patient lernt damit bereits den Gang mit einer Prothese kennen (Abb. **32a** u. **b**).

Die Behandlung des erhaltenen Beines ist von gleicher Wichtigkeit. Es wird künftig vermehrt belastet werden, besonders im Anfangsstadium der Gehschulung mit der Prothese, da die Gewöhnung an den Aufsitzdruck nur allmählich erfolgt.

Die genaue Kenntnis der Durchblutungssituation und Belastbarkeit des erhaltenen Beines ist für den Krankengymnasten notwendig. Danach wählt er seine Maßnahmen aus, z. B. Maßnahmen der Durchblutungsförderung über das Segment wie Bindegewebsmassage oder heiße Rolle; lokale Maßnahmen wie z. B. Ratschow-Übungen und aktive Übungen nach dem Intervallprinzip (vgl. Band 8, Innere Medizin). Nicht geeignet sind Übungen, die den Muskel überfordern und zusätzliche Sauerstoffnot hervorrufen.

Auch die spätere Gehschulung folgt dem Intervallprinzip. Gehstrekken werden festgelegt unbd ausreichende Pausen eingelegt. An der Gehbahn und im Gelände werden entsprechend zahlreiche Sitzgelegenheiten aufgestellt.

Übungen für Arme, Schultergürtel und Rumpf bereiten die ausreichende Stützfunktion, aufrechte Körperhaltung und gute Koordination der Bewegungen vor, gleichzeitig wird auf konsensuellem Weg die Blutversorgung des erhaltenen Beines verbessert.

Zu beachten ist jedoch stets die individuelle Situation jedes einzelnen Amputierten und die begleitende Betreuung durch den Internisten.

Gab es Gelegenheit, den älteren Patienten gut vorzubehandeln, so ist er postoperativ bereits mit den notwendigen krankengymnastischen Maßnahmen und dem Behandler vertraut.

Postoperative Behandlungsgesichtspunkte sind neben den obengenannten insbesondere Vorbeugung von Fehlhaltungen des Stumpfes und Entstehung von Kontrakturen. Diese entstehen meist während der ersten postoperativen Wochen durch Nachlässigkeit bei der Lagerung.

So wird bei der Unterschenkelamputation der Kniebeugung Vorschub geleistet durch für den Patienten unmittelbar postoperativ bequeme und schmerzlindernde Knieunterlagerung mit Kissen oder Rolle. Die andauernde Kniebeugestellung zieht die Beugestellung im Hüftgelenk nach sich, Streckbehinderung in beiden Gelenken ist die Folge.

Bei der Oberschenkelamputation führt die unsachgemäße Lagerung zur Fehlhaltung im Sinne der Hüftbeugung, -abduktion und -außenrotation, gefördert durch eine zu weiche Matratze und zusätzliche Lagerung des Stumpfes auf einem Kissen. Die Fehlhaltungen werden ebenso gefördert durch langes Sitzen im Rollstuhl und Gehen ohne Prothese. Sie bilden sich verstärkt aus, je kürzer der Stumpf ist.

Gegenmaßnahmen bestehen aus exakter und regelmäßig kontrollierter Lagerung während der Liegezeiten, Freihalten der den Stumpf bewegenden Gelenke in alle Bewegungsrichtungen, Kräftigung der Muskulatur durch aktives Bewegen und dosierte Widerstandsübungen: bei der Unterschenkelamputation für Knie- und Hüftstrecker, bei der Oberschenkelamputation kleine und große Glutäen und Adduktoren.

Bei bereits eingetretener Bewegungseinschränkung erfolgt gezielte

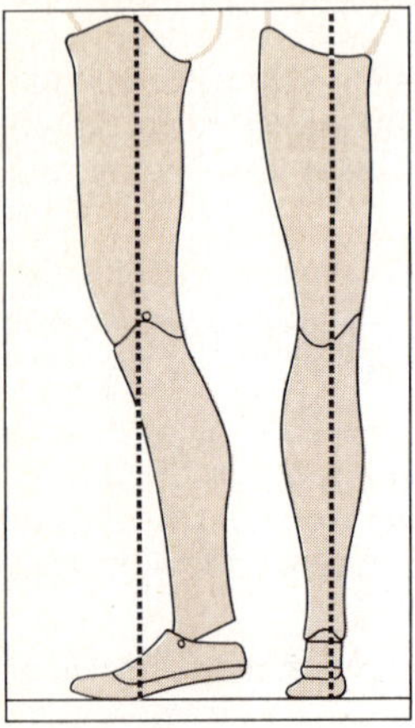

a b

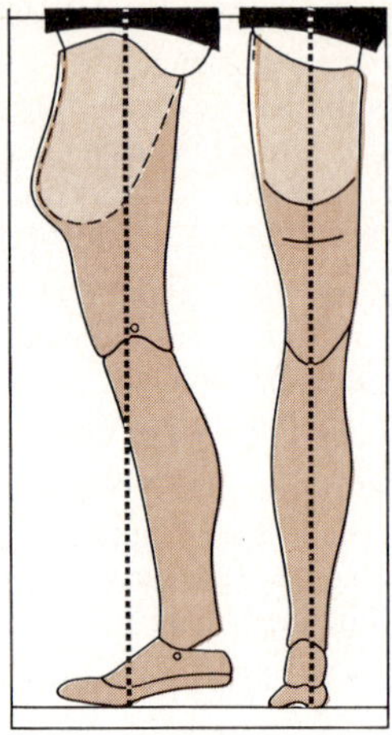

c d

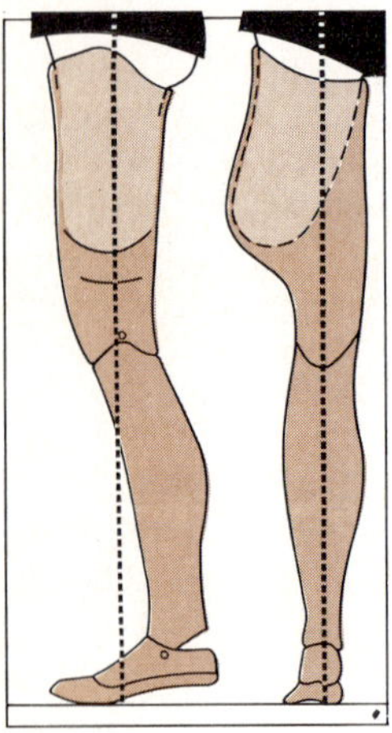

e f

Abb. **33 a–f** Der statische Aufbau des Oberschenkelkunstbeines, **a** von der Seite, **b** von vorne. **c** u. **d** Beugekontraktur von der Seite und von vorne. **e** u. **f** Abduktionskontraktur von der Seite und von vorne. Meist sind Beuge- und Abduktionskontrakturen kombiniert.

Kontrakturbehandlung, ggf. unterstützt durch passive Maßnahmen, z. B. Sandsacklagerung, Rollenzug u. a.

Beachtet werden selbstverständlich die Operationsnähte von Muskeln und Haut während der Heilung. Es darf beim Üben keine Spannung erfolgen, die zum Lösen oder Platzen der Nähte führen könnte.

Die beste Kontrakturprophylaxe ist die myoplastische Amputationstechnik und die frühestmögliche prothetische Versorgung.

Ist trotz aller Bemühungen eine konservativ nicht zu behebende Kontraktur entstanden, so werden ggf. operative Maßnahmen erforderlich.

Geringe bis mäßige Kontrakturen können im statischen Aufbau der Prothese berücksichtigt werden (Abb. **33a–f** u. **34a–c**).

Eine unberücksichtigte Hüftbeugekontraktur zwingt den Oberschenkelamputierten in eine extreme Lendenlordose oder beim Abstützen mit Stöcken in einen Vierfüßlerstand und -gang. Ist die Prothese zudem noch wesentlich kürzer oder besteht eine unberücksichtigte Abduktionskontraktur, so droht die Entwicklung einer statischen Skoliose. Bei älteren Patienten können daraus erhebliche Rückenbeschwerden resultieren.

Bei der Prothesenversorgung des Oberschenkelamputierten sollte bei beweglichem Prothesenknie annähernd Beckengeradstand angestrebt

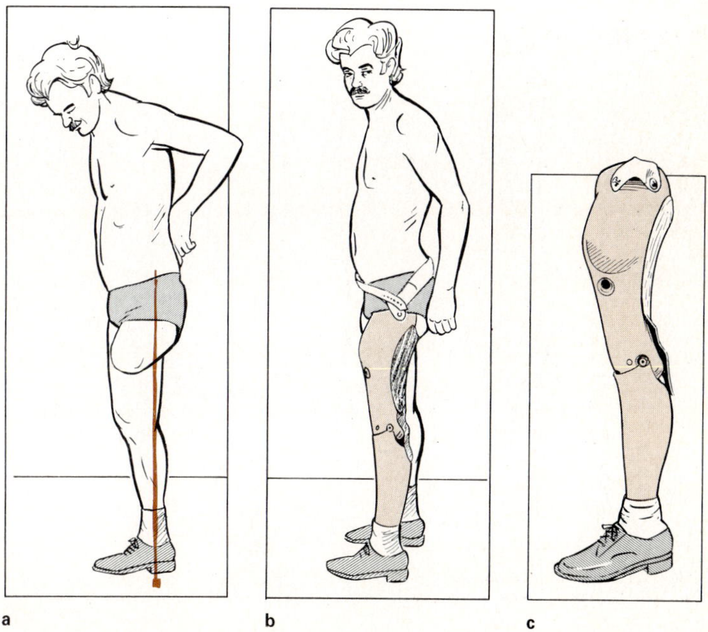

a b c

Abb. **34a–c** Oberschenkelamputierter Patient mit Hüftbeugeankylose. Ein Kompromiß bei starker Kontraktur, sitzendem Beruf und täglich geringen Gehstrecken.

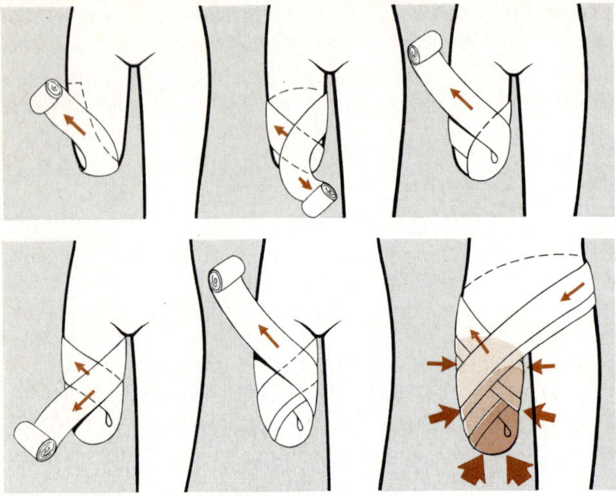

a

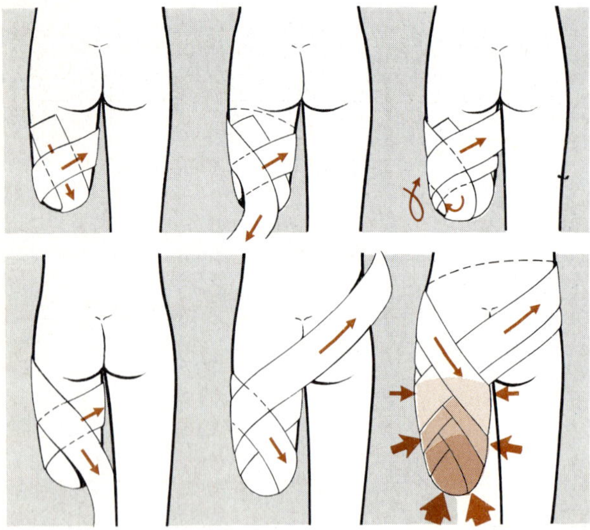

b

Abb. **35a** u. **b** Bandage des Oberschenkelstumpfes, **a** von vorne, **b** von hinten (nach Baumgartner).

werden. Bei Kniefeststellung darf die Prothese zum leichteren Durchschwingen um 1–1½ cm kürzer als das erhaltene Bein sein.

Stumpfwickeln

Die Wickelung soll in der Zeit der Wundheilung und solange der Amputierte noch keine Prothese trägt das postoperative Ödem in Grenzen halten.

Sie erfolgt mit von distal nach proximal sich verringernder Spannung in Achtertouren (Abb. **35a** u. **b, 36a–f**). Treten durch Verrutschen der Bindentouren Schnürungen auf, wird die Wickelung vom Amputierten

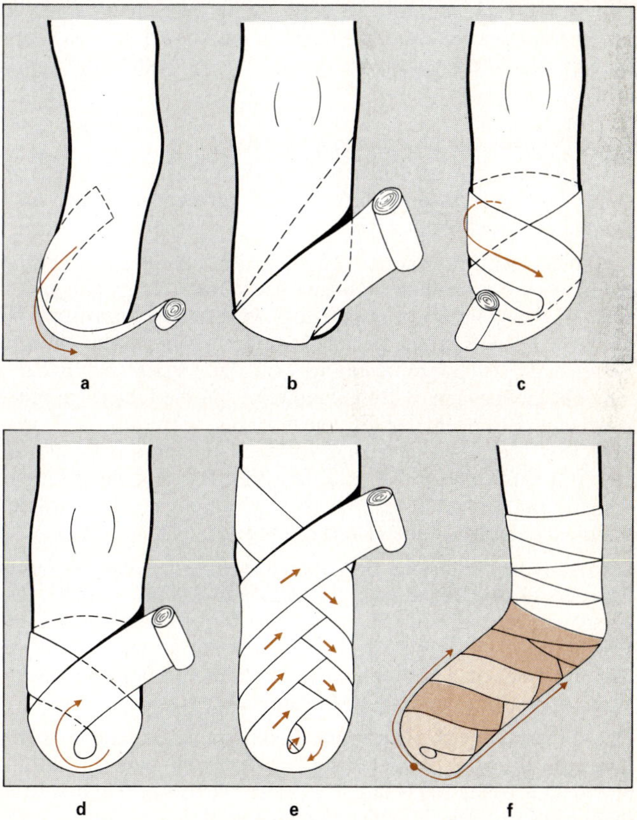

Abb. **36a–f** Technik der Stumpfbandage am Unterschenkel. Der Druck der Binde nimmt nach proximal ab (nach Baumgartner).

selbst sofort entfernt und erneut angelegt. Der Amputierte soll das Stumpfwickeln möglichst selbständig erlernen.

Weniger problematisch als das Wickeln ist das Überziehen eines nach Maß gefertigten Kompressionsstumpfstrumpfes. Bei besonders ödematösem Stumpf bewährt sich ein exakt angelegter Zinkleimverband, der jeden 2. Tag gewechselt wird. Statische Muskelkontraktionen gegen den Zinkleimverband fördern zusätzlich den Rückfluß des Ödems.

Stumpfmassage

Um Schwankungen des Stumpfvolumens zu vermeiden, wird von Stumpfmassage abgeraten.

Zur Anwendung kommt gelegentlich eine spezielle Massage von Narben, die mit der Unterlage verbacken sind. Sie erfolgt erst, wenn die in diesen Fällen meist vorangegangene Infektion vollständig abgeklungen ist.

Stumpfhygiene und Druckstellenprophylaxe

Die Erhaltung des natürlichen Säuremantels der Haut steht an erster Stelle. Seifenrückstände dürfen weder auf der Haut noch im Prothesenköcher zurückbleiben.

Empfohlen wird lauwarmes Waschen des Stumpfes mit Spezialseifen, gründliches Nachspülen, weiches Frottieren. Beim jüngeren Amputierten kommt intensive Abhärtung des Stumpfes hinzu mit Wechselduschen, zunehmend derberem Frottieren, Abklatschen und Bürsten. Auch in die Übungsbehandlung wird der Gesichtspunkt der Abhärtung mit einbezogen, z. B. „Trommeln" auf die Unterlage mit schnellkräftigem Bewegen, einen leichten bis schweren Ball wegrollen, -schieben, -schießen, den zugeworfenen Ball zurückprellen, Balanceübungen im Kniestand u. a. Beim Amputierten mit arterieller Verschlußkrankheit verbietet sich dieses Vorgehen. Hier wird selbstverständlich äußerst schonend verfahren, um die Haut nicht zu schädigen.

Die ständige Kontrolle des Stumpfes auf beginnende Druck- und Scheuerstellen ist auch während der Gehschulung Aufgabe des Krankengymnasten. Hierfür ist der Unterschenkelstumpf mit der geringen Weichteildeckung besonders anfällig. So wird z. B. bei der Amputation das Ende der besonders druckgefährdeten vorderen Schienbeinkante abgeschrägt und in der Prothese entlastet.

Die Gehschulung des Unterschenkelamputierten beginnt vorbeugend unter nur geringer Teilbelastung im Dreipunktgang. Sie wird erst allmählich zu voller Belastung gesteigert, wenn zu erkennen ist, daß die Haut ausreichende Widerstandsfähigkeit besitzt.

Auch Gehfehler werden sofort auf ihre Ursachen untersucht. Handelt es sich um mangelhafte Gehtechnik oder um Prothesendruck?

Beispiele für fehlerhafte Beinprothesen:
- Die Prothese ist zu lang: die Abstützungsflächen erhalten bei jedem Schritt vermehrten Druck; es besteht die Gefahr der Entwicklung von Druckstellen.
- Die Prothese ist zu eng: Schmerz, Belastungszeit der Prothese stark verkürzt, unrhythmischer Gang. Es besteht Druckstellen- und Stauungsgefahr. Das Stumpfende ist weiß oder rotblau verfärbt, „angeschoppt", kühl bis kalt, evtl. verhärtet.
- Die Prothese ist zu weit: verkrampfte Rumpfhaltung, Prothese scheinbar zu lang, sie „pumpt" stark. Gefahr der Entwicklung von Scheuerstellen.

Neurome sind an sich nichts Pathologisches, sie machen für gewöhnlich nur dann Beschwerden, wenn sie entweder in Narben eingewachsen sind oder wenn sie unter Druck- oder Zugbeanspruchung stehen. Zunächst sollte die Entlastung im Prothesenschaft versucht werden. Nicht entlastbare, aber in Narben eingewachsene Neurome sollten reseziert, die Nervenstümpfe danach in die Stumpfmuskulatur verlagert werden. Von Muskulatur bedeckte Neurome sind zumeist nicht schmerzhaft.

Armamputierte

Für allgemeine Mobilisation und Kräftigung der erhaltenen Armgelenke und Muskeln ist Sorge zu tragen.

Beachtung fordert der Einfluß der Armamputation auf die Rumpfhaltung, speziell bei einseitiger Oberarmamputation und Schulterexartikulation.

Beim Überhang des Oberkörpers zur amputierten Seite droht die Entwicklung einer statischen Skoliose. Der Überhang ist statisch-dynamisch bedingt und stellt eine Kompensation des Körpers auf die Amputation einschließlich der Muskelatrophie dar. Geeignete Übungen zur Rumpfmuskelkräftigung, Haltungs- und Gleichgewichtsschulung sind vorbeugend und in regelmäßiger Wiederholung notwendig. Teilnahme an Behindertensport und Schwimmen sind zu empfehlen.

Muskeltraining für die Steuerung myoelektrischer Prothesen

Eine spezielle Übungsbehandlung erfordert die Versorgung mit einer Fremdkraftprothese.

Vor Einleitung des speziellen Muskeltrainings gestatten wir der Myoplastik eine dreiwöchige Heilungszeit. Danach beginnen wir mit statischen Kontraktionen der Stumpfmuskulatur, ausgehend von „gedachten" Bewegungen, die zusammen mit Bewegungen des gesunden Armes ausgeführt werden. Der Krankengymnast übt einen dosierten Fingerdruck gegen den zu trainierenden Muskel aus, den der Amputierte bei der Kontraktion überwinden muß, ohne dabei die antagonistische

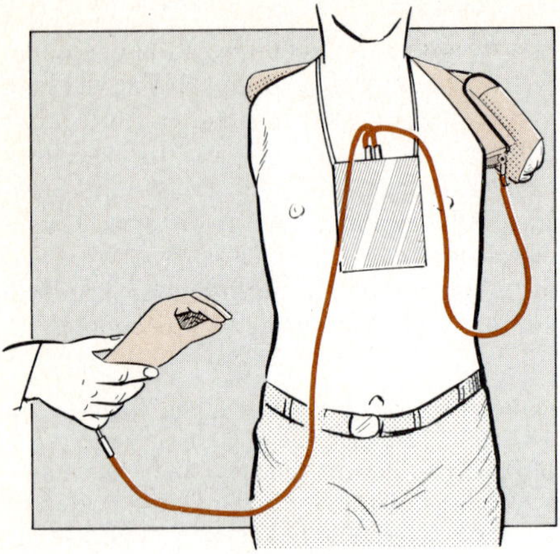

Abb. **37** Übungsmanschette zur Aufnahme der Kontaktelektroden mit angeschlossenem bioelektrischen Prothesensystem.

Muskelgruppe anzuspannen. Auf diese Weise lassen sich auch an muskelatrophischen Stümpfen oft bereits nach 1–2 Wochen die notwendigen Muskelaktionspotentiale erreichen. Die günstigsten Abnahmepunkte werden markiert, danach wird eine Manschette zur Aufnahme der Kontaktelektroden angefertigt. Das ist sowohl am Unterarm als auch am Oberarm möglich. Ein bioelektronisches Prothesensystem wird angeschlossen. Der Amputierte kann den Erfolg der Muskelkontraktion an der Prothesenhand direkt verfolgen (Abb. **37**). Nachdem ihm die Steuerung des Handschlusses und der Handöffnung möglich ist, hat nun der Unterarmamputierte kräftige Schulter-, Ellenbogen- und Umwendbewegungen auszuführen, ohne daß die Prothesenhand unwillkürlich reagiert. Entsprechendes gilt für den Oberarmamputierten, der die isolierte Anspannung, aber auch die völlige Entspannung des M. biceps und des M. triceps brachii erlernen muß, während er kräftige Bewegungen im Schultergelenk oder mit dem Schultergürtel ausführt.

Krukenberg-Plastik

Indikation: doppelseitiger Handverlust, hauptsächlich blinder Ohnhänder.

Maßnahmen postoperativ

Lagerung: Wundverband und Wickelung. Branchenöffnung von 20–25 Grad mittels Verbandstoff-Zwischenpolsterung. Ellenbogen in 90 Grad Flexion.

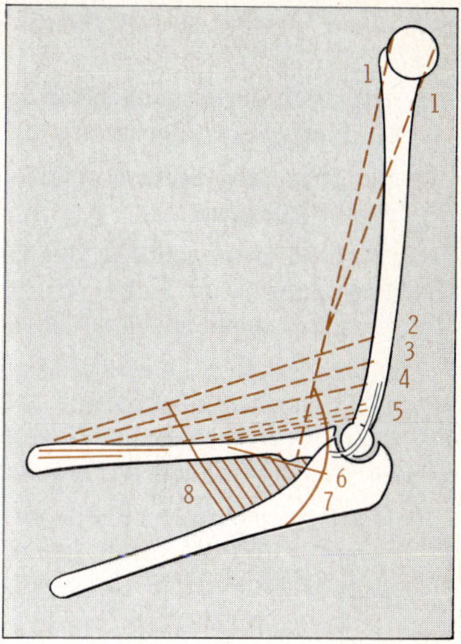

Abb. **38** Krukenberg-Plastik, 1 M. biceps brachii, 2 M. brachioradialis, 3 M. extensor carpi radialis longus, 4 M. extensor carpi radialis brevis, 5 M. pronator teres caput humeri, 6 Caput ulnae, 7 Aponeurosis m. bicipitis brachii, 8 M. supinator (nach von Volkmann).

Nach 1 Tag: Hochlagerung des Armes während der Liegezeiten. Übliche Allgemeinbehandlung.

Der Patient steht auf. Ausnahme: Entnahme von Vollhaut aus der Leiste zur Defektdeckung. Bewegung des Schultergelenkes in alle Richtungen, den Arm häufig über den Kopf heben.

Nach 10–14 Tagen: Verbandwechsel.

Leichte Bewegungen im Ellenbogengelenk von 90 Grad aus: 15–20 Grad in die Beugung und 15–20 Grad in die Streckung.

Nach 3 Wochen: aktive Ellenbogenbeugung und -streckung bei Supinations- und Pronationsmittelstellung.

Das Öffnen der Branchen erfolgt mit folgenden Muskeln: M. brachioradialis, M. biceps und mit beiden radialen Handstreckern. Mit zunehmender Kraft Fixation der Elle gegen die Unterlage bei mäßiger Beugestellung und Abheben der Speiche von der Elle, zuerst aktivunterstützt, dann aktiv. Bei Muskelschwäche Unterstützung durch Reizstromtherapie.

Der Öffnungswinkel der Branchen soll 25–30 Grad betragen (Abb. **38**). Bei unzureichender Öffnung vorsichtiges passives Dehnen. Die Dehnung darf nicht schmerzen. Verletzungsgefahr für den M. supinator.

Zeitweises Dehnen mittels individuell angepaßten Keils aus Filz oder Kork.

Das Schließen der Branchen erfolgt zunächst passiv, dann aktiv. Der wichtigste Muskel ist der ulnare Anteil des M. supinator.

Bei mangelhaftem Spitzenschluß zeitweise Zusammenhalten mittels angepaßter Manschette.

Beim Öffnen und Schließen der Branchen (Zange) sollen keine Abscherbewegungen im Sinne von Supination und Pronation erfolgen. Zur Ausschaltung zunächst geführte Bewegungen.

Im Anfangsstadium kann das Muskeltraining auch durch „Phantomübungen“ unterstützt werden:
- Öffnen der Branchen: Daumen abspreizen, Hand radial abduzieren.
- Schließen der Branchen: Daumen anlegen, Hand ulnar abduzieren.

Sobald die Bewegungen beherrscht werden, die Muskulatur wunschgemäß reagiert und die Nähte gut verheilt sind, können kleine Geräte und Gegenstände in die Übungsbehandlung einbezogen werden, und die Beschäftigungstherapie beginnt.

Literatur

Atlas of Limb Prosthetics, Surgical and Prosthetic Principles, ed. by American Academy of Orthopaedic Surgeons. Mosby, St. Louis 1981

Baumgartner, R.: Beinamputation und Prothesenversorgungen bei arteriellen Durchblutungsstörungen. Enke. Stuttgart 1973

Baumgartner, R.: Amputation und Prothesenversorgung beim Kind. Enke, Stuttgart 1977

Baumgartner, R.: Beratung von Beinamputierten. Rehabilitation 21 (1982) 10–16

Baumgartner, R., P. E. Ochsner, A. Schreiber: Checkliste Orthopädie, 2. Aufl. Thieme, Stuttgart 1986

Becker, E.: Skoliosen- und Diskopathienbehandlung, 6. Aufl. Fischer, Stuttgart 1973

Benninghoff, A., K. Goerttler: Lehrbuch der Anatomie des Menschen, Bd. 1, 13. Aufl. Urban & Schwarzenberg, München 1980

Bernbeck, R., J. Pramschiefer, H. D. Stolle: Technische Kinderorthopädie. Thieme, Stuttgart 1982

Bold, R., A. Großmann: Stemmführung nach R. Brunkow, 2. Aufl. Enke, Stuttgart 1983

Boner, R., B. Gross, E. Blum: Gesunde Körperhaltung im Alltag nach Dr. Brügger. Brügger, Zürich 1988

Brügger, A.: Die Erkrankungen des Bewegungsapparates und seines Nervensystems. Fischer, Stuttgart 1977

Cotta, H.: Orthopädie, 4. Aufl. Thieme, Stuttgart 1984

Daniels, L.: Muskelfunktionsprüfung. Fischer, Stuttgart 1974

Debrunner, H. U.: Orthopädisches Diagnostikum, 5. Aufl. Thieme, Stuttgart 1987

Dederich, R.: Amputation der Gliedmaßen. Thieme, Stuttgart 1987

Donhauser-Gruber, U., H. Mathies, A. Gruber: Rheumatologie, entzündliche Gelenk- und Wirbelsäulenerkrankungen. Lehrbuch für Krankengymnastik und Ergotherapie. Pflaum, München 1988

Evjenth, O., J. Hamberg: Muskeldehnung warum und wie. Remed. Zug/Schweiz 1981

Frick, H., H. Leonhardt, D. Starck: Allgemeine Anatomie. Spezielle Anatomie I, 3. Aufl. Thieme, Stuttgart 1987

Frisch, H.: Programmierte Untersuchung des Bewegungsapparates. Springer, Heidelberg 1983

Gillert, O.: Elektrotherapie, 2. Aufl., Pflaum, München 1983

Groves R., D. N. Camaione: Bewegungslehre in Krankengymnastik und Sport. Fischer, Stuttgart 1977

Gruber, A.: Die Behandlung der chronischen Arthritis beim Erwachsenen und beim Kind. Pflaum, München 1988

Harff, J., A. Großmann, U. Haeusermann: Übungsbehandlung für Säuglinge und Kleinkinder, 2. Aufl. Enke, Stuttgart 1977

Heipertz, W.: Sportmedizin, 7. Aufl. Thieme, Stuttgart 1985

Heipertz, W., E. Schmitt: Wirbelsäulenerkrankungen. Springer, Berlin 1978

Hoepke, H., A. Landsberger: Das Muskelspiel des Menschen. Fischer, Stuttgart 1979

Hohmann, D., R. Uhlig: Orthopädische Technik, 7. Aufl. Enke, Stuttgart 1982

Janda, V.: Muskelfunktionsdiagnostik. Fischer, Heidelberg 1979

Jentschura, G.: Haltungsschäden bei Kindern und Jugendlichen. Enke, Stuttgart 1977

Jentschura, G., H.-W. Janz: Beschäftigungstherapie, 3. Aufl., Bd. I/II. Thieme, Stuttgart 1979
Kaeppel, R. G.: Das Schlingengerät in der Praxis der Krankengymnastik. Kohlhammer, Stuttgart 1971
Kaltenborn, F.: Manuelle Therapie der Extremitätengelenke. Norlis, Oslo 1977
Keller, M.: Die krankengymnastische Betreuung von Skoliose-Patienten im Milwaukee-Korsett. Krankengymnastik 27 (1975) 3/4
Kersten, H.: Gehschule für Beinamputierte, 2. Aufl. Thieme, Stuttgart 1975
Klapp, B.: Das Klappsche Kriechverfahren, 11. Aufl. Thieme, Stuttgart 1982
Klein-Vogelbach, S.: Funktionelle Bewegungslehre. Springer, Berlin 1978
Klein-Vogelbach, S.: Therapeutische Übungen zur funktionellen Bewegungslehre. Springer, Berlin 1978
Klein-Vogelbach, S.: Ballgymnastik zur funktionellen Bewegungslehre. Springer, Berlin 1980
Knott, M.: Komplexbewegungen. Fischer, Stuttgart 1970
Krämer, J.: Bandscheibenbedingte Erkrankungen, 2. Aufl. Thieme, Stuttgart 1986
Kuhn, G. G.: Kunstarmbau in Gießharztechnik. Thieme, Stuttgart 1968
Kucera, M.: Krankengymnastische Übungen. Fischer, Stuttgart 1978
Lehnert-Schroth, Chr.: Dreidimensionale Skoliosebehandlung. Kaschuge, Duisburg 1973
Lewit, K.: Manuelle Medizin im Rahmen der medizinischen Rehabilitation. Urban & Schwarzenberg, München 1984
List, M.: Eisbehandlung in der Krankengymnastik, München 1978
List, M.: Die Krankengymnastische Behandlung in der Traumatologie. Springer, Berlin 1978
Malick, M. H.: Dynamische Schienen für die Hand. Harmarville, Rehabilitation Center, Pittsburgh/USA 1978
Marquardt, E.: Steigerung der Effektivität von Oberarmprothesen durch Winkelosteotomie. Rehabilitation 11 (1972) 244
Marquardt, E.: Die Chopart-Exartikulation mit Tenomyoplastik. Z. Orthop. 111 (1973) 584
Marquardt, E.: Plastische Operationen bei drohender Knochendurchspießung am kindlichen Oberarmstumpf. Z. Orthop. 114 (1976) 711
Marquardt, E., A. K. Martini: Orthesen und funktionsverbessernde Operationen für Kinder mit Gliedmaßenfehlbildungen der unteren Extremität. Therapiewoche 29 (1979) 3132–3146
Marquardt, E., H. Roesler: Prothesen und Prothesenversorgungen der oberen Extremität. In Witt, A. N., H. Rettig, K. F. Schlegel, M. Hackenbroch, W. Hupfauer: Orthopädie in Praxis und Klinik, Bd. II. Allgemeine Orthopädie. Thieme, Stuttgart 1981 (16.1–16.39)
Marquardt, E., S. Heyne: Beratung von Amputierten der oberen Gliedmaßen. In Sonderband 1: Rehabilitation Behinderter – Hinweise für Beratungsdienste. Rehabilitation 22 (1983) 56
Matev, I. B., St. D. Bankov: Rehabilitation der Hand. Thieme, Stuttgart 1982
Matzen, P. F.: Orthopädie für Studierende. Barth, Leipzig 1977
Moberg, E.: Orthesen in der Handtherapie. Thieme, Stuttgart 1982
Neumann-Neurode, D.: Säuglingsgymnastik, 30. Aufl. Quelle & Meyer, Heidelberg 1979
Peters, A.: Bewegungsanalyse und Bewegungstherapie im Säuglings- und Kleinkindalter. Fischer, Stuttgart 1977
Rabl, C. R. H., W. Nyga: Orthopädie des Fußes. Enke, Stuttgart 1982
Scharll, M.: Orthopädische Krankengymnastik, 7. Aufl. Thieme, Stuttgart 1984
Schede, F.: Grundlagen der körperlichen Erziehung, 5. Aufl. Enke, Stuttgart 1969
Tittel, K.: Beschreibende und funktionelle Anatomie des Menschen. Fischer, Stuttgart 1974
Trebes, G., U. Rolf, H. Röttgen, J. Groth: Die Armschulung. Thieme, Stuttgart 1970
tum Suden, A.: Unterwassergymnastik. Krankengymnastik 24 (1972) 257
tum Suden, A.: Kryotherapie in der Orthopädie. Krankengymnastik 32 (1980) 70
tum Suden, A.: Bücktraining in der Gruppe? Krankengymnastik 34 (1982) 527
Vleeming, A., D. Winkel, O. G. Meijer:

Schematisch handboek voor onderzoek en behandeling van weke delen aandoeningen van het bewegingsapparaat. Deel 1: Anatomie in Vivo. Nederlandse Akademie voor Orthopedische Geneeskunde, Delft 1982

Voyta, V.: Die cerebralen Bewegungsstörungen im Säuglingsalter. Enke, Stuttgart 1976

Wagner, M., R. Schabus: Funktionelle Anatomie des Kniegelenkes. Springer, Heidelberg 1982

Weber, M., S. Hirsch: Krankengymnastik bei idiopathischer Skoliose. Fischer, Stuttgart 1986

Winkel, D., S. Fisher: Schematisch handboek voor onderzoek en behandeling van weke delen aandoeningen van het bewegingsapparaat. Deel 2: diagnostiek. Nederlandse Akademie voor Orthopedische Geneeskunde, Delft 1982

Zielke, A. M., u. a.: Mobilisationsgymnastik mit Skoliosepatienten in der Halo-Extensionsgruppe. Krankengymnastik 26 (1974) 246

Fachzeitschriften

Der Orthopäde. Springer, Berlin

Medizinisch-orthopädische Technik. Gentner, Stuttgart

Orthopädietechnik. Hrsg. vom Bundesinnungsverband für Orthopädietechnik, Dortmund

Prosthetics and Orthotics International. Publ. by International Society for Prosthetics and Orthotics (ISPO), Kopenhagen; produced by the National Center for Training and Education in Prosthetics and Orthotics, University of Strathclyde, Glasgow

Zeitschrift für Orthopädie und ihre Grenzgebiete. Enke, Stuttgart

Orthopädische Praxis. Medizinisch Literarischer Verlag, Uelzen

Sachverzeichnis

A

Achillessehnenruptur 406
– konservative Behandlung 406
– operative Behandlung 406
– Ursache 406
Achillessehnenverlängerung 399
– Klumpfuß 410
– Z-förmige 431
Achillodynie 406
– Ursache 406
Achillotenotomie 399
Achondroplasie 10, 131 ff
Achselstütze 345
– Anwendung 343
– Nervendruckschädigungen 343
Adduktionskontraktur 62
– Schulter 62
Adoleszentenkyphose s. Kyphose, juvenile
Alloplastik s. Implantate, alloplastische
Altersatrophie 215
Altersosteoporose 215
Alterungsvorgänge 51 ff
– Befunderhebung 51
Amelie 23
– beidseitige 463
– vierfache 462
Amputation 445 ff
– „angeborene" 23
– Indikation 446
– krankengymnastische Behandlung 481 ff
– orthopädische Versorgung 445 ff
– Rehabilitation 445, 450
– Restfunktion 445
– Zehen 455
Amputationstechnik 446
Ankylose, fibröse 74, 78
– knöcherne 74, 78
Antiarthrotika 59
Anulus fibrosus 98
Arachnodaktylie s. Marfan-Syndrom
Arbeitsarm, passiver 467 f
Armamputation, hohe doppelseitige 469
– krankengymnastische Behandlung 489
– Prothesenversorgung von Kindern 473
– prothetische Frühversorgung 465 ff
– – Sofortversorgung 465 ff
Armaufhängung 193
Arm-Pattern, bilaterales, Rückenlage, Trichterbrust 124
– statisches 205 f
Armprothese 467 ff
– aktive 469
– bioelektrisch gesteuerte 471, 489
– – – Funktionsschema 472
– – – Indikation 472
– – – Muskeltraining 489
– – – Übungsmanschette 490
– elektromechanische 470
– Heidelberger pneumatische 470 f
– myoelektrische s. Armprothese, bioelektrisch gesteuerte
– passive 467
Armprothesentraining, beschäftigungstherapeutisches 466
Arteria vertebralis, Einengung 186
Arthritis 68 ff
– abakterielle, Behandlung 70
– bakterielle 69, 73 f
– – Behandlung 74
– deformans 55
– eitrige 73
– Ellenbogengelenk 260
– exogene 73
– hämatogene 73
– juvenile chronische 85
– – – Gelenkschutzmaßnahmen 85
– – – Verlaufsformen 85
– luetische 76
– psoriatica 69
– reaktive 71
– rheumatische 76 ff

– – akute 68, 76f
– – – Behandlung 77
– – – Ursache 76
– rheumatoide s. Arthritis, symptomatische
– spezifische 74f
– stoffwechselbedingte 88
– – Differentialdiagnose 88
– – krankengymnastische Behandlung 88
– symptomatische 70f
– tuberkulöse 74f
– – Behandlung 75
– – Klimawechsel 75
– – Ursache 74
– unspezifische 69f
– urica 87f
Arthrodese 59, 438f
– Kurzzeitimplantat 440
– des oberen Sprunggelenkes 438
Arthrodesenhülse 474
Arthrodesenstiefel 474
Arthrogrypose 11, 16
– Behandlung 16
Arthrogryposis multiplex congenita s. Arthrogrypose
Arthrolyse 437
– operative 67
– postoperative Lagerung 437
Arthropathia haemophilica s. Blutergelenk
Arthropathie, luetische 76
Arthroplastik 439f
Arthrose 55ff
– aktivierte 57
– Behandlung 58
– Gelenkspaltverschmälerung 58
– Hämophilie 57
– interspinale 181
– konservative Behandlung 58
– krankengymnastische Behandlung 59
– latente 57
– medikamentöse Behandlung 59
– operative Behandlung 59
– orthopädische Hilfsmittel 59
– physikalische Behandlung 59
– posttraumatische 57
– retropatellare s. Chondropathia patellae
– Ursache 55
Arthrosis deformans 55
– – Schultergelenk 240
– – – Differentialdiagnose 240
Arthroskopie 437
– transarthroskopische Operation 437
Arthrotomie 436
– postoperative Ruhigstellung 436
Atlas-Assimilation 115
Atlas-Axis-Ebene 101
Außensperre 474f
Ausziehnaht 431f

B

Bakter-Zyste 78
Balanceübungen auf einem Schaukelbrett 145
Ballenhohlfuß 397f
– konservative Behandlung 398
– manuelle Redression 408
– operative Behandlung 398
– Ursache 397
Banddurchtrennung, angeborener Klumpfuß 395
Bänder, Alterung 52
Bandläsion, Arthrotomie 436
Bandscheibe s. Zwischenwirbelscheibe
Bandscheibenprotrusion s. Zwischenwirbelscheibenprotrusion
Bauchatmung 123, 226
Bauchmuskeltraining, klassischer Frosch 150
Bauchmuskelübung mit Gegenspannung der dorsalen Rumpfmuskulatur, Spondylolyse 128
– und Gleichgewichtsreaktion 144
– mit Korrektur, Trichterbrust124f
Bauchmuskelübungen 142
Becken 285ff
Beckenaufrichtung 285
– Muskeln 285
Beckenbewegung 286
– aktive 285
Beckenextension s. Beckenaufrichtung
Beckenflexion s. Beckenkippung
Beckenkippung 285
– Muskeln 285
Beckenosteotomie nach Chiari 299, 313
– nach Salter 299, 313
Becken-Pattern 146
Beckenrotation 286

Beckenschiefstand 289f
Beckenschrägstellung, Muskeln 285
Beckenstabilisation 128
Beckenwaage 290
Befundbogen 2
Befunddokumentation 2
– Formulare 3ff
Befunderhebung 2 ff, 9
– Behandlungsplan 2
– Ergänzungsinformationen 7
– Muskeln und Funktionen 3ff
Bein, Umfangmessung 351
Beinamputation, Bandage 486
– Behandlung des erhaltenen Beines 482
– CET-Verfahren 454
– Druckstellenprophylaxe 488f
– Durchblutungssituation 482
– frühestmögliche prothetische Versorgung 450ff
– – – – Sofortversorgung 450
– – – – Überwachung 451
– – – – Übungsprothese 451
– – – – zytostatische Behandlung 451
– Gehschulung 483
– Hüftbeugekontraktur 485
– Kontrakturprophylaxe 485
– krankengymnastische Behandlung 481ff
– – – Behandlungsbeginn 481
– Operationsnähte 484
– postoperative Behandlungsgesichtspunkte 483
– Stumpfhygiene 488f
– Stumpfmassage 488
– Stumpfwickeln 487f
– Übungen für Arme 483
Beindeformierung, Rachitis 19
Beinlängendifferenz 289f
– Ausmessung 289f
Beinprothese, fehlerhafte 489
Beinstumpfhygiene 488f
Beinstumpfmassage 488
Beinstumpfwickeln 487f
Belastungshaltung, sternosymphysale 107
Belastungsschmerz, Arthrose 57
Beugekontraktur, Hüfte 62
– Kniegelenk 62
Beugesehnennaht mit dynamischer Schienung 431ff
Bewegungsbefund, Biofeedback 7
– Film 7
– Fotografie 7
– Videorecorder 7
Bewegungseinschränkung (s. auch Kontraktur) 60ff
Bewegungsfunktionsprüfung nach Matthiaß 135
Bewegungsschiene, automatische 365
– – Anwendung 366
– – Nachteile 366
– – Vorteile 365
Bewegungssegment 98
Bindegewebe, Alterung 51ff
Biochemie, Gewebe 52
Biomaterialien, Testung auf Körperverträglichkeit 440
Bizepssyndrom 240
Blockwirbelbildung 115
– angeborene 115
– erworbene 115
Blutergelenk 14, 16
– Behandlung 16
Bluterguß, intraartikulärer 15
– – Resorption 15
Bluterkrankheit s. Hämophilie
Blutung, akute, intraartikuläre 15ff
– – – Behandlung 16
– chronische, Behandlung 17
– – bei chronischer Synovitis 17
– intraossäre 15
Bogen, schmerzhafter, nach Cyriax 237
Boston-Korsett 474
– Skoliose 167
Botta-Prothese 456
Brodie-Abszeß 94
Brucellosespondylitis 220
Brügger-Behandlung 194
Brunkow-Stemmführungen 366, 377
Brustkorbdeformierung s. Thoraxdeformität
Brustkyphose 105
Brustwirbelsäule 100f
– fixierte Krümmung 173
Bursa subacromialis 237
Bursitis calcarea 303
BWS s. Brustwirbelsäule
Bypass-Prothese 452f

C

CCD-Winkel s. Schenkelhals-Schaft-Winkel
CET-Verfahren 454

Chêneau-Korsett 166
– Skoliose 166
Chondrodystrophia calcarea 10
– calcificans s. Chondrodystrophia calcarea
– fetalis s. Achondroplasie
Chondrokalzinose 88
Chondrom 232
Chondromalacia patellae s. Chondropathia patellae
Chondromatose 29
– Ellenbogengelenk, Arthrose 31
Chondrome 29
Chondropathia patellae 351, 353 f, 378 f
– – Befunderhebung 378
– – Formvarianten der Patella 353
– – konservative Behandlung 354, 378 f
– – krankengymnastische Behandlung 378 f
– – Lateral release 379
– – – – Lagerung 379
– – operative Behandlung 354
– – postoperative Behandlung 379
– – Ursache 353
– – Ventralisation der Tuberositas tibiae 379
Chondropathie, retropatellare s. Chondropathia patellae
Chondrosarkom 33
Chondrose 182 ff
– Befunderhebung 184
– Behandlung 183 f
– Diagnostik 182
– Klein-Vogelbach-Mobilisation 185
– krankengymnastische Behandlung 184 f
– Symptome 182
– Therapieball 185
– Übungsprogramm 185
– Ursache 182
Chondrosis intervertebralis 182
Chopart-Stumpf 455
Collum-Diaphysen-Winkel s. Schenkelhals-Schaft-Winkel
Coxa normalis 302
– saltans s. Hüfte, schnellende
– valga 301 f
– – antetorta 290
– – – Derotationsvarisierungsosteotomie 298
– – krankengymnastische Behandlung 341
– vara 301 f
– – adolescentium s. Hüftkopfepiphysenlösung
– – congenita 301 f
– – epiphysarea s. Hüftkopfepiphysenlösung
– – erworbene 302
– – Genu varum 357
– – konservative Behandlung 302
– – krankengymnastische Behandlung 341
– – operative Behandlung 302
– – Ursache 301
Coxitis tuberculosa 74
Crus valgum 12
– varum congenitum 360 f
– – – konservative Behandlung 361
– – – operative Behandlung 361
– – – Ursache 360
– – Genu varum 357
– – konservative Behandlung 360
– – operative Behandlung 360
– – Ursache 360

D

Dauerzug, aktiv-passiver 65
Daumenabduktionsprüfung 271
Daumenoppositionsprüfung 271
Daumensattelgelenkarthrose 271, 282
Deformität, präarthritische 55
Dermatome, segmentale 104
Derotationskorsett, Skoliose 166
Desault-Verband 243
Destruktionsskoliose 155
Digitus quintus varus superductus 404
– – – – konservative Behandlung 404
– – – – operative Behandlung 404
– – – – Ursache 404
Disarticulation s. Exartikulation
Distraktionsapparat nach Wagner 436
Dornfortsatzfraktur, schleichende 135
Dreh- und Varisierungsosteotomie 312
– – und Pfannendachplastik nach Pemberton 313
Drehmann-Zeichen 43
Dreifachamputierte 463
Dreiring-Schreibhilfe 474 f
Druckosteosynthese 434, 440

Duchenne-Zeichen 311
– Elektrogymnastik 311
– krankengymnastische Behandlung 311
– PNF-Technik 311
Dupuytren-Kontraktur 272 f, 283
– Aponeurektomie 284
– Fasziektomie 284
– konservative Behandlung 283
– postoperative Behandlung 284
Durchschwunggang 463
– Prothesenausrüstung 463
DVO s. Dreh- und Varisierungsosteotomie
Dysostose, polytope 14
Dysostosis cleidocranialis 131 ff
– enchondralis epimetaphysarea s. Mukopolysaccharidose IV
– multiplex 132
Dysplasie, femoropatellare 353
– Morbidität 290
Dystrophia adiposogenitalis 42

E

Einlaufschmerz, Arthrose 57
Ektromelie 23
Elektrospezialfahrzeuge 463
Ellenbogen, krankengymnastische Befunderhebung 259 ff
Ellenbogengelenk 259
– Bewegungsausschläge nach der Neutral-0-Methode 259
Ellenbogengelenkarthritis 260
Ellenbogenmobilisation 258
Endoprothese 440, 442
– Knochenzement 444
Endoprothesenwechsel 338
End-zu-End-Naht 431 f
Englische Krankheit s. Rachitis
Entknorpelungsarthrodese 339 ff
– Gehtechnik 340 f
– postoperative Behandlung 340
– – – Ruhigstellung 340
– präoperative Behandlung 339 f
– Übungsbehandlung nach Gipsentfernung 340
Entlastungsstellungen, Wirbelsäulenbeschwerden 212 ff
Enzymsysteme, knorpelzelleigene pathogenetische 56
Epicondylitis humeri s. Epicondylopathia humeri
Epicondylopathia humeri 260
– – Befunderhebung 261
– – Hohmann-Operation 262
– – konservative Behandlung 261
– – krankengymnastische Behandlung 261
– – radiale Form 260
– – Ruhigstellung 260
– – – im Gipsverband 262
– – ulnare Form 260
Epiphyseolysis capitis femoris s. Hüftkopfepiphysenlösung
Erb-Lähmung 61
Ersatzspitzgriff 267 f
Etappenredressement 64
Ewing-Sarkom 34, 233
Exartikulation 446
Exostose, kartilaginäre 28 ff, 232
– – multiple 28 f
Extremitäten, untere, Prothetik 455

F

Facettensyndrom 197
Faltenasymmetrie im Becken-Bein-Bereich 292 f
Faszien, Alterung 52
Faustschluß 265
Femoralisneuralgie 197
Femoropatellargelenk, Arthrose 353
Femur varum, Genu varum 357
Femurdefekt, subtotaler 464
Fersensporn, konservative Behandlung 405
– operative Behandlung 405
– Ursache 405
Fibuladefekt, totaler 464
Fieber, rheumatisches s. Arthritis, rheumatische, akute
Finger 264 f
– Kollateralbänder 264
– schnellender 272
– – postoperative Behandlung 284
Fingerabduktionsprüfung 271
Fingerabduktionsüben 279
Fingerbeugermobilisation 265
Fingerextensionsprüfung 271
Fingerextensionsüben 278
Fingerfertigkeit, beschäftigungstherapeutischer Funktionstest 268
– Funktionstest 268
Fingerflexionsprüfung 270

Fingerflexionsüben, Papier 276
– Schwammball 275
– Tischkante 277
Fingergelenkbeweglichkeitsprüfung 270f
Fingergrundgelenk 265
– Messungen nach der Neutral-0-Methode 270
– Ruhigstellung 265
Fingermittelgelenk, spindelförmige Kontur 78
Fischwirbel, Osteoporose 216
Fixateur externe 434f
– – Kniearthrodese 385f
Flachrücken 137
– spezielle Übungen 145
Flexions-Extensions-Schulung der Wirbelsäule 146
Foramina intervertebralia, Erweiterung 199
– – Raumeinengung 186
Fraktur, Kurzzeitimplantat 440
Fremdenergieprothese 470
Frosch, klassischer 150
Funktionstest, Formular 3ff
Fuß 387ff
– Aufbau 387
– Behandlung nach Korrektur in Gipsverbänden 410
– Entwicklungsphasen 411
– Extensoren 388
– Flexoren 388
– Funktionsweise 387
– hochgesprengter 397
– krankengymnastische Befunderhebung 387ff
– – – am belasteten Fuß 388
– – – am unbelasteten Fuß 389
– – Behandlung 407ff
– Lastübertragung 387
– Messungen mit Gradangaben 389
– normal geformter 387
– unbelasteter 387
Fußdeformitäten, angeborene 407ff
Fußgelenke, vordere 387
Fußhöcker, dorsaler 405
– – konservative Behandlung 405
– – operative Behandlung 405
– – Ursache 405
Fußmassage 413
Fußrandentflechtung, mediale, angeborener Klumpfuß 395
Fußstrahldefekt, fibularer 464
Fußwurzel, Schemazeichnung 392
– – angeborener Plattfuß 392
– – Klumpfuß 392
– – Normalfuß 392

G

Ganglion 29f
Gebrauchsbewegungen, Befunderhebung 9
Gehbock 343f
Gehen, teilbelastetes 347
Gehfähigkeit, Befunderhebung 9
Gehgestell, reziprokes 343f
Gehhilfen, technische 341, 345
– – Achselstütze 343, 345
– – anatomischer Handgriff 347
– – Anwendung 347
– – Belastungsbestimmung 346
– – Entlastung 347
– – Gehbarren 342
– – Gehbock 343f
– – Gehwagen 341f
– – Handstock 345f
– – Höheneinstellung von Handgriff 345
– – – von Handlauf 345
– – reziprokes Gehgestell 343f
– – Rheumatikergehhilfe 343f, 346
– – Teilbelastung 347
– – Unterarmstützen 343, 345
– – Vierpunktgehhilfe 343, 345
Gehtechnik, Kniearthrodese 386
Gehwagen 341
– Achselstützenbenutzung 341
– Anwendung 342
Gelenk, operative Behandlung 436f
Gelenkbelastung, altersabhängige 55
– physiologische, altersabhängige 55
– überhöhte 55
Gelenkbelastungsschmerz, Arthrose 57
Gelenkbeweglichkeit 2
– aktive 2
– – Befunderhebung 9
– Entwicklung 7
– passive 2
– – Befunderhebung 9
Gelenkdeformierung, arthrotische 57
Gelenkdystrophie 55
Gelenkentzündung s. Arthritis
Gelenkerguß 55, 68
– abakterieller 69f
– – Befund 71

Gelenkerguß, abakterieller, Behandlung 71
– bakterieller 73f
– – Punktion 74
– – Ursache 73
– blutiger 68
– eitriger 68
– intraartikulärer 57
– serofibrinöser 68
– seröser 68
Gelenkerkrankung, entzündliche 68ff
Gelenkersatz, künstlicher 59, 336f
– – postoperative Behandlung 337
– – – – Belastungssteigerung 337
– – – – Lagerung 337
– – – – Programmabweichung 337f
– – – – Thromboseprophylaxe 337
– – – – Vollbelastung 337
– – Sitzen an der Bettkante mit Fußkasten 337f
– – Ziel 336
– Langzeitimplantat 440
Gelenkfehlstellungen der langen Finger 79
Gelenkflächenveränderung, Alter 56
Gelenkfunktionsprüfung 2ff
Gelenkimmobilisierung, Arthrose 56
Gelenkkapselentzündung 55, 57
Gelenkkapselkontraktur 13
Gelenkkapselverdickung 57
Gelenkkapselvernarbung, Kindesalter 15
Gelenkknorpel, Alterung 53
– Enzymaktivitäten 56
– herabgesetzte Belastbarkeit 55f
Gelenkknorpelabrieb 57
Gelenkknorpeloberfläche, arthrotische Zerstörung 55
– mechanische Zerstörung 55
– primär enzymatische Zerstörung 56
Gelenkknorpelverlust 440
Gelenkkontraktur 15
Gelenkkörper, freier 45
Gelenklötsteife 61
Gelenklues 76
Gelenkmaus s. Gelenkkörper, freier
Gelenkmobilisation in Narkose 67
Gelenkresektion 59
Gelenkrheumatismus s. Arthritis, rheumatische
– chronischer entzündlicher s. Polyarthritis, chronische
Gelenkschmerz 55
Gelenkschmiermechanismus 56
– unzureichender 56
Gelenkschwellung 15
Gelenkspalt, Höhenminderung 58
Gelenkspaltverödung 61
Gelenksperrsteife 61
Gelenkspiegelung s. Arthroskopie
Gelenktoilette 59
Gelenktuberkulose s. Arthritis, tuberkulöse
Gelenkversteifung, Arthrolyse 437
– operative s. Arthrodese
Generalstreifen 196
Genu recurvatum 356f, 360
– – angeborenes 356f
– – erworbenes 356f
– – konservative Behandlung 357
– – konstitutionelles 356
– – operative Behandlung 357
– valgum 359f
– – Befunderhebung 379
– – Fehlhaltung 380
– – Froschhüpfen 381
– – infrakondyläre Korrekturosteotomie mit Fixateur externe 382
– – konservative Behandlung 360
– – krankengymnastische Behandlung 379ff
– – Muskelinsuffizienz 380
– – operative Behandlung 360
– – postoperative Behandlung 380
– – suprakondyläre Korrekturosteotomie beim Erwachsenen 382
– – Ursache 359
– varum 18f, 357f
– – angeborenes 357
– – Befunderhebung 379
– – erworbenes 357
– – Fehlhaltung 380
– – infrakondyläre Korrekturosteotomie mit Fixateur externe 382
– – konservative Behandlung 358
– – krankengymnastische Behandlung 379ff
– – Muskelinsuffizienz 380
– – operative Behandlung 358
– – postoperative Behandlung 380
– – suprakondyläre Korrekturosteotomie beim Erwachsenen 382
– – Übung mit Deuser-Band 381
– – Ursache 357
Gesäßformveränderung 292
Gewebe, Leistung im Alter 52

– optimale mechanische Leistung 52
Gicht 88
Gipsschale, muskulärer Schiefhals 117
Gipsverbände, klassische 297
– – angeborene Hüftgelenkluxation 297
Girdlestone-Resektion s. Hüft-Kopf-Hals-Resektion
Glasknochenkrankheit s. Osteogenesis imperfecta
Gleichgewichtsschulung im Kniestand 143ff
– mit Partner gegenüber 142ff
Gliedmaßen, obere 235ff
– untere 285ff
Glockenthorax 121, 123
– krankengymnastische Maßnahmen 123
Gonarthrose 361, 382ff
– Befunderhebung 382f
– Gehschulung 384
– Gelenkmobilisation 383
– Gelenkschutz 384
– konservative Behandlung 361, 382ff
– krankengymnastische Behandlung 382ff
– künstlicher Gelenkersatz 384f
– Muskelkräftigung 384
– operative Behandlung 361
– postoperative Behandlung 384
– Reizzustandbeseitigung 383
– Schmerzlinderung 383
– Ursache 361
Gonitis tuberculosa 74
Granulom, eosinophiles 233
Greifarm, aktiver 469
– – Hauptmerkmal 469
– – Prothesentraining 468
Griffelschachtelplastik 431
Grobgriff 266f
– Stabilisation von Hand und Unterarm 280

H

Hackenfuß, aktive Übungsbehandlung beim Kleinkind 409
– – – beim Säugling 408
– angeborener 396f
– – konservative Behandlung 397
– – Ursache 396
– erworbener 397
– – konservative Behandlung 397
– – operative Behandlung 397
– – Ursache 397
– manuelle Redression 408
Hackenhohlfuß, erworbener 397
– – konservative Behandlung 397
– – operative Behandlung 397
– – Ursache 397
Haglund-Exostose 405
– konservative Behandlung 405
– operative Behandlung 405
– Ursache 405
Hakengriff 266f
Hallux rigidus 401, 427f
– – Befunderhebung 427
– – konservative Behandlung 401, 427f
– – operative Behandlung 401
– – postoperative Behandlung 428
– – Ursache 401
– valgus 401f, 424ff
– – Befunderhebung 424
– – konservative Behandlung 401, 424f
– – Korrekturosteotomie am Metatarsale I 427
– – Muskelkräftigung 425
– – Nachtschiene 426
– – Operation nach Brandes 425
– – operative Behandlung 401
– – – – Schema 403
– – postoperative Behandlung 425
– – – – Lagerung 425
– – Spezialsandale 426
– – Ursache 401
– – Zehenkeil 426
Halo-up-Extension 170
Halslordose 105f
Halsrippe 115
Halswirbelsäule 98
– Anteflexion 100f
– Retroflexion 100
Halswirbelsäulenabstützung, postoperative, Gipsverband 158
Halswirbelsäulenentlastung 191
Halswirbelsäulenfehlbildung 114
Halswirbelsäulenstabilisierung 191
Halswirbelsäulensyndrom, aktive Extension 191
– manuelle Traktion 191
Halteelemente 98
– aktive 98
– passive 98

Haltung 105 ff
– Atmung 106
– aufrechte 106, 109
– Befunderhebung 9
– habituelle 106
– konstitutionelle 106
– Ruhehaltung 106
– schlaffe 106
– schlechte 107, 136
– skoliotische 106
– sternosymphysale Belastungshaltung 107, 109
– unsichere 135
Haltungsabweichungen, Krankheitswert 107
Haltungsbeurteilung 105 ff, 112
– meßbare Werte 112 ff
– Wirbelsäulenbeweglichkeit 112
Haltungsfehler 136
– krankengymnastische Behandlung 140 ff
– orthopädische Turnstunden 141
– Reittherapie 140
– sportliche Möglichkeiten 142
– tägliche Turnstunden 140 f
– Übungsformen 141
Haltungsform 105
– Einflüsse 105
– Erscheinungsbild 105
Haltungsschwäche 135
Haltungsstatus, Anlegen des Lot dorsal 113
– Betrachtung 110 ff
– – von dorsal 110
– – von lateral 111
– – von ventral 110
– Voraussetzung 111
Haltungsstörungen 135 ff
Haltungsverfall 135
Hämangiom 232
Hämarthros s. Gelenkerguß, blutiger
Hammerzehe 403 f, 428 f
– Befunderhebung 428
– konservative Behandlung 403, 428
– Operation nach Hohmann 428 f
– operative Behandlung 404
– postoperative Behandlung 428 f
– Ursache 403
Hämophilie 70
Hämophilie A 14
Hämophilie B 14
Hand 263 ff
– allgemeine krankengymnastische Behandlung 273 ff
– Bewegungselemente 263
– Bewegungstherapie im Wasser 281
– Durchblutungsförderung 281
– Funktionsbesonderheiten 263
– Funktionsschiene 281
– Kälteanwendung 281
– krankengymnastische Befunderhebung 263 ff
– Lagerungsschiene 281
– Muskelsynergien 264
– Ruhigstellen in Verbänden 281
– Schienenversorgung 282
– Sensibilität 266
– Sensibilitätsstörungen 281
– verschiedene Greifformen 266 ff
– vollständiger Sensibilitätsverlust 281
Handanschlußgelenk, passiv verstellbares 469
Handbehandlung, krankengymnastische, Technik 276 ff
– Schmerzbehandlung 278
Handdeformierung, chronische Polyarthritis 79
Handextensionsüben 278
Handfixationsbrettchen 275, 277
Handgelenk, Messungen nach der Neutral-0-Methode 270
– postoperative Behandlung 282
Handgelenkarthrose 271
Handgelenkdenervation 283
– Arthrodese 283
– nach Wilhelm 271
Handgriff, anatomischer 347
– Höheneinstellung 345
Handlauf, Höheneinstellung 345
Handmobilisation 258
Handskoliose 82
Handstock 345 f
Handwurzelarthrose 271
Harrington-Instrumentarium 439
Harrison-Furche 18, 123
Heidelberger pneumatische Armprothese 470 f
Hexenschuß 196
Hilfsmittelbedarf, Befunderhebung 9
Hilgenreiner-Zeichen 292
Hinken 310 f
– Duchenne-Hinken 310
– Trendelenburg-Zeichen 310
Hochwuchs, eunuchoider 42
Hohlfuß s. Pes excavatus

Hohlrundrücken, Korrektur an der Leiter 149
– spezielle Übungen 147
Hohmann-Operation, Epicondylopathia humeri 262
Hosmer-Außensperre 475
Hüftarthrodese 339 ff
– Gehtechnik 340 f
– Planung 442
– postoperative Behandlung 340
– – – Ruhigstellung 340
– präoperative Behandlung 339 f
– Übungsbehandlung nach Gipsentfernung 340
Hüftarthrose s. Koxarthrose
Hüftbeugeankylose 485
Hüftbeugekontraktur 290
Hüftdysplasie 290 ff
– Abspreizfähigkeit des Hüftgelenks 291
– Balanceübungen 310
– Befunderhebung 305
– Behandlung nach Abschluß der konservativen Maßnahmen 305 ff
– Beinlängendifferenz 291
– Bewegungsbad 306, 310
– Dreh- und Varisierungsosteotomie 312
– Gehbarren im Wasser 306
– Gymnastikball 308 ff
– Hüftgelenkmobilisation 307
– Hüftkopfnekrose 306
– Kleinkind, konservative Behandlung 304 f
– konservative Behandlung 294
– Kräftigung der Rumpfmuskulatur 307
– krankengymnastische Behandlung 304 ff
– Muskelinsuffizienz 306, 308
– Muskelkräftigung 307
– offene Reposition 312
– operative Behandlung 307
– pfannenverbessernde Eingriffe 298
– postoperative Befunderhebung 307
– präoperative Befunderhebung 307
– Rolle 308 ff
– Röntgenuntersuchung 295
– Säugling, konservative Behandlung 304
– Spreizhose 295, 304
– Symptome 291
– – sichere 292
– – unsichere 291
– Zwangshaltung der Hüftgelenke 308
Hüfte 285 ff
– schnappende s. Hüfte, schnellende
– schnellende 303 f
– – konservative Behandlung 304
– – operative Behandlung 304
– – Ursache 303
Hüftexartikulationsprothese, doppelseitige 461 f
– kanadische 461 f
Hüftgelenk 285 ff
– Abduktionskontraktur 289 f
– Abduktionsmessung 287 f
– Abspreizfähigkeit 291
– Adduktionskontraktur 289 f
– Adduktionsmessung 287 f
– Außenrotationsfehlstellung infolge von Muskelinsuffizienz 329
– Außenrotationsmessung 287 f
– Beweglichkeitsmessung 286
– Extensionsmessung 286
– Flexionsmessung 286
– Innenrotationsmessung 287 f
– krankengymnastische Befunderhebung 285
– offene Reposition 312
– Pfannendysplasie 290
– Thomas-Handgriff 286 f
Hüftgelenkluxation 290 ff, 295
– angeborene teratologische 290
– Balanceübungen 310
– Befunderhebung 305 ff
– Behandlung 298
– – nach Abschluß der konservativen Maßnahmen 305 ff
– Beinlängendifferenz 293
– Bewegungsbad 306, 310
– Dreh- und Varisierungsosteotomie 312
– Faltenasymmetrie 293
– Gehbarren im Wasser 306
– geschlossene Reposition 296 f
– Gipsverband 298
– Gymnastikball 308 ff
– Hüftgelenkmobilisation 307
– Hüftkopfnekrose 306
– Kleinkind, konservative Behandlung 304 f
– – Repositionsbehandlung 305
– – Retentionsbehandlung 305
– konservative Behandlung 294

Hüftgelenkluxation, Kräftigung der Rumpfmuskulatur 307
– krankengymnastische Behandlung 304
– Morbidität 290
– Muskelinsuffizienz 306, 308
– Muskelkräftigung 307
– offene Reposition 312
– operative Behandlung 307
– – Reposition 298
– Pfannendachplastik nach Lance 298
– postoperative Befunderhebung 307 f
– pränatale 290
– präoperative Befunderhebung 307
– Rolle 308 ff
– Röntgenaufnahme 295
– Säugling, konservative Behandlung 304 f
– – Repositionsbehandlung 305
– – Retentionsbehandlung 305
– Spreizhose 295
– Ursache 290
– Zwangshaltung der Hüftgelenke 308
Hüftgelenksverrenkung s. Hüftgelenkluxation
Hüftkopfepiphysenlösung 41 ff, 48 f
– akute 43
– Behandlung 44
– operative Stellungskorrektur 43
– postoperative Behandlung 48 f
– schleichende 43
Hüft-Kopf-Hals-Resektion 339
– Gardemin-Gocht-Bandage 339
– Lagerung 339
– postoperative Behandlung 339
Hüftkopfkappe, drohender Abrutsch 49
– – – Behandlung 49
Hüftkopflateralisation 292
Hüftkopfnekrose, aseptische 37
– Hüftdysplasie 306
– Hüftgelenkluxation 306
– idiopathische, Erwachsener 300
– – krankengymnastische Behandlung 341
Hüftluxation s. Hüftgelenkluxation
Hüftoperation 327
– Bauchlage 330
– Bewegungsfehlerbehebung 332
– Bewegungsförderung 334
– Dekubitusprophylaxe 334
– Funktionsschulung 335
– Gangablaufbeeinflussung 332
– Gelenkmobilisation 332
– Gesichtspunkte 332
– Hochziehen am Bettgalgen 333
– Kreislaufanregung 334
– Lagerung des Beines nach Hüftoperation 327 f
– Muskelkräftigung 334
– Pneumonieprophylaxe 334
– postoperative Befunderhebung 332
– – Gesichtspunkte 333
– – Maßnahmen 334 f
– präoperative Maßnahmen 332
– Rückenlage 327
– Schienenanwendung 327
– Schmerzlinderung 334
– Seitlage 329 f
– – stabile 330
– Thromboseprophylaxe 334
– Unterschenkelgips-Liegeschale 329
– Vorbereitung auf das postoperative Stadium 332
Hüftschnupfen 69
Hüfttotalendoprothese 443
Hühnerbrust 121
Hydrops s. Gelenkerguß, seröser
Hyperostose, senile ankylosierende 181
Hyperparathyreoidismus 218

I

ICP s. Zerebralparese, infantile
Implantate, alloplastische 440 ff
– – Biomaterialien, Testung auf Körperverträglichkeit 440
– – Kurzzeitimplantat 440
– – Langzeitimplantat 440
Implantatlager 444
Implantatlockerung 442
Innensechskant 441
Interkostalneuralgie 153, 181, 193
Ischialgie 181, 196 f
– chronische 153
– Musculus quadriceps 201
Ischias 197
Ischiasskoliose 153

J

Juvenile Kyphose s. Kyphose, juvenile

K

Kapselmuster nach Cyriax 349
Kapselschwellung s. Kniegelenkkapselschwellung
Kapsulotomie 395, 436
– angeborener Klumpfuß 395
KBM-PTS-Prothese 455 f
Keeler-Schiene 337
Kielbrust 121 ff
– krankengymnastische Maßnahmen 123
– rachitische 123
Klappsches Kriechen 145, 147
– – Drehübung 148
– – juvenile Kyphose 148
– – Skoliose 163
Klauenhohlfuß 398
Klauenzehe s. Krallenzehe
Klavikulagelenkmobilisation 244, 247
Klein-Vogelbach-Behandlung 194
Klein-Vogelbach-Messungen 114
Klemmgriff 267 f
Klippel-Feil-Syndrom 116
Klivus-Dens-Winkel 100
Klumpfuß 60
– Achillessehnenverlängerung 410
– aktive Übungsbehandlung beim Kleinkind 409
– – – beim Säugling 408
– angeborener 390 ff
– – Banddurchtrennung 395
– – Behandlung 394 ff
– – Differentialdiagnose 393
– – Kapsulotomie 395
– – konservative Behandlung 393 f
– – mediale Fußrandentflechtung 395
– – Osteotomie 395
– – Plantarfasziendurchtrennung 395
– – Schienenbehandlung nach Denis-Brown 394
– – Spätfolgen 391
– – subtalare Arthrodese 395
– – Tenotomie 395
– – Umstellungsgipsverbände nach Kite 393
– – Ursache 390
– – Zehenmotilität 393 f
– erworbener 396
– – Ursache 396
– Knocheneingriffe 411
– manuelle Redression 407
– postoperative Behandlung 410
– Sehnenversetzung, Musculus tibialis anterior 411
– Weichteileingriffe 410
Klumpfußgips 394
Klumpfußnachtschiene 473
Klumpfußwade 390
Klumphand 24
Klumphandschiene 473
Klumpke-Lähmung 61
Knickfuß 136, 400
– aktive Übungsbehandlung beim Kleinkind 410
– – – beim Säugling 409
– erworbener 412 ff
– – Befunderhebung im späteren Stadium 412
– – Behandlung 413
– – – ohne Belastung 413
– – – – Hilfsmittel 413, 416 f
– – – mit Teilbelastung 415, 418
– – – mit Vollbelastung 415 f
– – Fußmassage 413
– – hoher Zehenstand 419
– – konservative Behandlung 412 ff
– – kontrakte Fehlformen 421
– – postoperative Behandlung 421 f
– – Schwebebalken 420
– kindlicher, Operation nach Schede-Niederecker 422
Knick-Platt-Fuß, Erwachsener, Arthrodese des unteren Sprunggelenkes nach Grice 422
– erworbener 412 ff
– – Befunderhebung im späteren Stadium 412
– – Behandlung 413
– – – ohne Belastung 413
– – – – Hilfsmittel 413, 416 f
– – – mit Teilbelastung 415, 418
– – – mit Vollbelastung 415 f
– – Fußmassage 413 f
– – hoher Zehenstand 419
– – konservative Behandlung 412 ff
– – kontrakte Fehlformen 421
– – postoperative Behandlung 421
– – Schwebebalken 420
– Jugendlicher, entzündlich kontrakter 400
– kindlicher, Operation nach Schede-Niederecker 422
Knick-Senk-Fuß 360, 400
Knick-Senk-Spreiz-Fuß 400

Knick-Senk-Spreiz-Fuß, konservative Behandlung 400
– Ursache 400
Knie 348 ff
– krankengymnastische Befunderhebung 348 ff
– Krankheitsbilder 352 ff
– stabilisierende Muskeln 352
– – Übung bei Teilbelastung auf dem Therapieball 374
– – – bei voller Belastung 375
– statisch-dynamische Trainingsübung für beide Beine 376 f
Knieankylose, beidseitige 386
Kniearthrodese 385
– Fixateur externe 385 f
– Gehtechnik 386
– krankengymnastische Behandlung 385 f
– postoperative Behandlung 385
– präoperative Behandlung 385
Kniearthrose s. Gonarthrose
Kniebeugebank 363, 365
Kniebeuger, Übung gegen manuellen Widerstand 373
Knieexartikulation 446, 452
– prothetische Sofortversorgung 452
– – Versorgung 459
– Vorteile 458
Kniegelenk, automatische Bewegungsschiene 365
– Gleitflächenersatz 443
– Hypermobilität 351
– Kniebeugebank 363, 365
– Kontraktur 349 f, 363 f
– – krankengymnastische Behandlung 363 ff
– krankengymnastische Behandlung 361 ff
– Messung der Bewegungsausschläge 350
– offene Reposition 312
– Patellamobilisation 365
– Rotationsprüfung 350
– temporäre Sperrung in Streckstellung 476
– Umfangmessung 351
Kniegelenkerguß 348 f, 361 ff
– abakterieller 70
– Elektrotherapie 363
– Ergußprüfung 348 f
– Kompressionsverband 362 f
– Kontrollmessung 362
– krankengymnastische Ergußbehandlung 362
– Lagerung unter Kontrolle 361
– PNF-Technik 362
– Punktion 363
– Ruhigstellung 361
– Spannungsübungen 362
– Umschläge 362
Kniegelenkinstabilität 351
– äußere Stabilisierung durch Schiene 367
– krankengymnastische Behandlung 367
– operative Behandlung 367
Kniegelenkkapselschwellung 349
Kniegelenkluxation, angeborene 356
– – Ursache 356
Kniegelenkmobilisation 67
Kniegelenktotalendoprothese, achsengeführte 443
Knieruhebein von Schede 482
Kniescheibenverrenkung s. Patellaluxation
Kniestreckmuskulatur, aktives Streckdefizit 351
– Atrophie 350, 366
– Brunkow-Stemmführungen 366
– krankengymnastische Behandlung 366
– Muskelgleichgewicht 366
Knochen, operative Behandlung 434 ff
Knochendurchtrennung s. Osteotomie
Knochenerkrankung, entzündliche 68 ff
Knochengewebe, Alterung 54
Knochenmetastase 34
– osteoblastische 34
– osteolytische 34
– Primärtumor 34
Knochennekrose, aseptische 36 ff
– – Befunderhebung 36
– – krankengymnastische Behandlung 47
– – Lokalisation 38
– – Verlauf 37
– – Wachstumsalter beim Erwachsenen 37
– – Wirbelsäule 134 ff
Knochentumor 27
– maligner sekundärer s. Knochenmetastase
Knochenzement 444

Knochenzyste, aneurysmatische 31 f
– solitäre 30
Knopflochdeformität 82
Knorpelgewebe, Kompensationsfähigkeit im Alter 54
Knorpel-Knochen-Nekrose, ischämische aseptische 36
Köhler-Freiberg-Erkrankung s. Osteochondrose am Metatarsalköpfchen
Kokzygodynie 199
Kompressionsosteosynthese 436
Kontraktur (s. auch Bewegungseinschränkung) 60 ff
– angeborene 60
– arthrogene 57
– automatische Bewegungsschiene 365
– Bewegungstherapie, aktive 63
– – aktiv-passive 63
– – passive 63
– dermatogene 62
– dystrophische 62
– erworbene 60
– fibrogene 62
– hysterische 62
– intraartikuläre Funktionsstörungen 61
– kapsulogene ligamentäre 61
– Kapsulotomie 436
– Kniebeugebank 363, 365
– Kniegelenk 349 f, 363
– – krankengymnastische Behandlung 363 ff
– konservative Behandlung 62
– krankengymnastische Befunderhebung 60
– – Behandlung 62 ff
– neurogene 61
– paralytische 61
– Patellamobilisation 365
– periartikuläre Funktionsstörungen 61
– PNF-Technik 63
– präoperativ bestehende 336
– – – Gelenkersatz 336
– Prophylaxe 62
– psychogene 62
– spastische 61
– ungünstige 61
– Vojta-Therapie 63
– weichteilbedingte 61
Koordinationsübungen 144
Kopfschiefhaltung beim Säugling 116 ff
Körperbewegung, Beurteilung 108
Körperhaltung s. Haltung
Korrekturatmung in Rückenlage, Trichterbrust 124
Korrekturosteotomie mit Fixateur externe, infrakondyläre 382
– suprakondyläre, beim Erwachsenen 382
– – beim Kind 380
Korrosion 440
Kortikalisschraube 441
Koxarthrose 299 ff
– An- und Ausziehhilfe für Schuhe 325
– Anziehhilfe für Strümpfe 324
– Atmungsbeurteilung 331
– Ausgleichsgymnastik 323
– Bauchlage nach Hüftoperation 330
– Befunderhebung 313 f, 323, 331
– Behandlungsdosierung 325 f
– Behandlungskombination 326
– Behinderung der Alltagsbewegungen 314
– Bewegungseinschränkungen 326
– Bewegungsfehlerbehebung 332
– Bewegungsförderung 334
– Dekubitusprophylaxe 334
– dynamisches Üben 317
– Funktionsschulung 335
– Gangablaufbeeinflussung 332
– Ganganalyse 320 f
– Gangschulung 320, 323
– Gebrauchsbewegungen 323
– Gehbehinderungen 314
– Gehhilfen 322
– Gelenkmobilisation 317, 332
– Gesichtspunkte 332
– Hilfsmittelabhängigkeit 314
– Hochziehen am Bettgalgen 333
– Hüftabduktion 318
– Hüftgelenkentlastung 326
– Hüftinnenrotation 318
– Hüftoperation, Rückenlage 327
– – Schienenanwendung 327
– – stabile Seitenlage 330
– konservative Behandlung 299, 313 f
– Kräftezustand 331
– Kreislaufanregung 334
– Kreislaufregulationsstörung 331
– Lagerung des Beines nach Hüftoperation 328

Koxarthrose, Lagerung des Beines nach Hüftoperation während der Bettruhe 327
– – in der Laschenextension 326f
– Leistungsfähigkeit des Patienten 323
– Lordoseausgleich über dem Kasten 318
– Lösen von Verspannungen 315
– Mobilität 331
– Muskelatrophie 326
– Muskeldehnung 317
– Muskulaturentspannung 324
– Muskulaturkräftigung 317, 324, 334
– operative Behandlung 299, 331
– Pneumonieprophylaxe 334
– postoperative Befunderhebung 332
– – Gesichtspunkte 333
– – Maßnahmen 334f
– präoperative Maßnahmen 332
– reziprokes Gehen 322
– Schlingenaufhängung mit Expanderzug 317
– Schmerzen 313
– Schmerzlinderung 315, 334
– Schmerzlokalisation 299
– Schuhe 322
– Selbsthilfetraining 323
– sportliche Betätigung 325
– statisch-dynamische Übung in der Schlingenaufhängung 319
– statische Kontraktion 316f
– Symptome 299
– Thromboseprophylaxe 334
– Tonuserhöhungen 314
– Üben in Seitlage mit aktiver Widerlagerung 320
– – gegen den Widerstand des Pullingformers 319
– – – – in Seitlage 321
– Unterschenkelgips-Liegeschale 329
– Ursache 299
– Verspannungen 314
– Vorbereitung auf das postoperative Stadium 332
– Vorstadium 325
– Vorübung für reziprokes Gehen 322
– Wirbelsäulenmobilisation 324
Kraftgriff 266f
Krallenzehe 402 ff, 428f
– Befunderhebung 428
– konservative Behandlung 403, 428
– Operation nach Hohmann 428f
– operative Behandlung 404
– postoperative Behandlung 428f
– Ursache 403
Kraniotabes 18
Krankenhausaufenthalt, notwendige Kleidungsstücke 8
Kreuzbandplastik, hintere, nach Lindemann 433
Krukenberg-Plastik 447 f, 490ff
– Indikation 490
– krankengymnastische Behandlung 490ff
– postoperative Behandlung 490ff
Kugellager-Armstütze 477, 479
Kurzzeitimplantat 440
Kyphose, fixierte 138
– juvenile 134 f, 137 ff, 151
– – aktive Korrektur 148
– – – – auf dem Ball 148
– – aufrichtendes Korsett 139
– – Befunderhebung 151
– – Behandlung 139
– – klassische 151
– – Maßnahmen 151
– – Prophylaxe 151
– – schematische Darstellung eines Krankenbildes 138
– – Stadien 138
– kurzbogige 139
– – konservative Behandlung 139
– – operative Behandlung 139
– verstärkte 132

L

Lagerung, therapeutische, nach Brügger 212
Lagerungsschalen 473
Lagewechsel vom Liegen zum Stehen, Wirbelsäule 213
Lähmungsapparat, elektronisch gesteuerter 476
– obere Extremität 475
– pneumatischer 476
Lähmungsskoliose bei infantiler Zerebralparese 153
– nach Poliomyelitis 153
Langzeitimplantat 440
Lasègue-Zeichen 103, 196
Lauenstein-Röntgenaufnahme 41f
Lendenlordose 102 f, 105f
– physiologische 198
– verstärkte 126
Lendenwirbelsäule 100f

– Anteflexion 100
– Mobilisation auf dem Ball 209
– Retroflexion 100
Lendenwirbelsäulenfehlbildung 114
Lendenwirbelsäulenmobilisation 208 f
Lendenwirbelsäulenstabilisation 209
Ligamentum iliofemoralia 285
– patellae 45
Lindemann-Fischwirbel-Krankheit 216
Lisfranc-Stumpf 455
Lobstein-Krankheit s. Osteogenesis imperfecta tarda
Lockerungssymptomatik 181
Lockerungszeichen nach Güntz 183
Löffelhand 24
Lordose, physiologische 102
Lumbago 197
Lumbalgie 197
Lumbalsyndrom 181, 196 ff, 210
– Alltagshilfen 210
– Becken-Schulter-Pattern 202
– Befunderhebung 201
– Bewegungsbad 210
– Bücktraining nach Brunkow 204
– chronisches 139
– Computertomographie 200
– elastisches Mieder 200
– En-bloc-Drehen 205 f
– Hausübungsprogramm 202
– hubfreie Mobilisation nach Klein-Vogelbach 207
– Kälteanwendung 202
– konservative Behandlung 199
– krankengymnastische Behandlung 201
– Lagerung 202
– lokales 197
– Muskelkorsett 200
– Myelographie 200
– Operatinsindikation 199
– PNF-Behandlung 202
– pseudoradikuläres 197
– radikuläres 197
– Röntgenuntersuchung 197
– Schulung des Rückens 210
– statische Muskelarbeit mit Krankengymnast 205
– Stemmführung nach Brunkow 204, 207
– Symptome 196
– Therapieball 202
– Ursache 196
– Wärmeanwendung 202
– zweitägige Pneumonieprophylaxe 203
– – Thromboseprophylaxe 203
– Zwischenwirbelraumausräumung 200
Lumboischialgie 197
Luxatio coxae congenita s. Hüftgelenkluxation, angeborene
LWS s. Lendenwirbelsäule
Lymphgranulom 233

M

Mainzer Hüftgelenksorthese 475
Marfan-Syndrom 13, 133
Marknagelung 434
Marmorknochenkrankheit 133 f
– der Wirbelsäule 133
Marschfraktur 406
– krankengymnastische Behandlung 429
– Ursache 406
Mausbettkrankheit s. Osteochondrosis dissecans
Meningozele 130
Meniskektomie 377
Metatarsalgie s. Morton-Neuralgie
Metatarsalstumpf 455
Metatarsus varus s. Pes adductus
Mikromorphologie, Gewebe 52
Mikrotraumatisierung 53
Milwaukee-Korsett 474
– Skoliose 167
Mißbildung 22 ff
– Befunderhebung 22
– Behandlung 25
– endogene 22 f
– exogene 22 f
– Mangelbildung 23
– Überschußbildungen 25
Mißbildungsskoliose 154
Morbus Albers-Schoenberg s. Marmorknochenkrankheit
– Baastrup 181
– Bechterew 87, 223 ff
– – absteigende Form 223
– – aufsteigende Form 223
– – mit Bambusstabform der Wirbelsäule 224
– – Befunderhebung 225
– – Dehnlagerung mit Atemreizgebung 228

Morbus Bechterew, Differentialdiagnose 225
– – Gruppenbehandlung 228
– – krankengymnastische Behandlung 225 f
– – medikamentöse Behandlung 225
– – Meßwerte 226
– – Mobilisation auf dem Therapieball 231
– – Osteotomie 225
– – physikalische Maßnahmen 227
– – Rumpfdrehbeuge auf dem Hokker 230
– – Schulung der maximalen Bewegungsfähigkeit 227
– – Seitdrehlage 229
– – Strümpell-Pierre-Marie-Typ 223
– – Symptome 224
– – Thoraxmobilisation 227
– – typische Kyphosierung 224
– – Übungsbeispiele 228 f
– – Unterwassergymnastik 228
– – Verlauf 225
– Forrestier 181
– Köhler II s. Osteochondrose am Metatarsalköpfchen
– Ledderhose 272
– Morquio-Brailsfort s. Mukopolysaccharidose IV
– Osgood-Schlatter s. Morbus Schlatter
– Paget 20, 89, 95
– – Genu varum 357
– – Säbelscheidentibia 96
– Perthes 37, 48
– – Behandlung 37
– – Frühstadium 37
– – Gehtechnik 48
– – konservative Behandlung 37, 48
– – operative Behandlung 37
– – postoperative Behandlung 48
– – Röntgenstadien 41
– – spätere Befunde 37
– – Thomas-Schiene 48
– Pfandler-Hurler s. Dysostosis multiplex
– Pierre-Marie-Strümpell-Bechterew s. Morbus Bechterew, Strümpell-Pierre-Marie-Typ
– Recklinghausen s. Neurofibromatose
– Reiter 87
– Scheuermann s. Kyphose, juvenile
– Schlatter 45 f
– Strümpell-Marie-Bechterew s. Morbus Bechterew, Strümpell-Pierre-Marie-Typ
Morton-Neuralgie 404 f
– Ursache 404
Mukopolysaccharidose 13 f, 131 ff
Mukopolysaccharidose IV 13, 132
Musculus(-i) abductor hallucis 425
– adductor hallucis 425
– biceps 255, 448
– – brachii 187, 491
– – – caput longum 254
– – femoris 285, 289, 352
– brachialis 448
– brachioradialis 187, 448, 491
– deltoideus 187, 244, 251, 255
– erector trunci 98, 127, 184
– – – lumbalis 314
– extensor carpi radialis 448
– – – – brevis 263, 491
– – – – longus 263, 491
– – hallucis longus 424 f
– fibularis 412
– flexor carpi radialis 263, 448
– – – ulnaris 448
– – digitorum 397
– – – profundus 264 f
– – – superficialis 448
– – hallucis brevis 423
– – – longus 387, 397, 417
– – – – gezieltes Training 415
– gastrocnemius 388
– glutaeus maximus 351, 368
– – medius 311
– – minimus 311
– gracilis 352
– iliopsoas 159, 285, 289, 303
– infraspinatus 187, 237, 255
– interossei 264
– latissimus dorsi 285
– levator scapulae 248, 257
– – – Myogelose 186
– lumbricales 264, 423
– palmaris longus 448
– pectoralis 125, 159, 248, 255
– – Dehnungen 141
– – major 257
– – minor 257
– peronaei 397
– popliteus 352
– pronator teres 448
– – – caput humeri 491

– quadratus lumborum 285, 289, 314
– quadriceps 45, 201, 348, 352, 370, 476
– – Atrophie 17, 71, 350
– – dynamische Übung an der Bankkante 372
– – isolierte Spannungsübung 367 f
– – krankengymnastische Behandlung 367
– – statisches Training unter Entlastung 370
– rectus 350
– – femoris 159, 289, 314, 350
– rhomboideus 251, 257
– sartorius 352
– scalenus 115
– – anterior 239
– – Myogelose 186
– semimembranosus 352
– semitendinosus 352
– serratus lateralis 257
– soleus, verkürzter 390
– sternocleidomastoideus 115 ff
– – Dehnung 118
– – Myogelose 186
– subscapularis 254 f
– supinator 448, 491
– supraspinatus 187, 237, 245, 255
– tensor fasciae latae 314, 351, 289
– teres minor 255
– tibialis anterior 412
– – – Verpflanzung, angeborener Klumpfuß 395
– – posterior 397, 412, 417
– – – Verpflanzung, angeborener Klumpfuß 395
– trapezius ascendens 251
– – descendens 248, 255, 257
– – Myogelose 186
– – transversus 251, 257
– triceps brachii caput longum 255
– – surae 289, 388, 417
– trochanter major 299
– vastus lateralis 350, 352
– – medialis 352
– – – Atrophie 350
– – – ausgeprägte Atrophie 368
– – – Training mit Deuser-Band 371
– – – – mit Expander 370
– – – – mit Pullingformer 371
– – – – mit Sandsack 371
Muskelausdauer, Befunderhebung 9
Muskelhärte, Mangeldurchblutung 54
Muskelkoordination, Befunderhebung 9
Muskeltest, Formular 3 ff
Muskelverpflanzung, Kontraktur 67
Muskulatur, Alterung 54
– ischiokrurale 159
Myalgisches Syndrom 139
Myelodysplasie 61
Myelomeningozele 130
Myodese 446 f
Myogelose 54, 186
Myoplastik 446
Myotonolytika 59

N

Nackensteifigkeit 187
Narbenskoliose 153, 155
Nervus ischiadicus 103
– medianus 267
– radialis 267
– ulnaris 266
Neurofibromatose 155
Neurom 489
Neutral-0-Methode, Befunderhebung 238
– Ellenbogengelenk 259
– Fingergrundgelenk 270
– Handgelenk 270
– Hüftgelenk 286
Nucleus pulposus 98

O

O-Bein s. Genu varum
Oberarmamputation 465
Oberarmprothese, myoelektrische 449
Oberarmrotation, prothetische 469
Oberarmstumpf, langer 449
Oberschenkel, Umfangmessung 351
Oberschenkelamputation 450
– Frühversorgung mit Kontaktkissen 452
– postoperative Behandlungsgesichtspunkte 483
Oberschenkelkunstbein, statischer Aufbau 484
Oberschenkelprothese 458 f
Oberschenkelstumpf, Bandage 486
Okziput-Atlas-Rotatin 101
Orthesen 473
– bei Deformitäten 474
– Entlastung 474

Orthesen, Ersatz verlorengegangener aktiver Beweglichkeit 476
– bei Fehlhaltungen 473
– Indikation 473
– bei Kontrakturen 473
– Ruhigstellung 474
– temporäre Dauerstabilisierung der Gelenke 474
– mit Verkürzungsausgleich 474
Orthesenabhängigkeit, Befunderhebung 9
Orthetik 445 ff
– Rehabilitation 445
– Restfunktion 445
Orthopädie, typische Eingriffe 430 ff
Orthoprothese 474
Ortolani-Zeichen 292
Ossifikation, heterotope 62
– ossäre 62
Osteoarthritis 69
Osteoblastom 232
Osteochondrom s. Exostose, kartilaginäre
Osteochondrosarkom s. Osteosarkom
Osteochondrose 126, 153, 182
– juvenile s. Kyphose, juvenile
– der Kalkaneusapophyse 46
– – Behandlung 46
– am Metatarsalköpfchen 46 f
– – krankengymnastische Behandlung 47
– und Spondylosis deformans 183
Osteochondrosis dissecans 45, 49
– – Arthrotomie 436
– – konservative Behandlung 45
– – medialer Femurkondylus 44
– – operative Behandlung 45
– – postoperative Behandlung 49
– – Spongiosaumkehrplastik am Kniegelenk 49 f
Osteodystrophia deformans s. Morbus Paget
– fibrosa generalisata 218
Osteodystrophie, renale 218
Osteofibrosarkom s. Osteosarkom
Osteogenesis imperfecta 11, 16, 131 f
– – Behandlung 16
– – congenita Vrolik 11
– – dominanter Erbgang 132
– – rezessiver Erbgang 132
– – tarda 11
Osteoid 18
Osteoidosteom 31, 94, 232
Osteoklastom s. Riesenzelltumor
Osteom 232
Osteomalazie 20, 217 ff
– Befunderhebung 218
– Ergotherapie 219
– Kalksalzminderung 218
– krankengymnastische Behandlung 21, 218 f
– medikamentöse Behandlung 217
– muskuläre Stabilisierung der Wirbelsäule 219
– Röntgenbild 217
– Schmerzlinderung 219
– Schulung von Gebrauchsbewegungen 219
– Stabilisierung von Kreislauf und Atmung 218
– Ursache 217
Osteomyelitis 89 ff
– Abszeßbildung 91 f
– Behandlung 91
– Brodie-Abszeß 94
– chronischer Verlauf 92
– Einteilung 89
– Knochenherdausräumung 91 ff
– Komplikation 92
– krankengymnastische Behandlung 95 f
– posttraumatische 91
– sclerosans 94
– spezifische 89, 94 f
– Spül-Saug-Drainage 92, 94
– Tibia 92 f
– tuberkulöse 94 f
– – Klimawechsel 95
– unspezifische 90
– – akute exogene 91
– – – hämatogene 90
– – primär-chronische 92
– – sekundär-chronische 91 f
Osteomyoplastik 446
Osteoporose 153, 215 ff
– altersbedingte 20
– Befunderhebung 218
– Ergotherapie 219
– Frakturen 216
– Genu varum 357
– juvenile transitorische 216
– Kalksalzminderung 218
– krankengymnastische Behandlung 21, 218 f
– medikamentöse Behandlung 216

– muskuläre Stabilisierung der Wirbelsäule 219
– präsenile 20
– Röntgenbild 217
– Schmerzlinderung 219
– Schulung von Gebrauchsbewegungen 219
– sekundäre 216
– Stabilisierung von Kreislauf und Atmung 218
– Ursache 215
Osteopsathyrosis s. Osteogenesis imperfecta
Osteosarkom 32, 232
Osteosynthese 440
– adaptierende 434
– übungsstabile 434
Osteotomie 434
– bogenförmige 435
– intertrochantäre zweidimensionale 43
– keilförmige 435
– korrigierende 67
– Kurzzeitimplantat 440
– lineare 435
– periazetabuläre, nach Pemberton 298
– stufenförmige 435
– subkapitale 43
– V-förmige 435
Ostitis deformans s. Osteomyelitis
Os-trapezium-Entfernung 282
– postoperative Behandlung 282 f
Ott-Zeichen 113

P

Pannus 77 ff
Paratenonitis achillae 406
– – Ursache 406
Patella tendon-bearing prosthesis s. PTB-Prothese
Patellaluxation 354 ff, 377
– angeborene 354
– – Ursache 354
– erworbene 355
– – Ursache 355
– habituelle 353
– – Ursache 354
– konservative Behandlung 355
– krankengymnastische Behandlung 377
– Lagerung 377
– operative Behandlung 355
– postoperative Behandlung 377
– rezidivierende 356
– – Ursache 356
– Ursache 354
Patellaspiel, eingeschränktes 363
Pavlik-Bandage 296 f
Pektoralisdehnübungen 124, 150
Pendelosteotomie 380
Periarthritis, einfache 240
Periarthropathia humeroscapularis 240 ff
– – Behandlung 242
– – Röntgen 242
– – Ursache 240
Periarthrosis coxae 302 f
– – Schmerzlokalisation 302 f
– – Ursache 302
Peromelie 23
Peronäusfeder 476, 478
Perthes-Krankheit s. Morbus Perthes
Pes adductus 390, 396
– – konservative Behandlung 396
– – manuelle Redression 408
– – operative Behandlung 396
– – Ursache 396
– calcaneus s. Hackenfuß
– – congenitus s. Hackenfuß, angeborener
– – excavatus s. Hackenhohlfuß
– equinovarus et adductus s. Klumpfuß, angeborener
– equinus 390, 398 f
– – aktive Übungsbehandlung beim Kleinkind 409
– – – – beim Säugling 408
– – angeborener 398
– – erworbener 398
– – konservative Behandlung 399
– – manuelle Redression 408
– – operative Behandlung 399
– – Spitzfußkontraktur 62
– – Spitzfußzügel 476 f
– excavatus 390
– transversoplanus s. Spreizfuß
Pes-anserinus-Muskeln 352
Pfannendachplastik nach Lance 298
Pfannendysplasie des Hüftgelenks 290
Philips-Kreuzschlitz 441
Phokomelie 23 f
– beidseitige 471
PHS s. Periarthropathia humeroscapularis

Pirogoff-Stumpf 446, 455
Plantarfasziendurchtrennung, angeborener Klumpfuß 395
Plasmozytom 232
Platte, gerade 441
Plattfuß 136
– aktive Übungsbehandlung beim Kleinkind 410
– – – beim Säugling 409
– angeborener 399
– – konservative Behandlung 399
– – operative Behandlung 399
– deformierter kontrakter 400
– erworbener 412 ff
– – Befunderhebung im späteren Stadium 412
– – Behandlung ohne Belastung 413
– – – – Hilfsmittel 413, 416 f
– – – mit Teilbelastung 415, 418
– – – mit Vollbelastung 415 f
– – Fußmassage 413 f
– – hoher Zehenstand 419
– – konservative Behandlung 412
– – kontrakte Fehlformen 421
– – postoperative Behandlung 421
– – Schwebebalken 420
– manuelle Redression 408
Plattwirbel s. Vertebra plana
PNF-Arm-Pattern 252
PNF-Becken-Pattern 127 ff
– rhythmische Stabilisation 206
PNF-Becken- und -Schulterblatt-Pattern 163
PNF-Rumpf-Pattern 146
– Spondylodese 171
PNF-Schulter-Pattern 251
PNF-Technik 63, 65, 72
Polyarthritis, chronische 68, 77 ff
– – Befunderhebung 81 f
– – Behandlung 79
– – Bewegungsbad 84
– – Bewegungsschulung 83
– – Differentialdiagnose 78
– – Einteilung 78
– – exsudativ-entzündliche Gelenkkapsel 78
– – Frühsynovektomie 79, 86
– – Funktionsprüfung 82
– – Fußdeformierung 76
– – Gelenkbehandlung 83
– – Gelenkschutz 84
– – Handdeformierung 79
– – Haus-Übungsprogramm 84
– – juvenile s. Still-Krankheit
– – kalte Anwendungen 83
– – krankengymnastische Behandlung 81 ff
– – Lagerung 83
– – Spätsynovektomie 79, 86
– – Stadien 78
– – Ursache 77
– – warme Anwendungen 83
– progressiv-chronische s. Polyarthritis, chronische
– rheumatica acuta s. Arthritis, rheumatische, akute
Polydaktylie 25
Polysaccharid-Protein-Komplex 52 f
– altersabhängige Minderung 53
Präamputationsprothese 482
Präzisionsgriff 266 f
Probebehandlung 2
Processus uncinatus 181
– – Exostosen 187
Prothese, biolelektronisch gesteuerte 467
– untere Extremitäten 455
Prothetik 445 ff
– frühestmögliche Versorgung bei Beinamputation 450 ff
– – – – Sofortversorgung 450
– – – – Überwachung 451
– – – – Übungsprothese 451
– – – – zytostatische Behandlung 451
– Frühversorgung bei Armamputation 465 ff
– Kind mit angeborenen Fehlbildungen 464
– klassischer Schaft 460
– Kosmetikverkleidung 461
– Modulartechnik 461
– quadrolateraler Köcher 460
– Rehabilitation 445
– Sofortversorgung bei Armamputation 465 ff
– Vollkontaktschaft 460
Protrusio acetabuli 300 f, 338
– – krankengymnastische Behandlung 341
Pseudogicht 88
Pseudospondylolisthesis 126, 182
Psoriasis 69
Psoriasisarthritis 87 f
PTB-Prothese 455
Pullingformer 252
Pyrophosphatgicht 88

Q

Quadrizeps s. Musculus quadriceps
Quengelschiene 64, 473
– Ellenbogengelenk 65
Querschnittssyndrom, lumbosakrales 197

R

Rachitis 18f
– Behandlung 21
– Crus varum 360
– des Erwachsenen s. Osteomalazie
– Genu varum 357
– renale 19
Radius 448
Radiusaplasie 24f
Rahmenkorsett mit Pelotten 221
Reaktionsübungen 144
Rehabilitation nach Amputation 445, 450
Reiter-Krankheit s. Reiter-Syndrom
Reiter-Syndrom 68, 87
Reitsitz zur Entlastung der Wirbelsäule 212
– über Kyphosenbank 149
Reizknie s. Gelenkerguß, abakterieller
Restfunktion 445
Retikulosarkom, undifferenziertes s. Ewing-Sarkom
Retikulozellsarkom 233
Rheumatikergehhilfe 343f, 346
Rheumatismus 68
Rhizarthrose s. Daumensattelgelenkarthrose
Riesenwuchs, echter 25
– falscher 25
– partieller 25
Riesenzelltumor 32
Ringfixateur 435
Rippe, stumme 115
Rippenbuckel 153
Rollstuhl 465
Rosenkranz, rachitischer 18, 123
Rotationsgang 463
Rotatorenmanschette, Ruptur 241
Rücken, hohlrunder 136f
Rückenmuskelübungen 142ff
Ruhehaltung 106
Rumpfmuskelspannung mit Korrektur an der Sprossenwand, Trichterbrust 125
Rumpfmuskelübung mit Korrektur, Trichterbrust 125
Rumpfstabilisation, Spondylolyse 128
Rundrücken 136

S

SACH-Fuß 458
Sarkom, osteogenes s. Osteosarkom
Säuglingsosteomyelitis 90f
Säuglingsskoliose 172ff
– aktive Übungen 177
– Asymmetrie von Gesicht und Schädel 174
– Aufrichten aus Seitenlage 178
– Bauchliegebrett 176
– Bauchrollbrett nach Schede 177
– Behandlung 172ff
– Bettchenstandort 176
– Bewegungsmusterbahnung 177
– Bezugspersonenschulung 178
– Diagnostik 172
– Elternanleitung 175
– fixierte Krümmung 173
– Frosch aus Seitenlage 178f
– gehaltene Röntgenaufnahmen 173
– gutartige 173
– Korrektur auf dem Therapieball 179
– krankengymnastische Befundaufnahme 174
– – Behandlung 172
– Lagerung 172ff, 176
– linkskonvexe, Lagerung in Überkorrektur 173
– maligne 173
– Reflexkriechen nach Vojta 177
– Reflexumdrehen nach Vojta 177
– Schiefhaltung des Kopfes 174
– seitliche Spannbeuge 179
– Tragen des Kindes 176f
– Übungsbehandlung 174
– Übungsbeispiele 178
– Verlaufskontrolle 172
Schanz-Verband 188
Schaukelfuß 393, 399
Scheibenmeniskus 352
– Brunkow-Stemmführungen 377
– krankengymnastische Behandlung 377
– Lagerung 377
– Meniskektomie 377

Scheibenmeniskus, Ursache 352
Schenkelhals-Schaft-Winkel 301
Scherensymptom 43
Schiefhals 115 f
– Befunderhebung 117
– knöcherner 116
– konservative Behandlung 117
– Korrekturlagerung 118
– krankengymnastische Behandlung 117, 119
– muskulärer 115 ff
– – Behandlung 117
– okulärer 116
– otogener 116
– postoperative Behandlung 119
– reflektorischer 116
– Säuglingsgymnastik 119
– spastischer 116
– Überkorrekturstellung 119 f
– Übungsbeispiele 119
– – älteres Kind 120
– – Säugling 119 f
Schiefzehe s. Hallux valgus
Schienbein s. Tibia
Schienenbehandlung nach Denis-Brown, angeborener Klumpfuß 394
Schipperkrankheit 135
Schlittenendoprothese 443
Schlottergelenke, Arthrotomie 436
Schlüsselbein 235
– Gelenkmobilisation 244, 247
Schlüsselgriff 266 f
Schmorl-Knorpel-Knötchen 137
Schmuckarm 467
– mit Elektrohand 470
Schmuckhand 466 f
Schnappende Hüfte s. Hüfte, schnellende
Schneidersitz mit Rücken zur Sprossenwand 149
Schnellende Hüfte s. Hüfte, schnellende
Schnellender Finger s. Finger, schnellender
Schober-Zeichen 102, 113
Schräglagedeformität 172
Schrauben 441
Schulter 235 ff
– Befunderhebung nach der Neutral-0-Methode 237
– Funktionsprüfungen 235 ff
– krankengymnastische Befunderhebung 235 ff
Schulter-Arm-Syndrom 185 ff
Schulterarthrodese, postoperative Behandlung 257 f
– präoperative Behandlung 256 f
Schulterbeweglichkeit, aktive, Prüfung 236
Schulterblatt, Anatomie 235
Schulterblatthochstand 247
Schulterblattmobilisation 247 f, 258
Schulterblatt-Pattern 146, 193
– bilaterales 205 f
Schulterblattstabilisation 251
– PNF-Pattern 251
Schulterexartikulation 469
Schultergelenk, Arthrosis deformans 240
– – – Differentialdiagnose 240
Schultergelenkmobilisation 248
– in Narkose 248 f
– – krankengymnastische Behandlung 248 f
Schultergelenkprüfung 235 ff
Schultergelenksteife, schmerzhafte, Muskelkräftigung 250 ff
Schultergürtel 235
– Anatomie 235
Schultergürtelamputation 469
– einseitige 470
Schulterluxation, habituelle 242 f, 254 ff
– – Befunderhebung 254
– – konservative Behandlung 243
– – Muskelkräftigung 255
– – operative Behandlung 243
– – postoperative Behandlung 256
– – Röntgen 242
– – Ursache 242
Schultersteife, akute 241
– – medikamentöse Behandlung 242
– – Mobilisation in Narkose 242
– – Ruhigstellung auf Abduktionskissen 242
– – – auf Abduktionsschiene 242
– ankylosierende 241
– pseudoparalytische 241
– schmerzhafte 243 ff, 253
– – Befunderhebung 243 f
– – Bewegungstherapie im Wasser 253
– – Blutversorgung des Schultergelenks 244
– – Eisapplikation 247

– – elektrotherapeutische Maßnahmen und Ultraschall 247
– – feuchtwarme Anwendungen 247
– – Fingerfertigkeitsübung 253f
– – Gelenkschmierung 244
– – krankengymnastische Behandlung 243ff
– – Lagerung in Ruhestellung des Schultergelenks 245
– – Mobilisation 247
– – – der Klavikulagelenke 244, 247
– – – des Schultergelenks 244
– – Muskelmassage im Nacken-Schulter-Bereich 247
– – Schmerzlinderung 244ff
– – Stabilisation des Schulterblattes 244
– – Unterlagerung des Oberarmes 245
Schusterbrust 121
Schusterdaumen 82
Schwanenhalsdeformität 82
Schweizer Sperre 476
Schwimmhautbildung 24
Seeigel nach Klein-Vogelbach 145
Sehnen, Alterung 52
– operative Behandlung 430ff
Sehnendurchtrennung s. Tenotomie
Sehnennaht 431ff
– Ausziehnaht 431f
– Beugesehnennaht mit dynamischer Schienung 431ff
– End-zu-End-Naht 431f
– freies Sehnentransplantat 431
– gestieltes Sehnentransplantat 431
– Griffelschachtelplastik 431
– hintere Kreuzbandplastik nach Lindemann 433
Sehnentransplantat, freies 431
– gestieltes 431
Sehnentransplantation, Kontraktur 67
Seitengriff 267f
Seitenverbiegung, fixierte, Wirbelsäule s. Skoliose
Selbstfahrerrollstuhl 465
Selbsthilfe, Befunderhebung 9
Senkfuß 400
Sichelfuß s. Pes adductus
Simpson-Rahmen 471
Sitz nach Brügger 213
Sitzbuckel 19
Skalenuslücke 239
Skalenussyndrom 115, 239
– Behandlung 239
– Ursache 239
Skapula-Pattern, Spondylodese 171
Skoliose 152ff, 172
– Behandlung 156ff
– – im Korsett 165ff
– Boston-Korsett 167
– Chêneau-Korsett 166f
– Derotationskorsett 166
– fibropathische 153
– Gleichgewichtsschulung im Stand auf dem Sportkreisel 167f
– Gocht-Geßner-Übungen 161
– Halo-up-Extension 170
– idiopathische 153f
– – adoleszente Form 154
– – infantile Form 154
– – juvenile Form 154
– – maligne Form 154
– Klappsches Kriechen 160
– konservative Behandlung ohne Hilfsmittel 159f
– Korrektur auf dem Ball 164
– krankengymnastische Behandlung 156ff
– Lehnert-Schroth-Übungen 161
– Messung nach Cobb 153ff
– Milwaukee-Korsett 167
– Mobilisation im Schlingengerät 170
– myopathische 153
– neuropathische 153f
– Niederhöffer-Übungen 161
– Operation nach Cloward 157
– operative Versteifung 156
– orthopädisches Turnen in Kleingruppen 161
– osteochondropathische 153
– paralytische s. Skoliose, neuropathische
– PNF-Übungen 161
– posttraumatische 155
– präoperative Behandlung 169f
– Prognose 154
– progrediente rechtskonvexe 154
– Progredienz 153, 156
– mit Rippenbuckel 152f
– Rumpfmuskeltraining nach Klein-Vogelbach 161
– Scharll-Hirsch-Übungen 161
– Schulung im Wasser 164
– Spondylodese nach Harrington 157
– statische 489

Skoliose, Stemmführung nach Brunkow 161, 167
– Streckung im Sitz auf dem Hocker 167
– – im Stand vor dem Spiegel 167
– strukturelle 153
– Übungsbeispiele 163, 167 ff
– Ursache 153
Sonneneinstrahlung, fehlende 20
Spaltfuß 23
Spalthand 23
Spikulabildung 33
Spina bifida 61, 130
Spingiosaschraube 441
Spinnenfingrigkeit s. Marfan-Syndrom
Spitzfuß s. Pes equinus
Spitzgriff 266 f
Spondylarthritis ankylopoetica s. Morbus Bechterew
Spondylarthrose 181
– Therapie 181
Spondylarthrosis deformans s. Spondylarthrose
Spondylitis 219 ff
– spezifische 220 f
– – medikamentöse Behandlung 221
– – operative Ausräumung des Herdes 221
– – – Versteifung 222
– – Röntgenaufnahme 220
– – Vorkommen 220
– tuberculosa 220
– unspezifische 220, 222 f
– – krankengymnastische Behandlung 222
– – Röntgenaufnahmen 222
– – Verlauf 222
– Verlauf 219 f
Spondylitiskorsett 223, 474
Spondylodese 126, 156, 439
– nach Cloward 188
– nach Cotrel-Dubousset 439
– dorsale 439
– nach Harrington 157
– postoperative Übungsbehandlung 171
– ventrale 439
Spondylolisthese 126 ff, 156
– Befunderhebung 127
– krankengymnastische Behandlung 127 f
Spondylolyse 126 ff
– Befunderhebung 127
– konservative Behandlung 126
– krankengymnastische Behandlung 127 f
Spondylose 180 f
– Therapie 181
Spondylosis deformans s. Spondylose
Spondylarthrose 180 f
Spreizfuß 46, 399 f, 402, 422 ff
– aktives Üben 424
– Befunderhebung 422
– konservative Behandlung 400
– operative Behandlung 400
– passive Behandlung 423
– Ursache 399
Spreizhose, Hüftdysplasie 304
Spreizhosenbehandlung 295 ff
Sprengel-Deformität 116
Stabilisation, rhythmische 127 ff
Stemmen im Vierfüßlerstand, Wirbelsäule 209
Stemmführung 208 ff
– nach Brunkow 128
– – Lumbalsyndrom 204
– Wechsel zwischen Stand und Hocke 209
Steppergang 398
Stiefel, orthopädische 474
Still-Syndrom 68, 79 ff
– krankengymnastische Behandlung 81
– Ursache 79
Streichholzwade 390
Stubby-Prothese 461 f
– für vierfache Amelie 461 f
Stumpfhygiene 488 f
Stumpfkappenplastik mit autologem Knorpel-Knochen-Transplantat 447, 450
Stumpfmassage 488
Stumpfwickeln 487 f
Stützgewebe, Alterung 51 ff
Styloiditis 272
Sudeck-Dystrophie 60
– Vorbeugung 280
Supraspinatussyndrom 240
Syme-Stumpf 446, 455
Syndaktylie 23
– kutane 23
– ossäre 23
Synostose 115
Synovektomie 79
– Spätsynovektomie 86

Synovialom, malignes 32
Synoviasarkom s. Synovialom, malignes
Synovitis 77
– rheumatoide 69
Systemerkrankungen, angeborene 9ff
– – Behandlung 15ff
– erworbene 18ff
– – Behandlung 21

T

Tabes dorsalis, Arthropathie 76
Taschenmesser-Klapp-Phänomen 61
Tbc-Test 75
Tendinosen 53
Tendovaginitis stenosans de Quervain 272
Tennisellenbogen s. Epicondylopathia humeri
Tenodese 399
Tenosynovitis 78
Tenotomie 395, 430
– angeborener Klumpfuß 395
– geschlossene s. Tenotomie, subkutane
– offene 430
– subkutane 430
– – Achillessehne 430
TEP-Entfernung, Gardemin-Gocht-Bandage 339
– Infekt 339
– Lagerung 339
– postoperative Behandlung 339
Therapieball 374
Thomas-Schiene 48, 454, 474
Thorakalsyndrom 193ff
– Befunderhebung 194
– Behandlung 194
– krankengymnastische Behandlung 194
– manueller Widerstand 195
– Muskeldehntechniken 195
– Schmerzlinderung durch Kälte 195
– – durch Wärme 195
– Schulung von Bewegungsabläufen im Alltag 195
– – – Haltung 195
– Sitz auf dem Therapieball 195
– Stabilisation der Brustwirbelsäule 195
– Symptome 193
– Übungsbeispiele 195
– Ursache 193
Thoraxdeformität 121ff
Thoraxstarre 226
Thoraxverformung 152
Tibiakopfapophyse, Osteochondrose s. Morbus Schlatter
Tibialismuskelgruppe 391
– hypertrophische 391
– – und verkürzte 391
Tibiaosteomyelitis 92f
Tiefkriechen mit Durchziehen 147
Tintenlöscherfuß 399
Tortikollis s. Schiefhals
Totalendoprothese 440
Tractus iliotibialis 351f
Trendelenburg-Zeichen 311
Treppegehen 348
Trichterbrust 121ff
– Befunderhebung 123
– konservative Behandlung 122
– krankengymnastische Behandlung 123ff
– operative Behandlung 122
Trochanter, übungsstabile Fixation 336
Trochanterversetzung 336
– postoperative Behandlung 336
Tuberositas tibiae 46, 379
– – Ventralisation, Lagerung 379
Tumor 27ff
– Befunderhebung 27
– bösartiger 32ff
– – Amputation 446
– – Behandlung 34
– – Knochenmetastasen 34
– gutartiger 28ff
– semimaligner 28, 32
Tumorähnliche Erkrankungen 27ff
– – Befunderhebung 27
– Läsionen 28, 31f
Tumorauswirkungen, Behandlungsfolgen 27ff
Tumormetastasierung 27
– Wirbelsäule 234
Typhusrheumatoid 69

U

Überbein s. Ganglion
Übergangswirbel, dorsolumbale 115
– lumbosakrale 115
Ulnardeviation 79

Umstellgips 64
Unkovertebralarthrose 181, 186
Unterarmamputation 465
Unterarmstützen 343, 345
Unterschenkel, Umfangmessung 351
Unterschenkelamputation 450
– postoperative Behandlungsgesichtspunkte 483
– prothetische Sofortversorgung 452
Unterschenkelkurzprothese 458
Unterschenkelprothese mit federndem Innentrichter 456
– konventionelle 457
Unterschenkelpseudoarthrose, angeborene 361
Unterschenkelstumpf 455
– Bandage 487
Urfrosch, Endstellung 147
– nach Klein-Vogelbach 146

V

Valgusgonarthrose 359
Varisierungsosteotomie 436
– Erwachsener 335
– Jugendlicher 335
– Lagerung 335
– Metallentfernung 335
Varusgonarthrose 358
Verkürzungsosteotomie 435 f
Verlängerungsosteotomie 435 f
– einzeitige 435
– mehrzeitige 435
Verschleißerscheinungen 51
Verschlußkrankheit, arterielle, Amputation 446
Vertebra plana 134 f, 233
Vertical talus s. Plattfuß, angeborener
Vierfachamputierte 463
Vierfüßlergang 145
– nach Klapp 147
Vierfüßlerstand 142
– Stabilisation 129
– Stemmen 208 f
Vierpunktgehhilfe 343, 345
Vitamin-D_3-Mangel 18
– Osteomalazie 20
Vojta-Therapie, Kontraktur 63
Vollkontaktschaft 460

W

Wagner-Apparat 435
Watscheln 311
Wechselfußbäder nach Kneipp 413
Werferellenbogen s. Epicondylopathia humeri
Winkelosteotomie des distalen Humerus 447
– nach Marquardt 449
Winkelplatte 441
Wirbelbogenspaltbildung, anlagebedingte 126
Wirbelgleiten s. Spondylolisthesis
Wirbelkörper 98
– Assimilationsstörung 115
– Entwicklungsstörung 115
Wirbelkörperbruch 132
– Osteogenesis imperfecta 132
Wirbelkörperdrehgleiten 153
Wirbelkörperspaltung, dorsale 130
– frontale 130
Wirbelkörperspongiosa 216
Wirbelkörperveränderungen beim Tumor 233
Wirbelosteoporose, juvenile transitorische 216
Wirbelsäule 104 f
– Aufbau 98
– Befunderhebung 105
– Beweglichkeit 112
– – Haltungsbeurteilung 112
– – Lateralabweichungen 112
– – Rotationsfehlstellungen 112
– – Flexion 112
– Beweglichkeitsvermehrung 105
– Beweglichkeitsverminderung 105
– Bewegungsuntersuchung 104
– Eigengestalt 97
– Entlastungsstellungen 210 ff
– Flexion und Extension in Seitlage 208
– – – im Vierfüßlerstand 208
– Form 97 ff
– Formfehler 136
– Funktion 97 ff
– Funktionsstörung 102
– konstitutionelle Störung 136
– Lagewechsel vom Liegen zum Stehen 213
– segmentale Funktionsstörung 102
– stabilisierte, Schulung des Rückens 210
– Stemmen im Vierfüßlerstand 209

Wirbelsäulenerkrankung 97ff
– degenerative 180ff
– krankengymnastische Befunderhebung 108ff
Wirbelsäulenfehlbildung 114ff
Wirbelsäulenkrümmung, physiologische 107
Wirbelsäulenosteoporose 215ff
Wirbelsäulenstrecken 212
Wirbelsäulensyndrome 185ff
Wirbelsäulentumor 230ff
– bösartiger 230f
– Gewebeentnahme 231
– gutartiger 230f
– krankengymnastische Behandlung 234
– medikamentöse Behandlung 234
– operative Behandlung 234
– primärer 230ff
– Röntgenbild 231
– sekundärer 230, 233f
– – Metastasen 233f
Wirbelsäulenveränderung, degenerative, Trauma 181
– bei Systemerkrankung 131ff
– – krankengymnastische Behandlung 133f
Wirbelsäulenverlauf 107
Wirbelsäulenversteifung mit Harrington-Stäben 234
Wirbelsäulenversteifungsoperation s. Spondylodese
Wirbelspaltbildung 128ff
– frontale 128
– sagittale 128
Wirbeltuberkulose s. Spondylitis tuberculosa
Wurzelsyndrom, lumbales 197

X

X-Bein s. Genu valgum

Y

Yersinia-Monarthritis 69

Z

Zehen, Amputation 455
Zehenbeugekontraktur 390
Zerebralparese, infantile 306
Zervikalsyndrom 185ff
– Befunderhebung 188f
– Behandlung 186, 188ff
– – Maßnahmen 190
– Beratung im Alltag 190
– – am Arbeitsplatz 190
– Diagnostik 186
– Differentialdiagnose 186
– Durchblutungsverhältnisse im Armbereich 189
– – im Schulterbereich 189
– Entlastung der Halswirbelsäule 189
– klinisches Bild 186
– krankengymnastische Behandlung 188
– muskuläres Gleichgewicht 190
– objektive Befunderhebung 189
– Schmerzlinderung 190
– Schulung der Gesamthaltung 190
– subjektive Befunderhebung 188
– Ursache 185
Zügelbandage, Hüftdysplasie 304
Zwergwuchs, dysproportionierter 131
Zwischenwirbelraum, lumbaler, Ausräumung 200
– lumbosakraler, Verschmälerung 198
Zwischenwirbelscheibe 53, 98
– Mikromorphologie 53
Zwischenwirbelscheibenoperation, postoperative Behandlung 203
Zwischenwirbelscheibenprotrusion 199f

Cotta/Heipertz/Hüter-Becker/Rompe (Hrsg.)

Krankengymnastik

Taschenlehrbuch in zwölf Bänden

Band 1: Grundlagen der Krankengymnastik I
2. A. 1985. 316 Seiten, 312 Abbildungen (meist zweifarb.), 11 Tabellen
⟨flexibles Taschenbuch⟩ DM 26,80

Band 2: Grundlagen der Krankengymnastik II
1984. 305 Seiten, 173 Abbildungen (meist zweifarb.)
⟨flexibles Taschenbuch⟩ DM 26,80

Band 3: Grundlagen der Krankengymnastik III
Praxis der Physiotherapie
1986. 282 Seiten, 187 Abbildungen (meist zweifarb.)
⟨flexibles Taschenbuch⟩ DM 26,80

Band 4: Funktionelle Anatomie des Bewegungsapparates, Physiologie, Allgemeine Krankheitslehre
2. A. 1986. 400 Seiten, 242 Abbildungen
⟨flexibles Taschenbuch⟩ DM 26,80

Band 6: Traumatologie
2. A. 1986. 290 Seiten, 199 Abbildungen (meist zweifarb.)
⟨flexibles Taschenbuch⟩ DM 26,80

Preisänderungen vorbehalten

Georg Thieme Verlag Stuttgart · New York